老年卫生学

主　编　何　耀　倪进东

副主编　施小明　毛　琛

编　委（按姓氏笔画排序）

于普林　北京医院 国家卫生健康委北京老年医学研究所

王　君　中国疾病预防控制中心环境与健康相关产品安全所

毛　琛　南方医科大学公共卫生学院

尹　彤　中国人民解放军总医院第二医学中心

石丘玲　重庆医科大学公共卫生学院

吕跃斌　中国疾病预防控制中心环境与健康相关产品安全所

刘　淼　中国人民解放军总医院研究生院

刘肇瑞　北京大学第六医院

李小梅　中国人民解放军总医院第二医学中心

李鸿波　中国人民解放军总医院第一医学中心

杨姗姗　中国人民解放军总医院第一医学中心

吴娴波　南方医科大学公共卫生学院

何　耀　中国人民解放军总医院第二医学中心

沈　冲　南京医科大学公共卫生学院

宋岳涛　北京老年医院

张　娟　中国医学科学院/北京协和医学院公共卫生学院

陈　晨　中国疾病预防控制中心环境与健康相关产品安全所

林艳伟　广东医科大学人文与管理学院

修良昌　广东医科大学公共卫生学院

施小明　中国疾病预防控制中心环境与健康相关产品安全所

姜　勇　首都医科大学附属北京天坛医院 国家神经系统疾病临床医学研究中心

贾建军　中国人民解放军总医院第二医学中心

倪进东　广东医科大学公共卫生学院

高　旭　北京大学公共卫生学院

黄志刚　广东医科大学公共卫生学院

梁立荣　首都医科大学附属北京朝阳医院

葛　楠　北京协和医院老年医学科

魏文强　国家癌症中心 中国医学科学院肿瘤医院

学术秘书

王盛书　中国人民解放军总医院第二医学中心

潘聪聪　广东医科大学公共卫生学院

人民卫生出版社

·北　京·

图书在版编目（CIP）数据

老年卫生学 / 何耀，倪进东主编. —北京：人民
卫生出版社，2024.1
ISBN 978-7-117-34699-3

Ⅰ.①老… Ⅱ.①何… ②倪… Ⅲ.①老年病学－卫
生学 Ⅳ.①R592

中国国家版本馆 CIP 数据核字（2023）第 056667 号

人卫智网　**www.ipmph.com**	医学教育、学术、考试、健康，	
	购书智慧智能综合服务平台	
人卫官网　**www.pmph.com**	人卫官方资讯发布平台	

老年卫生学
Laonian Weishengxue

主　　编： 何　耀　倪进东
出版发行： 人民卫生出版社（中继线 010-59780011）
地　　址： 北京市朝阳区潘家园南里 19 号
邮　　编： 100021
E - mail： pmph @ pmph.com
购书热线： 010-59787592　010-59787584　010-65264830
印　　刷： 人卫印务（北京）有限公司
经　　销： 新华书店
开　　本： 787×1092　1/16　　**印张：** 32
字　　数： 719 千字
版　　次： 2024 年 1 月第 1 版
印　　次： 2024 年 2 月第 1 次印刷
标准书号： ISBN 978-7-117-34699-3
定　　价： 98.00 元

打击盗版举报电话： 010-59787491　**E-mail：** WQ @ pmph.com
质量问题联系电话： 010-59787234　**E-mail：** zhiliang @ pmph.com
数字融合服务电话： 4001118166　　**E-mail：** zengzhi @ pmph.com

序言

中国是世界上老年人口数量最多的国家，也是老龄化速度最快的国家之一，未富先老的老龄化社会特征对我国的社会、经济以及卫生保健体系产生了广泛而巨大的影响，医疗卫生保健支出大幅增加，社会保障及医疗卫生服务体系的供给能力与老年人群的健康需求失衡，以及老年人群的特殊公共卫生问题已日益受到政府及社会各方的普遍关注与重视。

医学的总目标是探索疾病的特征及其发生、发展的自然规律，寻找其影响因素，制订科学的干预策略和措施，并评价其干预效果，以保障和促进公众的健康。老年卫生学的研究与实践本质上是从老年人群体角度来实现这个总目标。因此，编写符合我国老年人群特点的老年医学相关专著是开展老年医学教育、研究和实践的基础性工作，《老年卫生学》的编写与出版亦是教材体系建设的重要组成部分之一，如同已有的少儿及学校卫生和妇女卫生一样，老年卫生是随着社会和时代发展应运而生的一门新兴学科。《老年卫生学》既体现了关注全生命周期的健康理念，也凸显了老年人群健康问题的时代特殊性，符合广大老年卫生工作者和决策者的愿望和迫切需要，应该说此书的问世恰逢其时。

本书由中国老年医学学会的发起人和创会副会长之一、中国老年医学学会流行病学与疾病预防分会会长、解放军总医院老年医学研究所何耀教授，与广东医科大学公共卫生学院院长兼养老产业研究院院长倪进东教授共同主编，由我国一批医学院校和医院的从事老年预防、临床、卫生管理及社会医学工作的著名专家共同撰写，具有专业代表性广泛、学术阵容强大的特点，凝集了专家们的集体智慧和多年来积累的教学与实践经验。在编写过程中，各位作者饱含热忱，倾注心血，旨在为老年医学专业学生和老年医疗预防从业者提供一本系统全面且理论与实践相结合的老年卫生学的基础教材，同时也为正在从事或希望从事老年医学工作的医疗或卫生相关人员提供一本涵盖老年卫生理论概念、研究方法、常见老年疾病防治原则和相关前沿进展的实用参考书。本书亦对各级老年卫生工作决策者有一定的理论指导和实践参考价值，内容丰富，值得一读。我坚信本书的出版将对推动我国老年卫生教育和老年卫生工作及老年社会保障事业的发展，产生重要而深远的影响。

应本书主编何耀教授之邀，谨以此序祝贺本书的应时出版。

北京大学公共卫生学院　教授
2022 年 10 月

自 2008 年应《卫生学概论》主编段广才教授之邀撰写了"老年卫生"一章，2012 年为《中国慢性病预防与控制》杂志撰写了专家述评《我国的人口老龄化与健康老龄化策略》，2014 年参加徐建国院士牵头的中国工程院政策咨询项目"新型国家预防医学体系建立研究"，承担了《老年卫生健康问题与防治对策研究报告》的专题调研与撰写，其后还就这个主题在一些杂志和会议上陆续发表和报告了对这一领域及学科发展的相关的思考和构想，得到相关学者及专家的认可。相关学者建议我尽早组织班子将此写成一本专著，但因学科的定义内涵及理论框架尚有争议，国家层面的相关大政方针政策尚未出台等种种原因一直未能成书。2018 年广东医科大学倪进东教授组织在科学出版社编写出版了国内第一部《老年卫生学》，为避重复之嫌，编撰之事又再次放下。其间，社会及公众对老年卫生健康问题高度关注，健康老龄化上升为国家战略，老年卫生相关学科人才聚集，相关研究证据快速积累，及时编写一部符合我国人口老龄化国情和新时期老年卫生的工作特点，反映国内外相关研究进展的老年卫生学专著作为老年医学基础教材，似乎势在必行。2021 年 5 月我将选题申请报送人民卫生出版社，经两轮严格评审，10 月顺利通过审核并立项；11 月我邀请倪进东教授作为共同主编，正式启动相关工作。本书的作者为来自国内 9 所医学院校、3 个国家医学中心、6 个国家临床医学中心，专业涉及预防医学、临床医学、卫生事业管理和社会学及其下属学科的 20 余位专家学者。

目前，学术界将老年医学的主要任务和目标，定位为促进老年人尽可能地独立生活在社区并获得充分的社会支持，使生活在医院或护理院的老年人数保持最少及护理的时间最短，提高老年人的自理能力和生活质量，倡导老年人以积极乐观的态度面对生活，预防老年疾病、尽早地发现和治疗老年疾病，减轻老年人因残疾和疾病所遭受的痛苦，缩短临终依赖期，并为生命的最后阶段提供系统的医疗和社会支持。

在科学发展史上，公共卫生既往主要被视为一门研究和实施控制传染病措施的学科，卫生革命为改善健康做出巨大贡献。随着医学、社会学和公共卫生学的发展，公共卫生的范围也发生了观念上的重大变化，孕产妇与儿童健康、职业健康等相关学科逐渐建立与完善。面对我国人口快速老龄化带来的巨大挑战，老年卫生学也开始被提出，并越来越受到社会各界的关注。本书正是基于这样的认识，本着服务老年人群健康的目的，将老年人公共卫生问题作为重点关注方向和研究领域，进一步拓展公共卫生的维度，提出老年卫生学的概念及相关研究和工作内容，促进公共卫生与预防医学学科的发展。

基于上述阐述，老年卫生学的学科定位是公共卫生理论与实践中的一个以老年人主要健康问题及对策为主要研究内容的重要分支和领域。其定义是运用老年医学、预防医学和卫生管理学的理论和方法，研究老年人的主要健康问题、影响因素、防治策略及措施，促进和实现个体与群体健康老龄化的科学。

本书分为五篇共二十八章，第一篇介绍老年卫生学的概念与发展，第二篇讲解老年卫生学领域的常用研究方法，第三篇和第四篇分别介绍常见老年疾病和常见老年综合征的防控，第五篇介绍国内外老年卫生的研究与实践案例。旨在梳理学科发展的脉络，探讨其理论框架和重要概念的沿革与关联，整合历史证据与前沿理念，探索未来发展领域和社会实践路径。

因为人类进入老龄化社会时间尚短，针对老年人群的预防医学理论和卫生技术措施研究及证据尚不十分充分，尚未形成系统且为学术界公认的老年卫生学科体系，而对于同样因生理、心理特殊性在人群中相对处于弱势的儿童少年、妇女，目前均已形成较为完整的儿童少年卫生学和妇幼卫生保健学。基于全球老龄化程度的加速态势和与之伴行的巨大社会、经济、策略需求，在公共卫生与预防医学学科领域建立独立的老年卫生学，加强针对老年人群的卫生学理论和技术研究不仅是大势所趋，更是我们这一代公卫人的社会责任与任务。本书的编写权作我们一行同道者的尝试和探索。相比而言，老年卫生学与其他五大卫生学相比，还是一门新兴学科，涉及的学科领域横跨自然科学、社会科学，它的成熟和完善还有待于广大从事老年医学教育、卫生管理、临床医疗、预防保健等工作的学者的相互协作、积极探索和不懈实践。有些内容和提法尚有疏漏和不妥之处，敬请广大读者和专家给予指正。

何耀 解放军总医院老年医学研究所原所长 研究员

倪进东 广东医科大学公共卫生学院院长 教授

2022 年 10 月

目录

第二篇 常用研究方法

第三篇　常见老年疾病防控

第四篇　常见老年综合征防控

第五篇　老年卫生的研究与实践

第一章 | 海南百岁老人队列研究

第一篇

老年卫生学的概念与发展

第一章

老年医学的发展沿革与相关概念

随着社会经济的发展和人们预期寿命的延长，我国正面临人口老龄化的巨大挑战，老年人口呈现出基数大、增长速度快的特点，这对社区养老和医疗服务等社会资源的体量和标准提出了更高要求。老年医学作为老年学的分支之一，也是现代医学的重要组成部分，有其鲜明的自身特征和发展规律。现代老年医学重点关注机体随年龄增长的衰老性变化，从细胞、器官和个体等多个层面研究衰老发生发展的调控机制和影响因素，从疾病预防、临床诊治和康复照护等方面研究老年疾病的进展规律和功能影响，从个体、家庭、社区、养老照护到医疗康复机构的网络化组织探讨老年人群医养结合和健康维护模式，从而促进疾病康复和机体功能保存，实现健康老龄化的总体目标。近年来，老年医学研究热点集中于衰老及老年相关疾病等领域，重点关注失能、失智和衰弱人群，在防止早衰、疾病防治和健康促进等方面进行了积极探索。本章主要介绍了老年医学的形成发展和老年医学的相关概念，对衰老的定义、表征和机制及其与老年健康的关系进行了概括性阐述。

第一节　老年医学的形成和发展

一、国外老年医学的形成与发展

人类对衰老及其过程的探究从未停止，老年医学由此孕育而生，并伴随人类社会的进步和医学水平的提升经历了漫长的发展。公元前 1550 年，埃及最早记录医学知识的《埃伯斯伯比书》就提出老年人的衰弱（frailty）是由心脏化脓引起的。西方医学之父希波克拉底（公元前 460—公元前 370 年）将老年人的衰老描述为湿与冷的感觉，这可能是对老年人心衰最早的描述之一。中亚医学家阿维森纳（980—1037 年）在他的巨著《医典》中也阐述了老年人相关的医学问题。中世纪的意大利罗马教廷最早建立了"老年之家"，即早期的养老院，为衰弱与失能老年人提供医疗帮助。13 世纪培根开创了老年病研究。1909 年美国医学家纳歇尔（1863—1944 年）提出老年医学（geriatrics）这一学科概念之后，老年医学作为一门独立的学科出现，纳歇尔因此被西方老年医学界视为现代老年医学之父。英国的沃伦（1897—1960 年）通过改善老年人诊疗环境、丰富老年人康复项目、加强老年人生活激励等多个途径促进老年医学的创新发展，被称为现代老年医学之母。进入 20 世纪 40 年代后，随着人们的健康水平普遍提高、寿命延长，老年人口比例显著增加，老年医学的发展才逐渐引起社会的重视。

1914 年 Ignatz L. 纳歇尔撰写了《老年病及其治疗》（*Geriatrics: The Diseases of Old Age and Their Treatment*）一书，这是西方第一部关于老年病学和老年医学的教科书。随后美国的老年医学进入快速发展期：1942 年成立全美老年医学会，1945 年成立全美老年学会，1966 年设置老年医学专科培训，1982 年成立第一个老年医学科，1998 年美国老年协会发布老年病专科培训指南，明确了老年医学的教育目的和教育内容，并将老年医学设置为全美医学院校的必修课程。1938 年德国学者比尔格和阿布德哈登创立了国际上第一个老年研究杂志。1947 年英国老年医学学会（British Geriatric Society）的前身老人照护医学会（Medical Society for the Care of the Elderly）召开第一次老年医学大会，与会人员由医生、护士、科研人员及其他与老年医学相关的医疗卫生领域的专家组成。1959 年日本老年学会成立，下设基础老化学会、护理管理学会等 7 个分会，2006 年日本应用老年学会成立，为老年医学的跨专业学科交叉奠定基础，这对于推动日本乃至世界的老年医学事业发展都发挥了积极作用。1950 年国际老年学学会成立，并在比利时列日召开了第一次会议，旨在促进各会员组织在生物学、医学、行为学和社会学各领域（社会心理学领域）进行老年学研究。

二、传统医学与老年医学

我国传统医学与老年医学的碰撞来自于治疗为主转变为主动预防。这种"治未病"的思想在我国的经典中医著作《黄帝内经》中早已提出。唐代著名医学家孙思邈所著《备急千金要方》和《千金翼方》中也着重叙述老年病的防治，强调老年人用药以补法为主，食疗为先，养性服饵，防病延年，将抗老增寿与预防老年病统一起来，这都是中医在老年医学范畴内实践"未病先防、既病防变、瘥后防复"诊疗思想的具体体现。宋代陈直撰著了我国第一部老年医学专著《养老奉亲书》，对老年人生理、病理、心理及老年病的防治进行了精辟的阐述。传统医学对老年医学的研究在明清时期到达巅峰，专著达上百种之多，对衰老、抗衰老以及老年病的诊治和预防，从理论到实践均有较系统全面的阐述，其中李时珍在《本草纲目》中收载了几百种延年益寿药物。20 世纪 80 年代起，传统医学和现代老年学的融合成为热点。通过对古代文献进行整理，为临床中医老年医学研究提供理论依据及实践经验。根据名老中医治疗老年病的专长和特点，从独特诊疗、独到见解、专方专药等多个角度，为老年医学的临床研究提供借鉴或进行深入验证。

在中医传统衰老理论的基础上，通过对补肾、补脾、补气血等常用治疗方法进行临床观察，结合现代科学技术的检测手段，为探讨衰老的机制提供了客观的判断标准。开展延缓衰老中药的临床试验和基础研究，证明了人参皂苷、黄芪等多种单味中药或含其有效成分的一些中成药具有较好地改善老年人衰老症状的作用。通过进行个性化的辨证论治、遵循求衡性的防治原则、采用人性化的治疗方法、运用多样化的干预手段以及天然化的用药取向，掌握老年人多发病、慢性病的发病机制、用药处方、预后康复等方面的规律，不断创新中医在老年医学中的诊疗模式，来推动我国老年医学的发展。

三、我国当代老年医学发展

我国历来高度重视老年医学的发展。20 世纪 50 年代中期，北京医院开始现代老年医学研究。解放军总医院于 1964 年成立老年病房，并于 1978 年成立全国首个老年医学研究室，由牟善初教授和王士雯院士牵头，围绕老年医学开展了大量研究工作。80 年代初期，国内先后成立了老年医学专题委员会、中华医学会老年医学分会，《中华老年医学杂志》于同期创刊。90 年代中期，老年卫生工作领导小组成立，并将中老年人 2 型糖尿病、原发性骨质疏松、老年期痴呆及帕金森病的流行病学调查研究等项目纳入国家"九五"计划。进入 21 世纪后，我国的老年医学快速发展，大批老年医学项目被列入国家自然科学基金、973 计划、"十五""十一五""十二五"和"十三五"国家攻关课题。2013 年，国家批准了首批 30 家老年医学国家临床重点专科建设医院。2015 年，国家卫生计生委正式批复在北京医院设立国家老年医学中心。2016 年，科技部公布 6 家国家老年疾病临床医学研究中心名单。2018 年，科技部启动国家重点研发计划重点专项"主动健康和老龄化科技应对"。2019 年，依托国家"健康中国 2030"战略，探讨并制定健康老龄化中国方案。2020 年，中国发展研究基金会发布了《中国发展报告 2020：中国人口老龄化的发展趋势和政策》。

第二节　老年医学的相关概念

一、老年医学的定义

老年医学（geriatrics）作为临床医学的二级学科，是老年学的重要组成部分，是探讨人体衰老的起因、发生机制和发展过程，研究影响衰老的有关因素，实施老年卫生与健康保健，防治老年疾病，加强老年人康复、照护、心理及社会支持，提高老年人身体机能和生活质量的一门综合性学科。老年医学是以年龄来界定的医学专业，其研究对象是 60 岁及以上老年人，重点关注失能和半失能的老年人、高龄老年人（80 岁及以上）及衰弱的老年人。

二、老年医学的目的

为了应对全球人口加速老龄化，满足日益增长的老年健康需求，老年医学在过去的 30 年里得到了快速发展，在推进疾病治疗、改善健康状态、恢复机体功能和提升生活质量等方面发挥了重要作用。其主要目的包括以下几点：

（1）促使老年人尽可能地独立生活在社区并获得充分的社会支持。

（2）最大限度减少入住医院或护理机构的老年人数及护理时间。

（3）提高老年人的自理能力和生活质量。

（4）倡导老年人以积极乐观的态度面对生活。

（5）预防老年疾病，尽早地发现和治疗老年病。

（6）减轻老年人因残疾和疾病所遭受的痛苦，缩短临终依赖期。

（7）为在生命最后阶段的老年人提供系统的医疗和社会支持。

美国老年医学会指出"促进健康和维持功能是卫生保健机构的基本任务"。和其他临床学科相比，除了治愈疾病，老年医学更重要的是为老年人制订全面合理的治疗和照护方案，最大限度地维持或改善老年患者的身心功能，提升老年人自理能力、改善老年人生活质量。

三、老年医学的研究内容

老年医学与其他相关学科既有共同的研究对象以及诸多相同或相似的研究方法，又有各自特定的研究内容，它们从不同的角度共同研究人类衰老的原因、规律、特征、机制及影响因素，探讨延缓衰老的对策、老年疾病的防治策略与措施、影响健康长寿的自然环境与社会环境因素。目前，老年医学开展的多学科交叉研究受到国内外广泛关注，主要包括以下几个方面。

1. **老年基础医学** 作为老年医学的研究热点，老年基础医学主要研究老年人体各器官系统的组织形态、生理功能和生化免疫等的增龄变化，探索衰老的机制及延缓衰老的方法。从病理学到生理学和生物化学，再到细胞生物学和分子生物学，衰老和老年疾病发生机制的研究始终是老年基础医学研究的前沿课题。从宏观上来说，生物体随着年龄的增长，在形态结构和生理功能方面必然出现一系列退行性改变，由于各脏器功能衰退程度和个体综合功能的差异性，衰老的表现形式不尽相同。从微观上来说，目前的研究热点包括DNA损伤与修复功能障碍、转录后损坏或化学修饰导致蛋白质改变、衰老信号通路和基因修饰等。

2. **老年临床医学** 探索老年人常见病和多发病的病因、病理和临床特点，寻找有效的诊断和治疗措施，是老年临床医学的主要研究方向。老年性疾病有诸多自身特点：①症状及体征不典型，容易被漏诊和误诊；②多病共存、病因复杂、长期积累，易造成诊断及治疗的困难；③发病隐匿、缓慢，多属慢性退行性疾病，生理与病理变化很难区分；④多种器官处于临界功能状态，预后较差，易出现各种并发症；⑤易出现药物不良反应等。老年人肝肾功能降低，对部分药物的代谢时间延长，导致不良反应高发。这些特点决定了老年临床医学研究具有自身的特殊性和复杂性。因此，老年临床医学需要通过多学科的团队协作，对老年患者进行综合评估并制订全面、合理的治疗方案，在治疗主要疾病的同时减少并发症和后遗症，最大程度地维持或恢复患者的功能。

3. **老年预防医学** 老年预防医学的主要目的是追求人类寿命质量及数量的最优化和最大化，制定并调整个体和群体健康策略，在防止慢性病发生的同时，延缓身体功能衰退。慢性病进展、机体功能衰退和自理能力丧失，并不能全部归因于老年退行性变化，通常是多种因素协同作用的结果。预防、缓解、改善不良结局，需要采取综合性的措施，从根本上来说是改变不良的生活方式和生活习惯。应当提倡合理膳食和适度锻炼，激发人们采纳有利于健康的行为和生活方式的积极性和主动性，最终降低其罹患慢性病的风险。同时，定期进行血压、血脂、血糖监测和癌症、抑郁症等筛查，做到对老年常见慢性病的及时发现、尽早干预。合理的健康策略不仅可以延长预期寿命，并且可以推迟晚年丧失生活自理能力的时间，提高延长寿命的质量。

4. **老年康复医学** 康复是指综合应用医学、社会、教育和职业各项举措，对残疾人、急慢性病损和老年病所致的功能障碍进行功能训练，尽可能恢复整体功能，减轻不良事件的影响，增加重返社会的机会。康复医学（rehabilitation medicine）是针对功能障碍的预防、诊断、评估、治疗、训练和处理的医学学科，旨在消除和减轻机体功能障碍，弥补机体功能缺失，改善和提高机体各项功能。机体功能作为衡量老年人健康的重要指标，与其生活自理能力和生活质量密切相关，康复则是老年人保持或改善功能的重要干预手段。康复医学与临床医学互有交集，又各有侧重，临床医学以疾病为主导，康复医学以功能障碍为主导。在疾病的急性期和早期，康复治疗可以防止残疾的发生，使已发生的轻度功能障碍逆转或程度减轻；对于已经不能逆转的残疾，则训练患者学会借助工具来辅助一些功能的完成，或实现功能的替代与重建。早期康复在改善疾病预后和不良结局方面发挥重要作用，并在很大程度上节省后续的照护成本，因此临床医师和康复医师越来越重视在老年患者疾病治疗中的早期康复。

5. **老年心理学** 老年心理学是研究老年期个体的心理特征及其变化规律的发展心理学分支。由于人的心理活动以神经系统和其他器官功能为基础，并受社会的制约，所以老年心理学涉及生物和社会两方面的内容。研究范围包括人的感知觉、学习、记忆、思维等心理过程以及智力、性格、社会适应等心理特点因年老而发生的变化。既往的研究重点多集中于老年智力问题，其次是记忆和学习等认知过程。目前，老年心理学的研究已扩展到个性、社会适应和态度、社会心理过程等方面。

6. **老年社会医学** 老年社会医学是从社会的角度来探讨老年医学，根据管理学、统计学、流行病学和社会学等科学的方法和成果来研究环境对老年人健康的影响，同时也涉及对老年人的各种保健和福利事业。由于老年人整体功能的衰退，老年病的急性期、亚急性期、康复期、长期照料和临终关怀等不同阶段需要进行分级管理，即使是在急性病控制或者慢性病急性加重转入稳定期后，仍需要继续进行医疗护理服务，避免病情反复或恶化，部分老年人甚至需要长期的医疗护理照顾。这就是所谓的连续性医疗。

四、老年医学与其他相关学科的关系

在世界大部分地区，几十年来人口预期寿命一直在稳步增长，这一趋势可能会在未来相当长一段时间内继续下去。有研究预测到 2030 年女性预期寿命突破 90 岁的可能性超过 50%，随之而来的是更为复杂的多发慢性病引起的不良结局，这是大多数临床学科都要面临的压力和挑战。老年医学除了与其他相关一级学科深度交叉融合外，在二级学科中的联合应用也应有长足的发展。

通过骨科医师和老年医学医师的共同努力，为骨折的老年患者制订个性化的治疗和康复方案已经逐渐成为主流。在跌倒和骨折的老年人中，大多数人会因罹患多种慢病导致的身体机能的明显衰退，处于虚弱状态，从而延缓康复时间，直接影响预后。面对这样的老年患者，组织多学科团队，由骨科医师提供专科医疗支持，老年医学医师则负责整体护理方案的制订和实施，相较于以往由骨科医师单独应对，这种多学科合作模式可以巩固和提升围手术期护理效果，增强老年患者的日常活动能力和生活自理能力，有效降低其术后并发症的发生率。

在过去数十年间，罹患终末期肾病的老年人数量呈现逐年上升的趋势，这些老年患者在接受透析治疗时容易出现认知功能障碍和个体性格改变，这在降低生活质量的同时导致住院率和死亡率升高。目前，通过对老年终末期肾病患者进行综合性评估，制订以患者为中心的综合疗护方案可以有效缓解这一问题。老年评估以系统和循证的方式评估老年患者的身体、功能和社会心理领域的健康状况，包含日常生活活动、感觉障碍、情绪和认知、营养状态、共病、药物使用情况和家庭社会支持。通过预测潜在的风险，制订个性化干预措施，优化治疗护理方案，从而避免或减少认知功能障碍和个体性格改变的发生，提高老年患者的生活质量。

心血管疾病是老年患者的主要死亡风险因素之一，而衰弱是一种由多个生理系统衰退导致的老年综合征，同时也是老年患者出现手术并发症、住院时间延长、发生残疾和死亡率升高的预测因素。当使用心血管健康研究（cardiovascular health study，CHS）标准进行表型表征建模时，衰弱可提高传统风险模型对不良健康结果的预测能力。衰弱在罹患心血管疾病的老年人中普遍存在，并可用于识别那些手术风险较高、预后不佳的患者。在进行专科治疗之前，对老年患者进行衰弱状态的评估，进而权衡侵入性操作的潜在风险和益处，制订全面合理的术后护理和康复方案，可缓解疾病负担、改善健康状态、提升生活质量。

第三节　衰老的定义、表征和机制

一、衰老的定义

衰老是一种受到多种因素综合影响的生物学过程，在个体生长发育达到成熟期以后，随着年龄的增长，出现结构的退行性变和机体功能的衰退与损伤，如骨质增生、听力障碍、进行性有氧运动能力下降、学习和记忆障碍，最终增加其罹患疾病和死亡的风险。

衰老首先表现为机体能量储备减少，如糖原储存减少、三磷酸腺苷（adenosine triphosphate，ATP）生成减少、负氮平衡等。其次机体对内稳态调控能力和应对外界刺激调节能力均减弱，罹患各种慢性病的风险增加。从生理性上来说，表现为毛发生成减少、骨质疏松、肌肉减少、皮肤松弛等；从病理性上来说，随着年龄增长，老年人罹患心脑血管疾病、神经退行性病变、慢性阻塞性肺疾病、2 型糖尿病、阿尔茨海默病、白内障、癌症等的风险逐渐增加，这些与年龄增长有关的疾病被统称为年龄相关性疾病（age-related disease，ARD）。ARD 又可诱发许多常见的临床并发症，如心肌梗死、脑梗死、心脏及其他脏器衰竭等，最终导致死亡。

二、衰老的表征

1. **体貌改变**　主要变化表现在须发的颜色由黑变为灰白；全身尤其是头颈部的皮肤的色泽变得暗淡，光滑度下降，出现不同程度的皱纹和老年斑；皮下脂肪和肌肉数量减少，导致皮下组织萎缩。

2. **感觉器官功能减退**　晶状体逐渐硬化，弹性减退，睫状肌功能受限，导致眼调节功能减弱，出现老视等症状；耳蜗神经退化，导致听力敏锐度下降出现耳聋，部分老年人还伴随耳鸣等症状；牙龈萎缩、牙齿脱落，导致颌面部变形，咀嚼功能受限；味蕾减少导致味觉减弱甚至丧失；嗅神经退行性病变导致嗅觉减弱。

3. **各系统功能生理性减退**　心血管系统功能减退，如心肌纤维萎缩，心瓣膜硬化松弛等；呼吸系统功能减退，表现为肺泡组织活性物质分泌减少、呼吸代偿功能减弱、肺总通气量减少等；消化系统功能减退，主要表现为胃肠功能减弱等。肌肉骨骼运动系统功能减退，主要表现为骨量减少、骨质流失，易发生骨折等；神经系统功能减退，主要表现为动作迟缓，反应灵活性减弱等。

三、衰老的机制

衰老是各种因素共同参与、各种机制互相影响的过程，对其机制进行深入研究，有助于制订安全有效的干预措施以延缓衰老的进程。目前对于衰老机制的研究主要包括以下几个方面。

1. **基因功能紊乱**　主要包括细胞核 DNA 损伤、线粒体 DNA 损伤和细胞核结构的改变。在外环境因素（物理、化学、生物等）和内环境因素（DNA 复制错误、自发水解反应等）作用下，基因出现突变、易位、端粒缩短等异常变化，其完整性和稳定性遭到破坏。人体有一套完整的 DNA 修复机制以对抗细胞核 DNA 损伤，损伤的积累和修复机制的破坏均可促进衰老。如着色性干皮病、沃纳综合征（Werner syndrome）等表现为早衰的疾病，其发病机制之一就是 DNA 损伤修复机制被破坏。

2. **表观遗传学改变**　表观遗传学（epigenetics）改变是指基因组相关功能改变而不涉及核苷酸序列的改变，主要包括 DNA 甲基化、组蛋白修饰、染色质构象改变等。如 *SIRT* 基因家族在人类拥有 7 个同源基因，人类体内含有 7 种 sirtuin 蛋白，目前已经证明至少有 *SIRT1*、*SIRT3* 和 *SIRT6* 可以促进老年健康，其机制涉及提高基因组稳定性、调节炎症反应、促进内环境稳态、能量代谢调控等。

3. **蛋白质稳态失衡**　蛋白质稳态指的是特定时间细胞内蛋白质合成与降解、折叠与去折叠、修饰与去修饰等过程达到的一种平衡状态。蛋白质稳态失衡是罹患年龄相关性疾病的风险因素，衰老伴随着未折叠蛋白、错误折叠蛋白或蛋白聚合体的积累，增加阿尔茨海默病、帕金森病、白内障等年龄相关性疾病的发生风险。

4. **细胞衰老**　细胞衰老是指细胞周期彻底终止，永久失去分裂能力。由端粒缩短而导致的细胞衰老被称为复制性衰老（replicative senescence），由血管紧张素Ⅱ、阿霉素、原癌基因等刺激导致的细胞衰老被称为诱导型细胞衰老。正常情况下，机体可识别衰老细胞并将其清除，并促进祖细胞分化进行补充替代，但随着增龄机体功能衰退，免疫功能下降，体内的衰老细胞因无法得到及时清理而逐渐累积。

5. **炎性衰老**　衰老相关分泌表型（senescence-associated secretory phenotype，SASP）是指衰老细胞通过分泌促炎因子和基质金属蛋白酶作用于周围细胞的现象。SASP 与核因子 κB（nuclear factor-κB，NF-κB）过度激活、免疫系统功能紊乱、自噬功能降低等因素共同作用于机体造成炎性衰老。

6. **线粒体损伤**　线粒体是细胞的能量工厂，也是产生大量活性氧（reactive oxygen species，ROS）的场所。在细胞和机体的老化过程中，线粒体电子传递过程障碍，随之出现呼吸链效率降低和电子漏（electron leakage）增加，导致 ATP 生成减少而 ROS 生成增多。这些 ROS 可使线粒体外膜破裂而导致细胞功能障碍、线粒体 DNA（mitochondrial DNA，mtDNA）突变累积，从而加速机体衰老。

7. **干细胞耗竭**　机体内干细胞耗竭，表现为再生能力降低，是衰老的一个重要特征，例如造血干细胞减少，导致适应性免疫细胞生成减少，贫血和骨髓异常增生的发病风险增加。干细胞耗竭，一方面可能来自干细胞增殖能力下降，另一方面可能与干细胞过度增殖会加速干细胞巢的耗竭有关。

第四节　衰老与老年健康的关系

年龄相关的多种慢性病直接影响老年人的生活质量和自理能力。对于老年人健康和生活质量的认识使人们意识到过去这些经典的医学概念，如死亡率和发病率可能已经不足以代表老年人的生活质量和身体功能损伤。健康不仅是没有疾病，而且是身心都处于一种良好的状态。1987 年世界卫生组织（World Health Organization，WHO）大会首次提出"健康老龄化"概念，2016 年我国出台《"健康中国 2030"规划纲要》，2017 年发布《"十三五"健康老龄化规划》，在全国范围积极推行"健康老龄化"，明确健康老龄化在我国宏观战略布局中的地位。

从衰老的角度来说，老年人寻求健康信息和健康指导的意愿和需求更为强烈。目前的研究提示可以采取一些干预措施延缓衰老进展。

一、饮食限制

饮食限制是目前研究最为广泛、证据最为充足的抗衰老方法。在酵母菌、线虫、小鼠等动物实验和临床研究中都发现饮食限制具有抗衰老作用的现象。通常采用间断禁食的方法，缩减 30% ~ 40% 的总能量摄入。有研究结果显示，在把食量减少至原来的 70% 后，罹患年龄相关性疾病的老年小鼠的健康状态有明显恢复，寿命延长至原来的 3 倍。在以恒河猴为对象的研究中得出了类似结果，限制饮食可以降低其罹患糖尿病、癌症、心血管疾病的风险，同时促进大脑神经元的再生，进而达到延长寿命的预期目的。在人群相关研究中，长期饮食限制通过调节机体代谢，延缓衰老进程，同时降低 2 型糖尿病、高血压等心血管疾病、肿瘤、痴呆等年龄相关性疾病的发病率。饮食限制的抗衰老机制几乎涉及目前已知的各项衰老机制，是各项机制综合作用的结果。另有研究发现，限制蛋白质或某些氨基酸的摄入一样可以起到抗衰老作用，限制果蝇蛋氨酸的摄入会延长其寿命，缺乏丝氨酸、苏氨酸、缬氨酸的酵母菌培养液会使酵母菌 TOR 信号通路下调并延长其存活时间。尽管饮食限制的效果较为显著，但目前尚无统一的实施标准，并且对于本身存在代谢性疾病的人群，其安全性和有效性尚待进一步考量。

二、抗衰老药物

许多药物通过作用于衰老相关的信号通路起到抗衰老作用，主要包括天然抗衰老药物和合成抗衰老药物。

在天然抗衰老药物中，白藜芦醇是一种常见的植物多酚类化合物，可提高 *SIRT1* 的活性，激活长寿基因 *Sir2*，抑制肿瘤基因 *p53*，维护线粒体呼吸链的正常功能，达到阻断细胞凋亡和延缓衰老的作用。白藜芦醇可改善肥胖患者的代谢失调，而在正常人体中则不会加强其机体代谢功能。雷帕霉素是一种新型大环内酯类免疫抑制剂，通过抑制 mTOR 信号通路，从而发挥免疫抑制效应。雷帕霉素可以延长小鼠 60% 的寿命，即使在小鼠出生后第 600 天才开始给药，一样可以达到延缓衰老的作用，但目前缺乏证明雷帕霉素及其衍生物在人体中的抗衰老作用的临床证据。黄芪多糖（黄芪）可调节衰老通路，延长线虫寿命。茶多酚又称茶鞣，是形成茶叶色香味的主要成分之一，通过提高自由基的清除能力、激活细胞内的抗氧化防御系统，从而延缓衰老。

在合成抗衰老药物中，阿司匹林是最为常见的一种解热镇痛药，研究发现其可以延长线虫的平均寿命。二甲双胍是治疗 2 型糖尿病的常用药物，可以通过调节叶酸代谢和蛋氨酸代谢从而延长线虫的寿命，同时还可作用于电子传递链，激活 AMP 活化蛋白激酶，从而延长小鼠的寿命，但其在人体的抗衰老效用有待于进一步临床试验证实。塞来昔布是非类固醇类抗炎药物，广泛用于治疗疼痛和炎症，可直接作用于胰岛素信号通路中的三磷酸肌醇依赖性蛋白激酶 1（3-phosphoinositidedependent protein kinase-1，PDPK1），从而增加线虫寿命。异丙肌苷是一种免疫促进剂，它是 2- 羟丙基二胺和 4- 乙酰胺基苯甲酸生成的盐与肌苷按分子比 3：1 形成的复合物。该药能抑制病毒的增殖，临床用于治疗病毒感染或病毒感染相关的疾病。研究表明异丙肌苷也能增强老年人的免疫力，从而延缓衰老。亚精胺是一种多聚胺，可延长酵母、果蝇、小鼠的寿命，具有诱导自噬的作用，可提高年老果蝇的记忆、改善小鼠的心血管健康状况。锂在临床上被用作一种情绪稳定剂，给予低剂量的锂后果蝇的寿命延长了 16%，这与其激活了转录因子 NRF-2（NF-E2-related factor 2）有关。NRF-2 存在于蠕虫、果蝇以及人类中，保护细胞免于氧化损伤。另一种 NRF-2 的激动剂 Oltipraz 可以延缓早衰症儿童体内的间充质干细胞的衰老速度。此外，给怀孕的大鼠服用抗氧化剂，其后代的衰老速度明显慢于正常饮食母鼠的后代。

使用药物抗衰老只是抗衰老方法的一种，应该在采取综合性保健措施的基础上合理选用抗衰老药物，以进一步增强老年人的体质，延长人类的平均预期寿命。

三、基因重编程

2012 年，日本科学家山中伸弥将成熟细胞重编程为诱导性多能干细胞，后者具有无限分裂的能力。在体内，短时间利用 4 种重编程分子（Oct4、Sox2、Klf4 和 cMyc，也称为"山中因子"）修改表观遗传学标记，不仅可以使早衰小鼠的器官功能得到改善，使其寿命延长 30%，还能提高正常老年小鼠肌肉和胰腺组织的再生能力。2020 年哈佛大学医学院 David Sinclair 团队利用基因治疗诱导神经节细胞重编程，恢复年轻的表观遗传信息，从而使得视神经能在损伤后再生，并逆转青光眼和衰老造成的视力下降。大量研究发现 4 个山中因子中的 c-Myc 是造成动物死亡和畸胎瘤的主要原因，而只使用 Oct4、Sox2、Klf4（OSK）这 3 个转录因子，可以逆转衰老和防止细胞脱分化，mRNA 谱在 OSK 表达 5 天之后即出现年轻化。因此，衰老伴随的表观遗传修饰是基因重编程的重要靶点。除了核基因组，以线粒体基因组为治疗靶点的线粒体捐赠技术不仅可避免致病性突变的传递，还能通过线粒体的非致病性差异影响机体衰老的速度。因此，改变 mtDNA 能够帮助促进个体健康老化。

四、中医个体化抗衰老

中医体质与衰老的相关研究结果显示，平和质与衰老呈负相关，而气虚质、阳虚质、阴虚质、痰湿质、气郁质均与衰老呈正相关。中医体质学说认为，不同体质类型人群会有不同的衰老表征，很多偏颇体质与众多慢性病发病相关，而慢性病也是机体衰老的表现，同时也会加快衰老的进程，其中阴虚质对衰老的影响程度最为明显，更容易体现出衰老的特征。此外，体质的形成受先天禀赋和后天因素的影响，所以体质具有相对稳定性和动态可变性的特点，由此决定了体质的可调性。因此，充分利用体质的可调性，依据体质分类，有针对性地制订慢性病预防与诊治方案，进行个体化抗衰老，具有非常重要的现实意义。

上述诸多方法的探索和实践，根本目的在于延缓衰老进程，维持和改善老年人机体功能，提升其生活质量，通过改善衰老过程中的机体结构和功能状态，实现健康老龄化。

（何　耀　刘　淼）

参考文献

[1] 刘晓红，陈彪.老年医学 [M].3 版.北京：人民卫生出版社，2020:5-16.

[2] 于普林.老年医学 [M].2 版.北京：人民卫生出版社，2017:3-12.

[3] 孙长颢.营养与食品卫生学 [M].8 版.北京：人民卫生出版社，2017:5-12.

[4] 化钱珍，胡秀英.老年护理学 [M].北京：人民卫生出版社，2017:2-8.

[5] 苑秋兰.老年人生理与心理概论 [M].北京：人民卫生出版社，2021:4-28.

[6] MORLEY J E. A brief history of geriatrics[J]. J Gerontol A Biol Sci Med Sci,2004,59(11):1132-1152.

[7] PANDIT S G, WALKE L M. Geriatrics: Moving forward with 2020 vision[J]. J Am Geriatr Soc,2021,69(6):1422-1428.

[8] FRIED L P, ROWE J W. Health in aging： past, present, and future[J]. N Engl J Med, 2020,383(14):1293-1296.

第二章

老年卫生学的概念及其与相关学科的关系

全球人口老龄化将对社会、经济以及卫生保健体系产生广泛而深远的影响。老年人的生理、心理等具有该年龄段的特殊性，其特有的公共卫生问题也越来越受到社会各方的关注与重视。人类发展史上首次面临如此广泛的老龄化发展形势，并且将成为社会常态，因此我们必须思考如何从预防医学角度加强老年人的预防保健，以更加科学、合理的策略与措施促进健康老龄化。基于对该社会发展形势的认识，我们提出建设老年卫生学学科的思路，本章对其产生的背景与意义进行阐述，对老年卫生学的定义、研究对象与研究内容进行了初步的界定，并介绍老年卫生学相关学科，对其发展愿景进行展望。

第一节　老年卫生学产生的背景与意义

一、人口老龄化及发展趋势

（一）人口老龄化

人口老龄化是指人口中的年龄结构变化，其中老年人口的比例相对于年轻人口的比例在不断增加。人口老龄化主要是因为社会发展、科技进步带来的人群预期寿命的增加，导致人口结构中老年人口数量相对增加；另外当前较普遍存在的出生率下降，新生儿数量减少，以及随之而来的年轻人口数量的减少，也促进了人口老龄化的发展。从根本上讲，人口转变是医疗水平提高、保健措施完善、教育水平提高和经济发展的结果。当前，老龄化已经成为人口发展的必然趋势，对全球政治、经济、社会、文化等方面产生深远影响，老龄问题已经不是一个局部问题，已经成为世界性问题。

目前，老龄化程度是判断一个国家、地区是否进入老龄化社会最常用指标，即 60 岁或 65 岁及以上老年人口数量占总人口的百分比。按照联合国判定标准，当一个国家或地区 60 岁及以上老年人口数量占人口总数比例达到 10%，或 65 岁及以上老年人口数量占人口总数的 7%，即意味着这个国家或地区处于老龄化社会。如果 65 岁及以上人口所占比例达到 20% 以上，则为超级老龄化社会。

（二）人口老龄化现状与发展趋势

1. 全球人口老龄化现状与发展趋势　法国是世界上最早进入老龄化社会的国家。早在 1865 年，法国 65 岁及以上老年人口比例就超过了 7%，进入老龄化社会。第二个进入老龄化社会的国家是瑞典，1890 年 65 岁及以上的老年人口达到总人口的 7%。其他西方发达国家也紧跟其后，英国和德国在 1930 年、美国在 1945 年先后进入老龄化社会。20世纪 50 年代以来，老龄化在发达国家表现尤为突出，全球高收入国家 65 岁及以上人口比例大幅增加，通常超过 10%。以日本为例，65 岁及以上的老年人口比例从 1950 年的 4.9%上升到 2021 年的 28.7%。

当前全球都面临着老龄化挑战。老龄化并不只是发达国家的难题，低收入和中等收入国家面临的问题更加复杂和突出。预计到 2050 年，世界 60 岁及以上的老年人口将达到22%，其中 80% 是在欠发达地区。老龄化将进一步加剧这些欠发达国家和地区中一些普遍存在的社会矛盾，如收入不平衡、老年人群医疗保健服务需求增加和社会支持系统供给不足等。

2. 我国人口老龄化现状与发展趋势　我国人口年龄结构在几十年内从发展中国家年轻型人口结构模式转变为工业化国家老龄型人口结构模式。在 1978 年以前，我国的人口结构仍然相对年轻且增长迅速，但是不久以后，这个结构发生了快速改变。1982—1999年，是我国向老龄化社会转变的第一阶段，60 岁及以上人口数量从 7 663 万上升到 1.26亿，老年人口占总人口的比例从 7.6% 升至 10.1%。截至 1999 年，我国 60 岁及以上人口占总人口的比例就超过了 10% 的门槛，正式进入了老龄化社会。2001—2020 年，我国进入快速老龄化阶段，老年人口平均每年新增 596 万，年均增长速度达到 3.3%，远远超过总人口年均 0.7% 的增长速度，到 2020 年，我国老年人口已达到 2.64 亿，老龄化水平达到 18.7%。2021—2050 年，我国预计将进入加速老龄化阶段，老年人口数量开始加速增长，平均每年增加 620 万人。预计到 2023 年，老年人口数量将增加到 2.7 亿，与 0～14岁少儿人口数量相等。到 2050 年，老年人口总量将超过 4 亿，老龄化水平将超过 30%，其中，80 岁及以上老年人口将达到 9 448 万，占老年人口的 21.8%。

（三）我国人口老龄化的特点

除老年人口基数大、老龄化速度快、高龄化趋势越来越明显外，我国人口老年龄化还有以下几个特点。

1. 劳动人口结构老化，老年人口抚养负担增加　调查显示，我国适龄人群生育意愿较低，少子化趋势出现，未来年轻人的人口比例会下降，庞大的人口基数和不断降低的人口出生率，会使我国的劳动人口结构发生根本改变，新进入的劳动人口数量远小于退出的非劳动力人口数量，这一现象将进一步扩大老年人口抚养比，老年人口抚养负担逐渐增加。

2. 家庭规模缩小，空巢老年家庭数量增加　20 世纪 80 年代以前，我国还是以大家族聚居、几代同堂的家庭模式为主，但是现代社会，我国的家庭结构已经由原来的大家族共居模式变为了小型核心家庭模式。随着城市化进程加快，子女外出务工或者求学，逐渐脱离了原生家庭，空巢老年家庭越来越多。据相关预测，2015—2035 年我国老年人口将年均增长 1 000 万左右，我国大中城市老年空巢家庭率已达 70%。

3. 我国老龄化存在城乡差异和区域差异，老龄化高质量发展潜力不足　区域人口比例、经济发展水平、包括医疗卫生保健在内的社会支持等发展不平衡，使得我国老龄化发展呈现由东向西区域梯次下降特征，经济发达的东部沿海地区发展明显快于经济欠发达的西部地区。

4. "未富先老"，老龄化进程超前于经济发展进程　与多数发展中国家一样，我国快速老龄化伴随着"未富先老"的现象，老龄化进程超前于经济发展进程。我国有学者认为发达国家和中国的老龄化社会经济框架存在根本不同，由于发达国家的人口老龄化是以较长时间跨度的逐步转变过程，因此这些国家在经济、金融和社会心理上有更充分的准备以适应老龄化。发达国家基本是在实现现代化的条件下进入老龄社会的，属于"先富后老"或"富老同步"型。但是，中国等很多发展中国家则是在尚未实现现代化、经济尚不发达的情况下提前进入老龄化社会，属于未富先老。与发达国家相比，中国在 1999 年正式进入人口老龄化社会时仍然是一个相对贫穷的国家，人均收入仍然较低，社会财富不能很好地支持老年人的养老需求，未来老龄化发展速度与经济发展速度不同步的矛盾将会持续较长的时间。

（四）健康老龄化和积极老龄化

1990 年 WHO 提出了"健康老龄化"，并将其作为应对全球老龄化积极发展的一项策略。WHO 将健康老龄化定义为"发展和维护老年健康生活所需要的功能和功能发挥的过程，以实现晚年幸福"，并提出了最大限度地提高老年人功能能力策略。健康老龄化是基于老年人的需求理论而构建的，是对过去提倡"成功老龄化"表述的一种修正。

积极老龄化是基于老年人社会权利理论而构建的，重点是鼓励老年人参与社会。2002 年联合国召开的第二届世界老龄大会对积极老龄化的概念、内涵进行了阐释。积极老龄化是指人到老年时，为了提高生活质量，消除年龄歧视的不利影响，使健康、参与和保障的机会尽可能获得最佳的过程，使老年人生活更加舒适、更有尊严、更有价值。

二、人口老龄化带来的公共卫生服务需求显著增加

全球人口老龄化，以及随之而来的公共卫生保健支出大幅增加，被视为 21 世纪全球经济稳定的主要威胁之一。人口老龄化导致慢性病在全球流行，与老年人相关的疾病患病率持续增长，这将对社会、经济和卫生系统产生重大的影响，特别是在经济欠发达的国家和地区。

（一）老龄化疾病谱、死因谱变化带来的公共卫生服务需求变化

随着年龄增长，人体维持机体平衡能力逐渐下降，机体老化引起或加重慢性病的发生发展，导致严重的损害、衰弱，加速生活质量下降。同时，由于适应环境、应急反应能力下降，老年人群也是伤害的高危人群。老年人群健康状况低下不仅仅是个人的负担，更是家庭和社会的负担，且随着社会老龄化现象加重，已构成新的、重要的公共卫生问题。突出表现在慢性病、伤害、视力损害、老年期痴呆等引起的疾病负担上。

1. **慢性病**　随着人口老龄化和疾病谱的变化，慢性病已成为全球最重要的疾病负担和主要死因。由于慢性病患病率高、病程长，越来越多的老年人同时患有多种慢性病。在慢性病引起的全球疾病负担中有23%是由60岁及以上老年人群引起，而且老年人中同时罹患两种及以上慢性病现象普遍存在。近20年来，尽管地区间差异较大，但全球老年人共病患病率呈明显上升趋势，共病使得老年人群慢性病防治工作变得更加复杂。当前影响老年人群的主要慢性病包括心血管疾病、恶性肿瘤、慢性呼吸系统疾病、肌肉和骨骼病变等。

2. **视力损害**　视力损害会引起老年人日常活动能力下降和生活独立性的丧失，同时会产生高昂的医疗费用负担。最新的全球50岁及以上人口失明和远近视力障碍估计项目表明，2020年全球约有4 330万人失明，2.95亿人患有中度和重度视力障碍。在全球范围内估计有2 260万伤残调整生命年（disability adjusted life year，DALY）由失明和视力丧失造成，占所有原因造成的DALY总数的0.88%。在人口增长和老龄化背景下，特别是在中低收入的国家和地区，由失明和视力丧失造成的疾病负担持续增加。在我国，50岁以上人群视力损害的患病率为5.8%，西藏地区由于受到海拔和环境等多因素的影响，患病率高达13.2%。一项研究表明，我国视力损害患者的经济负担相对较高，患者支付的直接费用相当于个人年收入的111.5%和家庭年收入的51.9%。

3. **痴呆**　痴呆的主要发病人群是65岁以上的老年人群，该病的主要特征是认知功能的逐渐丧失，进而导致进行性残疾，并且随着时间的推移，患者最终会完全依赖照护者，这将会给家庭护理人员、社区和医疗保健系统带来沉重负担。目前，全球痴呆患者数量为4 700万，预计到2030年将增至7 470万，到2050年将增至1.31亿。其中，大约60%的痴呆患者生活在中低收入国家。据报道，痴呆患者的护理费用非常高，全球痴呆的支出成本为8 180亿美元，预计未来痴呆的年护理费用将达到公共医疗总支出的0.5%左右。2010年，由痴呆引起的DALY为1 000万，相比于2004年的1 880万，有显著下降，但预计到2030年该疾病负担将上升86%。在我国痴呆患者超过950万，占世界痴呆患者总数的20%，预计到2030年，中国痴呆患病人数将超过1 600万，由此可见我国在痴呆上的医疗卫生投入、个人及社会负担均面临巨大的压力。

4. **伤害**　随着人口持续老龄化和人类预期寿命的延长，伤害已成为危害老年人健康的重要因素。2010年伤害引起老年人群DALY为3 260万，估计到2030年该疾病负担约上升78%。跌倒是全球伤害死亡的第二大原因。在全球范围内，每年约有68万人死于跌倒，其中80%以上发生在中低收入国家。全世界每年发生3 730万次严重跌倒，这会导致超过 1 700 万 DALY 的损失，而 65 岁以上的老年人更容易发生致命跌倒和产生其他严重后果。在我国，跌倒的发生率为 54.95%，其中老年女性发生率较高，且发生率随年龄增长而升高。

5. **老年人群传染性疾病** 老年人免疫力相对较弱，是传染病易感人群。在中低收入水平国家和地区，传染病仍是引起老年人死亡的重要原因。如在新型冠状病毒感染全球流行的背景下，老年患者的死亡风险较高。一项报告新型冠状病毒感染患者临床特征的研究显示，老年人群病死率高达 5%，而 80 岁以上患者的病死率为 18.8%。此外，在过去十年中，老年人群艾滋病的发病率和死亡率明显上升，尤其是死亡率，显著高于年轻人。另外，随着抗逆转录病毒疗法对人类免疫缺陷病毒（human immunodeficiency virus，HIV，又称"艾滋病病毒"）感染的使用和疗效的增加，艾滋病患者的寿命被大幅延长，越来越多的艾滋病患者将步入老年，未来老年人群的艾滋病问题将越来越复杂。

（二）家庭结构变化、人口流动性增加等因素间接推进了老年人群公共卫生服务需求

相关资料显示，在一些欧洲国家，有近 50% 的老年人处于独自生活状态，在我国，近年来"空巢老人"也越来越成为一种普遍现象。随着城市化进程加快、人口流动性加大，中老年人留守家庭的现象越来越普遍，社会上"空巢家庭"的比例逐年增大。养老模式也由传统年轻人为老年家庭成员提供家庭照护的模式逐渐转变为对养老机构的依赖。同时，随着以"个人主义""自主性"和"个人主动性"为特征的现代主义态度越来越流行，家庭对老年人的照护和支持功能随之也慢慢削弱。独自生活的老年人很少有机会享受家庭所提供的资源、照护，这会对其身心健康、生活质量产生一定冲击，抑郁等心理疾病和伤害的发生风险也会增加。

此外，老年人群男女比例失调或进一步加重这一问题，因为大多数国家、地区习惯多是妇女承担传统照护家庭和老年人的角色。这一社会角色一定程度上限制了妇女参加正常工作的机会，也易导致其收入低、老年阶段身体状况差。女性参加工作机会增多有利于克服上述这些不公平负担，有利于改善她们的经济社会状况，但因女性参与工作，也会带来对传统家庭老人照护功能的冲击、削弱家庭提供照护的作用。

这些社会因素的影响以及变化带来的新的问题，对老龄化引起的公共卫生服务需求产生间接推动作用，也意味着需要从全社会层面加以系统性关注和寻求相应的解决方法。

三、设立老年卫生学的意义

（一）促进为实现健康老龄化目标的综合公共卫生相关政策形成

人口老龄化发展对公共健康产生了一系列的影响，老年人发生残疾及患慢性病的比例越来越高。但是全球针对老年人的公共卫生政策和计划有限，现有的政策并不能满足实现

健康老龄化的目标。老年人群与一般人群的公共卫生问题和对卫生行动的要求是不同的，当前迫切需要建立为实现健康老龄化目标的综合公共卫生行动政策。

众所周知，健康促进和疾病预防活动可以有效预防或延缓慢性病发展，早期发现和早治疗对于有效预防和减少疾病危害具有重要意义。此外，患病老年人在疾病晚期阶段也需要有效的长期护理和社会支持。加强公共卫生行动和构建良好的卫生保健系统能够很好地满足老年人对于健康促进和疾病预防的需求和有效地促进老年人群的健康。与一般人群的公共卫生活动不同，老年人群的保健活动具有其特殊性，因此公共卫生策略需要进一步调整。首先，公共卫生行动应充分发挥老年人的积极作用，理想的公共卫生行动应通过鼓励老年人积极参与健康促进活动从而实现生活质量的提高；其次，将循证营养、预防保健、身体锻炼等纳入公共卫生行动中，拓展健康维度；最后，开展全年龄阶段的公共卫生教育，不仅向老年人而且向全部社区成员提供公共卫生教育，通过这一举措，消除老年人的刻板印象和消极态度，同时建立一种积极老龄化理念。

（二）促进针对老年人群的特异性预防措施与技术发展

儿童不是缩小的成人，老年人也不是简单的衰老的成人，老年人生理、心理以及疾病等都具有老年期的特殊性，并且随着年龄增长发生变化。因为人类进入老龄化社会时间尚短，针对老年人群的预防医学措施、技术研究尚十分缺乏，尽管越来越多人认识到老年人群卫生保健服务的重要性，但至今尚未形成系统的关于老年卫生的学术体系，而对于同样因生理、心理特殊性在人群中相对处于弱势的儿童少年、妇女，目前均已形成完整的"儿童少年卫生学""妇幼卫生保健学"。全球老龄化程度越来越深，一些国家老龄化还呈现加速态势，在公共卫生与预防医学学科领域发展建设老年卫生学，加强针对老年人群卫生学措施、技术研究不仅是大势所趋，更是迫切的社会责任与任务。

（三）产生有效的社会和经济效益

随着老年人口增长，与年龄相关性强的疾病，如多种老年阶段高发的慢性病等将导致一个国家或地区疾病负担显著增加。此外，随着老年人口死亡率降低和预期寿命延长，残疾引起的疾病负担也越来越重，未来长期护理的支出可能会超出卫生支出，造成极大的经济负担。这些疾病和残疾的社会成本是巨大的，即使在一些发达国家也明显感觉到老龄化对社会经济安全的挑战。老年卫生学的设立将促进针对老年人群的预防性策略与措施的研究和提出，从而促进老年人群身心健康，间接产生巨大的经济效益和社会效益。

（四）老年卫生学的推广有利于促进社会和谐发展

人口老龄化发展，家庭结构的改变，引起了一系列复杂的社会问题。当前社会，年龄歧视现象逐渐蔓延，老年人渐渐成为了社会边缘和弱势人群。不健康、疾病、衰弱等成为社会对老年人的刻板印象和"标签"。甚至在一些卫生保健人员的认知中也存在老年人不健康、防治措施干预效果差和疾病的预后效果差等观念。总体来说，当前老年人接受预防性卫生干预措施的比例要比年轻人小得多，许多已经在青少年和中青年人群中开展的疾病预防干预措施很少普及到老年人群。随着年龄增长，老年人社会参与度越来越低，并渐渐丧失在社会和家庭中的话语权。此外，还有许多老年人面临着经济、生活困难，疾病导致的贫困等，这些问题都会影响到老年人的身心健康，如引起焦虑、抑郁等心理问题。老年卫生学的研究有利于激发社会对老年人潜能的正确认识，促进老年公共卫生保健策略改变，关注老年人的身心健康，充分地尊重老年人，在一定程度上促进老年友好社会制度和环境建设，消除老年歧视和忽略现象，充分发挥老年人在家庭、社会以及经济发展中的重要作用。

（五）有利于适宜的老年卫生保健体系的构建

随着老龄化进程的继续，当前家庭和公共医疗体系负担将继续加重。老龄化所面临的公共卫生服务挑战包括慢性病、衰弱、神经退行性疾病等的疾病负担，以及新出现的挑战，例如老年人群中艾滋病流行率不断上升、为控制传染性疾病支出增加，以及为老年人提供安宁疗护服务的需求日益增加等。然而，我国至今尚未建立面向老年人群的卫生保健服务体系。为了更好地应对老龄化带来的一系列挑战，在政府层面，有必要制定长期战略规划，以应对老龄化社会的压力，特别是建立健全全国性的老年卫生保健体系，以促进疾病的早期预防、诊断和治疗。近年来，我国已经开始开展多项工作来解决这些问题，包括最近十年医改项目的完成、健康中国 2030 行动计划的实施、国家老年病临床研究中心的成立等等。

第二节　老年卫生学的研究内容与方法

一、老年卫生学定义

老年卫生学是公共卫生理论与实践中一个以老年人主要健康问题及对策为主要研究内容的重要分支和领域，它运用老年医学、预防医学和卫生管理学理论和方法，研究老年人的主要健康问题、影响因素、防治策略及措施，实现个体和群体的健康老龄化。加强或保持老年人群身体、心理和社会功能相关卫生保健策略和措施是老年卫生学的主要目的。老龄化必然带来身体、心理功能的衰退与衰弱表现，并与相关疾病发生或疾病症状加重相关，但老龄化是一种随年龄增长必然出现的生物学现象，尽管与健康、疾病状态有交叉重叠，但并不适宜用健康和疾病的概念加以界定与区分。因此除了传统预防医学研究人群的疾病、伤害和健康 3 个层次外，老年卫生学尚需关注老化规律与老化预防，除了研究老年人群健康、疾病分布与影响因素外，还需研究老化状态分布及其影响因素，并关注老化与疾病、健康的相互关系。老年卫生学研究目的除了保持、促进老年人群健康外，还有对积极老龄观、健康老龄化状态的追求。

二、老年卫生学研究对象

以年龄 60 岁为划分老年期的起点，因此老年卫生学主要研究对象为 60 岁及以上老年人群。但由于老年期的身心健康、老化状态是人的整个生命过程的一部分，人类在胎儿时期母亲的健康与营养状况等都会影响其老年期的表现，因此老年卫生学研究对象不能局限于老年人群，需要向老年生命前期阶段的人群延伸。

三、老年卫生学研究内容

老年卫生学的研究内容丰富而复杂，社会老龄化趋势、老龄化程度加深、老年人群中不同老龄阶段老年人构成变化将不断提出新的待研究内容。

（一）预防和延缓衰老策略研究

衰老是一个随时间推移而进行的生理动态过程。衰老主要是个体内化的过程，随着年龄的增长，人体的分子水平、生理水平、病理状态和心理状态等都会有明显变化。但是越来越多的证据表明，如果采取合适的预防措施，个体衰老是可以延迟的。过去的几十年，生物学领域专家对衰老背后分子机制的研究证据迅速增加，为干预和预防衰老过程创造了新的机会。学者们提出采用综合方法可以更好地了解衰老机制，有利于研究和制订更有效的老化干预、预防和治疗策略。老年卫生学是从公共卫生的角度开展衰老规律、特点、个体差异及危险因素等方面研究，提出针对性的衰老预防策略与措施，为科学全面地延缓和预防衰老提供新的研究途径和研究方法。

（二）疾病的预防控制策略与措施

老龄化导致与老年人相关的疾病及经济负担不断增加，迫切需要采取有效措施加以控制。老年卫生学主要研究构成主要公共卫生问题的老年常见病和多发病的危险因素和保护因素，开展老年人群慢性病和传染病调查与监测，研究影响已患病老年人预后、生命质量提高的相关因素，研究疾病预防策略与措施等，这对于延长老年人预期寿命和提高老年人生活质量具有重要意义。目前，全球范围内已经启动了许多研究并采取预防措施来应对老年人相关疾病，例如预防阿尔茨海默病的运动方案和 WHO 糖尿病预防计划。

（三）积极老龄化发展策略研究

积极老龄化是一个促进健康、提高老年人生活质量的过程。积极老龄化也是老年卫生学追求的老年人应该具备的理想状态和标准。老年卫生学可以从以下几个方面开展相关策略研究。

1. **制订预防和健康促进目标**　积极老龄化旨在维持和促进老年人的身体、心理和认知能力，提倡老年人独立融入社会和采取自我负责的生活方式。其目的是压缩疾病、衰弱和护理需求阶段，使更多的老年人能够更长时间地保持独立，并拥有更好的生活质量。最重要的是要发挥老年人的潜力，并通过适当的机会使他们更积极地参与社会活动。

2. 制订适宜的干预措施 预防性的干预措施对于延缓和控制疾病，提高老年人生活质量具有重要意义。通过提高老年人对疾病的认知、完善疾病防控相关制度等多种方式进行疾病预防性干预，可以有效降低疾病发病率。

3. 将不同的机构和部门联合起来，形成一致的行动指南 积极老龄化可以统一所有关键利益相关者的利益：公民、非政府组织、商业利益方和政策制定者等，为制定与人口老龄化有关的全球、国家和地方战略提供建议。

（四）老年伤害的预防

老年人是发生跌倒、交通事故、自杀等伤害事件的高危人群，随着老年人口比例上升，老年人创伤受害者的比例正在迅速增加。跌倒是目前老年人群主要创伤中最常见的伤害情况，除可能导致肢体伤残外，严重的还可能导致感觉器官残疾（如失明、耳聋和语言功能丧失）以及智力残疾和精神残疾等，更严重的可能导致死亡。早期识别风险因素和高危老年人群对于预防伤害和启动伤害后早期复苏工作具有至关重要的作用。因此，老年卫生学首先应研究老年伤害流行特征与影响因素以及老年人伤害评估标准，不仅要从老年人自身身体状况加以分析，还要关注老年人的生活及工作环境、劳动条件、经济状况、医疗保障与卫生服务等诸多社会因素的影响与作用，有效地识别风险因素并加以预防，从而达到降低老年人伤害发生概率的目的。

（五）老年衰弱的预防

老年衰弱是一种老年人群常见的综合征，其表现为多系统功能失调、损害，身体功能下降，是导致社区居家老年人死亡最常见的病因。衰弱可以用作人口老龄化的指标，并且是进行防治的有效指标。识别衰弱发生或衰弱高危人群具有十分重要的公共卫生意义：①与失能状态相比，衰弱在早期阶段有较高的可逆性；②在预测老年人死亡等不良后果方面，相比于慢性病，以衰弱为变量进行预测更为准确、更有价值。但总的来说，关于老年衰弱的研究仍处于起步阶段，相应评价量表的效度、信度仍需进一步提高。制定适用于不同特征老年人群的评价、诊断标准，选择用于判断衰弱的生物学指标，筛查出衰弱或衰弱高危老年人群后采取相应的干预措施等都将是老年卫生学重点关注的问题。

（六）老年失能的预防

失能老年人是指由于身体或认知功能的下降而失去日常生活自理能力或需要他人支持的老年人。关于老年失能或半失能的研究主要包括两个方面：①老年人群失能或半失能的流行现状、特征、变化趋势与危险因素，针对性预防控制策略措施研究等；②已发生失能或半失能老年人的健康维持、社会支持策略与措施，积极老龄化状态评价，以及老年人照护者的健康和卫生保健问题研究。

（七）老年人群心理卫生保健研究

随着老年人预期寿命的延长，特别是高龄老人的比例逐年增加，越来越多的老年人出现认知能力（感觉、知觉、记忆、思维、情感、意志力和智力等）下降和与医学合并症相关的精神障碍。家庭、工作状态、人际关系、社会地位与角色变化，以及身患疾病、行动和生活自理能力下降等都会对老年期的心理健康产生冲击与影响。当前，心理服务的提供与患者的实际需求之间仍存在差距，特别是患有复杂疾病老年人的心理问题尤为严重，需要更多的支持。老年人群心理健康状况评价、影响老年人群心理健康危险因素、老年人群精神与心理疾病及其影响因素、老年人心理健康服务模式等研究可以很好地解决当前老年人群心理卫生保健的难题，在一定程度上可以为老年人心理卫生保健机制的建立奠定一定的参考基础。

（八）老年人群膳食营养

由于各种生理和心理原因，老年人营养不良的风险会增加，这对老年人的身体健康、生活质量、独立性和经济状况都会产生影响。许多与年龄有关的疾病和状况可以通过良好的营养来预防、调节或改善。关于老年人的营养需求和营养干预策略仍需要进一步研究。老年卫生学开展老年人群膳食营养状态监测与调查，老年人群膳食营养指导，包括一般人群，以及患有不同疾病人群的针对性膳食营养指导，从而帮助解决与营养相关的问题，并确定老年人的特定营养需求，以造福个人和整个社会。

（九）老年人群健康教育与健康促进

为了应对老龄化，我们需要有效的措施来促进老年人健康积极地生活，健康教育和健康促进是一项关键干预措施。当前，由于慢性病已经成为危害老年人健康的主要因素，因此老年人的健康维护和疾病改善干预措施已经从传统的以医疗卫生机构为主导的疾病控制模式转变为健康促进和疾病预防相结合的行动模式。对于慢性病的干预将更多依靠干预对象健康知识和理念的提高与改善、接受相应措施，并改变个人生活行为方式，从而产生预防控制效果。因此老年卫生学需要关注不同特征老年人群卫生保健知识需求、监测其健康知识知晓情况以及生活行为方式情况，需要制订适合老年人群认知水平、心理状态的健康教育与健康促进方式、内容，并评价相应措施效果。

（十）公共卫生途径的姑息医疗

近年来，公共卫生途径的姑息医疗引起了越来越多的关注，人们普遍认为，公共卫生途径的姑息医疗可以补充甚至超越传统姑息治疗服务模式的范围。姑息治疗与健康促进相结合是"新公共卫生"概念的新发展，它强调了社会因素对于健康的重要性和维持健康的积极作用。随着老龄化和高龄化发展态势，深入研究探讨开展姑息医疗公共卫生途径、公共卫生模式，不仅将为身患绝症和临终老年人提供更科学、合理的服务方案，而且有利于节约卫生资源，降低卫生费用，最终为实现老年人有尊严地、安详地"优逝"提供支持。

（十一）其他方面

老年卫生学研究内容还涉及老年人体育卫生，包括适宜的老年体育运动，体育锻炼对老年人体质影响，老年人体育锻炼的卫生要求和基本原则，预防运动性创伤等；老年人居家环境、养老机构卫生要求、老年用品卫生要求、老年人工作场所职业卫生要求与卫生防护等。

四、老年卫生学研究方法

老年卫生保健服务从公共卫生和人群角度，采取各种卫生保健策略和措施，以促进老年人身心健康和积极老龄化，这些策略和措施的提出和实施效果评价需要遵循科学研究的基本原则与规律，将会应用到医学、社会学、统计学等多学科方法，具体方法内容详见本教材相关章节。

第三节　老年卫生学相关学科

老年卫生学的起源是老年医学与生物学，最开始专注的是人类寿命延长和衰老延缓。随着社会的发展，老年人群公共卫生服务需求日益增加，科学家们逐渐认识到应该从更广泛的层次解决老龄化带来的一系列公共卫生问题，因此研究视角也越来越开阔。老年卫生学的主要目的是促进老年人身心健康，与传统预防医学等多门学科有着不可分割的联系，需要应用到预防医学、老年医学、卫生管理学等学科理论知识。

一、预防医学

预防医学是医学的一门应用学科，它以群体为研究对象，目的是保护、促进和维护健康，预防疾病、失能和早逝。其工作模式是"环境 - 人群 - 健康"。这是一个"健康生态模型"，它强调环境与人群的相互依赖、相互作用和协调发展，并以人群健康为目的。预防医学与老年卫生学在目的方面有一定的重叠，都是为了促进群体的健康、预防疾病、防止伤残和早逝。预防医学是老年卫生学的重要基础，同时老年卫生学将推动预防医学进一步发展。

二、老年医学

老年医学是一门古老又年轻的学科，2000 多年前就有记载，然而直到 20 世纪初老年医学才作为一门学科被正式提出。广义上老年医学包括老年基础医学和老年临床医学两个分支。老年基础医学是研究衰老及老年性疾病的病因、机制及其防治措施的一门老年医学学科，包括研究老年人体各器官系统的组织形态、生理功能、生化免疫等增龄变化以及老年期特殊疾病的病因、发病机制和病理生理过程。老年临床医学是研究老年人常见病和多发病的病因、病理和临床特点，寻找有效的诊疗和防治方法。老年基础医学侧重于衰老基础理论，老年临床医学侧重于患病老年个体临床诊断与治疗，老年卫生学从人群角度研究衰老、疾病预防。各分支学科重点关注领域不同，但最终的研究目的都是防治疾病、促进健康，而且老年基础医学和老年临床医学研究成果都是老年卫生学的研究基础。

三、卫生管理学

我国的卫生管理学起步于 20 世纪 80 年代初期，该学科研究重点关注合理配置卫生资源，科学组织卫生服务，提高卫生服务利用的公平与效率，提高卫生实验管理水平和卫生事业的社会经济效益，以最有效满足社会卫生服务需求。面对快速发展的老龄化趋势，我国老年卫生事业尚处于起步阶段，尚未形成完善的老年卫生服务体系，相应的服务模式与运行机制都需要加大研究力度。卫生管理学研究将为老年卫生事业的计划、组织、实施和评价提供管理学原理和方法支持。

四、其他学科

（一）流行病学

流行病学是一门应用科学，也是一门方法学，通过调查、分析老年人群老化规律、疾病与健康的流行特征、各种因素对衰老和老年疾病的影响，开发大量的老年人评估指标，以及为老年人疾病防治和卫生保健提供科学依据等。同时，老年卫生学将丰富流行病学研究内涵，推动流行病学学科进一步发展。

（二）老年心理学

老年心理学是研究老年期个体心理特征及其变化规律的心理学分支，根据 WHO 对健康的定义，人类健康不仅仅是没有疾病或生物学意义健康，还应包括心理和与社会的和谐状态。许多疾病，特别是慢性病和伤害的发生、发展及防治措施实施，都会受到心理因素影响。老年卫生学和老年心理学的研究内容有很多交叉融合之处，老年卫生学提倡积极健康观和积极老龄化，心理健康都是其重要的内容与标准。老年人群社会心理因素是老年卫生学和老龄心理学共同的研究内容，两门学科的共同研究目的是防治老年人身心疾病，促进健康和积极老龄化，提高老年人群生命质量。

（三）社会医学

社会医学主要研究社会环境、卫生服务、行为方式等社会因素对老年人个体和群体健康、疾病作用及其规律的影响，采取各种社会措施，保护和增进老年人身心健康和社会活动能力，提高老年人生活质量。社会医学与老年卫生学有着相同的研究目的，相比于其他年龄段人群，老年人群由于身心功能老化衰退、多患有各种慢性疾病等，其行为方式会发生根本性改变，对卫生服务、社会支持的需求显著增加。而老年人群的健康、生活状态也是其一生经历的表现，并非仅仅是老年时期独立形成的结果。从社会医学角度关注社会因素对老年人群健康、积极老龄化的影响，是老年卫生学的重要组成部分，也是社会医学研究内容的深入发展。

除了上述这些学科以外，在老年卫生学研究工作中，会经常应用到卫生统计学、环境卫生学、职业病与职业卫生学、卫生经济学、人口学、老年护理学等多门学科的理论和方法，与这些学科普遍存在关联与相互渗透的关系。

第四节　老年卫生学发展愿景

一、建立并逐步完善老年卫生学学科体系

在过去的几个世纪里，公共卫生主要被视为一门研究和实施控制传染病措施的学科，为改善健康做出了巨大贡献。随着医学、社会学和公共卫生科学的发展，公共卫生的范围也发生了变化。近几十年来，孕产妇和儿童健康、职业健康不断发展，公共卫生网络不断健全，相关学科也逐渐建立和完善起来，老年卫生学也开始被提出，受到越来越多的关注。公共卫生的维度应该进一步扩展，将老年人公共卫生问题作为重点关注领域，以应对老龄化带来的挑战。本书正是基于这样的认识，本着服务老年人群健康、促进公共卫生与预防医学学科发展的目的，提出老年卫生学概念，并对其研究、工作内容等进行阐述。在老龄化将成为社会人口结构常态形势下，老年人群产生强大的内生性卫生服务需求，相应的卫生服务实践工作将普遍开展，会有越来越多的专业人员投身到老年卫生学相关研究中，在共同合力作用下促使老年卫生学快速成长发展。

二、老年卫生相关政策制度进一步完善

通过实施有效的老年公共卫生政策，包括疾病的早期预防、持续的公共卫生服务可以减少健康不平等现象和减轻对卫生服务系统的压力，增加老年人群获得医疗保健的机会。老年人群相关卫生政策制定需要实现几个目标：①解决人口老龄化引起的主要公共卫生问题，服务项目针对老年人常见重点疾病和健康危险因素，提高老年人健康水平；②提高老年人获得基本公共卫生服务的公平性和可持续性；③推动完善初级医疗卫生机构运行机制，强调初级卫生保健机构的公共卫生职能，体现公益性。

老年公共卫生问题将随人口老龄化进程及伴随而来的高龄化日益凸显，其在人类面对的各种公共卫生问题中的重要性和地位也将随老年人群数量的增加逐步上升，客观存在的

服务需要和需求催生了一系列老年公共卫生相关政策、策略及相应的措施，这一方面促进了老年卫生学学科的形成与发展，同时为老年卫生学的发展，老年卫生学相关研究的广泛开展，老年卫生政策、策略及相应措施的制定提供理论依据与支持。

三、老年卫生保健服务体系进一步完善

医疗卫生服务一直是养老服务内容最重要的组成部分，近年来医养结合成为养老领域的热词，也成为各方普遍接受的养老服务发展模式。但无论是政府，还是学术研究领域，对医养结合的讨论、规划等仍较多停留在机构养老范围，关注内容上更倾向于医疗、康复方面。必须关注以下问题：①绝大多数老年人或老年时期，是生活在家庭、社区范围，而不是养老机构；②对老年人群健康状况影响严重的多种慢性病、衰弱、失能以及传染性疾病等都是可以预防控制的，老年人群健康问题，或一般所说医养结合的"医"的问题，不应局限于医疗、康复和护理，更应将阵线前移，重视预防的意义与作用；③无论养老服务机构规模、分类差异，其都应是所在地社区的组成部分，随着我国社区卫生服务体系的建设完善，社区卫生服务机构应承担养老服务机构的基本卫生服务工作，或养老服务机构内设的医疗机构应纳入社区卫生服务体系。

因为生理结构原因，儿童少年、妇女和老年人是3个相对弱势人群，目前我国卫生系统设有专门的妇幼卫生保健体系。伴随人口老龄化的发展，老年人逐步累积形成了一个新的特征明显的弱势人群，由于这是人类历史上首次面对老年人群问题，特别是老年人群公共卫生问题，因此尚未形成针对老年人群的卫生保健体系。近年来养老问题、医养结合问题日益受到社会各方重视，关于建立完善老年卫生保健体系的呼声也日渐加大，相应的一些地方政府机构，如原北京市卫生和计划生育委员会于2013年成立了"北京市老年卫生服务指导中心"，提出"分层管理、无缝衔接、医养结合、多方联动、资源共享"的老年健康服务体系建设理论，用实践行动验证了老年卫生保健体系建立的必要性和可行性。

针对具有特殊卫生服务需求且人口基数逐渐变大的老年人群，考虑服务的可及性以及常见老年疾病防治特点，结合当前社区卫生服务发展规划，建立以社区卫生服务为基础，融预防保健、医疗、康复和护理为一体的老年卫生保健服务体系是适应社会人口结构变化要求和社会发展的必然结果。而老年卫生保健体系的建立与完善，将奠定老年卫生学持续发展的坚实基础。

四、老年卫生学相关研究需要进一步拓展

许多已经建立的医学规范、技术标准等，尚未适应人口老龄化的变化形势，或者换句话说，这些规范、标准是否适合老年人群，尚缺乏足够的证据。如：虽然老年人是多种药物最大的服用人群，但在当前药物临床试验中是将老年人群排除在实验对象范围以外的。老年人并非只是简单地年龄变老了的成人，因此那些从年轻或成年人群获得的药物、疫

苗、防治措施、技术相关研究证据可能并不适合直接应用于老年人群。需要发明新的、能够嫁接两者间差异的方法，或开展新的针对老年人群的相应研究，以鉴定理想的适应老年人群的疾病防治措施、用药等规范与标准。

需要认识到老年歧视和老年忽略在一定程度阻碍着老年卫生服务、疾病防治等技术的发展，即使在医学领域的一线临床医生中，仍有很多人认为老年医学不过是心脑血管疾病等内科常见疾病诊疗技术在老年人身上的应用，而未充分认识老年人生理、心理等特殊性可能潜在的影响，以及高龄老人往往同时身患多种疾病，疾病治疗不再是单纯一种疾病的用药治疗，而是对身体状况的综合评价、联合用药等的一个必须面对的科学问题。老年歧视和老年忽略还集中体现在大家普遍认为老年人身体功能衰退、患病是一种正常的现象，从而导致一些在其他年龄人群已经常规开展的预防控制策略与措施，在老年人群中很难开展。

老年卫生学学科的建设，将提升人们对老年人群卫生服务需求特殊性的认知，有助于对老年歧视和老年忽略现象的消除，破除认识上的局限，相信老年卫生学相关领域研究将呈现跨越式发展，最终为提高老年人群健康水平、积极老龄化状态提供强有力的支持。

（倪进东　潘聪聪）

参考文献

[1] PRINCE M J, WU F, GUO Y, et al. The burden of disease in older people and implications for health policy and practice[J]. Lancet, 2015, 385（9967）:549-562.

[2] CHATTERJI S, BYLES J, CUTLER O, et al. Health, functioning, and disability in older adults: present status and future implications[J]. Lancet, 2015, 385（9967）: 563-575.

[3] GUAN X, FU M, LIN F, et al. Burden of visual impairment associated with eye diseases: exploratory survey of 298 Chinese patients[J]. BMJ Open, 2019, 9（9）:e030561.

[4] 倪进东. 老年卫生学 [M]. 北京：科学出版社,2018：10-12.

[5] GBD 2016 Dementia Collaborators. Global, regional, and national burden of Alzheimer's disease and other dementias, 1990—2016: a systematic analysis for the Global Burden of Disease Study 2016[J]. Lancet Neurol, 2019,18（1）:88-106.

[6] BO Z, WAN Y, MENG S S, et al. The temporal trend and distribution characteristics in mortality of Alzheimer's disease and other forms of dementia in China: Based on the National Mortality Surveillance System（NMS）from 2009 to 2015[J]. PLoS One, 2019,14（1）:e0210621.

[7] BOWLING A. Enhancing later life: how older people perceive active ageing? [J]. Aging Ment Health, 200,12（3）:293-301.

[8] CLEGG M E, WILLIAMS E A. Optimizing nutrition in older people[J]. Maturitas, 2018, 112:34-38.

[9] NUGENT R. Preventing and managing chronic diseases[J]. BMJ, 2019,364:l459.

[10] FANG E F, XIE C, SCHENKEL J A, et al. A research agenda for ageing in China in the 21st century（2nd edition）: Focusing on basic and translational research, long-term care, policy and social networks[J]. Ageing Res Rev, 2020,64:101174.

[11] YASOBANT S. Comprehensive public health action for our aging world: the quintessence of public health policy[J]. J Int Med Res, 2018,46（2）:555-556.

[12] JIANG C H, ZHU F, QIN T T. Relationships between chronic diseases and depression among middle-aged and elderly people in China: a prospective study from CHARLS[J]. Curr Med Sci, 2020,40（5）:858-870.

[13] GBD 2019 Diseases and Injuries Collaborators. Global burden of 369 diseases and injuries in 204 countries and territories, 1990—2019: a systematic analysis for the Global Burden of Disease Study 2019[J]. Lancet, 2020,396（10258）:1204-1222.

[14] DUPLAGA M, GRYSZTAR M, RODZINKA M, et al. Scoping review of health promotion and disease prevention interventions addressed to elderly people[J]. BMC Health Serv Res, 2016, 16（Suppl 5）: 278.

第三章

健康老龄化策略

在过去的几十年里，老龄人口的数量发生了巨大的变化。根据联合国人口老龄化趋势报告，全球老龄人口数以每年2%的速度增长，到21世纪中叶，全球将有约20亿老年人。伴随世界人口老龄化的发展，健康老龄化（healthy ageing）的概念由此产生。中国是世界上老龄人口数最多的国家，也是老龄化速度最快的国家之一。"十三五"期间，中国人均预期寿命从76.3岁提高到77.3岁。健康老龄化作为推进健康中国战略的重要内容，也是实施积极应对人口老龄化国家战略的重要举措。健康老龄化战略的发展和实施成为老龄化研究的重要课题之一。

第一节　健康老龄化的定义沿革

一、健康老龄化概念的提出

"健康老龄化"一词，最早于1987年5月召开的WHO大会提出。此次大会决定将老龄化研究项目纳入WHO的《全球保健纲要》，提出将"健康老龄化的决定性因素"列为主要研究课题，并开展跨国对比研究。同年，*Science*杂志对"健康老龄化"进行了定义："生理功能和认知功能随着年龄增长而保持较好状态，老年人能够积极参与享受生活。"1990年9月WHO召开的哥本哈根会议（WHO世界老龄问题大会）以及1993年第15届国际老年学会，正式将"健康老龄化"作为应对人口老龄化的一项战略目标。我国于1993年在北京召开了首次"健康老龄化"学术研讨会，并对"健康老龄化"概念及相关内容进行了宣传和诠释。2016年10月25日，中共中央、国务院发布了《"健康中国2030"规划纲要》，提出"促进健康老龄化"。2017年《"十三五"健康老龄化规划》出台，2021年中央老年工作会议提出了《中共中央 国务院关于加强新时代老龄工作的意见》，2022年国家卫生健康委等15个部门联合印发《"十四五"健康老龄化规划》，更确定了健康老龄化在我国宏观战略布局中的地位。

尽管"健康老龄化"这一术语被广泛应用，但目前其定义并不统一。WHO认为没有疾病或损伤不是健康老龄化的必要条件。老年个体可能患有一种或多种疾病，但如果能管理好个体健康，这些疾病或损伤对于老年人的福祉几乎没有影响；相反，改善功能发挥才是健康老龄化的关键。因此 WHO 在 2015 年发表的《关于老龄化与健康的全球报告》中，将健康老龄化定义为"发展和维护老年健康生活所需要的功能和功能发挥的过程"。《"十三五"健康老龄化规划》中，将健康老龄化定义为："从生命全过程的角度，从生命早期开始，对所有影响健康的因素进行综合、系统的干预，营造有利于老年健康的社会支持和生活环境，以延长健康预期寿命，维护老年人的健康功能，提高老年人的健康水平。"从这些概念可以看出，健康老龄化既强调老年人个体和群体的健康，又强调老年人群生活在一个良好的社会环境。其重点是关注寿命的质量而非简单地延长寿命的长度，进而确保老年人群生命晚期的生活质量，并实现健康预期寿命的延长。

二、健康老龄化的核心内容

2016 年，WHO 提出了健康老龄化的核心内容，即内在能力、环境和功能发挥。内在能力包括一个人可以利用的所有生理和心理能力；环境包括家庭、社区和更广泛的社会环境，及其相关的各类产品、设备、服务和措施策略等；功能发挥结合了个人的内在能力、个人生活的环境以及人们与环境的相互作用。但需要注意，健康老龄化作为一个综合性概念，需要从多维的角度理解其核心内容。

1. **健康老龄化要确保老年个体核心内容的实现**　通过个体健康实现群体健康。

2. **健康老龄化要确保老年人群健康水平的维护**　通过维护老年人群现有的健康水平，促进个体健康目标不断提升。

3. **健康老龄化的核心对象不仅包括老年人，也包括其生活的环境**　环境决定了具有一定内在能力的老年人可以做什么，优化老年人功能发挥，创建和发展有利于老年人的环境，是健康老龄化的另一个关键。其涉及的关键领域包括维护和促进功能的产品、设备和技术，如辅助装置，自然环境，情感支持、帮助和人际关系，对生命和健康的态度，以及其他老龄化相关的服务、系统和政策等。

经过近 30 年的发展，国际上的健康老龄化战略已经形成了一整套相对成熟的理念和共识。而对于我国的实际情况，实现健康老龄化必须要结合我国具体国情。作为推动我国新时期健康事业发展的行动纲领，《"健康中国 2030"规划纲要》明确了健康老龄化中国方案的内涵，即维护健康公平和全生命周期的健康水平。既要重视维护健康公平，推动老年健康基本公共服务平等，又要求从全生命周期角度出发，将提高全人口在各个时期的健康水平作为关键点。

三、健康老龄化的个体与群体解读

从基本概念来看，健康老龄化从生物、心理、社会 3 个维度定义了健康老年人的状态，囊括个体和群体两个层面的内容。

第一个层面是指老年个体的健康老龄化。从个体角度来看，健康老龄化是指大于等于

65 岁的老年人生理心理功能没有较大问题，具有良好的自评健康状况、心境及情绪评价以及营养状况，能够进行一般日常生活活动和日常社交活动。当满足上述条件时，可以被认为是生物 - 心理 - 社会医学模式概念上的健康老年人。具体内容是指通过健康老龄化目标，提高老年个体的生存质量，使得老年人个体整个生命周期中，保持个体健康状态的时间相对较长，而老年人疾病、伤残或功能丧失持续时间很短，甚至只出现于生命的晚期。

第二个层面是指老年群体的健康老龄化。从群体角度来看，健康老龄化要求社会上占相当比例的老年人群体的绝大多数是健康老年人。重点是寿命质量的提高而非仅是寿命长度的延长；要求尽可能减少病理性衰老的影响，将器官功能受损和生活不能自理的时间压缩到生命最后一个很短的时期内（即疾病压缩，compression of morbidity），甚至实现无疾而终。具体内容是指某一地区、国家乃至整个社会中，老年人群体中拥有健康的人数比例逐渐增加，整体健康预期寿命有所延长。

四、健康老龄化的评价指标

随着全球老龄化进程的继续，各国健康老龄化进程也有所发展。但不同于一般的健康评价，健康老龄化的评价指标较为特殊。目前可用于评价健康老龄化的量化方式和指标十分有限，尚无全球统一、权威的健康老龄化评价指标。依托健康老龄化基本概念，WHO围绕"健康""参与""保障"3 大维度，建议使用 6 组用于具体测量健康老龄化的评价指标体系。

1. **健康和社会服务指标**　用于测量和健康相关的社会保障制度完善程度，具体包括促进健康、预防疾病的措施、卫生服务、长期护理、心理卫生保健的覆盖面及质量。

2. **个人行为指标**　用于测量老年人与健康有关的行为频度，具体包括老年人在吸烟、锻炼、饮食、口腔卫生、饮酒、用药等方面的情况。

3. **个人身心指标**　用于测量影响老年人健康的身心因素，如生物因素、遗传因素、心理因素等。

4. **物理环境指标**　用于测量老年人健康生活所需物理环境的适宜度，如环境指数、住宅安全指数、防跌落指数、无污染指数等。

5. **社会指标**　用于测量社会对老年社会参与的支持度，具体包括社会支持指标、消除暴力和虐待的程度、老年教育水平等。

6. **经济指标**　用于测量企业和政府对老年经济参与的支持度，具体包括老年工资制度、老年社会保障、老年就业等。

第二节 健康老龄化策略介绍

一、促进健康老龄化的公共卫生体系

　　促进健康老龄化不仅要求专门针对某种疾患开展相应医疗卫生服务，还要求能够提供可整合、可负担的公共卫生体系服务。首先，促进健康老龄化需要完善基本公共卫生服务体系，确保基本的老年人群医疗卫生需求。在基础体系成熟的同时，构建多层次公共卫生保障体系，既满足多元化健康需求，又要确保公共卫生的可及性和全面性。其次，促进健康老龄化需要整合性的公共卫生体系，即满足不同年龄段老年人的健康需求，构建改善其能力的全方面保障体系；强化老年人群健康保健和疾病预防能力，提高老年人群潜在的健康生命质量；保障全周期照护的系统发展，确保已患病人群的可持续性护理。

　　老年健康工作的重点之一是预防，公共卫生的三级预防策略贯穿全生命周期，发挥其相应作用（图1-3-1）。目前，我国老年健康主要集中于二三级预防。在二级预防中，老年健康的目标是确保老年人及时做好疾病的早发现、早诊断、早治疗，以控制疾病的发展；在三级预防中，老年健康的目标是促进已患病的老年人尽快康复，防致残、防恶化。作为我国发展和改革的重大任务之一，促进健康老龄化的公共卫生体系需要结合当地需求，整合区域内公共卫生资源，将全生命周期的照护融入老年卫生保健中，以促进老年健康。通过改善个体的功能状况，确保老年个体健康促进的可行性；通过建立相应的公共卫生系统，确保老年人群健康需求的可及性。

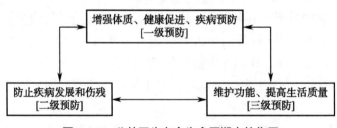

图 1-3-1　公共卫生在全生命周期中的作用

二、促进健康老龄化的养老服务体系

　　伴随着老龄化逐步加深，各国老年人群都面临患病、失能的可能。在这过程中，老年健康的养老服务体系发挥着促进健康老龄化的重要作用。该体系涉及老年人群的健康教育、预防保健、疾病诊治、康复护理、长期照护、安宁照料等多项内容。

　　一方面，面对可能的晚年健康问题，满足整体老年人群的照护需求、需要，如完善护理人员、护理设施等相应体系内容的基础服务。美、日等发达国家为解决这一问题，已建立起了较为完善的养老服务制度，能够有效满足老年人群的照护需求。我国也在探索和规划较为完善的养老服务制度，逐步形成政府、市场、家庭和个人等多方服务体系，促进老

年人群健康维护。

另一方面，随着全球经济发展和老年人口基数增加，老年人群各类养老服务的需求也逐渐增多，因此需要丰富多行业、多内容的养老服务产业。目前，养老服务体系涉及的产业较为广泛，特别是以养老保障、老年旅游和老年相关生活用品为主的第三产业养老服务，为促进健康老龄化提供了重要机会。这些养老服务产业，从社会层面加大了养老服务的产业体系发展，促进了国家经济发展，侧面支持健康老龄化发展。从个体层面来看，养老服务产业直接惠及老年个体，满足个体需要，提高了老年人群生活质量。

三、促进健康老龄化的养老保障体系

有效的养老保障体系可促进健康老龄化进展，然而由于各国保障人群较多、资金需求较大，在促进健康老龄化过程中，仍存在一定的挑战和风险。目前，各国促进健康老龄化的养老保障体系较为不同，但基本采用"三支柱"模式：第一支柱为政府负担的公共养老金；第二支柱为用人机构负担的企业年金和职业年金；第三支柱为个人负担的商业保险。欧美等发达国家为促进养老保障体系发展，主要采用了第三支柱，即商业保险制度，以便解决老年人群的养老资金问题。该措施在促进本国健康老龄化过程中，可满足老年人群照护需求，也可解决老年人群保障问题。

我国养老保障面较广，仍处于保障体系改革过程。现有养老保障在促进健康老龄化过程中发挥的作用如下：第一支柱为主要基础，第二支柱作为补充，第三支柱尚处发展过程。但是过度依赖第一支柱对健康老龄化过程中的费用预算、体系建设要求更高。因此，我国养老保障体系也在向多支柱养老保障发展，以促进老年人群健康老龄化。

四、促进健康老龄化的健康支撑体系

2021年发布的《中共中央 国务院关于加强新时代老龄工作的意见》，强调把积极老龄观、健康老龄化理念融入经济社会发展全过程，对完善老年人健康支撑体系做出了明确部署。

1. **提高老年人健康服务和管理水平**　在城乡社区加强老年健康知识宣传和教育，提升老年人健康素养。做好国家基本公共卫生服务项目中的老年人健康管理和中医药健康管理服务。加强老年人群重点慢性病的早期筛查、干预及分类指导，开展老年口腔健康、老年营养改善、老年痴呆防治和心理关爱行动。提高失能、重病、高龄、低收入等老年人家庭医生签约服务覆盖率，提高服务质量。扩大医联体提供家庭病床、上门巡诊等居家医疗服务的范围，可按规定报销相关医疗费用，并按成本收取上门服务费。积极发挥基层医疗卫生机构为老年人提供优质中医药服务的作用。加强国家老年医学中心建设，布局若干区域老年医疗中心。建立医疗、康复、护理双向转诊机制。加快建设老年友善医疗机构，方便老年人看病就医。

2. **加强失能老年人长期照护服务和保障** 完善从专业机构到社区、家庭的长期照护服务模式。按照实施国家基本公共卫生服务项目的有关要求，开展失能老年人健康评估与健康服务。依托护理院（中心、站）、社区卫生服务中心、乡镇卫生院等医疗卫生机构以及具备服务能力的养老服务机构，为失能老年人提供长期照护服务。发展"互联网＋照护服务"，积极发展家庭养老床位和护理型养老床位，方便失能老年人照护。稳步扩大安宁疗护试点。稳妥推进长期护理保险制度试点，指导地方重点围绕进一步明确参保和保障范围、持续健全多元筹资机制、完善科学合理的待遇政策、健全待遇支付等相关标准及管理办法、创新管理和服务机制等方面，加大探索力度，完善现有试点，积极探索建立适合我国国情的长期护理保险制度。

3. **深入推进医养结合** 卫生健康部门与民政部门建立医养结合工作沟通协调机制。鼓励医疗卫生机构与养老机构开展协议合作，进一步整合优化基层医疗卫生和养老资源，提供医疗救治、康复护理、生活照料等服务。支持医疗资源丰富地区的二级及以下医疗机构转型，开展康复、护理以及医养结合服务。鼓励基层积极探索相关机构养老床位和医疗床位按需规范转换机制，创建一批医养结合示范项目。

五、实现健康老龄化的公共卫生策略

高龄化、失能化老年群体的日益增多，对老年基本公共卫生的要求也愈加突出。这些要求关系到全体老年人的生活和生命质量，也是积极应对人口老龄化的重要目标之一。目前，我国老年生活环境中出行交通的便捷性、服务设施的完整性等都存在不足之处，需要进一步加强老年人宜居的硬件和软件环境。在体制机制保障方面，应不断加强老年文化建设，弘扬尊老、敬老、爱老的传统美德，形成良好的社会风尚、老少和谐的社会氛围，从而使得老年人在身体和心理上都能够享受到良好的社会环境，提升老年人生活质量。在基础设施建设方面，需要加强面向老年人的公共基础服务设施建设，包括住房适老化改造、环境卫生维持、社区养老设施建设、社区养老服务、社区无障碍环境等方面。在公共卫生服务方面，需要推动老年人功能维持产品的研发和应用，如视力不良、听力损伤、咀嚼能力下降、活动不便等方面。在助推"银发"经济发展的同时，兼顾产品的适老性，符合老年人群的现实需求和生活习惯。

随着经济社会发展以及老龄化的加深，老年人养老服务需求也日益增多。与养老需求的快速增长相比，我国养老设施和服务还明显不足。目前，我国养老卫生服务主要依靠三大模式：居家养老、社区养老和机构养老。而老年人服务需求日益增多、服务需求差异较大，依靠政府提供的基本养老服务供给难以实现同需求之间的匹配（图1-3-2）。因此，在政府完善基本养老服务供给的基础上，需要多方力量共同参与。在完善政府养老服务供给的同时，加强社会力量参与多元化的养老服务供给，通过一系列优惠政策引导社会力量参与养老服务设施建设、运营和管理，实现养老服务供给的多样化和有效性，不断提升养老服务的质量和水平。例如，以家庭为核心、社区为依托的居家养老，可以由经过专业培训的医护人员上门开展医疗、照料等养老服务。同时，社区创办日间服务中心，可为老年人提供日托卫生服务。而社区养老则在居家养老的基础上，提供更多市场经济服务，如老年人食堂、老年医疗保健机构、老年活动中心、老年学校等。而机构养老则提供全周期、综合性的养老服务。

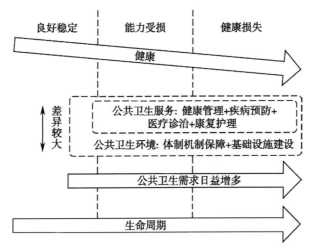

图 1-3-2 公共卫生在健康老龄化中的作用

第三节　国际健康老龄化策略介绍

进入 21 世纪后，人口变化最为突出的特点之一就是老年人口在整个人口中的比例不断增加。这与各国卫生条件、人口政策等相关政策具有重要关联。不同地区老龄化的多种表现，意味着不同国家必须根据它们目前和预期的老龄化程度，采取不同的对策促进健康老龄化。在健康老龄化策略方面，发达国家主要采取多方合作模式的政策；非发达国家主要采取政府负担模式，并积极拓展新方向。2020 年 5 月第七十三届世界卫生大会审议和批准了《2021—2030 年健康老龄化行动十年》计划，为促进各国健康老龄化带来了契机。

一、欧洲健康老龄化策略

作为欧洲健康老龄化策略的一部分，欧洲各国力图在多个关键领域促进老年健康，如预防跌倒、促进活动、家庭护理等。欧盟委员会响应 WHO 提出的"积极老龄化"主张，在 2012 年开展了"积极老龄化与世代团结"主题年活动，以此呼吁全社会来关注和探讨解决老龄化社会所产生的新问题。同年，欧盟委员会发布了《推进欧洲积极健康老龄化创新合作项目的战略实施计划》，几乎所有的欧盟国家都出台了相应的"健康老龄化"策略，如完善养老保障制度。欧盟委员会推出了一项覆盖整个欧盟的养老金计划，参加这项计划的人可在欧盟范围内转移养老金账户。

但各国也有不同之处，欧洲各国在欧盟委员会策略的基础上完善各国公共卫生医疗制度。如英国主要采取"税收筹资体制"的医养结合养老模式，即政府主导的国民医疗服务体系（national health service，NHS）；德国采取的是医养结合养老制度，即社会养老模式；法国存在几十种不同的退休金制度；挪威的公共医疗卫生的经费由政府负担，为全体国民提供免费的医疗服务。不同的养老产业发展模式决定了各国在具体健康老龄化策略方面的不同。

二、美国健康老龄化策略

美国进入老龄化社会时间较早，且高龄老年人比例较高，加之其经济水平较高，美国健康老龄化策略较为成熟。美国主要有 3 种制度支撑其养老保障体系发展：以政府主导的社会养老保险制度，即联邦退休金制度；以雇主和雇员共同出资的企业补充养老保险制度，即企业年金制度；由个人负责的个人储蓄养老保险制度。政府、企业和个人相互作用的 3 种养老保障体系，为美国老年人群提供了多渠道的健康老龄化保障手段。随着美国老年人口不断增加，美国也通过运用其他手段，积累了较为丰富的健康老龄化应对经验。

首先，与其他西方国家社会养老保障制度不同，美国实行了投保资助型社会保障制度，并主张把大部分财政预算盈余投入社会保障事业。1935 年美国国会通过以养老保险为主要内容的《社会保障法案》后，经过多次修改与完善，目前已经形成了比较完整的养老保障制度。包括养老保险制度、医疗保险与救助制度在内的养老保障制度，为老年人构筑了基本社会保障。其次，为了强化老龄化服务能力，美国政府国家、州、社区分别设置"老龄局""老龄代理机构""老龄服务中心"，形成了覆盖全国的老龄服务网络，其主要职责是完善老年人保护服务政策和制度，制定和监督实施老年人保护与服务的规划，筹集和划拨老年服务经费，建立和完善老年服务设施等。在政府机构发挥作用的同时，非政府组织通过政府拨款、机构支持、个人捐助等方式，为老年健康提供各类服务。另外，为提升老年健康相关服务的综合能力，美国同时实施了多项应对老龄化的保障措施。

1. **制定老年保障法案**　继《社会保障法案》实施后，美国相继颁布了《美国老年人法》《禁止歧视老年人就业法》等法案，确保老年人健康维护过程中的权益保障。

2. **提供居家医疗服务**　美国政府在设立各级养老机构的基础上，安排护理人员前往老年人家中进行护理。而患病老年人通过各级康复中心以及家中护理，可以获得所需的治疗和关怀服务。

3. **完善基础设施**　在公共设施中加装各种老年辅助设备，如设置有利于老年人行走锻炼的人行通道、改造和新设适应老年人的交通指示标识等。

三、日本健康老龄化策略

为推动健康老龄化的发展，日本制定了提高国民健康生活的特有政策措施，并对政策的实施加以监督。日本政府从 2000 年开始实行的《护理保险制度》，是日本养老、医疗、失业等传统保险制度之外的一项专门应对超老龄社会的举措。该制度可以更好地解决老年人对护理服务的需求，减少政府在老年人养老护理方面的财政支出。在实施过程中也在一定程度上缓解了日本政府面临的财政压力。同时，日本建立的"国民皆年金"制度，也保障日本老年人有能力完成老年健康的保障。目前，日本的退休养老制度由三大支柱构建而成：一是公共养老年金制度，二是企业补充养老金制度，三是私有养老金制度。其中公共年金制度占据主导地位。这些养老保障制度的建立，目的在于依靠国民之间社会保险互助互济的原则，来防止因长期丧失劳动能力而影响生活的稳定，从而维护和提高国民的正常生活水平。

另外，日本也发展了其他具有本国特点的老龄化服务制度。一是设立老年病医院，目的在于有针对性地对老年人疾病的治疗护理进行研究和实践；二是实施出诊看护制度，针对慢性病和卧床不起的老年患者，派遣护士到患者家里出诊，根据医生的意见和诊断，对患者进行必要的治疗和看护指导；三是从 20 世纪 80 年代起就提倡居家养老，发挥家庭养老功能。日本政府不仅在税收、贷款方面实行居家养老的优惠政策，而且相继颁布了《新推进老年人保健福利十年计划（新黄金计划）》《护理保险法》《加强地区综合护理体系法》等保障老年健康的计划和法规。注重社区内的养老互助，建立社区养老服务网络。通过跨部门合作建立社区综合服务，确保了老年人群卫生保健、长期照护和居家支持的健康老龄化策略。

第四节　我国健康老龄化策略介绍

一、我国健康老龄化策略的国家战略规划情况

我国应对人口老龄化已逐渐上升到国家战略的高度，其重要标志是 2000 年制定下发的《中共中央 国务院关于加强老龄工作的决定》和重点开展的 4 项工作。一是着力健全了基层医疗卫生服务网络，提高了老年卫生服务能力；二是巩固扩大了新型农村合作医疗覆盖面，提升老年人医疗保障水平；三是强化了老年人健康管理和慢性病预防控制，促进了老年人健康水平的提高；四是大力发展了老年病医院、康复医院和护理院，以期满足老年人医疗护理需求。2006 年我国发布《中国老龄事业的发展》白皮书，在"老有所养、老有所医、老有所教、老有所学、老有所为、老有所乐"的中国老龄事业的发展目标之外，增加了"老年人合法权益保障"的内容，形成积极应对人口老龄化的战略思想。其后

我国相继出台了一系列政策、法规和积极应对人口老龄化的国家规划。

二、"十三五"期间我国健康老龄化规划与策略

我国明确了实现"健康中国"的执政理念，国家相关部门于2017年3月联合印发了《"十三五"健康老龄化规划》。《"十三五"健康老龄化规划》的总目标是围绕国民经济和社会发展目标，优化老年医疗卫生资源配置，加强宣传教育、预防保健、医疗救治、康复护理、医养结合和安宁疗护工作，建立覆盖城乡老年人的基本医疗卫生制度，构建与国民经济和社会发展相适应的老年健康服务体系，持续提升老年人健康水平。

该规划与策略提出了4个目标和9项任务。4个具体发展目标包括：①公平可及、兼顾质量的老年公共卫生服务体系不断完善，老年人健康服务水平不断提升；②有序衔接、综合连续的老年健康服务体系基本形成，为老年人提供综合连续的整合型服务，基本满足老年人健康服务需求；③更加公平、更可持续的基本医疗保障制度体系不断完善，探索建立长期护理保险制度；④老年健康相关政策制度体系更加完善，健康老龄化各项工作全面推动、持续发展。9项任务包括推进老年健康促进与教育工作，加强老年健康公共卫生服务工作，健全老年医疗卫生服务体系，积极推动医养结合服务，加强医疗保障体系建设，发挥中医药（民族医药）特色提供老年健康多元化服务，推动老年健康产业发展，推进适老健康支持环境建设，加强专业人员队伍建设。

三、"十四五"期间我国健康老龄化规划与策略

"十四五"期间，我国将继续推进健康老龄化发展。为推进健康中国建设，提高人民健康水平，党的十八届五中全会战略部署制定的《"健康中国2030"规划纲要》指出实现国民健康长寿，是国家富强、民族振兴的重要标志。为积极应对当前老年人突出的健康问题，《健康中国行动（2019—2030年）》中提出了"老年健康促进行动"，指出应通过全方位干预措施提高老年人健康水平，改善老年人生活质量，并强调在未来10年，65～74岁老年人失能发生率应有所下降，65岁以上人群老年期痴呆患病率增速下降。

作为适应进入老龄社会的重要方案之一，2019年12月28日第十三届全国人民代表大会常务委员会第十五次会议通过了《中华人民共和国基本医疗卫生与健康促进法》。该法律对全生命周期健康管理和促进，特别是在老龄人群的健康管理、常见病预防、健康促进、医疗卫生、康复护理等方面做出了立法安排。在中共中央、国务院印发的《关于加强新时代老龄工作的意见》中，以及全国老龄工作委员会制定并下发的相关任务分工方案通知中指出，要健全养老服务体系、完善老年人健康支撑体系、促进老年人社会参与、着力构建老年友好型社会、积极培育银发经济、强化老龄工作保障。我国坚持以人民为中心，将老龄事业发展纳入统筹推进"五位一体"总体布局和协调推进"四个全面"战略布局，实施积极应对人口老龄化的国家战略。

在"十四五"规划中，积极应对人口老龄化被上升为国家战略。通过加快建立健全相关政策体系和制度框架，我国把积极老龄观、健康老龄化理念融入经济社会发展全过程。为促进"十四五"期间健康老龄化发展，《"健康中国 2030"规划纲要》提出了 6 项与老年卫生密切相关的主要工作：推进老年医疗卫生服务体系建设；健全医疗卫生机构与养老机构合作机制；推进中医药与养老融合发展；加强老年常见病、慢性病的健康指导和综合干预；推动开展老年心理健康与关怀服务；推动居家老人长期照护服务发展。而在《"十四五"健康老龄化规划》中进一步细化提出了一个中心、四项原则、总体目标和九大主要任务。

1. 一个中心 融老年健康于万策。以习近平新时代中国特色社会主义思想为指导，落实全面推进健康中国建设和积极应对人口老龄化国家战略要求，坚持新时期卫生健康工作方针，大力推进老龄健康服务供给侧结构性改革。

2. 四项原则 健康优先，全程服务；需求导向，优质发展；政府主导，全民行动；公平可及，共建共享。

3. 总体目标 到 2025 年，老年健康服务资源配置更加合理，综合连续、覆盖城乡的老年健康服务体系基本建立，老年健康保障制度更加健全，老年人健康生活的社会环境更加友善，老年人健康需求得到基本满足，老年人健康水平不断提升，健康预期寿命不断延长。

4. 九大主要任务 ①强化健康教育，提高老年人主动健康能力；②完善身心健康并重的预防保健服务体系；③以连续性服务为重点，提升老年医疗服务水平；④健全居家、社区、机构相协调的失能老年人照护服务体系；⑤深入推进医养结合发展；⑥发展中医药老年健康服务；⑦加强老年健康服务机构建设；⑧提升老年健康服务能力；⑨加强健康老龄化的科技和产业发展。

（何　耀　刘　森　杨姗姗）

参考文献

[1]　世界卫生组织 . 关于老龄化与健康的全球报告 [R].2015.

[2]　国务院 . 中共中央 国务院印发《"健康中国 2030"规划纲要》[EB/OL].(2016-10-25)[2022-07-21]. http://www.gov.cn/xinwen/2016-10/25/content_5124174.htm.

[3]　健康中国行动推进委员会 . 健康中国行动（2019—2030 年）[EB/OL].(2019-07-15)[2022-07-21]. http://www.gov.cn/xinwen/2019-07/15/content_5409694.htm.

[4]　国务院 . 国务院关于实施健康中国行动的意见 [EB/OL].(2019-07-15)[2022-07-21]. http://www.gov.cn/zhengce/content/2019-07/15/content_5409492.htm.

[5]　国务院 . 中共中央 国务院关于加强新时代老龄工作的意见 [EB/OL].(2021-11-24)[2022-07-21]. http://

www.gov.cn/zhengce/2021-11/24/content_5653181.htm.

[6] 国务院 . 国务院关于印发"十四五"国家老龄事业发展和养老服务体系规划的通知 [EB/OL].(2022-02-21)[2022-07-21]. http://www.gov.cn/zhengce/content/2022-02/21/content_5674844.htm.

[7] 朱建宏 . 健康老龄化的研究现况 [J]. 北京医学 , 2007, 29(7):436-438.

[8] 何耀 . 我国的人口老龄化与健康老龄化策略 [J]. 中国慢性病预防与控制 , 2012, 20(5):507-509.

[9] 何耀 , 杨姗姗 . 健康老龄化与老年流行病学研究进展 [J]. 中华流行病学杂志 , 2018, 39(3):253-257.

[10] The 73rd World Health Assembly. Decade of Healthy Ageing: plan of action[R]. Geneva：WHO，2020.

[11] World Health Organization. Decade of healthy ageing: baseline report[R]. Geneva：WHO，2021.

第四章

老年人的主要健康问题及防控对策

随着我国人口老龄化和高龄化进程的逐渐加快，老年健康问题越来越受到社会的关注。老年人群存在着营养不足、功能障碍、出现心理健康问题、多病共存等突出的健康问题，同时还面临着遗传、环境、社会和行为等一系列常见的健康影响因素。这给我国的公共卫生体系建设、老年友好型社会建设以及老年人健康标准的制定带来了一系列挑战。因此，我们应尽快明确老年人口的健康状况和服务需求，并定期监测和评估，以应对挑战。在国家层面，我们需要制定老年人口健康相关的法律法规和政策，建立创新协同、分工明确的中国老年人口卫生保健和长期照护服务体系，推动全社会广泛参与，加大力度建设老年友好型社会。以老年人健康特点和需求为导向，开展老年人健康保障与干预试点工作，加强科学研究和技术创新，服务老年人口多层次健康需求。多措并举，提高老年人健康服务能力和水平，积极探索我国公共卫生体系应对人口老龄化的"中国经验"。

第一节　老年人主要健康问题

老年人具有特殊的生理和心理特征。随着遗传、环境、社会、行为等各类危险因素的持续累积，老年人的器官功能逐渐减退，出现多系统退行性病变。WHO提出，健康老龄化主要旨在推动老年人发展和维持内在能力，促进功能发挥。内在能力指的是老年人全部体力和脑力的总和，功能发挥是内在能力与个体所处环境的结合和相互作用。进入老龄阶段，老年人表现出不同于一般人群的健康特点：①老年人的营养健康问题突出，营养不足而非过剩是我国老年人营养健康的关键问题；②失能、失智等功能障碍现象普遍存在，患病率随着老年人年龄的增长而升高；③由于社会经济发展、人口流动、文娱活动有限、精神需求得不到满足等原因，老年人心理健康和精神卫生问题较为普遍；④老年人由于受到生活方式、环境、营养等因素的影响，容易出现慢性病多病共存的情况。

一、营养不足

随着人口老龄化，老年人的营养健康问题日益突出，是体质虚弱、跌倒的高危人群。营养不良包括营养过剩和营养不足，这两种营养问题在我国老年人中同时存在，但营养不足而非过剩是我国老年人的主要营养和健康问题。营养不足是造成老年人自理能力障碍的主要危险因素。此外，营养不足会引起老年人机体免疫力下降，导致贫血、维生素 D 缺乏等合并症，增加疾病的致残率和致死率，降低老年人的生活质量。

老年人营养不足已被认为是一个具有挑战性的健康问题，不仅与死亡率和发病率的升高有关，而且与身体衰退有关，这对老年人的日常生活活动和一般生活质量产生广泛且严重的影响。营养不足是常见的，可导致老年人出现老年综合征。老年人的营养不足表现为非自愿体重下降或体重指数低，但难以评估微量营养素缺乏等隐性缺乏。研究提示，我国 60 岁及以上老年人中轻度、中度和重度营养不足患者分别占 48.19%、15.08% 和 0.94%。其中 65~69 岁老年人营养不足患病率为 8.91%；70~79 岁老年人营养不足患病率为 9.71%；80~89 岁老年人营养不足患病率达 13.04%；90 岁及以上老年人营养不足患病率更高，达到 17.53%（图 1-4-1）。在我国，老年人营养不足的患病率随年龄增加而逐步上升，但目前总体患病率随时间呈下降趋势；女性营养不足的发生率高于男性；农村相较于城市营养不足的情况更普遍。营养不足可导致贫血、维生素 D 缺乏等合并症出现。全球 65 岁人群中贫血的患病率为 17%，欧美国家超过 40% 的老年人群缺乏维生素 D。此外，我国老年人群中贫血患病率约为 20.6%，维生素 D 缺乏率约为 70.3%。营养不足的老年人是身体虚弱和跌倒的高发人群。我国 60 岁及以上老年人身体虚弱的患病率约为 9.9%，其中女性高于男性、农村高于城市。跌倒位居我国老年人伤害死亡类型的首位，死亡率为 81.14/10 万，我国 60 岁及以上老年人两年内跌倒发生率为 23.4%，女性高于男性。

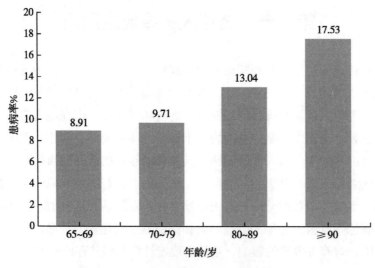

图 1-4-1　我国老年人营养不足患病率

二、功能障碍

功能障碍（functional impairment）是身体某一部分的正常功能无法达到其全部能力的

一种状况，其损伤程度从轻微功能障碍到完全功能障碍（残疾）。虽然功能障碍通常适用于身体，但也可以用于认知或情感。"失智"和"失能"分别指认知功能障碍和日常生活自理能力受限。在老年人群中"失智""失能"等功能状态障碍广泛流行，患者占比随年龄增长而增加。

包括痴呆在内的认知功能损伤状态，是失能和半失能的主要危险因素。2018年全球约有5 000万老年人被诊断为痴呆，预计2050年患者人数将上升至1.52亿。目前，痴呆患者主要集中于发展中国家；我国认知功能损伤老年人占全球失智老年人总数的25%，其中60岁及以上认知功能损伤人数占总人数的15.5%（约3 877万人），痴呆患病率为6.0%（约1 507万人）。我国是世界上阿尔茨海默病患者最多的国家。我国西部地区痴呆的患病率略高于其他地区；女性痴呆患病率显著高于男性。我国65～79岁、80～89岁、90～99岁和百岁以上老年人认知功能受损率分别是4.8%、17.1%、36.3%和56.6%。

WHO报道，全球194个国家和地区60岁及以上老年人的失能率估计为10.2%。中国60岁及以上老年人综合失能率为26.2%，这表明中国有近6 900万老年人失能。我国65～79岁、80～89岁、90～99岁和百岁以上老年人日常生活自理能力损伤比例分别是5.5%、15.6%、34.1%和51.7%。根据第四次中国城乡老年人生活状况抽样调查，2015年我国失能和半失能老年人占老年人口比例为18.3%。视力受损和听力障碍均为老年人常见的失能状态。2019年WHO关于老年人视力受损的患病率数据显示，美国65岁及以上人群视力受损患病率超过4.97%，欧洲65岁及以上人群视力受损患病率超过4.61%，而中国65岁及以上人群视力受损患病率超过36.88%。各国研究报道，老年人听力障碍的患病率在30%～60%，我国60岁及以上老年人听力受损的患病率为29%，农村略高于城市。帕金森病是一类老年人中常见的神经性疾病，易导致老年人失能。帕金森病在老年人中高发，世界范围内有1%～2%的65岁以上老年人患有帕金森病，80岁以上患病率增加到4%。目前我国帕金森病患者已超300万人，其中60岁及以上人群的帕金森病患病率为1%，随着中国人口老龄化的加剧，帕金森病导致的社会负担也将日益加重。

三、心理健康问题

随着社会经济的发展和科技的进步，老年人难以快速地适应，而人口的流动、文娱活动有限、精神需求得不到满足成为常态。同时，老年人退出社会劳动后，心理会发生显著变化，对个人价值和社会地位的自我感受普遍存在落差，常需面对更频繁的负性生活事件（如亲人离世等），因此老年人较易出现心理健康问题，如心理安全感降低、适应能力减弱，出现失落感、自卑感、孤独感和空虚感等。研究发现，全球75岁及以上的女性重度抑郁症的患病率为4.0%～10.3%，相同年龄的男性为2.8%～6.9%。此外，每10万名65岁以上的老年人中有19～65人自残。我国也发现女性相较于男性，心理健康问题更严重；低文化水平的老年人要比高文化水平的老年人遇到更多的生活问题且面对问题的处理方式及心理承受能力也呈现出差异性，这些都导致其抑郁风险更高。我国65岁及以上老年人抑郁症状检出率为 15.0%，男性和女性抑郁症状检出率分别为 11.5% 和 18.5%。其中文盲的老年人抑郁患病率相比受过教育的老年人要高，约为 29.6%。农村老年人因家庭因素和社会发展的影响导致"空巢家庭"数量增多，出现的一系列心理健康问题较城市老年人更加严重。我国农村老年人的自杀率是全球平均水平的 4～5 倍。此外，我国 60 岁及以上的老年人群焦虑症状检出率为 12.2%。

四、共病

老年人极易发生共病（comorbidity），共病是造成老年人群失能的重要因素之一，严重影响其生活质量。共病是指同一患者体内同时存在 2 种或 2 种以上的慢性病的一种状态。根据最新国际疾病分类（international classification of diseases，ICD-10）标准，老年人共病范畴包括以下 9 种常见慢性病及其组合形式：高血压病、糖尿病、慢性颈 / 腰椎病、心脏病（冠心病、心律失常）、慢性阻塞性肺疾病（chronic obstructive pulmonary diseases，COPD）、脑卒中、抑郁症、慢性胃 / 十二指肠溃疡及癌症。此外老年综合征，如营养不良、衰弱、尿失禁、睡眠障碍、记忆障碍、骨质疏松、便秘以及心理或精神疾病问题也属于共病范畴。全球不到 25% 的 65 岁及以上老年人没有确诊的慢性健康问题，约 16% 的 65～79 岁老年人和 31% 的 85 岁及以上老年人有 4 种或更多的慢性健康问题。根据《柳叶刀》相关文献报道，约 65% 的 65 岁及以上老年人至少患有 3 种疾病，约 20% 的老年人患有 5 种疾病。我国 60 岁及以上老年人至少患有 1 种慢性病的比例约 74.2%，共病患病率为 43.65%，女性高于男性；社区 65 岁及以上老年人慢性病共病患病率为 57.0%，其中 29.1% 的老年人患有 3 种及以上慢性病。

第二节　老年人常见健康影响因素

早在 20 世纪 80 年代初，已有学者对影响人类健康长寿的因素进行了研究。目前，老年人常见健康影响因素主要分为遗传、环境、社会和行为因素。

一、遗传因素

遗传因素是影响老年人群健康，特别是老年人长寿的重要因素之一。现全球已有多项研究均发现 *APOE*、*FOXO3A* 等基因与长寿存在显著关联，并且在我国人群研究中已得到证实，在全基因组关联分析研究中还发现 *TOMM40* 基因和 *APOC1* 基因同样会影响我国老年人群的寿命，且研究发现女性较男性普遍更长寿，这可能与 X、Y 染色体基因表达和性激素等特征相关。此外，国内外研究发现 *APOE*、*BDNF*、*PICALM*、*CLU*、*APP*、*PSEN1*、*PSEN2* 等基因都与阿尔茨海默病的发病风险相关。

DNA 损伤也是衰老的原因之一，国内外均有研究证明 DNA 损伤可通过影响转录、细胞衰老，或通过体细胞突变以及基因组镶嵌而引起衰老。基因组镶嵌是人类衰老基因组的一个主要特征，与癌症、阿尔茨海默病、心血管疾病和糖尿病等疾病风险相关，镶嵌染色体改变（mosaic chromosomal alterations，mCAs）具有最显著的功能影响，它们可以同时产生细胞间的基因组变异，涉及数十个、数百个甚至数千个基因，从而对人类衰老和年龄相关疾病病因学产生较大影响。

表观遗传过程在衰老和与年龄相关疾病中起着关键的调节作用。表观遗传时钟（epigenetic clocks）通过结合使用机器学习方法等选择的数十到数百个胞嘧啶鸟嘌呤二核苷酸的甲基化值来预测年龄或与年龄相关疾病或状态的表型。表观遗传时钟现在被广泛用于量化生物衰老情况，以研究改变衰老速度的决定因素并预测与年龄相关的结果。表观遗传时钟的加速也与老年人群死亡率、心血管疾病、癌症、糖尿病、神经退行性疾病和炎症性疾病等显著相关。此外，国外也有许多研究探讨了生物、社会和环境因素与表观遗传时钟加速和减速的关系，例如体重指数、艾滋病病毒感染情况和性别。国外研究者已开发了 Horvath、Hannum 表观遗传时钟等多种经典 DNA 甲基化年龄预测模型（表 1-4-1），国内有研究也基于中国人群的生物样本进行了表观遗传时钟的构建。

表 1-4-1　近年来主要 DNA 甲基化年龄预测模型

研究	发表年份/年	样本量及类型	芯片类型	胞嘧啶鸟嘌呤二核苷酸	统计方法	主要结果
Bocklandt 等	2011	34 对双生子研究,唾液	27K	88	聚类分析、加权相关网络分析、留一法、多元线性回归、套索回归	模型能解释 73% 年龄变化,平均年龄误差 5.2 岁
Horvath 等	2013	8 000 样本;51 个健康组织和细胞	27K 450K	353	惩罚回归、弹性网络回归	模型可估计大多数组织和细胞类型中 DNA 甲基化的年龄,可用于解决癌症和衰老研究的问题。年龄相关性 0.96,误差为 3.6 岁
Hannum 等	2013	426 名高加索人和 230 名西班牙裔人;全血	450K	71	弹性网络回归、惩罚回归	模型可测量个体甲基化组的老化率,但受性别和遗传变异的影响。DNA 甲基化年龄与预测年龄的相关系数 0.96,误差 3.9 岁

研究	发表年份/年	样本量及类型	芯片类型	胞嘧啶鸟嘌呤二核苷酸	统计方法	主要结果
Levine 等	2018	9 926 名美国成年人;全血	27K 450K 850K	513	Cox 惩罚回归、弹性网络回归	开发了新的衰老表观遗传生物标记物 DNAm PhenoAge,预测衰老的各个方面优于先前的模型,包括全因死亡率、癌症、身体功能、行为生活方式等
Chunxiao Li 等	2018	180 位双生子;血液	850K	83	弹性网络回归、惩罚回归	准确预测 6 ~ 17 岁儿童和青少年的实际年龄。相关系数 0.93,误差 0.62 岁
Xu 等	2019	1 280 个,非血液组织样本(包括骨髓、精子、唾液等 17 种)	27K 450K	13	主成分分析、聚类分析、梯度增强回归算法	模型可研究人类非血液组织中年龄与 DNA 甲基化的关联 与贝叶斯岭回归,多元线性回归和支持向量回归三模型相比,梯度增强回归与实际年龄的偏差最小

二、环境、社会和行为因素

既往的老年流行病学研究发现,老年人健康危险因素具有多样性和复杂性,环境、社会和行为等因素均与老年人健康密切相关。空气污染、极端气候会导致老年人不良健康结局,体内重金属与微量元素水平与老年人健康息息相关;社会人口学因素、良好的社会支持和社会参与对积极健康老龄化有一定影响;常见的行为影响因素如吸烟、饮酒、饮食习惯、锻炼和休闲活动等,都是影响老年健康的重要因素。

(一)环境因素

环境有毒有害物质污染、气候等多种环境因素与老年健康密切相关(表 1-4-2)。空气污染与我国老年人全因死亡、认知功能受损、日常生活自理能力受损风险增加存在关联,且其健康危害效应不存在绝对安全的阈值浓度;环境中金属暴露也与老年人健康息息相关,研究发现锌、镁和锰等与老年健康呈正向关联,而铅和铜与长寿呈负向关联,硒元素与心血管病存在"U"形关联;热浪、寒潮、温度变化等极端气候可增加人群死亡风险。此外,国外研究发现,轻度热应激会诱发兴奋反应,促进热激蛋白(heat shock protein,HSP)的活性,在整个生物体水平上促进长寿。

表 1-4-2　相关环境因素与老年人不良健康结局

环境因素	不良健康结局
长期接触 $PM_{2.5}$、有毒金属（铅、汞、镉）改变肠道微生物群的因素	肌少症
急性和慢性颗粒物暴露和气态污染物	心血管疾病
长期接触颗粒物、臭氧、二氧化氮、一氧化氮	痴呆和认知损害
内分泌干扰化学品（双酚 A、邻苯二甲酸盐、全氟和多氟烷基化合物）	内分泌代谢疾病
短期 / 长期接触空气污染物	呼吸系统疾病

（二）社会因素

　　教育、经济、社会支持等均可影响老年人的健康。教育水平、收入 / 财富差异等社会经济不平等与健康老龄化的实现有关；拥有美满的婚姻、得到良好的社会支持有助于延长老年人的寿命，积极参加社会活动有利于延缓认知功能下降，而社会隔离则会增加老年人的死亡风险，慢性压力（包括贫困、暴力等）与染色体端粒的缩短相关。综合卫生和社会政策战略对改善老年人群所处社会环境具有显著的重要性。

（三）可干预行为因素

　　常见的行为影响因素包括吸烟、饮酒、饮食习惯、锻炼和休闲活动等。在饮食上热量限制是一种非遗传干预措施，可以延长寿命和健康生活，诱导大脑中的细胞保护机制，延缓神经退行性疾病的进展；维持食物多样性，经常摄入鱼类、坚果、豆制品、大蒜、水果和蔬菜等对促进我国老年人群的长寿起到积极作用；摄入大蒜等富含生物活性物质的食物能够降低我国高龄老年人的死亡风险。此外，运动以及休闲活动等也是可干预行为因素，国外研究发现定期运动可以增加端粒酶逆转录酶基因表达和端粒酶活性，减少端粒磨损，最终延长寿命和健康寿命，同时可以促进 T 淋巴细胞和单核细胞代谢和功能适应，增强老年人群免疫代谢；看电视、听收音机、阅读、打牌 / 麻将、种花、饲养宠物或家畜等休闲活动能够降低我国老年人认知功能受损和死亡风险。

第三节　老龄化主要公共卫生挑战及应对

一、公共卫生挑战

　　我国在人口老龄化与健康应对方面做了大量工作。一方面，开展了人口老龄化与老年健康相关的科学研究，初步探讨了老年人的社会学特征和需求、老年人健康特征、主要影响因素和健康生物标志物等，为阐述人口老龄化与健康应对提供了一定的科学证据；另一方面，我国积极推进人口老龄化与健康相关政策的制定和实施，推动开展生活照护、医疗、护理、康复、安宁和精神支持等服务。但新形势下，我国老年人口仍面临一系列更为严峻的公共卫生挑战。

（一）健康规律与需求不清

与一般成年人不同，老年人具有其特殊的健康规律。国内外研究发现，机体在老化过程中物质和能量代谢出现适应性改变。多种传统的危险因素对健康的影响随年龄而变化，甚至在老年人或高龄老人中出现"健康悖论"。目前我们尚未掌握我国老年人口健康规律，老年人口健康的关键因素和关键路径，以及老年健康问题的病因链、病因网均尚不清楚。此外，当前我国老年人口健康相关调查研究大多存在样本量小、不同研究指标定义不一致等问题。因此，我国具有全国代表性的高质量调查数据还较为缺乏，我们仍未实时掌握关于老年人口关键健康指标的准确信息，无法准确了解和满足我国不同地区老年人口的健康规律和服务需求。

（二）卫生与照护制度不健全

WHO 发布了一系列老年人群卫生与照护相应的政策建议和技术文件，日本、欧美等发达国家大多已经形成了相对成熟的老年人卫生保健和长期照护体系。目前，我国老年人口健康照护事业发展缓慢，缺乏科学、系统、学界认可的老年健康干预研究工作。现阶段，我国多数老年健康相关研究成果仍然停留在理论层面，尚未有效转化为临床实践和公共卫生决策，难以为我国老年人照护需求评估和个性化照护计划制定提供精准的科学指导。2018 年修订的《中华人民共和国老年人权益保障法》尚无对老年人卫生保健和长期照护的具体规定，也缺乏更为详细的行政法规和部门规章，尚不能形成对老年人卫生保健和长期照护的法制支撑。与此同时，由于我国尚无关于老年人群的卫生保健和长期照护的准入门槛、服务标准和技术规范，并且仍存在科学卫生保健、长期照护理念以及综合健康评估的技术能力短板，因此我国能够满足老年人服务需求的卫生与照护制度仍不健全。

（三）卫生保健和照护服务体系不完善

目前，人口老龄化形势日趋严峻，我国老年健康建设存在老年人群日益增长的优化内在能力和功能发挥方面的服务需求，与我国针对老年人群公共卫生服务体系不完善之间的矛盾。我国针对老年人群的基本公共卫生服务存在着服务内容不够精准、服务体系不健全、有效供给不足、发展不平衡不充分、基层服务能力和信息化水平有限、资源投资有限、长期护理保险筹资机制缺乏等问题。此外，医院和疾控机构在老年人口健康公共卫生应对中的作用发挥不够，基层卫生服务机构卫生保健服务能力不足，养老机构的功能定位还不够清晰，与老年人群健康需求不相协调。医院和相应的老年人康复、护理、临终关怀机构严重不足，老年人健康管理存在重医疗轻预防的现象，优化内在能力、促进功能康复和能力发挥还没有成为老年健康照护的工作重心。老年人养老保险和退休金难以支撑其自身的卫生保健和长期照护服务需求，这一问题在农村及偏远地区尤为突出，然而目前我国尚缺乏长期照护的筹资机制和准入机制。

（四）卫生保健和照护服务人员储备不足、发展不均衡

目前我国老年健康学科建设滞后，专业人才匮乏，无法满足老年人健康照护服务的巨大需求。虽然当前我国已经将老年医学定位为内科学专业下属三级学科，但专科医师培训体系与职称评定标准仍然存在空白。作为目前唯一有资质的老年健康服务专业队伍，目前我国养老护理人员不足200万人，供需关系严重失衡。此外，我国城市地区尚未完善老年人口卫生保健和长期照护服务，大多数农村地区更是存在老年人口卫生保健和长期照护服务机制缺乏、医疗资源短缺、医疗水平偏低、心理问题突出、长期照护服务上主要依靠家庭等问题。近年来，随着家庭结构的快速变化，我国老年人卫生保健服务和长期照护服务的需求已从单纯的个人风险或家庭风险演变为社会风险，这无疑给我国老年人口卫生保健服务和长期照护服务模式带来新的严峻挑战。

（五）老年友好型环境未完全形成

老年友好型环境可通过在全生命周期中建立和保持个体的内在能力，并使具有特定能力水平的个体具有更好的功能水平，从而促进生命健康，积极应对人口老龄化。虽然近年来一些有一定的经济和老龄工作基础的城市已经开展了老年友好型城市和老年友好型社区建设的试点工作，但老年友好型环境建设工作在我国仍处于起步阶段。从全国范围来看，目前我国老年友好型环境建设主要存在以下问题：①老年人主要以家庭参与为主，缺少社会参与度，自我效能感和获得感较低；②老年宜居环境基础设施薄弱，缺乏针对老年人的社区设施、交通设施及道路规划工程设计和改造；③老年日常住所存在较为突出的小气候、空气、水、光和噪声污染问题。家庭层面上较为明显的代际文化冲突、社会层面上对老年人的歧视现象以及政策层面上老年人权益保护的法律法规尚不完善，这些都反映出当前我国老年友好型环境尚未形成对老年人口健康公共卫生应对的有效支撑。

（六）智能技术应用不足

随着网络技术在社会交往和健康管理领域的快速发展，互联网、物联网、大数据等技术得到了越来越广泛的应用。然而智能技术在老年人群中的应用依然存在先天不足，这不仅是由于老年人自身感知觉等机能减退，同时当前我国老年辅助器材及产品研发创新不足，针对老年人健康监测、风险预警和评估、功能训练和康复的信息技术欠缺也都是很重要的原因。这些都直接导致目前我国老年人对智慧医疗照护产品的服务利用率处于较低水平。

二、应对措施

从当前我国人口老龄化面临的新形势及重大公共卫生挑战出发，建议在国家层面制定我国老年人口健康公共卫生应对行动计划，建立健全分工明确、创新协同的老年人口健康公共卫生体系，提升我国老年人口的整体健康水平。

（一）定期监测评估

建立健全针对老年人内在能力和功能发挥等健康状况和卫生需求的监测体系，开展定期的监测与评估，及时掌握我国人口健康老龄化进程及应对措施的有效性。制定和完善老年人的营养不良、行动受限、视力障碍、听力损失、尿失禁、跌倒和认知功能受损等照护依赖问题，以及高血压、糖尿病、抑郁等慢性病问题的评估和管理措施。基于老年人健康状况的综合评估进行风险等级划分，明确老年人口卫生保健服务和长期照护方面的供给和需求，定量分析卫生政策、健康行动和干预措施对老年人口健康的影响，对我国公共卫生服务应对覆盖范围及应对能力进行定期评估，不断优化体系结构，提升工作目标，稳步提高我国老年人口健康公共卫生应对效能。

（二）制定法律法规和政策

在制定法律法规和政策时应考虑以下几个重要方面。

第一，目前老年人的健康应对策略重点是以需求为核心的综合关怀，传统的疾病防治策略已不能满足老年人需求。需要重新评估老年和老龄的定义，聚焦老年人功能维持，改善内在能力发挥。

第二，各级国家机关根据职权制定相关法律法规，严格制定财政政策和问责机制，明确政府、社会、社区和家庭在应对老年人口健康问题中的定位及其之间的关系，建立并完善覆盖全人群的长期护理保险筹资机制，将家庭照护压力分担给社会承担。

第三，在老年人健康防控中把传染病防控提到优先位置，提高老年防控体系的韧性和抗风险能力。

第四，在老年人口健康问题应对策略中融入全生命周期理念，提倡在生命历程早期、儿童期和成年期关注自身问题，培养健康的生活方式，最终在全生命周期提高老年人的健康水平。

（三）完善卫生保健和照护服务体系

基于我国老年人口实际情况，研究制定健康照护服务制度，为老年人口提供预防保健、疾病诊治、长期照护、康复护理和健康教育等综合、持续的服务；建立以居家为基础、社区卫生服务中心为依托、老年医院和综合医院老年科为支撑、照护机构/养老机构为辅助的卫生保健服务和长期照护服务体系。明确医疗机构定位，与照护机构相互配合，为不同健康状态人群提供差异化疾病诊治、卫生保健和康复护理服务；明确照护机构定位，根据不同老年人的需求，提供多层次的照护服务，除基本生活照料和精神心理关爱等一般性照护服务外，应向"失能""失智"等内在能力减退和功能发挥受限的老年人群提供长期照护服务。为更好发挥基本卫生保健的作用，在基本公共卫生服务中增加老年人综合健康评估与管理服务项目，在基层医疗卫生服务机构和照护机构增加床位，扩大医疗队伍，保障服务的可及性和公平性。

（四）健全老年友好型环境

遵循适老性原则和老年友好策略，推进建设和完善政策环境、人文服务环境和宜居环境相结合的老年友好型环境。形成养老、孝老、敬老的社会风气，促进老年人健康水平提高，生活自理能力增强，持续融入和参与社会活动。政府制定相关政策，致力于构建社会参与渠道，搭建交流平台，提高老年人社会参与度和获得感。加大老年人辅助工具的推广应用，借此弥补老年人因功能减退和内在能力下降而无法融入社会的问题。增加社区居家养老服务设施，完善电梯、无障碍轮椅通道等辅助设施设置，增加防滑设施、护栏等保护措施，为老年人提供安全、便利和舒适的生活环境。

（五）开展防护与干预工作试点

基于我国老年人群健康特点，借鉴国内外已有经验，开展老年健康防护与干预工作试点。以主动健康代替被动医疗，把老年人健康管理的时间点前移，通过健康教育和健康促进的方式，有效提高老年人健康素养。针对老年人营养不足、行动不便、视力障碍、听力下降、尿失禁、跌倒和认知障碍等重点健康问题，制定干预措施和指南，如膳食营养支持、危险因素管理、有氧运动和抗阻训练等。根据人群健康风险进行分层和分类管理：对于健康低龄老人，鼓励预防为主和自我照护；对于高龄、严重营养不足、"失能""失智"以及存在心理健康问题的老年人，突出卫生保健服务为主和长期照护服务。将信息化手段服务于个体化健康防护与干预服务，提升服务效能。以地方试点经验和典型案例为基础，逐步扩大试点范围，形成适合我国老年人群健康特点的健康防护与干预服务模式。

（六）强化科学研究和科技创新

为及时掌握老年人群包括高龄老人的健康需求，需进行更为深入地研究和梳理；为系统布局科技力量应对老年需求，亟须将其纳入"十四五"科技创新规划和国家中长期科技发展规划。开展老年人群健康关键因素研究，探索环境、遗传、社会行为、精神心理和生活方式等多种因素与老年疾病的关联关系，探讨影响健康老龄化的综合效应机制和生物学机制，明确促进健康老龄化的关键路径，建立我国老年人群的健康标准体系。针对老年人特点，制定适合的能力评估、干预、照护、预防、康复等卫生服务技术清单，促进科研成果转化应用，开发简单实用的风险预警评估和功能训练工具和产品。运用信息科技或人工智能新系统，将医院电子病历等健康医疗大数据应用于老年健康服务，推进"互联网＋诊疗"模式，培育智慧养老等新业态。注重生物医学工程技术创新，自主研发创新，实现医疗器械、生物医用材料的国产化。

（七）提升老年健康服务的保障能力和水平

制定相关法律法规，为老年人口健康服务提供制度保障，进一步夯实健康老龄化政策在法律中的地位，提升积极应对人口老龄化与健康在整个公共政策体系中的地位。广泛调动个人、家庭、社会以及政府的积极性，增加政府财政支出，鼓励社会投资，给予老年健康服务机构一定的税费优惠政策，建立健全覆盖面广、注重公平的老年健康保障体系。加强老年卫生服务人才队伍建设，吸引人才进入；支持高等院校、中等职业学校发展康复、护理等老年医学特色专业；编写修订国家级教材，完善人才培养、就业、职称等支持政策。抓住乡村振兴机遇，发展农村老年人口卫生保健和长期照护服务产业，积极应对农村人口老龄化与健康。充分发挥我国中医药的巨大优势，发展以慢性病多病共存、功能维护和康复需要为主的老年中医药防治技术服务。

（施小明　裴一丹）

参考文献

[1] 施小明 . 我国老年流行病学研究进展 [J]. 中华流行病学杂志 , 2021, 42(10):1713-1721.

[2] 施小明 . 新形势下我国老年人口面临的主要公共卫生挑战 [J]. 中华医学杂志 , 2021, 101(44):3613-3619.

[3] NEWMAN A B, CAULEY J A. The epidemiology of aging[M]. Berlin: Springer, 2012:121.

[4] GBD 2016 Disease and Injury Incidence and Prevalence Collaborators. Global, regional, and national incidence, prevalence, and years lived with disability for 328 diseases and injuries for 195 countries, 1990-2016: a systematic analysis for the Global Burden of Disease Study 2016[J]. Lancet, 2017, 390(10100):1211-1259.

[5] JIA L, DU Y, CHU L, et al. Prevalence, risk factors, and management of dementia and mild cognitive impairment in adults aged 60 years or older in China: a cross-sectional study[J]. Lancet Public Health, 2020, 5(12):e661-e671.

[6] CEREDA E, PEDROLLI C, KLERSY C, et al. Nutritional status in older persons according to healthcare setting: a systematic review and meta-analysis of prevalence data using MNA [J]. Clin Nutr, 2016, 35(6):1282-1290.

[7] TROYA M I, BABATUNDE O, POLIDANO K, et al. Self-harm in older adults: systematic review[J]. Br J Psychiatry, 2019, 214(4):186-200.

[8] PAN G, KING A, WU F, et al. The potential roles of genetic factors in predicting ageing-related cognitive change and Alzheimer's disease[J]. Ageing Res Rev, 2021, 70:101402.

[9] VIJG J. From DNA damage to mutations: all roads lead to aging[J]. Ageing Res Rev, 2021, 68:101316.

[10] DAI X, GUO X. Decoding and rejuvenating human ageing genomes: lessons from mosaic chromosomal alterations[J]. Ageing Res Rev, 2021, 68:101342.

[11] KEMOUN P, ADER I, PLANAT-BENARD V, et al. A gerophysiology perspective on healthy ageing[J]. Ageing Res Rev, 2022, 73:101537.

[12] LV Y B, YUAN J Q, Mao C, et al. Association of body mass index with activities of daily living disability among Chinese adults older than 80 years[J]. JAMA Netw Open, 2018, 1(5):e181915.

[13] LV Y B, GAO X, YIN Z X, et al. Revisiting the association of blood pressure with mortality in oldest old people in China: community based, longitudinal prospective study[J]. BMJ, 2018, 361:k2158.

[14] OLIVEIRA B S, ZUNZUNEGUI M V, QUINLAN J, et al. Systematic review of the association between chronic social stress and telomere length: a life course perspective[J]. Ageing Res Rev, 2016, 26:37-52.

[15] DENHAM J, SELLAMI M. Exercise training increases telomerase reverse transcriptase gene expression and telomerase activity: a systematic review and meta-analysis[J]. Ageing Res Rev, 2021, 70:101411.

[16] NORMAN K, HAß U, PIRLICH M. Malnutrition in older adults-recent advances and remaining challenges[J]. Nutrients, 2021, 13(8):2764.

[17] CHEN L, HUANG Z, LU J, et al. Impact of the malnutrition on mortality in elderly patients undergoing percutaneous coronary intervention[J]. Clin Interv Aging, 2021, 16:1347-1356.

第二篇
常用研究方法

第一章

常用流行病学研究方法

运用流行病学研究方法，关注并探索老年人群中健康与疾病问题的重要性日益凸显。目前，流行病学研究方法已深入老年医学研究的各个领域，包括老年疾病病因探索、老年人健康促进和老年公共卫生服务政策和措施制订等方面。流行病学研究方法可以探索目前存在于老年人群中的诸多问题，如老年人口健康指标的构建与评价、老年人卫生保健系统或医疗措施变革的效果评价、老年人口慢性病的危险因素、筛检和预防策略等。本章介绍了常用的流行病学研究设计，包括横断面研究、队列研究、病例对照研究、治疗性研究、真实世界研究以及诊断试验，并总结了流行病学研究设计在老年人群中应用的注意事项，旨在为老年卫生保健、疾病防治实践和相关科学研究工作提供参考。

第一节　横断面研究

一、概述

横断面研究是研究在特定时间和特定范围内人群中有关因素与疾病或健康状况的关系。横断面研究收集的资料既不是过去的暴露史，也不是未来的发病或死亡情况，只是调查当时所得到的资料，故又称为现况研究。其特点是在特定时间内同时调查收集是否患病和可能的影响因素或特征信息，这样研究时疾病和相关因素或特征是同时存在的，故一般不能进行时间上的因果关系判断。

横断面研究的目的和用途包括了解疾病的现况和描述疾病的分布，了解影响疾病分布和健康状况的相关因素，衡量人群患病程度和健康水平，及早发现患者，了解疾病和人群健康水平的变动趋势以及致病因素对人群的危害；评价疾病防治和有害健康行为干预措施的效果；为卫生决策的制定和卫生资源的合理利用提供依据。

二、主要研究类型

横断面研究包括普查和抽样调查两种。普查即全面调查，指在特定时间、特定范围内的将全部人群（总体）作为研究对象的调查；抽样调查，指通过随机抽样的方法，对特定时间、特定范围内人群的一个代表性样本进行调查，以样本的统计量来估计总体参数的范围，即通过对样本中研究对象的调查研究，来推论其总体的情况。实际工作中，若不是为了早发现和早治疗患者，而是要揭示疾病或健康状况的分布规律，就不必进行普查。两种方法的具体适用范围、优点及局限性见表2-1-1。注意抽样调查是一种以小测大、以局部估计全体的调查方法。抽样调查的基本要求是能将从样本获得的结果推论到整个群体（总体）。因此，抽样必须随机化，样本量要足够，且调查分布要均匀。目前常用的抽样方法有：简单随机抽样、系统抽样、分层抽样、整群抽样和多阶段抽样，每种抽样方法均有各自的优缺点，故应结合调查目的、调查对象与调查内容的特点来选择。

表 2-1-1　普查和抽样调查的适用范围、优点及局限性比较

项目	普查	抽样调查
适用范围	1. 早发现、早诊断、早治疗,如对老年妇女的宫颈癌筛查 2. 了解疾病在老年人群中的分布,如阿尔茨海默病 3. 了解当地老年人的健康水平,如老年营养调查 4. 了解人体各类生理生化指标的正常值范围,如血压水平的测量调查	1. 描述老年人群健康状况或疾病的分布情况 2. 衡量一个国家或地区老年人的生活质量 3. 研究影响老年人健康的各种因素 4. 研究老年疾病或残疾的预防措施及其效果 5. 评价老年健康档案、资料质量等
优点	1. 调查对象为全体目标人群,不存在抽样误差 2. 可以同时调查目标人群中多种疾病或健康状况的分布情况 3. 能发现目标人群中的全部病例,在实现三早(早发现、早诊断、早治疗)预防的同时,全面地描述疾病的分布与特征,为病因研究提供线索	1. 节省人力、物力、财力和时间 2. 由于抽样调查范围小,容易集中精力和时间,调查工作易于做得更细
局限性	1. 不适用于患病率低且无简便易行诊断手段的疾病 2. 由于工作量大而不易细致,难免存在漏查 3. 调查工作人员涉及面广,掌握调查技术和检查方法的熟练程度不一,对调查项目的理解往往很难统一和标准化,不能保证调查质量 4. 耗费人力、物力、财力和时间	1. 设计、实施和分析均相对复杂 2. 对样本人群代表性要求较高,需防止出现偏性结果 3. 不易发现资料的重复或遗漏 4. 不适用于变异过大的研究对象或因素和需要普查普治的疾病 5. 不适用于患病率太低的疾病,若抽样比大于75%,建议普查

三、研究对象抽样方法

1. **简单随机抽样**　这是一种最简单、最基本的抽样方法，是指总体中的每一个成员都有完全同等的机会被抽出来，可应用掷硬币、抽签或借助随机数字表抽取样本。

2. **系统抽样**　这是一种按照一定顺序，机械地每间隔一定数量单元抽取样本的方

法。这种抽样方法适于现场应用，总体人群内分布比较均匀，有较好的代表性。在较大范围内进行老年流行病学调查时常用此法。

3. **分层抽样**　这是一种先按总体不同的人口学特征或疾病的病情分成若干层次，然后再从每个层中进行简单随机抽样构成样本的方法，分层可以修匀总体内个体差异，然后随机抽样，可提高样本的代表性。如在进行老年人流行病学调查中，常按照 5 岁或 10 岁分为若干个年龄组，然后在各年龄组中按随机原则或规定一定比例抽取研究对象，各年龄组抽取成员的数量，一般应按各层在总体中所占的比重来抽取。

4. **整群抽样**　这是以群体为单位进行抽样，对被抽样群体内所有成员进行全面研究。这种调查方法比较简便，在老年流行病学调查中亦常采用，如对某工厂、某乡村、某学校的全体老年人进行调查。但是，这种方法易破坏抽样成员在总体中的分布均匀性。有时，与社会上同龄的老年人相比，某些单位被调查的老年人，往往具有受教育程度和经济收入优势，因而可能造成偏倚，应引起调查者的注意。

5. **多阶段抽样**　在一项大型调查中，将上述几种抽样方法综合使用，常把抽样过程分为不同阶段进行，如先进行分层随机抽样，再行整群抽样，甚至还可以继续进行二级整群抽样。

四、常见的偏倚及其控制

1. **选择偏倚**　主要因抽样方法选择不当，未遵守随机抽样原则，从而产生偏倚。抽样方法和抽样样本一旦确定以后，不可随意变动或用他人代替；出现选择偏倚的另一个原因是调查对象的依从性差或各种原因回避问题的无应答，造成了不应答偏倚，如应答率低于 90% 就较难通过调查结果来估计整个研究人群的整体情况了。

2. **信息偏倚**　指在收集调查信息时所发生的系统误差，这种偏倚主要来自调查对象、调查者和仪器检测手段 3 个方面：①调查对象对个人的暴露史记忆不清或认为与己无关、不以为意而造成的回忆偏倚和对所调查的问题不了解、回答不准确或出于顾虑而回避实情造成报告偏倚；②信息偏倚也可来自调查者，对调查对象的询问和检查不能同等对待，持有个人的意愿而失去调查的客观性；③因仪器不准确、操作不规范，缺乏实验室质量控制而产生的系统误差，又称为测量偏倚。信息偏倚的控制无外乎针对以上原因，严格执行计划，做到调查员的培训，并进行考核，必要时可进行预调查，及时修改调查表、询问的方式等，减少信息偏倚的产生。

第二节　队列研究

一、概述

　　队列研究是将人群按是否暴露于某可疑因素及其暴露程度分为不同的亚组，追踪其各自结局，比较不同亚组之间结局频率的差异，从而判定暴露因素与结局之间有无因果相关性及相关性大小的一种观察性研究方法，主要观察与暴露因素可能有关的结局。队列研究的特点为：①研究开始时，研究对象均无所研究的疾病或事件，需经一段时间随访才能发现病例（或事件结局）；②研究对象按暴露与否分组，其暴露状况已客观存在，研究者不能将其随机化分配；③人群的暴露及其变化由研究者调查与记录；④从因果关系来看，因在前，果在后，由因寻果；⑤可计算两组的发病率、发生率、治愈率、死亡率和相对危险度（relative risk，*RR*）。

　　队列研究的基本原理是在一个特定人群中选择所需的研究对象，根据目前或过去某个时期是否暴露于某个待研究的危险因素，或其不同的暴露水平而将研究对象分成不同的组，如暴露组和非暴露组、高剂量暴露组和低剂量暴露组等，随访观察一段时间，检查并登记各组人群待研究的预期结局（如疾病、死亡或其他健康状况）的发生情况，比较各组结局的发生率，从而评价和检验危险因素与结局的关系。如果暴露组某结局的发生率明显高于非暴露组，则可推测暴露与结局之间可能存在因果关系，其结构模式见图 2-1-1。在队列研究中，所选研究对象必须是在开始时没有出现所研究的结局，但在随访期内有可能出现该结局（如疾病）的人群。暴露组与非暴露组必须有可比性，非暴露组应该是除了未暴露于某因素之外，其余各方面都尽可能与暴露组相同的一组人群。

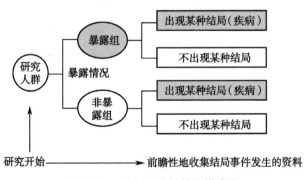

图 2-1-1　队列研究的结构模式图

二、主要研究类型

　　队列研究根据研究对象进入队列时间及终止观察的时间不同，分为前瞻性队列研究、历史性队列研究和双向性队列研究 3 种。队列研究类型示意图见图 2-1-2。

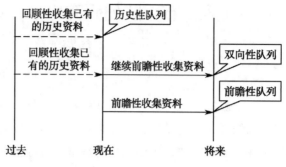

图 2-1-2　队列研究的类型示意图

（一）前瞻性队列研究

前瞻性队列研究是队列研究的基本形式。研究对象分组是根据研究对象显示的暴露状况而定，此时研究结局尚未出现，需要前瞻观察一段时间才能得到，这种设计又称即时性队列研究。前瞻性队列研究的最大优点是研究者可以直接获取第一手资料，资料的偏倚较小，结果可信；缺点是所需观察的人群样本很大，观察时间长、花费大，因而影响其可行性。

（二）历史性队列研究

历史性队列研究是一种受欢迎的快速的队列研究方法。研究工作是从现在开始，研究对象是过去某个时间进入队列的，即研究的起点是过去某个时间。研究对象的确定与分组是根据进入队列时的暴露情况进行的，研究结局在研究开始时已经发生。尽管收集资料与结局资料的方法是回顾性的，但从暴露到结局的方向是前瞻性的，仍是从因到果的前瞻性观察，这种设计又称非即时性队列研究。历史性队列研究具有省时、省力、出结果快的特点，因而适宜于长诱导期和长潜伏期的疾病，也经常用于具有特殊暴露的职业人群的研究；缺点是因资料积累时未受到研究者的控制，常缺乏影响暴露与疾病关系的混杂因素资料，从而影响暴露组与未暴露组的可比性。

（三）双向性队列研究

双向性队列研究也称混合型队列研究，即在历史性队列研究的基础上，继续前瞻性观察一段时间。这是将前瞻性队列研究与历史性队列研究结合起来的一种设计模式，因此兼有前瞻性队列研究和历史性队列研究的优点，且在一定程度上弥补了各自的不足。

由于队列研究常常是有一定规模的研究，需要观察一个较长时期，实施起来较为复杂，因此在实施队列研究前，应根据具体情况审慎选择。

1. **前瞻性队列研究**　选择前瞻性队列研究时，应重点考虑以下几点。

（1）应有明确的研究目的和检验假设。

（2）所研究疾病的发病率或死亡率一般不应低于 5‰。

（3）应有把握获得观察人群的暴露资料。

（4）应明确规定结局变量，如发病或死亡，且要有确定结局的简便而可靠的手段。

（5）应有把握获得足够数量的观察人群，且该人群能被长期随访观察而取得完整可靠的资料。

（6）应有足够的人力、物力和财力支持该项研究。

2. **历史性队列研究**　历史性队列研究完全依赖于暴露、疾病和生死状况完整真实的历史记录，因此足够数量的完整可靠的记录或档案材料是实施历史性队列研究最重要的前提；此外，也应考虑前瞻性队列研究中所考虑的上述六点，在条件具备的情况下，历史性队列研究备受关注。

3. **双向性队列研究**　当基本具备进行历史性队列研究的条件时，如果从暴露到现在的观察时间尚不能满足研究的要求，还需继续前瞻性观察一段时间，则选用双向性队列研究。

三、队列研究的设计实施

1. **选择研究现场和研究对象**　队列研究现场选择的基本要求包括：①研究对象数量足够；②当地配合程度高；③交通便利；④现场代表性好。研究对象的选择包括暴露人群和对照人群。根据研究的便利性和可能性，暴露人群通常有下列 4 种选择：职业人群、特殊暴露人群、一般人群和有组织的人群团体。对照人群选择的基本要求是尽可能保证其与暴露人群的可比性，即对照人群中除未暴露于所研究的因素外，其他各种影响因素或人群特征（年龄、性别等）都应尽可能与暴露人群相同或相近。注意：由于队列研究多是前瞻性的，随访过程中可能会出现失访，要求样本量计算时考虑失访率。

2. **收集资料与随访**　队列研究资料的收集主要包括基线资料的收集和随访资料的收集。基线资料的收集，指在确定研究对象后，详细收集每个研究对象在进入队列时详细的基本情况，包括暴露的资料（有无暴露及暴露程度）及个体的其他信息。而随访资料的收集，指对暴露人群与对照人群采用相同的随访方法（如面访、电话访谈等），坚持追踪到观察终止期，收集内容一般与基线资料内容一致（如持续收集暴露状况的资料，以便及时了解其变化），但随访收集的重点在于结局变量。

3. **分析资料数据**　由于可以实际计算发病率和死亡率，常用衡量关系强度的指标包括相对危险度（*RR*）和归因危险度（attributable risk，*AR*）等，*RR* 代表暴露者的疾病危险性为非暴露者的多少倍，而 *AR* 为暴露组发病率与对照组发病率相差的绝对值，表示危险特异归因于暴露因素的程度。

4. **解读分析结果**　队列研究同样在设计、实施和资料分析等各个环节都可能产生各种偏倚，最常见的类型为失访偏倚，因此结果解读时同样需要慎重。

四、常见的偏倚及其控制

（一）选择偏倚

如果研究人群在某些重要因素方面与一般人群或待研究的目标人群存在差异，即研究人群（样本）不是目标人群（总体）的一个无偏的代表，将会引起选择偏倚。在队列研究中，如果暴露组和非暴露组在某些影响研究结果的主要特征上不一致，就会产生选择偏倚。虽然在队列研究设计阶段会采取各种措施以保证暴露组和非暴露组的均衡性，但由于最初选定的研究对象有人不能参加了；进行历史性队列研究时，有些人的档案丢失或记录不全；研究对象为志愿者，他们往往是具有某些特征或习惯的；某些早期患者在研究开始时未能发现等；或暴露与疾病的定义不严格、执行不当等均可能造成研究对象的选择偏倚。

避免和减少选择偏倚的唯一方法是尽量提高研究对象的应答率和依从性；在进行历史性队列研究时，要求目标人群的档案资料齐全，丢失或不全的记录必须在一定的限度之内，否则应谨慎选用。

（二）失访偏倚

在研究过程中，某些选定的研究对象因为种种原因脱离了观察，研究者无法继续随访他们，这种现象叫失访，因此而造成对研究结果的影响称为失访偏倚。队列研究由于观察人数较多，观察时间长，失访是不可避免的，主要原因是研究对象迁移、外出、不愿再合作而退出或死于非终点疾病。失访产生的偏倚大小主要取决于失访率的大小和失访者的特征以及暴露组与非暴露组两组失访情况的差异，如果暴露组和非暴露组的失访人数相等，且各组中失访者和未失访者的发病率相同，则可以认为通过该研究获得的各组发病率可以反映该研究人群的实际情况，失访对研究结果无影响；如果暴露组失访者的发病率高于未失访者，则从继续观察者中获得的发病率要低于所有受试者的实际发病率，使暴露与结局的相关性被低估；如果暴露组失访者的发病率低于未失访者，则其偏倚效应相反。失访率一般不应超过 10%。

控制失访偏倚主要靠尽可能提高研究对象的依从性，在选择研究对象时选择那些符合条件且依从性好的研究对象。当失访率超过 10% 时，则应对失访可能造成的影响做进一步评估。首先，要比较两组失访率的差别及不同程度暴露组失访率的差别，比较失访者与未失访者基线调查时获得的某些基本特征有无差别，如果这两点差别不显著，则可认为失访是随机的，对于研究结果的影响可能不大，只是减少了样本量。还可以从各种途径了解失访者的最后结局，与被随访到的人群的结局进行比较，以推测失访的影响。应注意的是，上述方法仅是对失访者和未失访者间发病率差异的一种推测，而不是测量，控制失访偏倚的最好方法还是尽可能地减少失访，若失访率达到 20% 以上，则影响该研究结果的真实性。

（三）混杂偏倚

性别、年龄、工龄等均可能成为混杂因素，可用匹配法、分层分析与多因素分析消除混杂因素，也可通过计算标准化发病率与死亡率加以控制。

第三节　病例对照研究

一、概述

病例对照研究是一种由果及因的回顾性研究方式。它是先按疾病状态确定调查对象，分为病例和对照两组，然后利用已有的记录，用询问或填写调查表的方法，了解其既往（发病前）的暴露情况，并进行比较，推测疾病与暴露之间的联系。病例对照研究主要研究潜隐期长的罕见病，或容易漏诊、误诊疾病的危险因素，也适用于几种因素与一种疾病有关时，或多种因素之间有交互、协同、效应修正作用时。病例对照研究的特点包括：①在疾病（事件）发生后进行，已有一批可供选择的病例；②研究对象按疾病（事件）发生与否分成病例组与对照组；③调查的被研究因素或措施的暴露情况，由研究对象从现在对过去的回顾；④从因果关系的角度看，结果已经发生，由果推因；⑤仅能了解两组的暴露率或暴露水平，不能计算发病率。

二、主要研究类型

（一）病例与对照不匹配

在设计所规定的病例和对照人群中，分别抽取一定量的研究对象，一般对照数目应等于或多于病例人数，此外没有其他任何限制与规定。

（二）病例与对照匹配

匹配即要求对照在某些因素或特征上与病例保持一致，目的是对两组进行比较时排除匹配因素的干扰。如以年龄做匹配因素，在分析比较两组资料时，可免除由于两组年龄构成的差别对于疾病和因素的影响，从而更正确地说明所研究因素与疾病的关系。匹配分为频数匹配和个体匹配。

1. **频数匹配**　又称成组匹配，匹配的因素所占的比例在对照组与病例组一致。如病例组中男女各半，65 岁以上者占 1/3，则对照组中也如此。

2. **个体匹配**　以病例和对照的个体为单位进行匹配称为个体匹配。1∶1 匹配又称配对，1∶2、1∶3、…、1∶R（或 1∶M）匹配时，则称匹配。

在病例对照研究中采用匹配的目的，首先在于提高研究效率，表现为每一位研究对象提供的信息量增加；其次在于控制混杂因素的作用。因此，匹配的变量必须是已知的混杂因子，或有充分的理由怀疑为混杂因子的变量，否则不应匹配。应注意的是，匹配的同时也增加了选择对照的难度，而一旦某个因子再做匹配，不但使它与疾病的关系不能分析，而且使它与其他因子的交互作用也不能充分分析；把不必要的项目列入匹配，企图使病例与对照尽量一致，则可能徒然丢失信息，增加工作难度，结果反而降低了研究效率，这种情况称为配比过度，应注意避免。

（三）巢式病例对照研究

巢式病例对照研究又称套叠式病例对照研究或嵌入式病例对照研究，也称为队列内病例对照研究，是将队列研究与病例对照研究相结合的一种研究方法。首先进行队列研究，收集每个队列成员的暴露信息以及有关的混杂资料，确认随访期内发生的每个病例，然后以队列中的病例作为病例组，对照组来自同一个队列，进行病例对照研究。该方法的优点包括：①病例与对照的暴露资料均在发病或死亡之前获得，暴露与疾病的时间先后顺序清楚，且无回忆偏倚；②病例组与对照组可比性好；③因队列成员的暴露率较高，且队列成员接受暴露的开始时间相同，这样可提高统计效率和检验效率，而一般的病例对照研究仅取整个暴露期的一个横断面。

三、病例对照研究的设计实施

1. **选择研究对象** 具体包括病例组和对照组。病例组的选择原则是，所选病例应是所有病例的无偏代表，且必须具有统一、明确的诊断标准；病例来源包括新发病例、现患病例或死亡病例，最好选择前者。对照组的选择比较复杂，原则要求除了未患所研究疾病外其他条件尽可能与病例组相同；对照组来源包括病例所在医院的其他患者、病例所在地区的其他人群，分别对应称为以医院为基础的病例对照研究和以社区人群为基础的病例对照研究。注意选择研究对象应保证足够的数量，以保证研究结束时能出现统计学的差异。

2. **收集资料** 资料来源一般包括医院病历、登记报告资料、人口普查数据、职业史记录等，其中大部分是由调查员采用统一的调查表入户询问调查、信访或电话询问完成。注意调查病例和对照的项目、检查方法和标准应完全相同，调查员对两组调查应同样认真，且不宜提出倾向性问题。

3. **分析资料数据** 常用分析包括：①判断暴露与结局有无关联，可以利用卡方检验判断病例组和对照组中有某因素者分别占总例数的比例差异有无统计学意义，若差异有显著性，则表示疾病与某因素的关联并非偶然发生的；②评价暴露与结局关联强度的大小，病例对照研究适用的关联强度指标为比值比（odds ratio，OR），具体含义指暴露者的疾病危险性为非暴露者的多少倍。

4. **解读分析结果** 对于病例对照研究结果的解读，特别是当分析得到某因素与疾病存在关联的结论时，应考虑该结果到底由何种原因造成，因为病例对照研究是回顾性观察研究，容易产生偏倚，常见的偏倚包括选择偏倚、信息偏倚和混杂偏倚。

（1）选择偏倚：指由于选入的研究对象与未选入的研究对象在某些特征上存在差异而引起的系统误差，常发生于研究的设计阶段，如入院率偏倚、现患病例 - 新发病例偏倚等。

（2）信息偏倚：指在信息的收集整理过程中由于测量暴露与结局的方法存在缺陷而造成的系统误差，如回忆偏倚等。

（3）混杂偏倚：指潜在混杂因素在比较的人群组中分布不均衡，缩小或夸大研究因素与疾病之间真实联系的现象。在设计阶段利用限制、匹配、随机化方法，在分析阶段利用标准化、分层分析、多因素模型，可适当控制混杂偏倚。

传统的病例对照研究与队列研究的优缺点很大程度上是互补的，见表 2-1-2。近年来新开发的一些研究类型，分别从不同角度克服了病例对照研究的固有缺陷，如巢式病例对照研究不存在推论真实性差的问题，其关键在于资料的可获得性。病例对照研究是分析流行病学的重要工具之一，有着巨大的潜力及应用价值。

表 2-1-2　病例对照研究与队列研究的优点及局限性比较

研究项目	病例对照研究	队列研究
研究分组	按疾病结局的有无	按暴露因素的有无
研究方向	由果及因	由因及果
研究周期	较短	较长
研究效率	较高,省人、财、物,可一果多因	较低,耗人、财、物,可一因多果
资料分析	不能直接计算率和估计相对危险度	能直接计算率和估计相对危险度
主要偏倚	存在选择、回忆、混杂偏倚	存在失访、诊断、混杂偏倚
结果结论	控制偏倚后能进行因果推断	可直接进行因果推断
适用条件	罕见病,少发病	多发病
方法作用	探索和检验病因假说	检验病因假说

四、常见的偏倚及其控制

病例对照研究是回顾性的观察研究，较易产生偏倚，可通过严谨的设计和细致的分析识别、减少和控制偏倚。常见的偏倚有选择偏倚、信息偏倚和混杂偏倚。

1. **选择偏倚**　由于选择的研究对象不能代表总体人群而产生，最常见的选择偏倚是伯克森偏倚（Berkson's bias），又称入院率偏倚，这是由于选择医院的患者作为病例与对照，而这些患者可以因为种种原因造成入院率的差异，如高血压患者、肿瘤患者与阑尾炎患者的入院率显然各不相同，入院率的不同可造成偏倚。避免选择偏倚的主要方法是尽量合理地选择病例与对照，如果不能从整个总体人群中选择全部或绝大多数符合诊断标准的病例，就需尽可能地从各种各类医院中选取病例，并从多科室的多病种中选择对照。

2. 信息偏倚 主要有回忆偏倚，由于病例对照研究是回顾性调查，回忆偏倚难以避免，但有些方法可以在一定程度上减少回忆偏倚，如采用直接询问调查，对病例和对照均应使用同一问卷、同一询问调查员、同一询问方式、同一询问时长，最好采用盲法；选择起病不久的新病例作为调查对象可以减少回忆偏倚；调查药物服用史应使用药物图片辅助询问，最好有病史卡、服药记录等客观凭证来佐证患者的回答资料。

3. 混杂偏倚 混杂偏倚指外部变量全部地或部分地掩盖或夸大了所研究的暴露因素和研究结果间的真实联系，控制方法可考虑：①用匹配法进行研究，把混杂因素作为匹配因素；②分析时，用分层分析法，按混杂因素进行分层；③进行多因素分析。

第四节　治疗性研究

一、概述

1. 定义 治疗性研究是指在临床实践中以人为研究对象，应用医学科研的理论和方法，通过进行科学严谨的设计和精确的测量对所研究或选择治疗的效果进行客观的评价，以达到提高治愈率、降低病残率及病死率，提高生存质量，改善人体健康的目的。由此可见，临床治疗性研究与评价往往是通过临床试验完成的。

2. 特点 治疗性研究具有以下基本特点。

（1）属于前瞻性研究：即必须干预在前、效果在后，直接跟踪研究对象，这些受试者虽不一定从同一天开始，但必须从一个确定的起点开始跟踪。

（2）以患者为研究对象：常用于评价药物或治疗方法的效果。

（3）具有均衡可比的对照组：研究中的对象均来自同一总体的样本人群，其基本特征、自然暴露因素和预后因素应相似；严格的研究设计应采用随机方法把研究对象分配到试验组或对照组，以控制研究中的偏倚和混杂，如果条件受限不能采用随机分组方法，应使试验组和对照组的基本特征均衡可比。

（4）有干预措施：干预措施是研究者为了实现研究目的而施加于研究对象，可以是一种或多种干预处理，作为处理因素可以是预防某种疾病的疫苗、治疗某病的药物或干预的方法措施等，因此治疗性研究应注意医学伦理学问题。

二、治疗性研究的设计

适用于治疗性研究的设计方案首推随机对照试验（randomized controlled trial, RCT），其次为随机交叉试验、前后对照试验、前瞻性队列研究、非随机对照试验以及系列病例的疗效分析等；而 RCT 设计是被公认的治疗性研究试验设计的最佳选择。

（一）随机对照试验的定义

随机对照试验是在人群中进行的、前瞻性的、用于评估医学干预措施效果的实验性对照研究。它把研究对象随机分配到不同的比较组，每组施加不同的干预措施，通过适当时间的随访观察，比较组间重要临床结局发生频率的差别，以定量评估不同措施的作用或效果的差别。除对照和随机分组外，随机对照试验通常还会采用分组隐匿、安慰剂、盲法、提高依从性和随访率、使用维持原随机分组分析等降低偏倚的措施。随机对照试验是目前评估医学干预措施效果相对严谨、最可靠的科学方法。

（二）随机对照试验的基本原则

1. **对照组的设立**　通常情况下，用一种干预措施（可以是安慰治疗或无治疗）作为比较的标准或参照，接受该措施的研究对象则被称为对照组。理想的对照群组必须完全可比，也就是说除评估的干预措施外，在研究的自始至终，所有可能影响有关临床结局或疾病转归的因素在各比较组间均可比或无差别，从而在各组都不施加干预措施时，组间临床结局不存在差别；只有这样，在组间施加不同干预时，组间临床结局的差别才能归因于不同干预措施效果的差别。

设立对照组的方法有以下几种。

（1）标准疗法对照：是最常用的一种对照方式，是以常规或现行的最好疗法（药物或手术）作为对照，适用于已知有明确疗效的疾病；

（2）安慰剂对照：安慰剂通常用乳糖、淀粉、生理盐水等成分制成，不加任何有效成分，但外形、颜色、大小、味道与试验药物或制剂极为相近，在所研究的疾病尚无有效的防治药物或使用安慰剂后对研究对象的病情无影响时才使用；

（3）自身对照：即试验前后以同一人群作对比，如评价某预防规划实施效果，在试验前需要规定一个足够的观察期限，然后将预防规划实施前后人群的疾病和健康状况进行对比；

（4）交叉对照：即在试验过程中将研究对象随机分为两组，在第一阶段，一组人群给予干预措施，另一组人群为对照组，干预措施结束后，两组对换试验，这样，每个研究对象兼作试验组和对照组成员，但这种对照必须有一个前提，即第一阶段的干预一定不能对第二阶段的干预效应有影响，这在许多试验中难以保证，因此，这种对照的应用受到一定限制。

此外，尚有历史对照、空白对照等非均衡对照，由于这类对照缺乏可比性，除某种特殊情况外，一般不宜采用。

2. **随机化分组**　影响转归的因素在组间可比是准确估计和比较干预效果大小的前提。要获得组间的可比性，分组的程序必须与任何已知和未知的可能影响患者转归的因素无关，这种分组方式就是常说的随机分组。随机分组是获得组间可比性最可靠的方法，是随机对照试验的重要的科学基础之一，目的是使非研究因素在组间分布均衡，以减少偏倚。

常用的随机化分组的方法有以下 3 种。

（1）简单随机分组：可将研究对象按照个人为单位用掷硬币（正、反两面分别指定为试验组和对照组）、抽签、使用随机数字表，也可采用系统随机化法，即用现成的数据（如研究对象顺序号、身份证号、病历卡号、工号、学号等）交替随机分配到试验组和对照组中去。

（2）分层随机分组：按研究对象特征，即可能产生混杂作用的某些因素（如年龄、性别、病程、病情等）先进行分层，然后在每层内随机地把研究对象分配至试验组和对照组。

（3）整群随机分组：按社区或团体分配，即以家庭、学校、医院、村庄或居民区等为单位随机分组，这种方法比较方便，但必须保证两组资料的可比性。

3. 盲法原则　盲法是一种避免知晓研究对象获何种处理的策略，根据盲法的程度不同，一般可分为单盲（研究中只对研究对象设盲，即研究对象不知道自己是试验组还是对照组）、双盲（研究对象和给予干预或结局评估的研究人员均不了解试验分组情况，而是由研究设计者来安排和控制全部试验）、三盲（在双盲基础上对负责资料收集和分析的人员也设盲），其中应用较多的有单盲和双盲。

（1）单盲：这种盲法的优点是研究者可以更好地观察了解研究对象，在必要时可以及时恰当地处理研究对象可能发生的意外问题，使研究对象的安全得到保障；缺点是避免不了研究者方面带来的主观偏倚，易造成试验组和对照组的处理不均衡。

（2）双盲：双盲的优点是可以避免研究对象和研究者的主观因素所带来的偏倚，缺点是方法复杂，较难实行，且一旦出现意外，较难及时处理，因此，在试验设计阶段就应慎重考虑该方法是否可行，一般地，双盲法不适用于危重患者。

（3）三盲：三盲的优缺点基本同双盲，从理论上讲该方法更合理，但实际实施起来很困难。与盲法相对应的是非盲法，又称开放试验，即研究对象和研究者均知道试验组和对照组的分组情况，试验公开进行，多适用于有客观观察指标的临床试验，如关于外科手术、生活习惯改变（包括饮食、锻炼、吸烟等）的干预效果的观察，优点是易设计和实施，研究者了解分组情况，便于对研究对象及时处理，主要缺点是容易产生偏倚。

三、治疗性研究的实施

（一）研究对象的选择

根据研究目的确定研究对象，研究对象包括试验组和对照组。选择研究对象时应制定严格的入选标准和排除标准，以避免某些因素影响研究的真实效应或存在医学伦理问题。选择研究对象的主要原则有以下几点。

（1）选择对干预措施有效的人群：如对某疫苗预防某疾病的效果进行评价，应选择某病的易感人群为研究对象，要防止将患者或非易感者选入。

（2）研究对象要具有代表性：样本应具备总体的基本特征，如性别、年龄、疾病类型、病情轻重比例等均要能代表总体。

（3）选择预期结局事件发生率较高的人群：如评价疫苗预防传染病的效果，应选择在相应传染病高发区人群中进行。

（4）选择容易随访的人群：如可选择有组织的人群、离实验中心不太远的人群。

（5）选择干预措施对其有益或至少无害的人群：要充分估计干预措施可能产生的不良反应，若干预措施对其有害，一定不能作为研究对象，有些药物对某类人可能会产生严重不良反应，这些人也应予以排除。

（6）选择依从性好、乐于接受并坚持试验的人群：为防止和减少不依从者的出现，对研究对象要进行宣传教育，讲清试验目的、意义和依从性的重要性；要注意设计的合理性，试验期限不宜过长，要简化干预措施等，以便取得研究对象的支持与合作。

（二）干预措施的确定

干预措施应有科学的证据，要有临床前期的观察，证明该措施有效性和安全性，应具有一定的创新性且符合医学伦理；研究计划中研究者应针对干预的实施细节进行具体详尽的限定和描述，如药物的给药途径、给药时间、给药剂量和用药时间、停药时间、出现严重不良反应时的处理原则，以及其他注意事项；须说明措施的实施方法，实施应该有统一的标准。

（三）研究对象的随访

对所有的研究对象，不论是试验组或是对照组，都要同等地进行随访，并要求对所有的研究对象坚持随访到终止期，不可中途放弃或遗漏。随访时间的长短需要兼顾科学性和可行性原则，观察期过长会造成浪费，观察期过短则可能会使药物或措施导致假阴性效果。一般情况下，临床试验应该在预先计划的中止时间结束，但是如果中期分析发现试验组和对照组结局事件发生的频率已出现显著的差别，可以考虑提前结束试验；试验中出现严重的不良反应，也是提前中止试验的一个常见原因；相反，在研究计划的随访时间结束时，两组比较提示治疗可能优于对照，但又不足以作出肯定的结论，这时可以考虑适当地延长随访时间。总之，随访时间的长短与临床结局有密切关系，随访时间必须允许足够的临床结局出现。有学者认为，随访的失访率低于5%，偏倚的影响不会太严重，如失访率超过20%，将会严重影响研究的有效性和真实性；也有学者建议，失访率不应该超过结局事件的发生率；除了总体失访率外，还应注意不同组间失访情况的比较，如失访率，尤其是组间失访患者的可比性，如不同组间失访的原因是否不同；当失访与干预措施的有效性、不良反应有关时，可能会引入较严重的偏倚。

（四）疗效指标的选择

治疗性研究可能使用的结局有很多不同的特征和属性，在确定使用什么结局时，可以从以下几个方面进行分析。

（1）相关性：如血压是抗高血压药的相关指标，血脂则不是。

（2）特异性：如心血管病是抗高血压药的特异指标，全因死亡则不是。

（3）重要性：如对抗高血压药来说，心血管病事件比血压更重要。

（4）好处和害处：如抗高血压药降低血压是益处，而引起头晕则是害处，必须兼顾重要的益处和害处的指标。

（5）综合性：如死亡为单一指标，生命质量为综合指标，脑卒中康复治疗时，综合指标可能优于单一功能指标。

（6）病人相关性：如癌症治疗中患者可能认为生活质量比生存时间更重要。

（7）准确性：如有些仪器测量的客观变量优于患者自己报告的主观变量。

（8）时间性：对任何结局的测量必须有明确的时间范围，如3个月内几乎无法看出降血压治疗预防心血管病事件的作用。

（9）统计特征：如血压是连续变量，死亡为二分变量。

（10）敏感性：越容易测量出干预效果的指标敏感性就越高。一项临床试验不可能测量所有相关的结局，结局的确定和测量是研究成功的关键之一，研究者必须对干预措施在各种可能结局方面的作用进行分析，确定并测量相关、重要、敏感的结局。此外，结局指标的选择还必须兼顾可行性和伦理性要求。

四、治疗性研究应注意的问题

1. **伦理道德问题**　治疗性研究以人作为对象开展研究，因此在研究中必须遵循伦理道德，如果进行药物试验，药物须批准才可以开展临床试验，试验前还要向医学伦理委员会提交申请。

2. **可行性问题**　在正式试验前，尤其在大规模试验前，应先在小范围进行一次小规模人群的预试验，以评估设计理念和假设有无可行性，是否值得并可以做下去；此外，预试验可以先取得一些资料和数据，作为正式试验时修订试验设计的参考。

3. **随机化分组与均衡性问题**　在治疗性研究中，随机化分组很重要，但要注意的是，因为人群生物学和社会学特征的多样性，随机化只能较好地保证大样本研究分组的均衡性，对于小样本的研究，随机化并不能保证分组的均衡性。

第五节　真实世界研究

一、概述

1. **定义**　真实世界研究（real world study，RWS）是对临床常规产生的真实世界数据进行系统性收集并进行分析的研究。

2. **真实世界研究的思路与流程** RWS 的开展须从临床问题的确定、现有数据情况的评估切入，采用既往回顾性数据或是前瞻性采集数据，进一步到研究设计的选择以及统计分析方法的确定、数据的管理、统计分析、结果解读和评价，以及根据需求判断是否加入事后分析（post hoc analysis）等步骤（图 2-1-3）。由于 RWS 可能存在一些内在的偏倚，这些偏倚可能限制了真实世界数据在因果关系上的推理和解读。因此，为了减少潜在的偏倚，需要谨慎而周密的研究设计，并且应该确定研究问题后尽早开始制定研究方案和统计分析计划。

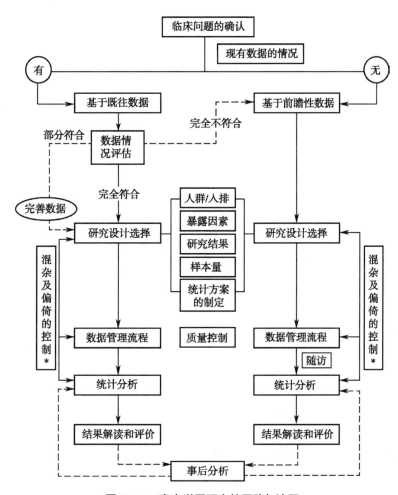

图 2-1-3 真实世界研究的思路与流程

注：*偏倚的控制在整个研究过程中都需要时刻关注，无论是基于既往数据还是前瞻性数据，从研究设计的选择，研究管理流程直到统计分析。

二、临床问题的确定和研究设计的常见类型

1. **临床问题的确定** RWS 通常会围绕着病因、诊断、治疗、预后及临床预测等相关

的研究问题展开。病因研究主要是研究危险因素与疾病之间的关系，并研究引起人体发病的机制，如研究幽门螺杆菌感染与十二指肠溃疡的关系。诊断研究主要是研究某类新方法对特定疾病诊断的准确度研究，以判断新诊断方法的临床价值。治疗性研究主要是研究某类治疗方案对特定疾病的疗效及副作用研究，主要包括两方面：①治疗方案对特定疾病的疗效研究；②治疗方案的不良反应研究。预后研究是对疾病发展的不同结局的可能性预测以及与影响其预后的因素研究，主要包括三大类：①对疾病的预后状况进行客观描述；②对影响预后的因素进行研究；③对健康相关生活质量的研究。临床预测研究则是寻找出最佳的对疾病诊断或疾病转归的预测指标或症状等，主要包括诊断预测研究和预后预测研究。除上述研究外，RWS 也会涉及药物经济学研究等其他研究类型。

2. **研究设计的常见类型** RWS 包括观察性研究和实验性研究。其中观察性研究进一步分为描述性研究（病例个案报告、单纯病例研究、横断面研究）和分析性研究 [（巢式）病例对照研究、队列研究]，实验性研究即实效性随机对照试验。除此以外，一些新型的研究设计如病例交叉设计和序贯设计等也被用在基于现有数据的研究中。常见研究类型对应的临床应用场景及优劣势比较见表 2-1-3。

表 2-1-3　真实世界研究常见研究类型的优劣势比较

研究设计	拟解决的研究问题	常见临床场景	优势	劣势
病例对照研究	疾病相关的影响因素研究	影响疾病发病和预后因素的分析预测研究	省时，省成本，适合研究罕见病，适合研究多个因素与一种疾病的关联	因果时序是由果及因，检验病因假说的能力较队列研究弱。存在混杂和偏倚，包括①选择偏倚：如不恰当地选择对照，病例与对照来自不同人群；②信息偏倚：如暴露信息不准确；③回忆偏倚：如研究者引入的偏倚
横断面研究	疾病的分布状态(流行率)、影响因素	疾病的发病、患病或死亡率相关调查 疾病(或并发症)和影响因素的关联分析	省时、省成本	只能了解疾病的流行影响因素；判断因果关系的证据等级不高
单纯病例研究	罕见病的研究、基因环境交互作用的研究	某疾病的分子标记物分析中的组织样本的收集、特殊疾病队列	适于医院开展研究，特别适合肿瘤及罕见病的研究；在检测基因与环境交互作用时，可信区间更窄；因无对照组，从而避免了对照选择所引起的偏倚；省时、省成本	无对照组；所研究疾病的患病率不宜超过 5%；除了可出现病例对照研究的病例选择所引起的常见偏倚外，还存在不同亚人群暴露率和基因频率不一致所引起的偏倚

研究设计	拟解决的研究问题	常见临床场景	优势	劣势
历史性队列研究	病因研究、预后研究、治疗性研究	临床治疗和疗效/结局的生存分析、预测研究	可以直接获得发病率、直接估计相对危险度;因果时序合理,检验病因假说的能力较强;了解疾病的自然史获得一种暴露与多种疾病结局的关系,相比前瞻性队列研究,省时省成本	不适于发病率很低的疾病的病因研究;数据和信息的缺失;偏倚和混杂;矛盾数据需要特别注意和处理
前瞻性队列研究	病因研究、预后研究、治疗性研究	检验病因假设、临床治疗和疗效/结局的生存分析	因果时序合理,检验病因假说的能力较强;了解疾病的自然史;获得一种暴露与多种疾病结局的关系;所收集的资料相对完整可靠,一般不存在回忆偏倚	不适于发病率很低的疾病的病因研究;要求随访观察,时间周期长失访难以避免;随着时间推移,未知的变量引入人群可能导致结局受影响;研究的设计要求高,实施难度大、费用高
实效性随机对照试验	预后研究、治疗性研究	临床疗效/结局(如心肌梗死、生存质量、死亡、成本等)以及安全性的评价、成本-效果分析等卫生经济学评价	可在不同等级的医疗机构开展研究,真实世界患者(异质性相对较大、限制相对少)相对灵活可变(可调整方案),更符合日常医疗实际;外部可推性较好,可以通过随机分组平衡组间已知和未知的预后因素,最大限度提高组间的可比性,从而增强论证强度	样本量通常较大,其他和前瞻性队列研究相似

3. **真实世界研究与随机对照试验**　RWS 是对临床常规产生的真实世界数据进行系统性收集并进行分析的研究, 与 RCT 是互补的关系, 并不对立。RWS 和 RCT 一样, 都需要科学合理的研究设计、研究方案以及统计计划。另外判断 RWS 和 RCT 的标准不是实验设计和研究方法, 而是研究实施的场景。RWS 数据源自医疗机构、家庭和社区等, 而非存在诸多严格限制的理想环境。RWS 和 RCT 相比, 各具特点, 见表 2-1-4。

表 2-1-4　随机对照试验与真实世界研究区别

特点	随机对照试验	真实世界研究
研究目的	以效力(efficacy)研究为主	研究目的多样,包括效果(effectiveness)研究
研究人群	理想世界人群、严格的入排标准	真实世界人群,较为宽泛的入排标准
样本量	根据统计学公式推算获得,样本量较少	根据真实数据环境或统计学公式推算获得,样本量可大可小

续表

特点	随机对照试验	真实世界研究
研究时间	较短(多以评估结局指标为终点)	短期或者长期(以获得所有治疗以及长期临床结局为终点)
研究结果	内部有效性高	外部可推性强
研究设计	随机对照;前瞻性研究	随机或非随机抽样,也可观察;可前瞻,也可回顾
研究实施场景	理想世界:高度标准化的环境	真实世界:医疗机构、社区、家庭
数据	标准化,收集过程较严格规范	来源多样,异质性高

三、常见的偏倚及其控制

(一)选择偏倚的控制

选择偏倚是在 RWS 中比较常见的偏倚,大多数情况下可以通过科研设计来减少或者消除,如采用匹配或者随机的方法。对于选择偏倚需采取的控制方法如下。

1. **严格掌握研究对象的纳入或排除标准** 未患有与研究因素有关的其他疾病,如研究吸烟和肺癌的关系,那么就要将慢性阻塞性肺疾病(chronic obstructive pulmonary disease,COPD)患者从研究人群中排除;在某些方面与病例组可比,如对照组和病例组在基线信息上尽量可比,如年龄、性别、病情严重程度、经济状况等。

2. **尽可能提高应答率** 提高应答率从而减少失访率,并对失访的患者进行评价。

3. **尽可能采用多组对照** 理想的是以人群中全体病例和非病例(或有代表性的样本)作为研究对象,如以医院病例为研究对象,宜在多个医院选择对象,且最好有两个对照组,其中一个对照组来自社区一般人群;在队列研究中,最好也应设多种对照,以减少选择偏倚对结果的影响。

PRCT 的设计也可以视为控制选择偏倚的一种手段,通过随机分组平衡组间已知和未知的预后因素,最大限度提高组间的可比性,将偏倚最小化,从而增强论证强度。后续的随访过程遵从观察性研究的原则,即研究在常规临床实践下进行,尽可能减少对常规治疗的干预,反映真实临床实践中的情况。

(二)信息偏倚的控制

信息偏倚主要来自资料收集和解释过程中的错误信息,如问卷、生物标本、数据管理、设计与分析的问题等。而产生这些不正确信息的原因可能是研究对象本身的记忆误差,也可能是研究者的态度或方法不当。更重要的是,在研究设计过程中,对调查表设计、指标设立和检测方法的选择缺乏科学性和合理性,因此要在研究的不同阶段控制和消除影响信息准确性的各种因素。

1. **研究设计阶段** 在研究设计中对暴露因素必须有严格、客观的定义,并力求指标定量化。要有统一、明确的疾病诊断标准，调查表的问题应易于理解和回答。调查前应开展预调查，充分估计调查实施过程中可能遇到的问题以及各调查项目的可行性。研究对象应清楚地了解研究的目的、意义和要求，以获取其配合和支持。调查员需经过严格培训，能正确理解调查的意义、方法和内容，能严谨客观地从事资料收集工作。研究者应定期检查资料的质量，并设立质量控制程序。

2. **资料收集阶段**　信息偏倚与调查对象的记忆程度有关。在研究中，可对同一内容以不同的形式重复询问，以帮助调查对象回忆并检验其应答的可信性，为了避免主观诱导对象，除了严格培训调查员外，在临床试验和某些现场研究中，应尽可能采用"盲法"，以消除主观因素对研究结果的影响。但在采用"盲法"的同时，需考虑其伦理学可行性。研究中的各种测量仪器、试剂和方法均应标准化，检测方法要统一，由专人测定。

对于信息偏倚，除了在方法学上消除其来源外，对其所致的错误的分类信息，可进一步在资料分析过程中加以测量、校正，并进行相应的灵敏度分析。

（三）混杂的控制

混杂是一类在 RWS 中值得全程关注却又无法完全避免和控制的因素，只能尽可能地识别和控制以减小混杂对结果的影响。对于混杂的常用控制方法有以下几种。

1. **限制**　研究设计开始阶段，针对某些可能的混杂因素，对研究对象的纳入标准加以限制是常用的控制混杂的方法。然而，这样会使得研究对象减少。其优点在于筛选了大量个体，只选择其中一部分，增加了研究对象的同质性，提高了研究的内部有效性，但缺点是降低了研究效率，可能会影响结果的外推，而限制范围如果太宽或不当又可能有残余混杂。

2. **匹配**　队列研究中，匹配是暴露者与非暴露者针对某因素进行匹配，一旦匹配，原则上即可完全控制匹配因素引起的混杂，不必在统计分析阶段进一步控制；而病例对照研究中，匹配后还需要按照匹配因素进行分层分析，这是控制混杂的必要条件，并且，匹配并非直接控制混杂，而是提高了控制混杂的效率；值得注意的是要防止匹配过度。

3. **分层分析**　目的在于估计和控制混杂因素的影响，评估和描述效应修正因子不同水平分层中的研究结果，方法是将研究资料按照混杂因素来进行分层。分层分析的缺点在于：一次只能分析一种暴露与疾病的关联；连续性变量转变为离散性变量，一定程度的信息丢失，可能造成残余混杂；需要控制的混杂较多时，分层则不是最明智的选择。

4. **多因素分析**　将多个可能的混杂因素变量引入分析模型，可以是多元线性模型、Logistic 回归、Cox 比例风险模型、因子分析等，要点在于在设计阶段和数据采集阶段将可能的混杂因素收集，以便后续纳入分析，有效地控制混杂。

5. **倾向性评分**　为了同时控制多种不同混杂因素在两组人群分布中的不平衡，可以采用使用倾向性评分的方法。倾向性评分是指在一定协变量条件下，一个观察对象可能接受某种处理（或暴露）因素的可能性。当研究涉及的混杂因素过多时，如 20～30 个，进行匹配则变得不现实，严重影响了样本量。但是，如果将所有混杂因素都输入统计模型，由于共线性等问题，统计模型无法正常估计效应。在观察性研究中，通过对倾向性评分的分层分析、匹配、回归分析、权重等方法，以期达到控制混杂的目的。

四、真实世界研究的证据等级评价

对 RWS 的证据等级评价应该依据选取的研究设计与研究问题之间的相关性、研究质量控制程度，以及选取的研究数据的可靠性进行评价。依据循证医学金字塔证据分级方法，将常见的 RWS 类型按照证据等级由低到高进行排序，分别为单纯病例研究、横断面研究、病例对照研究、历史性队列研究、前瞻性队列研究、实用性临床研究；同时建议研究者参照影响证据等级的关键因素来客观评估真实世界证据的证据级别，见表 2-1-5。

表 2-1-5　提高真实世界研究证据等级的关键因素

序号	关键因素
1	有效数据的样本量足够
2	前瞻性设计,治疗/暴露因素和健康结局时间跨度合理
3	研究人群的选择具有代表性
4	有明确合理的纳入及排除标准,保证研究的内部有效性
5	对治疗/暴露因素、健康结局和主要混杂因素评估准确
6	控制和分析偏倚、混杂因素和数据缺失
7	数据收集的完整性高
8	数据来源可靠、准确
9	有清晰的质量控制
10	随访成功率高,对不完整数据或失访病例进行评估(针对前瞻性研究)
11	使用统计学分析方法恰当
12	对结果的分析客观可靠
13	研究结论与研究问题相关性高
14	横向比较既往同类研究
15	研究结果得到既往作用机制和动物实验等证据支持
16	罕见疾病研究(针对单纯病例研究)

第六节 诊断试验

一、概述

在临床工作中，医生要根据就诊患者的临床症状、体征、实验室化验和影像学检查结果等资料，对疾病作出临床诊断。如果前来就诊的患者确实患有某种疾病，医生所用的诊断方法能正确诊断出来的可能性有多大；如果前来就诊的患者确实未患某种疾病，医生所用的诊断方法能正确排除的可能性有多大，要解决这些问题就要进行诊断试验的评价。在应用某一诊断方法之前应对其进行诊断试验并对其试验的结果进行评价，这不但能提高临床诊断的效率和水平，对疾病的准确、合理的临床治疗也能提供有力的依据。

二、诊断试验评价的原理及常用评价指标

（一）诊断试验评价的原理

当评价一种诊断性试验方法时，要对参加试验的对象同时应用金标准方法和诊断性试验方法进行检查或测验。如果诊断性试验所得的结果与金标准试验所得结果符合程度越高，这个诊断性试验的诊断价值就越高，反之亦然。用金标准进行检查或检验后，可将试验对象分为两组，即金标准确诊的患某病组及金标准排除的未患某病组；诊断性试验结果用阳性表示患病，阴性表示未患病。用诊断性试验进行的诊断试验所得出的患病与未患病的结果与金标准方法所得出患病与未患病的结果不完全相同。诊断试验结果与金标准诊断结果的关系，见表 2-1-6。

表 2-1-6 诊断试验结果与金标准诊断结果的关系

诊断试验结果	金标准		总计
	患病	未患病	
阳性	真阳性 a	假阳性 b	$a+b$
阴性	假阴性 c	真阴性 d	$c+d$
合计	$a+c$	$b+d$	$N=a+b+c+d$

（二）诊断试验常用评价指标

1. **真阳性** 指用金标准方法确诊患某病，并且通过诊断性试验亦判定为阳性者。
2. **假阳性** 指用金标准方法确诊未患某病，而用诊断性试验却判定为阳性者。
3. **假阴性** 指用金标准方法确诊患某病，而用诊断性试验却判定为阴性者。
4. **真阴性** 指用金标准方法已确诊未患某病，而用诊断性试验也判定为阴性者。

5. **灵敏度和漏诊率**　灵敏度也称真阳性率，表示用金标准方法已确诊患某病的试验对象中，用诊断性试验方法判定为阳性部分所占的比例，即灵敏度是指实际患病的患者被正确诊断的可能性，灵敏度 $=a/(a+c)$；漏诊率也称假阴性率，表示在金标准方法已确诊患某病组中，诊断性试验方法将其错判为阴性的比例，漏诊率 $=c/(a+c)$；两者关系是：漏诊率 $=1-$ 灵敏度，即灵敏度愈高，则漏诊率愈低，试验阴性时的结果更为可靠，有助于排除诊断，当因漏诊会造成不良后果时应选择灵敏度高的试验方法。

6. **特异度与误诊率**　特异度也称真阴性率，表示用金标准方法确诊的未患某病组中，用诊断性试验方法判定为阴性的部分所占的比例，即特异度是指实际未患病的患者被正确判断为非患者的可能性，特异度 $=d/(b+d)$；误诊率也称假阳性率，表示用金标准方法已确诊未患某病组中，用诊断性试验方法将其错判为阳性的比例，误诊率 $=b/(b+d)$；两者关系是：误诊率 $=1-$ 特异度，即特异度愈高，则误诊率愈低，试验阳性时的结果更为可靠，有助于肯定诊断，对于某些预后不良、治疗本身会给患者造成危害的疾病，且假阳性结果会给患者带来较大风险及较大的医疗支出时应选择特异度高的试验。

7. **准确度**　准确度又称符合率，指诊断性试验所得的全部真阳性者和真阴性者占整个试验对象的百分率，反映了诊断试验结果与金标准试验结果符合或一致的程度，准确度 $=(a+d)/(a+b+c+d)$；准确度越高，诊断试验的漏诊和误诊比例越低。

8. **预测值**　一旦得到诊断性试验的阳性或阴性结果，借以判断受试者是否患病，则与诊断性试验的预测值有关。这种根据诊断性试验的结果来判断受试者的患病概率称为预测值，预测值也称验后概率。预测值分为阳性预测值（positive predictive value，PPV）和阴性预测值（negative predictive value，NPV）。阳性预测值是在诊断试验结果阳性的受试者中，金标准诊断证实患病的病例（真阳性）所占的比例，对于一项诊断性试验来说，这个值越大越好，阳性预测值 $=a/(a+b)$。阴性预测值是诊断试验结果为阴性的受试者中，金标准诊断证实未患病的受试者（真阴性）所占的比例，该值也是越大越好，阴性预测值 $=d/(c+d)$。

9. **患病率**　患病率也称验前概率，指试验对象中患某病的概率，即经金标准方法确诊患某病的病例数占接受金标准方法检验或检查对象总数的百分率，患病率 $=(a+c)/(a+b+c+d)$。

10. **似然比**　表示一个诊断试验结果出现在患病受试者和出现在未患病受试者的比值大小，代表了一个诊断性试验区分患病和未患病的能力大小。似然比分为阳性似然比和阴性似然比。阳性似然比为出现在金标准确定患病的受试者阳性试验结果与出现在未患病受试者阳性试验结果的比值大小或倍数，即真阳性率和假阳性率的比值，这个比值越大说明该诊断试验方法越好，阳性似然比 $=[a\div(a+c)]/[b\div(b+d)]$；阴性似然比为出现在金标准确定的患病的受试者阴性试验结果与出现在未患病的受试者阴性试验结果的比值，即假阴性率和真阴性率的比值，这个比值越小说明该诊断试验方法越好，阴性似然比 $=[c\div(a+c)]/[d\div(b+d)]$。

11. **约登指数**　又称正确诊断指数，指敏感度与特异度之和减 1（100%），该值越接近 100% 就越理想。它可用于两种诊断方法的比较。约登指数 =（敏感度 + 特异度）−100% 或 100% −（假阳性率 + 假阴性率）。

三、诊断试验评价的设计原则

（一）确定合适的金标准

确定合适的金标准是进行诊断试验的前提，如果金标准的选择不当，就会造成对受试者诊断分类上的错误，使整个试验的评价失去准确性的基础，因此金标准的选择至关重要，所选的金标准既要准确，又要可行。临床常用的金标准包括组织病理学检查、外科手术所见、特殊的影像学检查、病因学诊断方法，以及因缺乏特异性诊断方法而采用的医学权威机构颁发的或临床医学共同制定的公认诊断。

（二）选择合适的试验对象

研究对象应为临床某病的疑似病例；病例组应包括所研究疾病的各临床类型，如轻中重型、典型与非典型、病程长短等，以使病例组对该病患者群体有较好的代表性；在未患该病的对照组中，应纳入与病例组有相似临床表现的其他临床易混淆的疾病患者，以利于测试诊断试验的鉴别诊断能力。

（三）进行可靠性试验即预试验

在进行正式诊断试验之前，应在不同的时间或由不同的观察者重复进行该试验，检验新试验在观察者内部或观察者之间的变异情况，如计算变异系数和一致率等。如果观察者内部或观察者之间的变异系数较小或检测结果的一致率较高，则表明该诊断试验方法的可靠性较好。在正式试验前，还应检查试验条件、仪器、试剂等是否符合标准，还应制定相应的质量控制措施，对观察者要进行严格的培训，只有达到设计的要求时，才能正式开展诊断性试验的研究。

（四）盲法判定试验结果

观察者应采取盲法判断诊断试验结果，要在不知道金标准诊断结果的情况下观察结果，以避免过高或过低估计诊断试验与金标准的符合程度，避免观察者偏倚。

（五）确定诊断试验的阈值

许多诊断试验尤其是实验室诊断多为连续性的生化指标，对于这种连续变量需要选择一个区分正常与异常的诊断临界值，在诊断试验中经常用到的确定界值的方法有下列几种。

1. **均数加减标准差法**　对于正态或接近正态分布数据确定正常和异常的界限时，正常值范围常用均数 ±2 个标准差（SD）表示。这样 95% 测量值均在正常范围内，两端各

2.5% 的测量值被定为"异常"。对某些指标，只有过高或过低为异常时，则其单侧 5% 被定义为"异常"。

2. **百分位数法** 适用于偏态分布或分布类型尚不能确定的数据，将观察值从小到大排列，累积计数次序，通常确定为百分范围在 2.5% ~ 97.5% 的测定值为参考值，对于单侧指标可以确定第 5 百分位数或第 95 百分位数为参考值。

3. **从临床治疗出发制定的参考值** 许多生理和生化指标达到或超出一定的范围即可能导致有严重后果的疾病发生。因而需要治疗使之维持在一个安全的范围内。这在临床上称为某项指标的危险水平，需要流行病学研究来确定；如舒张压 <90mmHg 为安全界限，高于安全界限的患者发生脑血管疾病意外的风险明显增加。这个参考值的确定是基于长期的临床观察和流行病学研究得出的，对指导临床治疗有很大的实用价值。

4. **ROC 曲线法** ROC 曲线也称为受试者工作特征曲线（receiver operating characteristic curve），诊断性试验用计量资料表达结果时，将测量值按大小顺序排列，并将诊断试验的连续变量设定出多个不同的临界值，从而计算出一系列的灵敏度 / 特异度对子，再以灵敏度为纵坐标、1- 特异度（误诊率）为横坐标绘制出曲线，即为 ROC 曲线。ROC 曲线的优点是简单、图形化、能直观地表示灵敏度和特异度，ROC 曲线可用来决定最佳临界点以及比较两种或两种以上诊断试验的价值；在 ROC 曲线上，距坐标图左上角最近的一点，即为正常值的最佳临界值，用该点数值区分正常与异常，其灵敏度及特异度之和最大，而误诊及漏诊例数之和最小，应用 ROC 曲线确定诊断试验的阈值对临床医生做出合理选择很有帮助；ROC 曲线下面积（area under curve，AUC）反映了诊断试验的诊断价值，面积越大准确性越高；一般来说，AUC < 0.5 说明该试验无诊断价值，当 $0.5 \leqslant$ AUC < 0.7 说明该试验准确性较低，$0.7 \leqslant$ AUC < 0.9 说明该试验准确性较高，AUC 越接近 1，说明该试验准确性越高，这对两个及以上诊断试验的比较很有意义。

四、提高诊断试验效率的方法

（一）增加验前概率

预测值的大小受诊断试验灵敏度、特异度及待诊断疾病患病率（先验概率）的影响，但当灵敏度和特异度不变时，主要受患病率影响。诊断试验的灵敏度、特异度是相对稳定的指标。在临床上，患病概率为 50% 左右时，最需要应用诊断试验以达到确诊或排除诊断的目的。在这种情况下进行诊断试验，诊断效能较高。

（二）联合试验

为了提高临床诊断效率，根据诊断的客观需要及可能性，可采用联合诊断试验方法。联合诊断试验有两种方法，即平行试验和序列试验。

1. **平行试验** 也称为并联试验，是指同时进行几种目的相同的诊断试验，只要有一种试验的结果为阳性，即可判断为患者。联合应用多项试验可以提高诊断的灵敏度，减少漏诊病例；却使特异度及阳性预测值降低，增加误诊病例。临床应用平行试验是在缺乏灵敏度高的诊断性试验，而漏诊会导致患者产生严重后果时采用，故对所诊断的病例，应认真作好鉴别诊断，尽量减少病例的误诊。平行试验也可用于群体的筛查试验，以便增加筛查的阳性率。

2. **序列试验**　也称为串联试验，是指按顺序进行检验，当全部检验结果均为阳性时，才确定为真阳性的情况。序列试验增加了特异度和阳性预测值，但降低了灵敏度和阴性预测值，即减少误诊是以牺牲可能增加的漏诊为代价，因此，序列试验适于单一的诊断试验并不具有非常高特异度的情况。

第七节　老年人群流行病学研究设计的注意事项

尽管各种流行病学研究方法的基本原理不会因为研究对象的不同而改变，但不容忽视的是，随着研究对象的改变，各种研究方法的设计、实施、分析和解释均会有各自特殊的注意事项。对于以老年人为研究对象的研究，需要特别注意的事项如表 2-1-7 所示。

新兴的比较效果研究在一定程度上克服了传统 RCT 研究纳入排除标准过于严格的局限，在真实世界人群中探讨不同治疗方案对于不同共患病组合老年人的治疗效果，为相关干预研究的发展提供了契机。当然，真实世界人群中探讨上述问题，还需要大规模人群数据的支持，如医保数据、医院病案资料、保险公司数据、大规模人群调查数据等。相信随着人们对问题关注度的增加，相关研究也会越来越多。

表 2-1-7　老年人群流行病学研究设计的注意事项

研究阶段	具体步骤	注意事项
对象选择	人群选择	1. 以人群为基础的研究,不要遗漏或剔除集中居住(如养老院、老年医院)的老年人,否则会导致老年人中常见病患病率(如大小便失禁、痴呆等)被低估;相反地,如果仅调查某些集中居住的老年人,则会导致高估 2. 以人群为基础的研究,开展非常困难。原因有三:首先,知情同意方面,居住于养老院的老年人,只有先得到养老院负责人的知情同意,才有可能进入养老院得到老年人的知情同意;后两条与老年人群认知受损比例较高有关,其一,无论研究目的为何,都需系统评价老年人的认知状况;其二,由于老年人提供信息可靠性较差,必须再经相关知情人(熟知老年人者)交叉核证,致使调查对象的数量翻倍。三者均导致研究成本增加 3. 注意经济水平较高的老年人倾向于享受条件较好的住所,因此这些地区的研究不能代表全国水平,而是倾向于身体状况更为健康

研究阶段	具体步骤	注意事项
对象选择	纳入排除标准	现场调查或者随机对照试验(尤其肿瘤方面)中,常以 60 岁(65 岁或 75 岁)的年龄界限将老年人剔除。该做法本身出发点合理:①老年人身体虚弱,容易产生不良反应,尤其若所研究药物与老年人所接受的其他治疗相互作用时,极易出现多种并发症;②很多老年人患有阿尔茨海默病,妨碍了知情同意。但尽管如此,现有将老年人剔除后的研究结果无法直接推广到老年人群体中,导致对应临床证据缺乏
	抽样方式	目前可能年龄特别大的老年人数量比例相对较少,且随着年龄增加,性别构成愈加不均衡。因此,简单随机抽样可能会导致抽取到的年龄特别大的老年个体较少,且其中抽到的老年男性概率更低。建议分年龄、性别各层内随机抽样,保证每层所抽取样本量相等,后续分析采用整合每层权重的特殊统计方法处理即可
	样本量计算	1. 样本量计算需提前知道一些参数(期望率、期望均值和方差),具体可通过文献、预实验和合理假设得到。注意:若利用从年轻人研究中所得参数时,由于许多临床和生化参数的方差随年龄而增加,因此需要将其适当增大后再使用(使样本量更大) 2. 多变量分析时,模型中每纳入一个自变量,样本量至少需增加 10 例。注意结局为二分类变量时,如采用 Logistic 或 Cox 回归时,该原则具体针对人群率最低的结局进行要求,如假设调查对象有 1 000 人,阿尔茨海默病的患病率为 20%,则可同时研究的变量个数最多为 20 个(20%×1 000/10=20) 3. 最终调查样本量的确定,需要综合考虑调查对象的参与率、失访率和死亡风险,假设利用常规公式计算的样本量为 N_{Power},最终研究调查所需样本量为 N_{Final},则其计算公式为:$N_{Final}=N_{Power}×(1+$死亡率 $+$ 不应答率 $+$ 失访率$)$ 4. 有些时候,老年人会死于被纳入研究至研究者联系调查之间的时间段里,实际实施时,应尽量避免这种情况,尽可能缩短上述间隔
资料收集	结局定义	某些老年疾病由于无明确的临床或流行病学诊断标准,导致结局判断较为混乱,如 Erkinjuntti 等研究发现,不同研究报道的阿尔茨海默病患病率从 3% ～ 30%,范围较大,原因即在于此。金标准的缺乏,造成错分偏倚,使研究复杂化
	连续性变量	资料收集时,所有连续性变量建议尽量收集具体数值,而不要以选择题形式调查分段归属(如年龄段),事后若想得到分组信息,可根据具体数值再行分组
	老年人共患病情况	老年人慢性病患病率非常高,且近年呈增加趋势。美国国家健康与营养调查(NHANES)数据显示,65 岁以上的老年人中,男性和女性患有多种或一种慢性病(支气管炎、糖尿病、冠心病、脑血管事件、慢性下呼吸道疾病)的比例分别为 67.4%、74.6%。该特点导致:①准确定义研究人群,需收集较多参数,增加研究成本;老年人的综合评价需纳入临床、营养、认知 / 情绪、个体功能和社会等多方面内容,建议使用老年综合评估(CGA)或由 CGA 推导得到的多维预测指数;②多种并发症导致每种病症的症状均不典型,增加了临床诊断难度,也对调查员提出了较高要求。但随着遗传流行病和分子流行病的发展,采用标志物检测可一定程度上弥补上述局限

研究阶段	具体步骤	注意事项
资料收集	老年人功能状态	开展面向老年人的调查,需要老年人保持良好的功能状态。老年人功能状态评价,常用评价量表包括 Katz 日常活动量表(ADL)、Barthel 指数或功能独立性评定量表(functional independence measure)。采用老年人自我评估的调查方式可能会存在高估情况,当质疑所收集信息时,建议以知情人所提供信息为主,或采用直接观察法(医院或养老院更容易实施)由调查员加以判断,以提高数据质量。注意如涉及多位评估者时,需评价各位评估者之间的一致性
	现场实施	1. 老年人由于感觉受损,获得知情同意更加困难 2. 老年人耳聋会降低口头交流的质量,尤其当采用电话调查时 3. 老年人视力受损会影响阅读,因此任何纸质文字都需书写简洁易懂,同时印刷字体要足够大 4. 对于认知受损的老年人,除获取调查对象本人的知情同意外,还必须获得监护人或其他法定代理人的知情同意。较为理想的解决办法是在老年人认知完好时(未出现痴呆时)纳入研究随访观察。注意仅仅获取亲属或其他代理人的知情同意,伦理委员会一般认为并不充分 5. 对于行动能力受限的老年人,为增加其参与率,建议采用入户调查 6. 注意在调查过程中一些老年人很容易疲劳或厌倦,注意力在访谈中会逐渐减弱,导致调查员面临想获取尽可能多的信息与尽可能精简问卷长度的矛盾。为此,建议将调查内容分为两次或多次,但这需要调查员数量充足,无疑增加研究成本 7. 注意在调查过程中一些老年人,即便先前已完成知情同意,但后续很可能忘记。因此,知情同意一定要书面签署,且建议正式访谈之前的一小段时间内,电话提醒并预约老年人时间。同时,入户调查时,调查员需携带官方许可文件及身份证明材料 8. 回顾性研究中,由于随年龄增加易出现记忆受损、痴呆等病症,因此需注意调查资料的可靠性。提高方法有两种:结合相关记录文件,借助熟知老年人的知情人所提供的信息交叉核证。两种方法均会增加项目预算 9. 干预性研究,尤其在 RCT 实验中,当以老年人作为研究对象时,要更为谨慎地监测副作用
数据分析	统计方面	1. 统计分析时,必须调整年龄、性别,因为老年群体中,不同性别的人口学分布非常不对称 2. 当患病率比较高时,Logistic 回归计算的 OR 不等于 RR,而是高于真实的 RR,老年人中很多病症的患病率都非常高(如骨关节炎、功能受损、痴呆、跌落等)
结果解读	结果解读	1. 结果解读时,除要考虑上述所有注意事项外,还要考虑队列效应、时代效应和直接与年龄相关的效应(三者本身也密切相关),具体可适当对比不同时代的队列人群 2. 研究结果的直接外推性较差,因为每一个老年人均是历经众多危险因素暴露的幸存者,漫长而多样的经历造就了该群体的复杂性

（石　婧　于普林）

参考文献

[1] 王家良 . 临床流行病学：临床科研设计、测量与评价 [M].3 版 . 上海：上海科学技术出版社 ,2009:75-146.

[2] 王家良 , 王滨有 . 临床流行病学 [M].3 版 . 北京：人民卫生出版社 ,2008:65-108.

[3] 王建华 . 流行病学 [M].5 版 . 北京：人民卫生出版社 ,2001:59-109.

[4] 吴一龙，陈晓媛，杨志敏 . 真实世界研究指南 [M]. 北京：人民卫生出版社 ,2018:9-44.

[5] 李立明 . 老年保健流行病学 [M].2 版 . 北京：北京大学医学出版社 ,2015:109-122.

[6] 李立明 . 流行病学 [M].6 版 . 北京：人民卫生出版社 ,2008:40-163.

第二章

老年健康与生活质量评价

对健康状态进行科学的评价是及时发现老年人疾病、亚健康状态及潜在身体功能丧失以及相关危险因素的必需，也是老年人群维持生活质量及健康期望寿命的保障。生活质量是健康状态评价的重要指标，从生理、心理及社会功能等各方面反映了老年人的健康状态，并可作为疾病预防和治疗是否有效的评价指标。由于老年人生理及认知功能的变化，在评价方法的选择上需考虑其在老年人群中的可行性、可靠性和有效性。本章中，我们将在第一节尝试对老年健康的内涵及外延进行阐述，第二节到第五节重点阐述生活质量、生活满意度、日常功能及疾病负担等老年健康的主要维度的概念及常用评价方法，并在第六节对上述评估中需要考虑的方法学问题做一个总结性的呈现，其目的是为公共卫生和临床科研或实践中开展老年健康评估提供方法学参考。

第一节　老年健康概述

一、老年健康的定义

健康状态的标准化评估是现代公共卫生、临床医学及卫生管理等领域科学研究及实践的基础。通过对人群健康状态的量化，我们可以获得人群疾病与健康水平状态，由此确定不同人群或地区的医疗卫生需求；通过关联健康状态与自然环境、生活行为方式、社会心理及生物学特征等探索人群健康的影响因素，从而形成促进（或保护）健康状态的干预措施，并通过比较有无干预条件下健康状态的差异验证这些干预措施的科学性、安全性、有效性和可行性，以便最终推广到全人群。

"健康"是一个复合概念，是机体与周围的自然和社会环境发生交互作用的结果。因此，健康的评估应包括"健康"定义中的生理、心理及社会适应3个维度，还需要明确健康状态对个体、群体乃至社会结构的影响。常用的健康相关评估体系多在中青年人群中产生并验证，而老年人由于生理机能和认知功能的自然衰退，参与社会生活模式和程度的变化，常用评估方法和指标无论从内容的特异性，实施的可行性、数据的可靠性，还是结果的公共卫生或临床意义解读方面，都需要进行相应的"适老化"调整，或构建专门针对老年人群的指标体系。

寿命延长不仅指生存时间的延长，同时强调健康地生存，既要"活得长"，也要"活得好"。WHO 曾于 20 世纪中期提出健康的定义：指个体不仅没有疾病和衰弱，且在身体、精神和社会上都呈现完满状态。并对老年人的健康标准提出了多维评价，具体包括五个方面，即精神健康、躯体健康、日常生活的能力、社会健康和经济状况。国家卫生健康委于 2022 年发布了《中国健康老年人标准 2022》（见表 2-2-1），并给出了简要的评分方法及正常值范围。该标准从九大方面定义了老年人健康，指出健康老年人是指 60 周岁及以上生活自理或基本自理的老年人，其躯体、心理、社会三方面都趋于相互协调与和谐状态。其内容体现了 WHO "健康"的内涵，对影响老年人健康的各方面均予以了考量，为进一步细化老年健康评估提供了指导性原则。

表 2-2-1　中国健康老年人标准

序号	内容
a	生活自理或基本自理
b	重要脏器的增龄性改变未导致明显的功能异常
c	影响健康的危险因素控制在与其年龄相适应的范围内
d	营养状况良好
e	认知功能基本正常
f	乐观积极，自我满意
g	具有一定的健康素养，保持良好生活方式
h	积极参与家庭和社会活动
i	社会适应能力良好

二、老年健康评价的维度

基于上述生理、心理及社会功能的多维度健康定义，对老年人群健康状况的评估也应该包含多维度的内容。老年人健康受损维度的不同，其对应的资源分配、慢性病防治、养老模式等也应有所不同。因此，多维健康评估结果可以反映老年人群各维度的健康状况，卫生相关部门还可根据评估结果对不同的老年人进行不同的卫生资源分配，选择不同的预防保健模式，全面的老年健康评估是老年卫生服务的核心。

健康状态显著影响个体生活质量，因此可以通过对生活质量的评估来反映个体健康状态。世界卫生组织（WHO）将生活质量定义为不同的文化、价值体系中的个体对与他们的目标、期望、标准及与关心事情有关的生活状态的综合满意程度及对个人健康的一般感觉。一般认为生活质量是对个人或群体所感受到躯体、心理、社会各方面良好适应状态的一个综合测量。生活质量是一种个体对其生活全综合的主观感受，与健康状态密切相关，其内容是多维且随时间变化的。按照这一定义，日常活动功能，对生活的满意程度，以及因为年龄增长所带来健康问题对个人经济状态和社会角色的负担，即疾病负担，都属于生活质量范畴。

因此，对于健康状态的评价，也就是采用可靠、可行的方法对上述各个维度进行量化。这个量化过程可以针对其中的某一个维度进行，也可以通过多维度量表获得每个维度的因子分，然后应用统计学和心理测量学方法进行汇总，得出一个反映个体健康状态的总体评分。

第二节　老年生活质量评价

一、生活质量的概念

生活质量可以分为客观生活、主观感受及价值观期望三个层面，包括在病伤、医疗干预、老化和社会环境改变的影响下个人的健康状态，以及与其经济、文化背景和价值取向相联系的主观满意度。对于老年人群，好的生活质量包括：没有生理症状的干扰，心理情绪的稳定，生理及认知功能正常，正常的人际关系（包括与家庭成员及朋友），积极参与并享受社会活动，对疾病相关医疗和经济状况的满意，以及亲密关系的维持。虽然学者们对生活质量所包含内容的定义并不完全一致，但均认为应包括 4 个主要维度：生理功能、情感及心理功能、社会功能及疾病相关症状及质量。

与传统的健康评价指标，如疾病的诊断和实验室检查相比，生活质量具有以下特征。

（1）生活质量是一个对健康状态的总体评估，由多个维度组成。

（2）生活质量既包含健康状况，也包含社会生活质量。

（3）生活质量不但测量健康的负向方面，也测量健康的正向方面。

（4）生活质量评价的主体是被测量者，着重于某种状态的人及其行为能力，更注重疾病造成的后果。

（5）生活质量评价常使用研究对象的自我报告，重视对主观感受的评估。

生活质量指标常常用于公共卫生及临床医学的多个方面，包括：健康状态和生活质量的测定评价；选择治疗方法；计算质量以调整生存年数；成本 - 效益分析。

二、生活质量评估方法

作为对主观感受的评估，生活质量指标的客观性和可靠性常常用心理测量学特征如可信度、有效性、区分度等指标来进行量化，具备合格心理测量学特征的生活质量量表在测量主观感受方面，其可靠性和可行性均优于传统的客观指标。

生活质量量表可以是多维度综合性的，也可以是单维度甚至单条目。按研究对象特征分，生活质量量表可以分为总体人群和特殊（老年人或疾病状态）人群两大类。老年人群受心脑血管疾病、认知受损及恶性肿瘤等慢性疾病困扰，相关研究可以采用针对这些疾病患者的量表对研究对象的生活质量进行评估，以获得较普适性量表更为特异性的数据。

本节将按维度 - 人群的顺序对量表进行梳理。由于老年人群专用量表较少，多数研究采用普通人群或疾病特异量表，本节内容也将集中在常用量表，并对其在老年人群中的应用情况进行介绍。对每个量表，我们将具体介绍测量内容、心理测量学特征、应用参数、分析方法及临床解读等量表质量和应用的基本特征。

（一）健康调查简表

健康调查量表 36（Short Form 36，SF-36）是由医学结局研究（medical outcome study，MOS）开发的普适性健康调查量表，其设计目标是获得成年人对自身健康（健康）及幸福感（well-being）的感受。SF-36 一共有 36 个条目，分为 8 个维度：生理功能、生理角色、躯体疼痛、一般健康状况、活力 / 疲乏、社会功能、情感职能以及心理健康。这 8 个维度可归纳为两个组分评分：生理组分评分（physical component summary，PCS）和心理组分评分（mental component summary，MCS）。另外，SF-36 还包含一个健康变化（reported health transition，HT）指标，用于评价过去一年内健康状况的总体变化情况。SF-36 是 1992 年由 Ware 和 Sherbourne 在 Stewartse 研制的医疗结局研究量表（medical outcomes study-short form，MOS SF）的基础上修订而来。中文版由浙江医科大学社会医学教研室翻译并进行了验证，除社会功能和精力两个维度外，其他维度均获得了与美国人群相似的信度、效度及反应度。值得一提的是，SF-36 在传统的信度和效度验证基础上，首次进行了自我报告量表应用性能的验证，包括基于不同疾病严重程度的已知分组效度（known-group validity）以及对健康状态变化的反应度（responsiveness）。这两个测量学特征的引入，为量表的选择提供了更为实用的统计学依据。SF-36 已广泛应用于普通人群的生存质量测定、临床试验效果评价以及卫生政策评估等领域。

SF-36 采用语言分级评分法（verbal rating scale，VRS），不同的问题根据具体情况采用了 2、3、5、6 等 4 种选项数目。第一版 SF-36 除健康变化相关的两个问题外，其余问题采用的回顾时间（recall period）为过去 4 周，即请研究对象回忆过去 4 周的健康状态；后续研究验证了 1 周及 24 小时回顾时间段。整个量表可在 5 分钟内完成。评分越高，说明健康状态越好。数据分析按照评分手册进行，包括两个步骤：首先，每个条目评分进行 0～100 分转换，0 分和 100 分别代表可能的最低和最高分；然后对每个维度的条目评分进行平均，得到 8 个维度评分（scale scores）用于进一步的统计分析，任何缺失条目不参与维度评分计算。SF-36 在多个国家人群中进行了正常值研究，美国人群正常值范围可以从 SF-36 操作手册获得。

1996 年，在 SF-36 的基础上，Ware 等选择 12 个具有代表性的条目制定了更为简洁的 SF-12。这 12 个条目可归纳出 2 个因子分，即生理组分评分（physical component summary，

PCS）和心理组分评分（mental component summary，MCS），对 36 条目版本生理和心理评分的解释度 R 方分别达到 0.911 和 0.918。多个研究表明，无论是 PCS 和 MCS 这两个组分评分还是 8 个维度评分，SF-12 都与 SF-36 趋于一致，其心理测量学特征（信度、效度及反应度）也都满足量表应用所需。2018 年，一项汇集了 25 项多国研究的 Meta 分析显示，纸质版和电子版本的 SF-12 在测量性能上均与 SF-36 等效，提示两个版本的量表均可用于多种疾病人群、多种文化背景及数据采集模式的研究设计。

对 65 岁以上人群使用 SF-36 的数据分析发现，84% 的研究对象可以在 10 分钟内完成（中位时间 8 分钟），信效度满足临床应用要求。75 岁以上的门诊患者人群中有 32% 表示无法自主完成量表，需要研究者协助。在所有 65 岁及以上患者中，有 26% 的填表者缺失了至少 1 个条目，缺失在高龄和自主填表者中更为常见，且多集中在工作和精力相关条目。这些结果提示在老年人群，特别是 75 岁以上人群中使用 SF-36 量表需考虑研究者访谈，而不是自我报告，对量表中与年龄相关的条目也需要考虑进行修订后使用。

在 79～84 岁日常生活自理的老年女性中，SF-36 的 PCS 和 MCS 评分分别为 37.5（37.2～37.9）及 53.0（52.8～53.3），生理功能的正常值较普通人群显著降低。在更高的年龄组（85～90 岁），PCS 继续降低 [34.9（34.5～35.4）]，MCS 则未见显著变化。提示在解读老年人群 SF-36 评分时，需要考虑不同年龄段的状态，特别是生理功能状态。

（二）欧洲五维健康问卷

欧洲五维健康问卷（EQ-5D）是一套测量健康状态的患者报告结局测量（patient-reported outcome measure，PROM）量表，由欧洲生活质量学会开发，其目标是通过简短的形式，从多个维度描述人群的健康状态。EQ-5D 包含 5 个问题和 1 个视觉模拟表。5 个问题分别代表 5 个健康相关维度：行动能力（mobility）、自我照顾（self-care）、日常活动（usual activities）、疼痛/不舒服（pain/discomfort）以及焦虑/沮丧（anxiety/depression）。这 5 个问题均采用语言分级评分法（VRS），原始版本为 3 级评分（EQ-5D-3L），之后开发了 5 级评分（EQ-5D-5L）以提高其分辨不同疾病状态的敏感度以及检测临床变化的反应度，还为儿童及青少年开发了专用的 EQ-5D-Y。除这 5 个问题外，量表还包含 1 个总体健康状态评分，采用 0～100 分的视觉模拟评分方法（visual analog scale，VAS）。量表采用 "今天" 作为回顾时间，可在 1 分钟内完成。

EQ-5D-5L 的分级评分编码为 1、2、3、4、5，分数越高，表示健康状态越差。总体健康状态为 5 个维度评分组合，比如 5 个问题评分都为 1，则总体健康状态为 "11111"，缺失值编码为 9。这 5 个问题不同水平的回答可组合成 5^5=3 125 个健康状态。对研究所获数据的基本描述包括每个条目内各级评分的比例以及总体健康状态评分的频数分布。

根据目标人群所在国家/地区普通人群标准 EQ-5D-5L 值（standard EQ-5D-5L value sets），总体评分可以被转换为一个健康效用指数（index value），从而反映某个人群健康状态。健康效用指数评分范围一般从小于 0（死亡状态，如果有负值，则表示其状态比死亡更差）到 1（完全健康），分数越高表明健康状态越好。效用指数可以用于计算质量调整生命年（quality-adjusted life year，QALY），作为疾病负担指标，为卫生经济学评价提供信息。在 EuroQoL 网站可以查询到目前已建立的各个国家或地区的标准 EQ-5D-5L 值，用以计算研究人群的健康效用指数。如果没有所在国家 / 地区的标准集，可以参考社会经济和人口统计学背景相似国家。如果只有 EQ-5D-3L 标准值，则需要进行 "crosswalk" 转换，生成 EQ-5D-5L crosswalk 标准值后再计算 EQ-5D-5L 测量所得的效用值。

EQ-5D-5L 已在 150 多种语言人群进行了信效度验证，并有多种采集方式版本提供。电子版本包括智能手机、平板电脑、台式机 / 笔记本电脑、REDCap 平台、LimeSurvey 平台及 Castor EDC 平台等专用版本。根据访谈形式的不同还提供访谈者操作版、面对面访谈版以及电话访谈版。对于无法自主回答的研究对象，还提供了代理人版本，包括研究对象可以向代理人员描述自身状态（如有阅读困难的研究对象）以及完全由代理人根据自己判断描述研究对象健康（如认知功能受损的研究对象）两个版本。其交互式语音应答系统版本可以用于院外无法使用互联网及智能手机的高龄或者文化水平较低人群的长期随访。

EQ-5D 在认知受损老年人群、老年抑郁症状人群以及老年康复人群均获得了较好的信度、效度以及对不同健康状态的区分度和探测随时间变化的反应度。在中国东部老年人群（60 岁及以上）中进行的 5 年纵向队列研究显示 EQ-5D 的健康状态 VAS 评分可以预测全因死亡，基线 VAS 评分越高，死亡风险越低。结合其简短的量表形式和多样化的数据采集方式，提示 EQ-5D 是以老年人群为对象的研究评价生活质量及健康状态的较好选择。

（三）MacNew 心脏病生活质量量表

MacNew 是 "心脏问题" 特异性 PROM 量表，2004 年由访谈式 "心梗后生活质量问卷（QLMI）" 修订而来。MacNew 原版为英文，现有 45 种语言版本，在心肌梗死、冠心病和心力衰竭（心衰）等常见心血管疾病患者中得到广泛的测量验证。最新版本的 MacNew 包括 27 个条目，分别评估躯体受限、情感功能和社会功能等三个维度的生活质量，其中包括 5 个症状条目，分别为：胸痛 / 心绞痛、气短、疲乏、眩晕以及下肢痛。MacNew 采用的回顾时间段为 "过去两周"，可在 10 分钟内完成。

MacNew 采用 7 个等级的语言分级评分法（VRS），赋值为 1 ~ 7 分，分数越高代表生活质量越好。每一个维度评分为该维度所有条目的平均值，缺失条目不参与计分。任何维度内超过 50% 条目缺失则判定无效。对所有有效条目评分进行平均后，可生成一个总体生活质量评分。按年龄、性别及疾病分层的英文版 MacNew 的参考值来自 1 506 名心脏病患者（缺血性心脏病、心衰及心肌梗死）出院后 4 个月的数据，MacNew 的最小临床意义差别值为 0.5，对三个维度评分和总体生活质量评分均适用。量表应用的最高年龄组为 75 ~ 85 岁，无认知功能障碍者均可顺利完成。

（四）帕金森病患者生活质量问卷

帕金森病患者生活质量问卷（the Parkinson's disease questionnaire-39，PDQ-39）是应用最广泛的帕金森病相关生活质量问卷，有患者报告和照护者报告（PDQ-39-Carer）两个版本。该问卷由 39 个条目组成，分别属于 8 个维度，包括：身体活动、日常生活行为、情感健康、屈辱感、社会支持、认知、交流以及身体不适。问卷回顾时间段为 1 个月，平均完成时间为 10 分钟。PDQ-39 采用 5 级 VRS 评分，评价生理或心理状态发生的频率，分值范围为 0~4 分。除纸质版外，PDQ-39 还提供了标准化的电子版。与普适性生活质量量表相比，PDQ-39 对疾病的严重程度更为敏感，提示在研究中采用特异性量表的必要性。

PDQ-39 维度评分是由该维度所有项目总分除以最大可能得分乘以 100 得到，即每个维度分都经转换为 0~100 格式，8 个维度得分的平均值即为 PDQ-39 指数（PDQ-39-SI），用于评价患者的整体生活质量。为减轻测量负担，从 PDQ-39 的 8 个维度中各抽取 1 个条目形成简化版 PDQ-8。比较发现，PDQ-8 与 PDQ-39 在维度评分和总体生活质量指数分上高度相关（>0.9）。PDQ-8 适用于多个时间点测量设计的临床研究，PDQ-39 更适用于探索疾病对患者生活质量的深度影响。

（五）轻度认知功能受损问卷

轻度认知功能受损问卷（mild cognitive impairment questionnaire，MCQ）是首个用于评价轻度认知功能受损（mild cognitive impairment，MCI）患者生活质量的 PROM 量表，严格遵循美国 FDA 对 PROM 的指导性原则制作而成。MCQ 包含 13 个条目，构成情感效果（emotional effect）和实际问题（practical concerns）两个维度。MCQ 采用 4 级语言分级评分法（VRS），回顾时间为过去 4 周，平均完成时间为 5 分钟。

MCQ 采用评分条目总和计算维度评分，也可用所有条目得分总和生成一个总体生活质量评分。现有研究均用于 50 岁及以上人群，最高年龄为 95 岁，问卷应答率接近 70%，反应度满足评估康复治疗效果所需。MCQ 现有英语和西班牙语两种已验证的语言版本提供。通过纸笔模式采集数据，经版权所有者同意后，可对格式进行适应性微调以便电脑或手机模式的数据采集。

（六）欧洲癌症研究与治疗中心制订的恶性肿瘤专用生活质量评价问卷

欧洲癌症研究与治疗中心制订的恶性肿瘤专用生活质量评价问卷（European organisation for research and treatment of cancer quality of life questionnaire core-30，EORTC-QLQ-C30）是欧洲癌症研究与治疗中心制订的恶性肿瘤专用生活质量评价系统，包括一个总表（30 条目，c30），50 余种癌症部位或治疗子表（module），超过 150 个语言版本。EORTC-QLQ-C30 是最常用的恶性肿瘤相关生活质量 PROM 量表，也是欧美医药管理部门认可的药物临床试验临床结局指标评价工具。EORTC-QLQ-C30 总表包括 30 个条目，组成 5 个功能维度（躯体、角色、认知、情绪和社会功能）、3 个症状维度（疲劳、疼痛、恶心呕吐）、1 个总体健康状况 / 生活质量领域和 6 个单一条目，采用 7 天回顾时间段。

EORTC-QLQ-C30 采用 4 级 VRS 评分，从没有、有一点、较多至很多分别记为 1~4 分；总体健康状况 / 生活质量问题采用 1~7 数字计分。每个维度内条目首先计算均分，然后经极差法转换为 0~100 标准维度分，不推荐计算总体生活质量评分。临床最小意义的差别值每个维度不同，多在 5 ~ 14 分的范围内。EORTC-QLQ-C30 除纸质版外，还提供电子平台版、计算机自适应版以及电话脚本版。

EORTC-QLQ 为 70 岁以上恶性肿瘤患者制作了 EORTC-QLQ-ELD14，已经被国际多中心验证并广泛应用。EORTC-QLQ-ELD14 有 14 个条目，组成 5 个维度及两个单条目。多数研究对象可在 11 分钟内完成 EORTC-QLQ-ELD14，条目缺失小于 1.5%。该老年特异性问卷可区分不同的疾病严重程度，但是对健康状态的变化不够敏感。

第三节　生活满意度评价

一、生活满意度概念

生活满意度（life satisfaction，LS）是个体根据自己设定的标准对自己某段时期生活状况的总体性认知评估，是衡量某一社会人们生活质量的重要参数，是衡量主观幸福感的重要指标。我国学者结合国情将生活满意度分为六个维度，分别是家庭满意度、友谊满意度、学校满意度、学业满意度、环境满意度和自由满意度。

生活满意度的评价类似于生活质量，以患者报告为主要形式，量表通常包括多个维度。国内开展的研究通常采用自制量表或单条目生活满意度测量。比如，在中国健康与养老追踪调查（China health and retirement longitudinal study，CHARLS）队列中，研究者采用了单条目询问老年人对生活的满意程度，答案设置为"非常满意""比较满意""不太满意"及"一点也不满意"。本节主要介绍目前国际学术研究中常用的生活满意度量表。

二、生活满意度评估方法

（一）生活满意度量表

生活满意度量表（life satisfaction scales，LSS）包括 3 个独立的分量表：一个是生活满意程度评定量表（life satisfaction rating scale，LSR），生活满意度指数 A（life satisfaction index A，LSIA）及生活满意度指数 B（life satisfaction index B，LSIB）。LSR 是他评量表，含有 5 个子条目，均采用李克特 5 分法。分数越高，满意度越高，总分为 5 个条目得分总和，在 5（满意度最低）和 25（满意度最高）之间。在 50 岁及以上人群验证研究报告中，两位评分者评定 LSR 的一致性为 0.78，提示有较好的调查者信度。LSR 得分与临床心理学家和受试者访谈结果的一致性为 0.64，提示中等强度的内容效度。

LSIA 与 LSIB 都是自评量表，其中 LSIA 由与 LSR 相关程度最高的 20 项条目组成，每一个条目答案为满意、不满意和不能确定，得分从 0（满意度最低）到 20（满意度最高）。LSIB 则是由 12 项与 LSR 高度相关的开放式、清单式条目组成，总分从 0（满意度最低）到 22（满意度最高）。LSIA 与 LSIB 的一致性较强，为 0.73。LSIA 和 LSIB 与 LSR

的一致性中等，分别为 0.55 和 0.58；与临床心理学家之评定的相关分别为 0.39 和 0.47。65 岁以上人群各指标间的一致性高于 65 岁以下者。

（二）生活满意度量表

生活满意度量表（the satisfaction with life scale，SWLS）是 1985 年由 Emmons 等编制，量表共有 5 个条目，用以评价个体对生活的总体满意度。SWLS 采用李克特 7 级评分，分数越高表示对生活满意度越高，5 个条目得分总和生成一个生活满意度总分，表示个体对其现在生活的整体主观评价。SWLS 并不能用于评价生活满意度的某个具体维度，比如家庭满意度。研究者对 SWLS 总分进行了分段解读，见表 2-2-2。

表 2-2-2　SWLS 总分分段解读

评分	解读
31 ~ 35	非常满意（extremely satisfied）
26 ~ 30	满意（satisfied）
21 ~ 25	有点满意（slightly satisfied）
16 ~ 20	一般（neutral）
11 ~ 15	有点不满意（slightly dissatisfied）
6 ~ 10	不满意（dissatisfied）
0 ~ 5	非常不满意（extremely dissatisfied）

因为简短易行，SWLS 也是老年人群研究常用的生活满意度评价工具，常用于老年人群医疗措施效果比较。其在测量学指标上经过了多个研究验证，被认为是具有较好的可信度和有效度，并且在跨文化使用时也具有测量学的一致性。其唯一受到质疑的地方是这 5 个条目是否能够反映个人对其生活状态的主观认知，见表 2-2-3。

表 2-2-3　SWLS 量表条目

序号	内容
1	大多数情况下，我的生活接近理想状态
2	我的生活状态很好
3	我对自己的生活感到满意
4	到目前为止，我已经得到了我认为生活中最重要的事物
5	如果我可以再活一次，我不想改变任何事情

（三）中国老年人生活满意度量表

中国老年人生活满意度量表（lifestyle satisfaction scale-Chinese，LSS-C）是 2008 年 Luo 等专为中国老年人制作的生活满意度量表，该量表在参考了欧美人群多个生活满意度量表条目基础上，通过多轮专家意见，确定了 6 个中国文化背景下老年人群生活满意度的特殊维度，分别是：家庭责任、工作、尊重、娱乐活动、交通及精神。量表共有 8 个条目，每个条目答案有 3 个选项："满意""不满意"或"无可奉告"，满意评分为 1，不满意为 0，选"无可奉告"者为缺失，不纳入总分计算。总分为各条目分总和，分值越高，对生活满意度越高。

量表在 1 500 余名从北京、上海和广州随机抽取的老年人（60~94 岁）中进行了测量学验证。LSS-C 显示了较好的校标效度（与 LSIA 和单条目生活满意度评分的相关性均为中度相关）及内部一致效度（克朗巴哈系数 >0.7）；60~75 岁组研究对象 LSS-C 得分高于 75 岁以上组，性别间没有显著差异。

综上，生活满意度的评价是基于个体对自身生活的主观认知，采用患者报告结局测量的方法更为合理。虽然现有量表在人群中获得了较好的信度和效度，但由于主观认知受文化、受教育程度及社会经济地位等因素影响，所以在研究中应避免直接选择欧美量表汉化版或其他研究所用测量工具。根据研究对象的人口统计学和社会经济状况进行深入的质性研究，获取人群对"生活满意度"的认知内容，形成特异性的维度尤为重要。

第四节　日常活动能力评价

一、日常活动能力概念

日常活动能力（activity of daily living，ADL）是指个体为了维持独立的日常生活而每天必须反复进行的、最基本的、具有共性的一系列活动，分为两类。

（1）基本或躯体性日常活动能力（basic ADL，BADL）：即每日生活中穿衣、进食、保持个人卫生等自理活动和坐、站、行走等身体活动有关的基本活动。此类活动能力通常为基本的功能，反映的是个体日常活动能力，多在医疗机构对研究对象进行评价，并与研究对象的疾病或健康状态直接联系。

（2）工具性日常活动能力（instrumental ADL，IADL）：指人们在社区中独立生活所需的关键性的较高级的技能，多需借助工具进行，如交流能力、安排生活能力及社会活动能力等，此类能力多在社区对普通人群进行评价，反映的是宏观的、精细的、复杂的功能。

对基本日常活动能力进行评价，目的是了解研究对象有无日常生活活动能力障碍，基于此制定及修改治疗训练计划，并评价治疗效果以及调配社会资源等。常见的评价方式包括观察者报告（或临床医护报告）、患者报告以及功能评估（performance-based）。对于老年人群，以观察者报告的方式最为常见，功能评估在健康状态较好的研究对象中普遍使用。

二、日常活动能力评估方法

（一）Katz 指数

Katz 指数又称 ADL 指数（the index of ADL），Katz 于 1959 年提出，1976 年修订。根据人体功能发育学的规律制定，分级简单。首先按照由难到易的顺序把 6 种最常见的日常活动进行排序（洗澡、穿着、如厕、床 - 轮椅转移、大小便控制、进餐），每种活动的完成情况设置"无需帮助""部分帮助"或"需要帮助"，最终得到 7 种活动能力分级，标注为 A 到 G（表 2-2-4）。在 7 级的基础上，可归纳为 3 级：A 与 B 合并为良；C 与 D 合并为中；E、F 与 G 合并为差。

表 2-2-4　Katz 指数功能等级

活动能力等级	项目内容	评分等级
A	全部项目均能独立完成	良
B	只有一项依赖	良
C	只有洗澡和其余五项之一依赖	中
D	洗澡、穿着和其余四项之一依赖	中
E	洗澡、穿着、如厕和其余三项之一依赖	差
F	洗澡、穿着、如厕、转移和其余两项之一依赖	差
G	所有项目均依赖	差

（二）Barthel 指数

Barthel 指数由 Mahoney 和 Barthel 设计，产生于 20 世纪 50 年代中期，是临床应用最广、研究最多的基本日常活动能力评估方法，其可信度和灵敏度均较高。使用广泛，而且可用于预测治疗效果、住院时间和预后。

Barthel 指数是评价在无任何体力或智力帮助的情况下所获得的自理程度。患者自理的程度应通过直接观察及护士、亲属提供的最好信息和与病人交谈来确定。要求记录患者 24 小时内所完成的情况。

Barthel 指数包括 10 项日常生活中用到的活动，将每项活动根据患者的完成能力分为：自理、较小帮助、较大帮助或完全依赖。每个项目赋分不同，最后计算 10 个项目总得分，得分越高，日常活动能力越强，＞60 分者可以判定为"基本自理"，＜ 20 分者为

"残疾，生活完全依赖"，临床研究中，＞40分可定义为康复效果较好。

由于Barthel指数设定的评定等级比较少，大部分为2~3个等级，相邻等级之间的分值差距太大（5分），不能很好地反映等级之间的变化，特别是对治疗的效果评价敏感度不高，1989年加拿大学者对原有Barthel指数的等级进行加权，形成改良Barthel指数，对所有10个项目都进行5个等级（1~5级）评分，这5个等级的定义，见表2-2-5。改良Barthel指数总分为100分，分数解读与Barthel指数类似。

表2-2-5　改良Barthel指数评级

评分等级	项目内容
1级	完全依赖别人完成整项活动
2级	某种程度上能参与,但在整个活动中(一半以上)需要别人提供协助才能完成
3级	能参与大部分的活动,但在某些过程中(一半以下)需要别人提供协助
4级	除了在准备和收拾时需要协助,患者可以独立完成整项活动,或进行活动时需要别人从旁监督或提示,以保安全
5级	可以独立完成整项活动而不需别人的监督、提示或协助

（三）PULSES评定

1957年由Moskowitz和Mccann提出，包括6个维度，分别是：躯体状况（physical condition，P）、上肢功能（upper limb function，U）、下肢功能（lower limb function，L）、感觉功能（sensory component，S）、排泄功能（excretory function，E）、精神和情感状况（status of patient-mental and emotional status，S）。PULSES评定不仅包括了基本的日常活动能力，还包括工具日常活动能力相关的言语、视听、心理等维度。

PULSES每一项分为4个功能等级，赋值为1~4分，分数越高，日常活动能力越差：正常（1分）、轻度异常（2分）、中度异常（3分）、重度异常（4分），最后计算每项得分之和。得分解读为：≤6分：功能最佳，各项功能均正常；＞12分：独立自理能力严重受限；＞16分：有严重残疾。

（四）功能独立性评定

功能独立性评定量表（functional independence measure）1983年由美国物理医学与康复学会制订，是其推荐功能状态的标准化测量方法。FIM包含18个条目，属于6大功能维度（自我照料、括约肌控制、体位转移、行走、交流及认知）。每个条目采用7级评分，评分越高，活动能力越强（1=完全依赖；7=完全独立）。18项得分总和为FIM评分，总分的临床解读，见表2-2-6。

表 2-2-6　FIM 临床解读

FIM 总分	日常活动能力
126	完全独立
108 ~ 125	基本独立
90 ~ 107	极轻度依赖
72 ~ 89	轻度依赖
54 ~ 71	中度依赖
36 ~ 53	重度依赖
19 ~ 35	极重度依赖
18	完全依赖

FIM 可用于评价患者的住院效果：根据入院和出院时的 FIM 评定结果，可以计算患者的住院效率，公式如下：

住院效率 =（出院时的 FIM 评分 – 入院时的 FIM 评分）/ 住院天数

（五）卡氏功能状态

卡氏功能状态（Karnofsky performance status，KPS）是临床医护对患者的总体功能状态评分，常用于临床评估患者是否能够接受激进的治疗，如癌症患者化疗、手术等。评分为 0 ~ 100 分，得分越高，健康状况越好，越能忍受治疗给身体带来的副作用。通常 80 分及以上为生活自理级（independent）；50 ~ 70 分为生活半自理级（semi-independent）；50 分以下为依赖级（dependent），即生活需要别人帮助。>80 分者术后状态较好，存活期较长（表 2-2-7）。

表 2-2-7　KPS 评分

项目评分	项目内容
100	正常,无主诉,无疾病证据
90	能进行正常活动,有轻微症状及体征
80	可勉强进行正常活动,有一些症状及体征
70	生活能自理,但不能从事正常工作
60	生活尚能自理,有时需人扶助
50	需要一定的帮助和护理
40	生活不能自理,需特殊照顾
30	生活严重不能自理,需住院治疗

续表

项目评分	项目内容
20	病情危重,需住院积极支持治疗
10	病危,临近死亡
0	死亡

（六）美国东部癌症协作组评分

与 KPS 类似，美国东部癌症协作组评分（eastern cooperative oncology group，ECOG）是恶性肿瘤临床常用的患者功能状态评分，是从患者的体力来了解其一般健康状况和对治疗耐受能力的指标，常用于判断患者是否可以接受激进的抗癌治疗。将患者的功能状态分为 0～5 共 6 级。一般认为功能状况高于 2 级的患者不适宜进行化疗（表 2-2-8）。

表 2-2-8　ECOG 分级与 KPS 评分

ECOG 分级	功能状态	KPS 评分
0 级	活动能力完全正常,与患病前活动能力无任何差异	100
1 级	症状轻,从事轻体力活动,包括一般家务或办公室工作	80
2 级	生活自理,但已丧失工作能力,白天卧床时间不超过 50%	60
3 级	生活仅能部分自理,白天卧床时间超过 50%	40
4 级	卧床不起,生活不能自理	20
5 级	死亡	0

（七）六分钟步行测试

六分钟步行测试（6-minute walking test，6MWT）是最常用的功能报告指标，常用于对中、重度疾病患者的全身功能状态进行综合评价，如心脏病患者临床指导。6MWT 测量 6 分钟内用最快速度尽可能走的距离。测量要求在室内进行，轨道平直，距离最少要 30m。它评价了运动过程中所有系统的全面完整反应，包括心肺功能、骨骼肌肉功能、营养水平等。该测试简单易行，较上下楼梯等测试耐受性好，安全性高，便于管理，能很好地反映日常活动能力。它适用于中重度心功能不全、年老体弱、肥胖或安装起搏器的患者。

（八）"起立 - 行走"计时测试

"起立 - 行走"计时测试（the timed get-up-and-go test，TGUGT）是一种快速定量评估功能性行走能力的方法，该评定方法简单，容易掌握，应用方便，可用于临床评价和科研。设计目的是评定普通老年人及老年患者功能性步行能力及预测摔倒的可能性。TGUGT 记录研究对象从座椅中起立并向前走 3m，再回到座椅坐下所花时间，同时对测试过程中的步态及可能会摔倒的危险性打分（1 分：正常；2 分：非常轻微异常；3 分：轻度异常；4 分：中度异常；5 分：重度异常）。老年患者 TGUGT 时间超过 13.5 秒即认为功能性步行能力较差，有摔倒风险。

（九）患者报告结局测量日常活动能力

由于日常活动能力常通过功能测试或临床医护报告来进行，因此 PROM 的应用较少。但是，对于日常活动能力严重受限、功能测试无法完成的研究对象，或研究需要在多时间点测量，而研究对象周围没有医护的专业观察报告时，PROM 可以作为一种替代的方式。研究显示，单条目 PROM 行走能力（0～10NRS）与 6MWT 高度相关。而患者术后 3 天内或干细胞移植 1 周内，30%～50% 的患者无法完成功能测试（6MWT 和 TUGUT），但是可以报告行走功能评分，而且缺失功能测试患者通常日常活动能力更差，如果没有 PROM 作为替代，则可能导致选择偏倚，高估患者群体的功能状态。

第五节　疾病负担评价方法

一、疾病负担的概念

疾病负担（burden of disease）是指疾病（或伤害）、早死对患者、家庭、社会和国家所造成的在健康和 / 或经济、资源方面的损失。疾病负担是疾病的结局，即死亡、失能（暂时性失能和永久性失能及残疾）和康复。同时，还包括疾病过程的损失，其中包括个人（健康）损失、家庭（经济）损失和国家（资源）损失。疾病负担造成的影响包括疾病的过程所产生的生物、心理和社会危害。如：心理创伤、精神恐惧或忧郁、家庭的维系、社会生产力和人口质量，最终导致社会经济的发展和政治上的安定受影响。

疾病负担分为个人负担、家庭负担和社会负担 3 类。个人负担包括疾病造成的病人躯体损伤、身心残疾和死亡，并引起就业、入学、社会交往等障碍。家庭负担包括疾病对家庭成员（或照顾者）造成的困难、问题和不良影响。社会负担包括疾病对于社会各方面所造成的负面影响，不仅包括疾病造成的病人群体社会功能的下降，疾病对整个社会造成的经济压力，还包括疾病在社会人群心理、社会经济贸易和商业、政府形象、社会安定等方面造成的影响。

二、疾病负担的评价

（一）发病率、患病率、死亡率、死因顺位

1. **发病率**　发病率（incidence rate）：在一定期间内，一定人群中某病新病例出现的频率。用于描述疾病的分布，或比较不同人群的发病率以分析病因。

$$发病率 = \frac{一定期间内某人群中某病新病例数}{同期暴露人口数} \times K \qquad （式 2\text{-}2\text{-}1）$$

2. **患病率** 患病率（prevalence rate）：是指某特定时间内总人口中某病新老病例所占的比例。患病率受两种因素（发病率和病程）影响。患病率对于病程较长的慢性疾病，如老年人群常见病，心血管病和恶性肿瘤等，流行病学研究价值较大，对于病程短的疾病价值不大。

$$患病率 = \frac{某人群中某病新旧病例数}{同期平均人口数} \times K \qquad （式 2\text{-}2\text{-}2）$$

3. **死亡率** 死亡率（mortality rate）：表示在一定期间内，在一定人群中，死于某病（或死于所有原因）的频率。它是测量人群死亡风险最常用的指标，常用于探讨病因和评价防治措施的效果。

$$死亡率 = \frac{某期间内（因某病）死亡总数}{同期平均人口数} \times K \qquad （式 2\text{-}2\text{-}3）$$

（K=100%，1 000‰，或 100 000/10 万）

4. **病死率** 病死率（case fatality rate）：表示一定时期内，因患某种疾病死亡的人数占患病总数的比例。病死率表明疾病的严重程度，也反映医疗水平和诊断能力。通常多用于病程短的急性病，如急性传染病，较少用于慢性病。

$$病死率 = \frac{某时期因某病死亡人数}{同期某病患者数} \times 100\% \qquad （式 2\text{-}2\text{-}4）$$

5. **死因顺位** 死因顺位是将各类（或各种）死因构成比按大小排列顺位，可以反映主要死因及各类死因的重要性。

上述传统指标的资料易于掌握、计算简便并且结果直观。但缺点是：①不能反映伤残程度和持续时间；②不能反映社会价值。

（二）潜在减寿年数（years of potential life lost，YPLL）

某病某年龄组人群死亡者的期望寿命与实际死亡年龄之差的总和称为潜在减寿年数。通过量化疾病造成死亡而引起的个体或人群寿命的损失，在考虑死亡数量的基础上，以期望寿命为基准，进一步衡量死亡造成的生命损失，强调了过早死亡对健康的损害，赋予了疾病负担新的定义。

$$YPLL = \sum_{i=0}^{e} a_i d_i \qquad （式 2\text{-}2\text{-}5）$$

式中 e：预期寿命（岁）；

i：年龄组（通常计算其年龄组中值）；

a_i：剩余年龄，$a_i = e - (i+0.5)$，其意义为：当死亡发生于某年龄（组）时，至活到 e 岁时，还剩余的年龄。由于死亡年龄通常以上一个生日计算，所以尚应加上一个平均值 0.5 岁；

d_i：某年龄组的死亡人数。

YPLL 考虑了死亡年龄的影响，以期望寿命与死亡年龄之差对不同年龄的死亡赋予了权重。该指标突出了疾病造成"过早死亡"的损失，定量估计了疾病引起早死的程度。YPLL 可用于：①计算每个病因引起的寿命减少年数，并比较各种不同原因所致的寿命减少年数；②将某一地区和另一标准地区相比较；③在卫生事业管理中，筛选确定重点卫生问题或重点疾病时的指标，同时也适用于防治措施效果的评价和卫生政策的分析。

YPLL 派生出两个指标：潜在工作损失年（working years of potential life lost，WYPLL）和潜在价值寿命损失年（valued years of potential life lost，VYPLL）。

潜在工作损失年：因死亡而损失的工作寿命年数来评估疾病造成的损失。

公式：$WYPLL = \sum [(RY - Xi) \times Di]$　　　　　　　　　　　　　（式 2-2-6）

其中，RY：期望工作年龄，GBD 统一标准，65 岁；Xi：死亡年龄；Di：死亡人数。

潜在价值寿命损失年：从死亡造成的社会贡献的损失评价疾病的危害。

$VYPLL = (P_0 - P_1) - (I_0 - I_1) - (C_0 - C_1)$　　　　　　　　　（式 2-2-7）

其中：P_0 应贡献年数；P_1 已贡献年数；I_0 应投资年数；I_1 已投资年数；C_0 应消费年数；C_1 已消费年数。

YPLL 系列指标是测量疾病负担的直接指标，也是评价人群健康水平的重要指标，是衡量某种死因对一定年龄组人群危害程度的指标。多用于综合估计导致某人群早死的各种死因的相对重要性，为确定不同年龄组重点疾病提供科学依据。

YPLL 较传统指标更趋于准确、合理，计算简便、结果直观；注意到了生存年数的损失；并强调"早死"的危害性大于"晚死"，所以 YPLL 系列指标在衡量劳动力人口健康水平和评价各死因对劳动力人口的危害相对大小方面有很大优越性。但是，YPLL 对于超过期望寿命的死亡难以评价负担；该指标应用的前提是相同年龄个体的社会、经济价值是等同的；而且只考虑了疾病负担的一种形式和结局（死亡）。

（三）伤残调整寿命年（disability-adjusted life year，DALY）

又称失能调整寿命年，失能调整的健康寿命年。指从发病到死亡所损失的全部健康寿命年。包括早死所致的寿命损失年（years of life lost，YLL）和疾病所致伤残引起的健康寿命损失年（years lived with disability，YLD）两部分。DALY 可以更全面、准确地评价不同疾病的负担，客观地评价不同地区的卫生状况。

DALY 赋予了疾病负担的定义，即疾病造成死亡而引起的人群寿命的减少和疾病造成残疾的程度。该指标综合考虑了死亡、发病、疾病的严重程度、年龄相对重要性以及贴现率等多种因素，可以定量地计算某个地区每种疾病对健康寿命所造成的损失，指明该地区危害健康严重的疾病和主要卫生问题，科学地对发病、失能、残疾和死亡进行综合分析。同时，DALY 是一个标化的指标，具有广泛的可比性，可以直接测量比较不同地区、不同疾病间的疾病负担。

DALY 指标的设计思想包括：①健康生命年的损失包括早逝和残疾（暂时性失能和永久性失能）两个方面。在计算非致死性疾病的健康生命年损失时，根据不同的疾病严重程度给予相应的权重；②不同性别、不同年龄的生命相对价值是不相等的；③在不同地区及不同人群，同一种疾病 DALY 损失的计算方法应相同，以增加可比性；④当前损失的健康生命年与将来损失的社会价值也是不等价的，采用适当的贴现率调整。

DALY 指标构成的计算公式：

$$T = A + B_1 + B_2 + C + D \qquad （式 2-2-8）$$

式中 A：每千人口因某病早亡的减寿年数；

B_1：每千人口因某病死亡前伴有残疾者所致的减寿年数；

B_2：每千人口疾病死亡前因短暂残疾所致减寿年数；

C：每千人口因疾病致永久性残疾所造成的减寿年数；

D：每千人口因疾病急性发病时所致减寿年数。

$$DALY = \int_{x=a}^{x=a+L} D[K\,C_{xe}^{-\beta x}+(1-K)]$$

$$= \frac{KDC_e^{\beta a}}{(\beta+\gamma)^2}[e^{-(\beta+r)L}(1+(\beta+\gamma)(L+\alpha))-(1+(\beta+\gamma)\alpha)] + \frac{D(1-K)}{\gamma}(1-e^{-\gamma L}) \qquad （式 2-2-9）$$

式中：e 为根据某一理想标准估计的某一年龄组的期望寿命；

D 为残疾权重（从完全健康 0 到死亡 1）；

γ 为贴现率，α 为发病导致失能或死亡年龄；

L 为残疾期限或早逝的寿命损失；

β 为年龄函数参数，K 为年龄权重调节因子；

C 是常数。

不同年龄组人群中健康生命存活一年的相对价值不同：在多数社会中，中青年的生命每存活一年比儿童及老年人存活一年更受重视，即不同年龄组的生命价值是不相等的。对某一特定年龄给予较高的权重并不意味着这一年龄的生命年对个人更为重要，而是意味着这一段时间的社会价值可能更大。各个年龄组别中每一生命年的相对价值（即权重）可以用下列指数函数模型来表示：

$$RV = C_{xe}^{-\beta x} \qquad （式 2-2-10）$$

公式中，RV 表示生命的相对价值，x 为年龄，$\beta=0.04$，C 为选用的常数。该函数由出生时的 0 急速上升至 25 岁时的峰值，然后又逐渐下降为 0（直到死亡）。这样，社会投资多年的青年人的 RV 值就大于儿童和老年人。例如一个 30 岁的 DALY 值等于 3 个 50 岁的 DALY 值。

非致死性疾病的健康生命年损失：为了测量非致死性疾病的健康生命年损失，并使之与早逝所致的生命年损失具有可比性，将不同的疾病根据其严重程度（致残程度、持续时间等）由专家组确定相对于早逝的残疾权重，残疾权重介于 0 ~ 1 之间，0 代表健康，1 代表死亡。

贴现率：又称时间偏好，是一个经济学概念，个体喜欢现在而不是将来受益。今天的商品或服务的价值大于一年以后的价值。贴现率常用于：①通过比较不同疾病 DALY 损失情况，观察确定人群中主要健康问题，从而指导制定预防控制疾病的重点，以使有限的卫生资源得到合理配置；②对全球、一个国家或地区进行动态监测与评价，观察 DALY 的长期变动趋势及影响因素；③分析一个人群中具有不同特征亚群（如性别、年龄）的 DALY，以帮助确定有针对性预防措施的高危人群；④进行成本效果分析。研究不同病种、不同干预措施挽回一个 DALY 所需的成本，以求采用最佳干预措施来防治重点疾病，使有限的资源发挥最大的挽回健康生命年的效果。

DALY 指标也有其局限性，包括：①在 DALY 的设计思想上把疾病负担定义为用年龄、性别和患病时间来衡量不健康所导致的功能限制和早死；②在 DALY 指标的构成中，引入的贴现率、年龄权重、失能等级等指标只反映了研究者和世界银行专家的意见，不能反映所分析地区人群的意见。而且，这些指标本身也存在一定的局限性；③DALY 在运算中也存在问题。WHO 的一些专家认为，评估 DALY 仅仅用了一个数学公式，这在某种意义上掩盖了许多复杂的信息；④在 DALY 的构造框架中，没有涉及多发，即一人患多种疾病，这样会导致高估疾病负担。

（四）健康寿命年

与 DALY 的设计思想基本一致，在总人数为 P 的人群中，由某种疾病导致的健康寿命年（healthy life year，HeaLY）可由下式计算：

$$HeaLY = L_1 + L_2 \qquad （式2-2-11）$$

式中：L_1 为该人群中因患某种疾病死亡而损失的健康寿命年；

L_2 为该人群中因患某种疾病失能而损失的健康寿命年。

$$L_1 = P \times I \times CFR \times [E(A_0) - (A_f - A_0)] \qquad （式2-2-12）$$

式中：I 为该人群中某种疾病每年每千人口的发病率；CFR 为该病的病死率；A_f 和 A_0 分别为因该病死亡和发病时平均年龄；$E(A_0)$ 为年龄为 A_0 时的期望寿命。

$$L_2 = P \times I \times CDR \times D_e \times D_t \qquad （式2-2-13）$$

式中：I 的意义同上；CDR 为患此病人群因该病失能的比例；D_e 为失能权重，它是 HeaLY 计算中唯一的一个主观指标，它的意义与取值和 DALY 的计算相同。D_t 为此病的平均病程。

HeaLY 与 DALY 的设计思想基本上是一致的，从疾病的发病开始，根据疾病的自然史，考虑疾病引起死亡的情况以及不同年龄段死亡的影响，并更充分地考虑到发病期间失能对健康的影响，从而使疾病对健康影响的估计更接近实际，对于宏观地认识疾病有着重要的意义。

（五）伤残调整期望寿命

在健康条件下的期望寿命，即假设一代人在健康状态下的平均寿命。WHO 发表的《2000 年世界卫生报告》首次将伤残调整期望寿命（disability-adjusted life expectancy，DALE）作为评价不同国家或地区居民生存质量和卫生系统绩效的综合指标。计算 DALE

通常采用 Sullivan 法：在人口寿命表的基础上，利用某人群中各个年龄段在某一特定时间点上的伤残现患率，经过各种不同伤残状况的严重性权重调整后，将寿命表上各个年龄段的期望寿命分为两部分：相当于完全健康状况下的期望寿命（DALE）和相当于死亡状态而损失的期望寿命（DLE）。

三、疾病负担综合评价

疾病负担评价体系是多层次、多方面、多维度的。它以系统论的模式为基础，全面地分析疾病对个人、家庭和社区造成的生物、心理、社会负担。需要考虑到造成不健康的环境和个人的许多因素，比如，公共设施、个人收入、家庭和朋友等，而不仅仅是年龄和性别。同时强调疾病的心理社会负担，重视疾病的潜在危害。

第六节　常用生活质量评价的方法学问题

老年健康所包含的生活质量、生活满意度及日常活动能力等维度涉及研究对象主观判断和客观的功能测试内容，包括患者报告、观察者报告或代理人报告以及功能测量。与传统实验室或影像学指标相比，此类评估工具在其本身的质量及性能方面均有独特的评价方法学指标。本节将对这些指标进行简述，以方便读者在进行量表选择时参考。

一、患者报告结局测量

生活质量的评估通常采用自评（self-report）的方式，使用专业制作并经过心理测量学验证（psychometrical validation，也翻译为"信效度验证"）的量表（scale）。欧美医药管理部门将在患者中使用这种测量方法定义为"患者报告结局测量（patient-reported outcome measure，PROM）"，并对在研究中的应用进行了详细的规定。美国 FDA 推荐的 PROM 已被广泛应用于公共卫生研究，在临床医学中常作为首要结局指标评估药物或医疗器械的有效性。在研究设计选择量表时，需要根据多种测量学特征及临床应用参数进行综合考量。

（一）测量内容

公共卫生及临床实践中应用 PROM 评估老年人的生活质量首先要选择合适的量表，量表是否能够真实反映目标人群的情况是获得可靠有效结果的前提。美国 FDA 建议 PROM 的测量内容需要来自目标人群，并与人群经历的或关心的健康问题相关。在选择量表时，需要查询量表中条目的来源。推荐的条目生成方式为目标人群定性访谈获得条目初稿，经专家（包括目标人群，照护者及医护人员）对条目与健康状态的相关性进行打分后，形成二稿，然后用定量研究方式进行心理测量学验证。

其他替代来源包括：文献回顾提取研究中发现的健康相关问题，该方法适用于比较常见的健康问题。微信群组等社交媒体记录了自然状态下，目标人群的健康问题及需求。通过人工智能的自然语言识别这些非规范化的交流文本，抓取关键词形成 PROM 量表，关键词通常比研究项目的定性访谈更能反映人们的感受。但是由于老年人群特别是社会经济状态较差人群的社交媒体使用率较低，在使用社交媒体交流文本生成的 PROM 时需考虑选择偏倚，同时还需要考虑某些隐私问题不便在公共平台交流可能导致的信息偏倚。

（二）心理测量学特征 -PROM 量表信效度

信效度是评估一个量表是否能准确、可靠且有效地评估研究者希望评估的内容。在研究设计选择量表时，需要对其信效度验证的结果，验证的人群，以及曾经使用过的人群中及其表现进行考察。常见信效度指标见图 2-2-1。

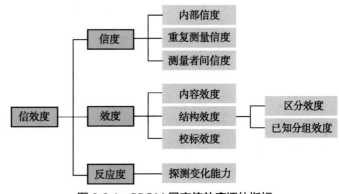

图 2-2-1　PROM 量表信效度评估指标

（三）回顾时间

回顾时间（recall period）是 PROM 量表的重要应用参数，它规定了被调查者需要提供过去多长时间的健康状况信息，常见回顾时间段有 24 小时、7 天、2 周、4 周等。回顾时间越长，测量的回忆偏倚越大。在研究设计时，回顾时间与研究对象特征和测量频率显著相关。如果研究卫生政策或治疗对疾病的长期作用，测量时间间隔通常以月计，需要采用具有较长回顾时间的量表；而研究为手术期患者康复时，24 小时或 7 天回顾时间则更为合适。常用 PROM 量表会有多个回顾时间段供选择。如果要修改现有回顾时间段，需经过标准化的信度和效度验证，提供新的回顾时间段的心理测量参数以备量表选择所需。

（四）量表的文化调适

现有常用 PROM 量表多为欧美原版，经标准的翻译、回译过程后形成中文版本。通常汉化版会在中国人群中进行信效度验证，以获得在中国人群适用的结论。虽然大部分汉化欧美量表均被证明在中国人群中使用能产生可靠可信的数据，但在公共卫生和临床研究及实践中，相当一部分量表的内容仍然难以为中国人群所理解，特别是在心理和社会功能方面，由于文化背景的差异，无论是测量学特征还是被调查者的反应，均难以满足 PROM 对量表的基本技术要求。因此，在选择汉化量表时，对量表的文化调整就显得尤为重要，如果前人研究未见相关报道，则需要在研究对象人群中进行小范围的量表认知情况调查（cognitive debriefing），如有不合适的条目，可联系量表版权所有者，探讨进行修订的可能。如果无法更改，则需考虑选择其他更为合适的量表。如果时间和资源允许，可考虑在目标人群中自行制作所需量表。

（五）数据采集

在使用 PROM 测量老年人口健康状况时，还需要考虑采用哪种数据采集模式。常见的采集方式包括纸质问卷、电话调查以及基于互联网的电子化采集（ePRO）。这 3 种方式各有优劣，随着互联网的普及，智能手机用户的增加，ePRO 因其及时的数据传输交流特征越来越受到青睐，特别是在多时间点调查设计中可以节约资源并获得比纸质问卷更完整的数据。但是，最近的研究发现，在同时提供纸质问卷和 ePRO 的情况下，选择 ePRO 的研究对象多为年轻（<55 岁）且受教育程度较高人群。如何解决智能手机 APP 或小程序的 ePRO 模式在老年人群中的应用"适老化"问题，尚需人工智能、信息科学及医学多学科的合作攻关。

（六）结果的临床意义解读

PROM 测量所获得的健康状态数据可作为有序分类或连续变量进行分析，分析方法通常需按照每种量表现有的操作指南进行。分析结果除统计学显著意义外，更重要的是对其进行有临床或公共卫生意义的解读。人群正常值（population norm）、阈值（cutpoint）及最小临床意义变化值（minimal clinically important difference，MCID）是 PROM 数据解读常用参数。如，WHO 的三阶梯镇痛，疼痛评估常用 0 ~ 10 评分，0 分为无痛，1 ~ 3 分为轻度疼痛，不需要进行临床干预；4 ~ 6 分为中度疼痛，需要采用非阿片类药物镇痛；7 ~ 10 分为重度疼痛，需要使用阿片类药物干预。在癌症患者中，疼痛评分下降 2 分或 30% 常被判定为有临床意义的疼痛缓解。

二、代理人报告或观察者报告（observer-reported outcomes）

老年人群由于认知或生理功能障碍，不能进行自我报告评估时，可以选择代理人报告（proxy respondents）。代理人报告由熟悉研究对象现况的家庭成员或照护者等完成。代理人报告在实施的时候，需要区分代理人作为一个观察者还是作为研究对象，前者是描述研究对象的状态，后者是站在研究对象的立场回答问题。大部分研究采用了使用代理人作为观察者描述研究对象的状态。

PROM 和代理人报告的一致性是影响评估质量的重要因素。Magaziner 等对 361 名 65 岁以上髋骨骨折患者同时使用 PROM 和代理人报告进行了日常功能、心理状态及抑郁症状评估。与 PROM 比较，代理人评估的失能状态更严重。当代理人和研究对象生活在一起，或是研究对象的兄弟姐妹或配偶时，两种报告的一致性较高。

三、功能测试结局（performance outcome，PerfO）

活动能力可以通过功能测试结局（PerfO）来评价。PerfO 也是 FDA 定义的临床结局指标之一，是通过让研究对象在指导下完成标准化的日常功能任务来评估其生理或认知功能。根据测量内容的难度，PerfO 可以由经过训练的研究人员监督，也可以由研究对象独立完成。PerfO 作为一个相对客观的指标，与 PROM 相比，一定程度上能减少对研究对象主观判断能力的依赖，在开展多中心研究时，通过标准化的操作手册较为容易地控制测量误差。在老年人群中，PerfO 可以克服因为老化引起的回忆偏倚，同时还可以评价某些研究对象日常生活中可能不常进行的活动（如爬楼梯），而同样的问题在 PROM 中则无法获得可靠的评价结果。

与 PROM 类似，PerfO 指标的选择也需要考虑信度、效度及反应度，包括：评价指标是否研究需要测量的内容？研究者和研究对象是否对 PerfO 操作指南的解读一致？评估分数的含义是什么？这些问题都可以从 PerfO 测量工具已经开发和使用的文献中获得答案。测量评分的临床意义解读也需要类似于 PROM 的临床解读参数（人群正常值、阈值和最小临床意义变化值），而不是简单地比较评分之间的统计学差异。老年人群使用 PerfO 还需要对现有测量方法进行"适老化"修订，包括测量方法、操作指南及正常值范围。在选择 PerfO 时，对研究对象、照护者以及研究人员的负担也需纳入考虑，测量花费时间、培训要求以及测试频率都是决定 PerfO 是否适用的关键指标。对于多时间点测量，过长的时间和复杂的操作流程均会影响其可行性和结果的完整性及可靠性。

随着信息技术的进步，PerfO 测量方式也需要在研究设计中进行定义。可穿戴设备的使用，使得在多个时间点的院外长期随访成为可能。这些技术拓展了 PerfO 的内涵，使其不仅能对传统意义上的既定任务完成评估，还能对真实世界研究对象的日常活动状态进行定量采集。在研究中使用可穿戴设备同样需要考虑测量的可靠性，指标的相关性以及数据的完整性问题，且这些数据与传统 PerfO 指标数据在研究中如何联合分析及其临床解读也需要在研究设计中明确。

（石丘玲）

参考文献

[1] WHO. World report on aging and health. [R/OL].(2022-02-21)[2022-07-21].http://apps.who.int/iris/bitstream/handle/10665/186468/WHO_FWC_ALC_15.01_eng.pdf;jsessionid=F1CDB06476589A3AA0F257B5716BC4FA?sequence=1.

[2] 樊瑾, 于普林, 李小鹰. 中国健康老年人标准 (2013) 解读 2: 健康评估方法 [J]. 中华老年医学杂志, 2014, 33(1):1-3.

[3] SCOTTE F, BOSSI P, CAROLA E, et al. Addressing the quality of life needs of older patients with cancer: a SIOG consensus paper and practical guide[J]. Ann Oncol, 2018, 29(8):1718-1726.

[4] RICHARDSON E, BURNELL J, ADAMS H R, et al. Developing and implementing performance outcome assessments: evidentiary, methodologic, and operational considerations[J]. Ther Innov Regul Sci, 2019, 53(1):146-153.

[5] MARTEN O, BRAND L, GREINER W. Feasibility of the EQ-5D in the elderly population: a systematic review of the literature[J]. Qual Life Res, 2021, 31(6): 1621-1637.

[6] SUZUKI T. Health status of older adults living in the community in Japan: Recent changes and significance in the super-aged society[J]. Geriatr Gerontol Int, 2018 , 18(5):667-677.

[7] LEEGAARD M, UTNE I, HALVORSRUD L, et al. A review of self-rated generic quality of life instruments used among older patients receiving home care nursing[J]. Health Soc Care Community, 2018, 26(3):e321-e328.

[8] POTTER R, ELLARD D, REES K, et al. A systematic review of the effects of physical activity on physical functioning, quality of life and depression in older people with dementia[J]. Int J Geriatr Psychiatry, 2011, 26(10):1000-1011.

[9] BOGGATZ T. Quality of life in old age - a concept analysis[J]. Int J Older People Nurs, 2016, 11(1):55-69.

[10] MCHORNEY C A. Measuring and monitoring general health status in elderly persons: practical and methodological issues in using the SF-36 Health Survey[J]. Gerontologist, 1996, 36(5):571-583.

[11] RONDÓN GARCÍA L M, RAMÍREZ NAVARRRO J M. The impact of quality of life on the health of older people from a multidimensional perspective[J]. J Aging Res, 2018:4086294.

[12] LEVASSEUR M, ST-CYR TRIBBLE D, DESROSIERS J. Meaning of quality of life for older adults: importance of human functioning components[J]. Arch Gerontol Geriatr, 2009, 49(2):e91-e100.

[13] REIMAN M P, MANSKE R C. The assessment of function: how is it measured? A clinical perspective[J]. J Man Manip Ther, 2011, 19(2):91-99.

[14] HALVORSRUD L, KALFOSS M. The conceptualization and measurement of quality of life in older adults: a review of empirical studies published during 1994—2006[J]. Eur J Ageing, 2007, 4(4):229-246.

[15] AGGARWAL B, XIONG Q, SCHROEDER-BUTTERFILL E. Impact of the use of the internet on quality of life in older adults: review of literature[J]. Prim Health Care Res Dev, 2020 ,21(e55):1-6.

第三章

老年综合评估

老年综合评估是老年医学的核心技术之一。之所以要对老年人进行综合评估，主要由老年健康的标准和老年人的疾病特点所决定的。健康的老年人应是躯体健康、心理健康、社会健康与道德健康等的完美结合，而大多数老年人处于亚健康或疾病状态中，具有多病共存、多系统功能障碍、多种老年综合征表现、多重用药等老年疾病特点，为了给老年人提供准确的健康状况评估、疾病诊断和适当的治疗，使其尽早康复，及时回归家庭与社会，就需要从老年人的生理、心理、病理、功能、社会与环境等方面给予全面的评估，从而为老年人制定个性化的干预方案和照护计划，促进老年人健康状况的改善、生命质量的提高和健康期望寿命的延长。本章重点介绍了老年综合评估概述、老年躯体功能的评估和老年综合评估技术的应用。

第一节 老年综合评估概述

一、老年综合评估的概念

老年综合评估（comprehensive geriatric assessment，CGA），台湾学者将其翻译为"周全性的老年评估"。所谓 CGA，就是应用生物 - 心理 - 社会医学模式，对老年人的健康状况及其影响因素做出综合评价；换句话说，老年综合评估是一种多维度跨学科的评估过程，用以确定老年脆弱群体在生理、病理、心理、功能、社会和环境等方面所具有的能力和存在的问题，以便为老年患者制定科学、合理和有效的治疗、康复和护理方案，促进老年患者各种功能状态的改善，从而提高老年患者的生命质量和健康期望寿命。

CGA 与一般医学评估（general medical assessment，GMA）的区别在于：GMA 通常被称为医学诊断，它是以"疾病"为中心的一种诊疗模式，目的在于通过定位和定性的方法确诊人体某些器官是否存在某种病变；而 CGA 是以"人"为中心的一种诊疗模式，目的在于全面评估老年人个体的健康状况、功能状况和社会环境影响因素，以便有针对性地制定全面的治疗、康复和护理计划。GMA 重点关注的是器官疾病，而 CGA 重点关注的是老年人整体功能状况和生命质量。由于绝大部分老年疾病是无法治愈的，因此，在老年人的医疗照护实践中，如何综合、全面地评估老年人的功能状况，如何准确地进行对症干预，从而使老年人老而不病或老而少病、病而不残、残而不废，才是至关重要的。

二、老年综合评估的发展历史

（一）概念的提出

CGA 由被誉为老年医学之母的英国米德尔塞克斯医院的 Marjory Warren 于 20 世纪 40 年代首先提出，并应用于具体的临床实践。她采用 CGA 法对疗养院中卧床不起的老年人进行评估后，制订综合的康复治疗措施，结果使多数老年人摆脱了卧床状态，其中 1/3 的老年人出院回家。

（二）国际应用和推广

20 世纪 70 年代，美国退伍军人医院应用 CGA 来评估和治疗功能减退或丧失的老年退伍军人，取得了良好效果。后来，他们将服务范围延伸到门诊患者。通过与传统医学评估的对比，发现 CGA 可改善老年患者的日常生活能力和认知功能，进而提高老年患者的生命质量。同时，CGA 还可满足患者的医疗服务需求，降低医疗成本，节约医疗卫生资源。因此，在 1987 年美国国家健康研究院组织相关专家共同制定了 CGA 标准和相关制度，并在全国加以推广。目前，国际上除英国和美国外，澳大利亚、新西兰、加拿大、日本、西班牙和瑞典等国家均在积极推动 CGA 技术的应用和研究工作。

（三）我国的应用和推广

台湾学者首先将 CGA 技术应用于老年医学的科研和实践之中，并在荣民医院系统中得到广泛的推广和应用。大陆由北京老年医院和协和医院率先将 CGA 技术应用于老年医学科的门诊和住院患者，并进行了相关问题的研究，对推动 CGA 技术的发展发挥了重要作用。

三、老年综合评估服务的主体和客体

（一）老年综合评估服务的主体

老年综合评估服务的主体即 CGA 服务的实施者，目前没有明确的界定范围，一般认为具备下列条件之一者可从事其服务：①取得老年综合评估师或老年人能力评估师资质证书的专业人员；②经过老年综合评估技术培训取得合格结业证书的医护工作者；③从事老年医学服务的个案管理师。

（二）老年综合评估服务的客体

老年综合评估服务的客体即 CGA 服务的对象，或称"受试者"，目前还没有明确的定义，一般认为具备以下任意情形之一者均为 CGA 服务的客体：① 60 岁及以上，患有多种慢性病（共病）和多重用药者，或合并有精神行为异常者；②已出现生活或活动功能不全（尤其是近期恶化）者；③经过老年病急性期住院治疗有一定程度功能下降的患者，或经常住院者；④经过运动、神经、呼吸、心脏或智能康复的患者；⑤具有跌倒、痴呆、尿失禁、昏厥、谵妄、抑郁症、慢性疼痛、睡眠障碍和帕金森综合征等常见老年综合征的患者；⑥存在压疮、便秘、营养不良、运动功能障碍或肢体残疾等常见老年照护问题的患者；⑦存在社会支持问题的老年人，如独居、缺乏社会支持和疏于照护者；⑧存在居家物理环境、社会环境和文化环境不良的老人；⑨其他根据实际情况需要做 CGA 者。

四、老年综合评估的内容

CGA 的内容比较广泛，主要包括一般医学评估、躯体功能评估、精神心理评估、社会评估、环境评估、生活质量和死亡质量评估、常见老年综合征或问题的评估等。

（一）一般医学评估

一般医学评估，即传统意义上的医学诊断，它是一种以疾病为中心的诊疗模式。评估的目的在于确定患者是什么系统或器官疾病及其严重程度，评估方法是通过病史采集、查体、医学影像学检查、电生理学检查、化验检查和其他特殊检查，最后明确诊断，为制定后续的治疗方案提供充分的依据。

（二）躯体功能评估

躯体功能评估包括日常生活活动（activities of daily living，ADL）、平衡与步态、关节活动度、吞咽功能、视力、听力和失能等的评估。

在躯体功能评估中，最重要的是 ADL 评估，其可分为基本日常生活活动（basic activity of daily living，BADL）评估和工具性日常生活活动（instrumental activities of daily living，IADL）评估两种。BADL 评估内容包括生活自理活动和开展功能性活动的能力，如平地走动、移位（从床上坐到椅子上）、洗漱、穿衣、如厕、大小便控制、上下楼梯、洗澡和吃饭等，可通过直接观察或间接询问的方式进行评估；而 IADL 评估更加复杂，包括评估患者独立服药、处理财物、操持家务、购物、使用公共交通工具和使用电话等能力。在 ADL 中，需要详细询问患者是能够独立完成上述任务，还是需要别人的帮助；需要评估患者对辅助设备的使用情况，如手杖或助步器，包括辅助设施的使用时间和在什么情况下使用。评估应主要关注患者的活动能力。

（三）精神心理评估

精神心理评估主要包括认知功能评估、谵妄评估、情绪和情感等的评估。有效筛查认知功能障碍的工具，包括画钟试验（clock drawing test，CDT）、简易精神状态检查量表（mini mental status examination，MMSE）、简易操作智能问卷（short portable mental status questionnaire，SPMSQ）和蒙特利尔认知评估量表（Montreal cognitive assessment，MoCA）等。在痴呆和谵妄的评估中，进行认知功能评估是一种非常重要且十分有效的方法。谵妄评估，美国精神病协会指南建议采用意识障碍评估法。情绪和情感的评估包括抑郁评估和焦虑评估，详见第四章。

（四）社会评估

社会评估主要是对老年人社会适应能力、社会网络或社会支持、社会服务的使用、经济状况、特殊需要、角色和文化背景等方面的评估，其次还包括老年虐待等的评估，所有这些评估均有益于管理计划的制定。社会工作者在社会评估中起着重要的作用，应高度重视患者的个人价值观、精神寄托和临终关怀愿望（如遗嘱）等问题；在任何情况下，都应尊重患者的文化和宗教信仰。老年虐待评估主要从老年人是否被遗弃、忽视或受不公正待遇，以及身心是否受虐待等方面进行评估。社会支持评估见第四章第三节。

（五）环境评估

环境评估是对老年人生存的物理、社会、精神和文化环境等方面的评估。在对物理环境的评估中，老年人的居家安全评估最为重要，常用居家危险因素评估工具（home fall hazards assessments，HFHA）进行评估，对预防老年人跌倒和其他伤害的发生具有极为重要的意义。

（六）生活质量和死亡质量评估

老年人生活质量评估对衡量老年人的幸福度具有一定的意义。老年人在生理功能、健康状况、经济状况、社会支持、信仰体系、文化和种族背景、价值观以及个人喜好方面都有非常大的差异，老年医护工作者应该充分考虑到这些问题，以便对老年人做出综合评价，有利于老年人的健康管理和疾病管理。目前评估生活质量最常用的工具是"健康调查量表36"（short form 36，SF-36）。此外，也有学者应用生活满意度指数量表（life satisfaction index，LSI）、纽芬兰纪念大学老年幸福度量表（Memorial University of Newfoundland scale of happiness，MUNSH）、诺丁汉健康量表（Nottingham health profile，NHP）、世界卫生组织生存质量测定量表（WHO quality of life-100，QOL-100）和欧洲五维健康量表（EuroQol five dimensions questionnaire，EQ-5D）等进行老年生活质量评估。老年生活质量评估详见第二章。

老年人死亡质量的评估，常用死亡质量指数来进行。死亡质量指数由新加坡慈善机构连氏基金会研究和提出，具体包括姑息治疗与医疗环境、人力资源、医疗护理的可负担程度、护理质量和公众参与水平5个方面。通过对临终患者死亡质量的评估，可以准确把握患者的心理状况，尊重患者的死亡观念和生命，使其死亡更有尊严和质量，也促进了社会的不断进步和人文关怀的推广。

（七）常见老年综合征或问题的评估

常见的老年综合征包括跌倒、痴呆、尿失禁、衰弱、肌少症、营养不良、晕厥、谵妄、帕金森综合征、失眠、抑郁、慢性疼痛和多重用药等。老年人常见的问题有压疮、便秘、肺栓塞、吸入性肺炎、深静脉血栓、肢体残疾和临终关怀等。对上述综合征或问题的评估就是要利用老年综合评估的方法，通过多学科整合及管理团队的协调，共同为患者制定综合的诊疗、康复和照护计划，尽可能减少老年残疾的发生，最大限度地提高老年人的生活质量。详见第四篇——常见老年综合征防控。

五、老年综合评估的方法

CGA 的方法一般包括提问法、交谈法、观察法、量表评定法和一般医学检查法等，其中量表评定法是最主要的评定方法。通过使用普遍认可并且有效的量表，获得可观察指标的相关数据，然后根据评价标准进行判定，最终得出受试者健康状况和功能状况的评定结果。

（一）提问法

提问法分为口头提问、问卷提问两种形式。要尽量让患者本人回答问题，注意区分患者回答的问题是客观存在还是主观意向。提问法的优点是节约时间，可用于对患者残疾状况的筛查。

（二）会谈法

会谈法也称交谈法，可分为正式与非正式会谈。正式会谈又称晤谈法，是评估者事先编制好提纲，依次提出问题，让受试者按序回答。它具有很强的目的性，需要评估者在特定的情景下对谈话的内容、气氛进行驾驭。非正式会谈则不必按固定的提纲进行，类似日常生活或工作中的自然交谈，可按照受试者的性格特点灵活应用，是建立良好医患关系的基础。

会谈法是精神心理评估最基本、最重要的方法之一，是一种带有目的性的会话，兼有诊断与治疗的双重作用。通过会谈以了解和掌握受试者的心理问题或心理异常表现及其产生的原因、患病前的生活经历和遭遇、性格特点及行为习惯，从而达到诊断的目的。同时积极有效的会谈也是一种干预，可以达到治疗的目的。

（三）观察法

观察法是最为简单且重要的方法。在时间或条件受限时，评估人员可通过观察对受试者的功能状况做出初步判断。可以直接观察患者在实际环境中的情况，如家中、社区或医院诊室中，但不同的环境对其评估结果的影响较大，故评估时应尽可能排除外界干扰。观察法的结论客观，可从观察结果中分析出受试者功能障碍的原因。常用以下两种方法。

1. **直接观察法** 又称自然观察法，是在不施加任何人为干预的自然条件下，由评估者直接观察受试者完成各项活动的情况以及其言语、表情、动作、姿态等，并在所得观察结果的基础上研究分析受试者的功能状况、心理活动及其规律的方法。这种方法的结果较可靠，但为体弱者检查时需分次进行，所需时间较长，且有些项目不方便直接观察，如大小便和洗澡等；另外，在做心理评定时，会受到受试者心理行为随意性、偶然性等的影响，不能做精确的重复观察和定量分析。

2. **间接评定法** 由评估者向受试者或其家属朋友等了解情况，以此来评估其功能状态，也称自述法。这种方法实施简单，但准确性不及直接观察法。在实际工作中，还常用一种控制观察法，其评估是在预先控制的条件下进行的，优点是结果带有一定的规律性及必然性，具有较强的科学性与对比性；缺点是对受试者造成一定的影响，有时不易获得真实情况。

（四）量表评定法

量表评定法即为采用经过标准化设计，具有统一内容、统一评定标准的检查表评定法，常用于医疗机构、养老机构、保险机构和其他专业评估机构。量表评定法中使用的评估量表，都经过一定的信度和效度检验，评定结果可在不同患者、不同疗法、不同机构间进行比较。信度指量表使用的可靠性，反映测量工具或方法的稳定性、可重复性和精确性。效度指量表使用的准确性，反映测量结果的真实性和准确性，即测量工具在多大程度上反映测量目的。例如：体重计无负载时指针在 2kg，每次测重都较实际高 2kg。此时多次测量显示结果信度高（总是多 2kg），但其结果是错误的，即效度低。

评估量表从形式上讲，有主观评估量表、自陈量表（self-report scales）、问卷（questionnaire）、调查表（table of investigation）和检核表（checklists）等。从量表项目编排方式上讲，可分为数字评定量表、描述评定量表、标准评定量表、检选量表和强迫选择评定量表等类型。强迫选择评定量表又可分为自评量表和他评量表。

对老年人实施量表评估时，应注意以下几点：①老年人精力、体力较差，可供检查的时间有限，不可能面面俱到，应尽量选用针对性强、简明易操作的量表；②大多数量表是根据国外的量表修订而来，难免受到社会文化环境的影响，对老年人更应结合其性格、经历和所患疾病情况来判断结果；③评估者要注意与老年人受试者建立友好、信任的关系，从而提高评估的效率和质量；④如果临床上有实施测评的需要，但是老人健康状况不允许，或者尚未与老人建立友好、信任的关系时，暂时不宜进行评定；⑤要注意保护老年人的隐私，维护老年人的权益。

（五）一般医学检查法

一般医学检查法包括各种体格检查、实验室检查和影像学检查等，如心率、血压、呼吸、脉搏的测定，血、尿、便、痰或其他体液的实验室检查，各种影像学检查、电生理学检查和其他特殊检查等。

六、老年综合评估的意义

（一）提高医疗机构的服务质量

通过 CGA 可综合提高医疗服务机构的服务质量，具体体现在以下 4 个方面：①减少患者对医院资源的占用，提高医疗服务机构的资源利用率；②及时让患者出院回家或转介到其他老年医疗卫生服务机构，提高床位使用率；③为不同层次的人提供不同的医疗服务，可对患者进行精准定位；④为患者选择最佳的治疗或个案管理方案，如为濒死者或多病者制定正确的管理方案，提升医院的服务质量。

（二）提高医护人员的服务水平

通过 CGA，可以提高医护人员的整体素质和服务水平，具体体现在以下 7 个方面：①促进医护人员由"以病为本"向"以人为本"服务理念的转变；②提高医护人员对老年疾病诊断的准确率；③便于随时监测老年患者的临床表现和疾病的功能变化；④全面了解和掌握老年患者的功能状态，指导康复方案的确定，及时评估康复效果；⑤可对老年患者进行老年综合征和老年照护问题的风险评估和干预，提高照护质量；⑥有助于老年患者照料环境的改善和服务设施的合理配置；⑦推测老年患者预后，有效开展老年疾病的连续性管理。

（三）发挥社会保障部门的作用

通过 CGA，可以提高医疗保险的利用率，具体体现在以下两个方面：①合理使用医疗保险费用，避免无益消费或过度医疗；②向服务对象提供合理的服务内容，避免人为的两个极端：即强行选择或拒之门外。例如，对于一个贫困和能力丧失的老年人，如何确定其所需的医疗服务，可通过评估确定相应的服务种类和数量，减少不必要的服务项目，减少过分追求健康而增加健康性成本支出，从而协调成本效益和医疗护理服务。

（四）发挥社会工作者的主动性

通过 CGA，社会工作者可以比较详尽地了解患者的社会支援和社会支持情况，以便有针对性地提供社会工作服务，减少工作盲目性，发挥社会工作者的积极性和主动性。

（五）提高家庭成员的照护意识

通过 CGA，尤其是居家安全等方面的评估，可提高家庭成员的照护意识，具体体现在：①为被照护者的家属优化生活场所，改善照护服务设施，营造居家适老化环境；②使家属或其他照护人员全面了解被照护者的身体状况，从而为其提供最佳的生活帮助；③为居家无障碍设施改造、搬家迁移等提供理论支持。

（六）帮助患者做出正确抉择

CGA 有助于患者更好地了解自身的健康状况，做出合理的选择，具体体现在以下六个方面：①全面了解自己的健康状况和功能状况，避免无谓损伤、无效医疗，减少医源性损害；②促进康复，提高生活自理能力，全面提高生命质量；③适度接受医疗救治，尤其是有创性、可选择性的治疗，减少残疾；④适时转诊、转院，及时回归家庭与社会；⑤根据自身状况，主动放弃无效的抢救性治疗，维护尊严，减少医疗费用的支出；⑥增强老年人群的主动健康管理意识，提高健康期望寿命。

第二节　老年躯体功能的综合评估

老年躯体功能评估是老年综合评估的重点。通过该项评估，可以确定受试者躯体功能所具有的能力和存在的问题，以便制定完善的老年病诊治措施、中期照护计划和长期随访方案。老年躯体功能评估主要包括日常生活活动能力评估、平衡与步态评估、吞咽功能评估、视听功能评估等。

一、老年人日常生活活动能力的评估

日常生活活动（ADL）最早由美国的 Dearier 医师和 Brown 理疗师于 1945 年提出，当时是指躯体损伤后为了维持生存以及适应生存环境而必须每天重复进行的一种最基本、最常见的活动，包括进食、穿衣、大小便控制、洗澡和行走等。随着人们生活质量的提高，这种狭义的 ADL 概念不够全面，逐渐被广义的 ADL 概念所取代，即个体在家庭、工作机构及社区里的自我管理能力，除了包括最基本的生活能力，还包括与他人交往的能力，以及在经济、社会和职业上合理安排自己生活方式的能力。

老年人的日常生活活动能力受年龄、视力、运动功能、疾病因素、情绪因素等的影响，所以对老年人 ADL 的评估应结合生理、心理和社会等方面进行全面评估。ADL 的评估主要包括基础性日常生活活动和工具性日常生活活动能力的评估。

（一）基础性日常生活活动的评估

基础性日常生活活动（BADL）指日常生活中最基本的活动，如穿衣、进食、排泄、保持个人卫生等自理活动和坐、站、行走等身体活动。一般为比较粗大的、无须利用工具的活动。也可以简单理解为照顾自己的活动。

BADL 是维持老年人基本生活所需要的自我照顾能力和最基本的自理能力，是老年人每天必需从事的日常生活活动的能力，如运动（移位、平地走动、上下楼梯）、排便（如厕和大、小便控制）、穿衣、进食、修饰和洗澡等。如果该活动能力下降，将会影响老年人基本生活需要的满足，从而影响老年人的生活质量。BADL 常用巴塞尔指数量表和 Katz 指数进行测定，它不仅是评估老年人功能状况的重要指标，也是评估补偿服务需求的关键指标。

1. **巴塞尔指数**（Barthel index，BI） 20 世纪 50 年代中期，由美国 Florence Marhoney 和 Porathea Barthel 设计了当时称为 Maryland 残疾指数的量表，并应用于临床。1965 年正式称为 Barthel Index，有 10 项和 15 项两个版本。本文选用的版本是 Wade and Collin's 版本，包括进食、床椅转移、修饰、如厕、洗澡、平地行走、上下楼梯、穿衣和大小便控制等共 10 项内容（见表 2-3-1）。我国自 20 世纪 80 年代后期在日常生活活动能力评定时，也普遍采用这种评定方法。BI 指对患者日常生活活动功能状态的测量，个体得分取决于一系列独立行为，广泛用于日常生活能力评价，有很高的信度和效度。它既可用来评估患者治疗前后功能状况的变化，以及预测住院时间、治疗效果和预后。每个项目根据是否需要帮助及其帮助的程度分为 2 ~ 4 个等级，评分有 0 分、5 分、10 分和 15 分的选项，总分范围在 0 ~ 100 分。得分越高，独立性越好，依赖性越小。

有学者将 BI 的评估项目编成记忆口诀，便于大家的记忆，即"吃饭、穿衣、上楼梯、大便、小便、厕所里（每项最高分均为 10 分）；平地走动 + 转移（每项最高分均为 15 分），洗澡和修饰分最低（每项最高分均为 5 分）"。

表 2-3-1 巴塞尔指数

序号	项目	填表说明	评分	得分
1	大便失禁(排便)	指 1 周内情况 "偶尔"指 ≤ 1 次 / 周	0= 完全失禁 5= 偶尔失禁，或需要他人提示 10= 可控制	
2	小便失禁(排尿)	指 24 ~ 48 小时情况 "偶尔"指 <1 次 /d，插尿管的患者能独立管理尿管也给 10 分	0= 完全失禁 5= 偶尔失禁(每天 <1 次，每周 >1 次)，或需要他人提示 10= 可控制	
3	修饰(指洗脸、刷牙、梳头、刮脸等)	指 24 ~ 48 小时情况，由看护者提供工具也给 5 分：如挤好牙膏，准备好水等	0= 需他人帮助 5= 可自己独立完成	
4	如厕(包括解开衣裤、擦净、整理衣裤、冲水等)	应能自己蹲坐和起身等，5 分指能做某些事	0= 需极大帮助或完全依赖他人 5= 需部分帮助 10= 可独立完成	
5	进食(指用餐具将食物由容器送到口中、咀嚼、吞咽等过程)	能吃任何正常饮食(不仅是软食)，食物可由其他人做或端来，5 分指别人夹好菜后患者自己吃	0= 需极大帮助或完全依赖他人，或有留置营养管 5= 需部分帮助(进食过程中需要一定帮助，如协助把持餐具、夹菜、盛饭) 10= 可独立进食	

序号	项目	填表说明	评分	得分
6	移位（床椅转移）	指从床到椅子然后回来，0 分 = 坐不稳，需两个人搀扶 5 分 =1 个强壮的人 / 熟练的人 /2 个人帮助，能站立	0= 完全依赖他人，不能坐 5= 需极大帮助（2 人）、能坐（较大程度上依赖他人搀扶和帮助） 10= 需部分帮助（1 人）或指导（需他人搀扶或使用拐杖） 15= 可独立完成	
7	平地行走（步行）	指在院内、屋内活动，可以借助辅助工具。如果用轮椅，必须能拐弯或自行出门而不需帮助。 10 分 =1 个未经训练的人帮助，包括监督或帮助	0= 完全依赖他人 5= 需极大帮助（因肢体残疾、平衡能力差、过度衰弱、视力等问题，在较大程度上依赖他人搀扶，或坐在轮椅上自行移动） 10= 需部分帮助（因肢体残疾、平衡能力差、过度衰弱、视力等问题，在一定程度上需他人的搀扶或使用拐杖、助行器等辅助用具） 15= 可独立在平地上行走 45m	
8	穿衣： （指穿脱衣服、系扣、拉拉链、穿脱鞋袜、系鞋带）	应能穿任何衣服 5 分 = 需别人帮助系扣子、拉链等，但患者能独立披上外套	0= 需极大帮助或完全依赖他人 5= 需部分帮助（能自己穿脱，但需他人帮助整理衣物） 10= 可独立完成（系开纽扣、拉链、穿鞋等）	
9	上下楼梯	10 分 = 可独立借助辅助工具上下楼	0= 不能 5= 需帮助（体力或语言指导） 10= 自理	
10	洗澡	5 分 = 必须能自己进出浴室，自己擦洗；淋浴不需帮助或监督，独立完成	0= 依赖 5= 自理	

总分：

注：

1. 日常生活能力评价：总分为 100 分，得分越高，独立性越好，依赖性越小。

2. ADL 能力缺陷程度：100 分为能力完好；65 ~ 95 分为轻度失能；45 ~ 60 分为中度失能；25 ~ 40 分为重度失能；0 ~ 20 分为极重度失能。

3. 卒中评价：50 ~ 100 分为轻度卒中，15 ~ 45 分为中度卒中，0 ~ 10 分为重度卒中。

评估注意事项包括以下几点。

（1）该量表评估主要为确定被评估人过去 7 天内日常生活活动的独立程度。

（2）评估时机：在患者入院、病情变化、手术前后、出院时均可进行评估。

（3）评估所需时间：约 5 分钟。

（4）评估方法：直接观察或间接评定。可直接观察老人完成动作的状况，对于年老体弱者可分次进行。也可向受试者家属、朋友等了解情况，采取间接评定。

（5）评估原则：客观评价，避免主观判断偏差，避免霍桑效应。

（6）在实际工作中，也有学者采用改良的 BI（MBI）进行 BADL 的评估。

2. Katz 指数（Katz index） 又称 ADL 指数，是由 Katz 等人于 1963 年提出。它是根据人体功能发育学的规律制定的，有 6 项评定内容，依次为洗澡、穿衣、如厕、转移、大小便控制、进食，6 项评定内容按照由难到易的顺序进行排列，不宜随意改变次序。Katz 认为功能活动的丧失是有特定顺序的，首先丧失复杂的功能，简单的动作丧失较迟。应用 Katz 的指数评价表可评定 96% 患者的 ADL 能力，是目前应用最广泛的功能评价指数。

（1）功能等级评定：Katz 指数把 ADL 功能状态分为 A ~ G 7 个功能等级，从 A 级到 G 级独立程度依次下降，A 级是完全独立，G 级是完全依赖。Katz 指数在临床中应用较广泛，可用于骨科、神经科的门诊及住院患者，对成人与儿童均适用，见表 2-3-2。

表 2-3-2　Katz 指数

项目	评定		项目	评定	
	自理	依赖		自理	依赖
洗澡			床椅转移		
穿衣			大小便控制		
如厕			进食		

注：

1. 评定分级：

A 级：全部 6 项活动均能独立完成。

B 级：能独立完成 6 项活动中的任意 5 项，只有 1 项不能独立完成。

C 级：只有洗澡和其他任意 1 项不能独立完成，其余 4 项活动均能独立完成。

D 级：洗澡、穿衣和其他任意 1 项不能独立完成，其余 3 项活动均能独立完成。

E 级：洗澡、穿衣、如厕和其他任意 1 项不能独立完成，其余 2 项活动均能独立完成。

F 级：洗澡、穿衣、如厕、转移和其他任意 1 项不能独立完成，其余 1 项可独立完成。

G 级：所有 6 项活动均不能独立完成。

2. 评定时在"自理"或"依赖"下画"√"，然后根据自理或依赖的数量进行等级的评定。

（2）功能等级评分：见表 2-3-3。

表 2-3-3　Katz-ADL 评分

项目	评定			项目	评定		
	独立完成(1分)	依赖(0分)	得分		独立完成(1分)	依赖(0分)	得分
洗澡				床椅转移			

项目	评定			项目	评定		
	独立完成(1分)	依赖(0分)	得分		独立完成(1分)	依赖(0分)	得分
穿衣				大小便控制			
如厕				进食			

注:

1. 评估项目中每一项独立完成得 1 分,依赖为 0 分。
2. 评定标准:总分 6 分表示完全独立;3 ~ 5 分表示部分功能缺损;2 分及以下表示严重功能缺损。

(二)工具性日常生活活动能力的评估

工具性日常生活活动(IADL)指为了在家庭和社区中独立生活所需的关键的、较高级的技能,如操作卫生和烹饪用具、使用家庭电器、骑车或开车、管理个人事务等,大多为需要借助工具的、较精细的活动。这些也可以简单理解为涉及与环境互动的活动,比基本的日常活动更为复杂。

IADL 能反映出老年人在家中或寓所内进行自我护理活动的能力,包括 BADL 未涉及的内容,如洗衣、做饭、服药、使用电话、理财、购物、交通、家务(家庭清洁和整理)等。如有 IADL 障碍,应提供相应的生活服务,如助餐、助洁、助行和代购物品等服务,以维持老年人的独立生活能力。这一层次的功能反映老年人能否独立生活,是否需要提供日常生活照料服务。IADL 在反映基本病理损害方面不如 BADL 显效,但它包含了老年人的学习能力,可评估老年人身体机能及与外界的相互关系。常用的 IADL 的评估量表有 Lawton-Brody 工具性日常生活活动能力量表(Lawton-Brody IADL Scale)和社会功能活动问卷(functional activities questionnaire,FAQ)。

1. Lawton-Brody IADL 量表　有 24 分和 8 分两种评分方法。评分越低,失能程度越大。如购物、交通、备餐、家务、洗衣等 5 项中有 3 项以上需要协助即为轻度失能,见表 2-3-4。

表 2-3-4　Lawton-Brody 工具性日常生活活动能力量表

项目	评定内容	24 分评分	8 分评分	得分
购物	独立完成所有购物需求	3	1	
	独立购买日常生活用品	2	1	
	任何购物活动均需要陪同	1	0	
	完全不能进行购物	0	0	
家务	能单独持家,或偶尔需要帮助(如重体力家务需家政服务)	4	1	
	能做比较简单的家务,如洗碗、铺床、叠被	3	1	

续表

项目	评定内容	24分评分	8分评分	得分
家务	能做家务,但不能达到可被接受的整洁程度	2	1	
	所有家务都需要别人协助	1	0	
	完全不能做家务	0	0	
理财	可独立处理财务(做预算,写支票,付租金和账单,去银行)	2	1	
	可完成日常购物,但与银行往来或大宗买卖需要别人协助	1	1	
	不能处理财务	0	0	
备餐	能独立计划、烹煮和取食足量食物	3	1	
	如果准备好原料,能烹制适当的食物	2	1	
	能加热和取食预加工的食物或能准备食物	1	1	
	需要别人帮助做饭和用餐	0	0	
交通	能独立乘坐公共交通工具或独自驾车、骑车	4	1	
	能独立乘坐出租车并安排自己的行车路线,但不能乘坐公交车	3	1	
	在他人帮助或陪伴下能乘坐公共交通工具	2	1	
	仅能在他人陪伴下乘坐出租车或汽车	1	0	
	完全不能出门	0	0	
使用电话	独立使用电话,包括查电话簿、拨号等	3	1	
	仅可拨熟悉的电话号码	2	1	
	仅会接电话,不会拨电话	1	0	
	完全不会使用电话	0	0	
洗衣	自己清洗所有衣物	2	1	
	只能清洗小件衣物	1	1	
	完全依赖他人洗衣服	0	0	
服药	能自己负责在正确时间用正确的药物	3	1	
	需要提醒或少许协助	2	1	
	如果事先准备好服用的药物分量,可自行服用	1	0	
	不能自己服药	0	0	
总分		24分	8分	

注:

评定标准:以最近一个月的表现为准,总分分值越高,提示受试者功能性日常生活能力越高。

24分法评价标准:20～24分表示能力完好;12～19分表示轻度失能;5～11分表示中度失能;≤4分表示重度失能。

8分法评定标准:8分表示能力完好;7分表示轻度失能;≤6分表示中重度失能。

2. **社会功能活动问卷（FAQ）** 该问卷是 1969 年由 Lawton 等人提出，是一种工具性日常生活活动量表（表 2-3-5）。FAQ 是评定患者在家庭和社区独立能力的量表。其信度、效度已经过验证，近年来广泛用于脑卒中患者的随访研究。

表 2-3-5　社会功能活动问卷

项目	正常或从未做过,但能做（0分）	困难,但可独立完成或从未做过（1分）	需要帮助（2分）	完全依赖他人（3分）
每月平衡收支和算账能力				
患者工作能力				
到商店购物能力				
有无爱好(下棋、打扑克)				
简单家务(点炉子、泡茶等)				
准备饭菜				
能否了解最近发生的事件(时事)				
能否参加讨论和了解电视、图书及杂志内容				
能否记住约会时间、家庭节目和吃药				
能否拜访邻居、自己乘公共汽车				
总分				

注：评分 ≤ 5 分为正常，>5 分表示该患者在家庭和社区中不可能独立。

二、老年人平衡与步态的评估

（一）老年人平衡的评估

1. 平衡概述

（1）平衡的概念：平衡（balance）是指在不同的环境和状况下维持身体直立姿势的能力。一个人的平衡功能正常时，他或她能够保持体位，可在随意运动中调整姿势，并且能安全有效地应对外部干扰。平衡感觉来自前庭、视觉和躯体感觉的综合协调。

（2）平衡的分类：传统的平衡功能为 3 级分法，又称 Bobath 法，具有易于掌握、操作不受场地设备限制等优点，在临床上应用最为广泛。

1）一级平衡：即静态平衡（static balance），受试者在不需要帮助的情况下能维持所要求的体位（坐位或立位）。

2）二级平衡：即自动态平衡（steady dynamic balance），是指运动过程中调整和控制身体姿势稳定性的能力。自动态平衡从另外一个角度反映了人体随意运动控制的水平。坐或站着进行各种作业活动，站起和坐下、行走等动作都需要具备动态平衡能力。

3）三级平衡：即他动态平衡，也叫反应性平衡（reactive balance），是指当身体受到外力干扰而使平衡受到威胁时，人体做出保护性调整反应，以维持或建立新的平衡，如保护性伸展反应、迈步反应等。

（3）平衡评估的意义：老年人由于生理功能的退行性变化，平衡功能下降，容易发生跌倒。通过对老年人平衡功能进行评估，可以判断其是否存在影响行走或其他功能性活动的平衡障碍，确定平衡障碍的水平或程度，寻找平衡障碍发生的原因，进而指导制订康复治疗计划，监测平衡功能障碍的疗效和康复训练效果，有效预防老年人跌倒的发生。

2. **平衡功能的评定**

老年人平衡功能的评定有多种方法，最常用的方法有双足站立平衡试验、前臂伸展试验、伯格平衡量表（Berg balance scale，BBS）评定和Tinetti平衡量表评定。

（1）双足站立平衡试验：分双足并拢站立、半足距站立（前脚脚后跟内侧紧贴后脚踇趾站立）和全足距站立（双脚一前一后直线排列，前脚脚跟与后脚脚尖相接站立），如受试者上述3个动作分别不能坚持10秒以上，则说明其平衡功能依次有重度、中度和轻度功能障碍。

（2）前臂伸展试验：患者双肩靠墙壁站直，保持稳定状态，尽量将拳头前伸，如前伸15cm以上仍保持平衡，则显示患者平衡性较好，其发生跌倒的危险性较低。

（3）伯格平衡量表（Berg balance scale，BBS）：BBS由Katherine Berg于1989年首先报道。随后，国外学者经过大量的信度和效度的研究后，对BBS予以充分的肯定，BBS因而得到广泛应用。BBS测试时选择了14个动作对受试者进行评定，每个动作又依据受试者的完成质量分为0~4分5个级别予以记分，最高分56分，最低分0分，评分越低，表示平衡功能障碍越严重，低于40分表示有跌倒的危险，见表2-3-6。

表2-3-6　伯格平衡量表

项目	评分标准	得分
无支持坐位 指令:请双臂相抱保持坐位2分钟	4分=能十分安全地坐2分钟 3分=能在监督之下坐2分钟 2分=能坐30秒 1分=能坐10秒 0分=不能坐10秒	
从坐位到站立位 指令:请站起来。请不要使用你的手支撑	4分=能不使用手支撑而站起,而且独立、稳定 3分=能不使用手支撑而站起 2分=能不使用手支撑而站起;需用手支撑桌子保持稳定 1分=需用手支撑桌子站起和保持稳定(需要桌子最小的帮助或稳定) 0分=需别人帮助或用手支撑桌子站起和保持稳定(需要最大的帮助)	

项目	评分标准	得分
持续无支持站立 　指令:请不要用你的手支撑而站立2分钟	4分 = 无支持能安全地站立2分钟 3分 = 在监督下能扶持站立2分钟 2分 = 能持续无支持站立30秒 1分 = 需要支撑桌子站立30秒 0分 = 不能站立30秒	
从站立到坐 　指令:请坐下	4分 = 安全并且最低程度地用手坐下 3分 = 使用手控制身体落下 2分 = 对抗椅背或腿部控制身体落下 1分 = 独立地坐,但是不能控制身体落下 0分 = 需要帮助才能坐下	
转移 　指令:请从床转移到椅子上	4分 = 不太明显地使用手安全地转移 3分 = 较明显地使用手安全地转移 2分 = 需口头指示或监督下转移 1分 = 需要一个人帮助 0分 = 需要两个人帮助或监督	
闭眼睛无支持站立 　指令:请闭上你的眼睛站立10秒	4分 = 能安全地站立10秒 3分 = 能在监督下安全地站立10秒 2分 = 能站立3秒 1分 = 不敢闭眼睛站立3秒,但是可以安全地站立 0分 = 需要帮忙避免跌倒	
无支持双脚并齐站立 　指令:把你的双脚并在一起站立	4分 = 能独立地双脚并在一起站立1分钟 3分 = 能在监督下独立地双脚并在一起站立1分钟 2分 = 能双脚并在一起站立30秒 1分 = 需要帮忙能双脚并在一起站立15秒 0分 = 需要帮助达到姿势要求但不能站立15秒	
当站着的时候,伸直上肢向前触物 　指令:举起上臂90度。再伸展你的手指尽可能伸向前	4分 = 能到达伸向前距离 > 25cm(10英寸) 3分 = 能安全向前伸的距离 > 12.5cm(5英寸) 2分 = 能安全向前伸的距离 > 5cm(2英寸) 1分 = 需要监督伸向前 0分 = 当尝试/需要外侧支持做伸向前动作的时候,会失去平衡	
在站立姿势从地板上取物 　指令:拾起被放置在你脚之前的拖鞋	4分 = 能安全且容易地拾起拖鞋 3分 = 能拾起拖鞋但是需要监督 2分 = 不能拾起,但是距拖鞋2~5cm(1~2英寸),而且独立地保持平衡 1分 = 不能拾起并且当尝试的时候需要监督 0分 = 不能尝试或需要帮助,避免失去平衡而跌倒	
当站着的时候,转身向后看 　指令:转身向后看	4分 = 转身向后看做得很好 3分 = 转身向后看,一边重心变化比另一边好 2分 = 可以转身向后看,但不能维持平衡 1分 = 需要监督才转身向后看 0分 = 需要帮助,避免失去平衡或跌倒	

项目	评分标准	得分
身体在原地旋转 360° 　指令：身体完全地在原地旋转 360°	4 分 = 能安全地在 4 秒转 360° 3 分 = 能从一侧在 4 秒内安全地转 360° 2 分 = 能安全地转 360°，但是速度较慢 1 分 = 需口头指示或监督 0 分 = 当在原地旋转的时候，需要协助	
当持续不支持的时候，交替把脚放在凳子上 　指令：交替把脚放在凳子上。直到每个足部接触凳子 4 次	4 分 = 能独立地而且安全地在 20 秒内完全交替把脚放在凳子上各 4 次 3 分 = 能独立地站和在 > 20 秒完全交替把脚放在凳子上各 4 次 2 分 = 能在监督但没有帮助下交替把脚放在凳子上各 4 次 1 分 = 能在最小的帮助下交替把脚放在凳子上 > 2 次 0 分 = 不能尝试或需要帮助，避免失去平衡或跌倒	
持续一脚在前站立 　指令：持续一脚在前站立	4 分 = 能持续一脚在前直排、独立站立 30 秒 3 分 = 能一脚在前独立站立 30 秒 2 分 = 能采取小步独立站立 30 秒 1 分 = 需要帮忙迈步，但是能站立 15 秒 0 分 = 当迈步或站着的时候失去平衡	
单腿站立 　指令：单腿站立	4 分 = 能独立地单腿站立 > 10 秒 3 分 = 能单腿站立 5 ~ 10 秒 2 分 = 能单腿站立 > 3 秒 1 分 = 尝试举起腿部不能单腿站立 > 3 秒，但可以独立站立 0 分 = 无法尝试或需要帮助，以避免失去平衡或跌倒	

注：实际得分评分时最高分 56 分；

0 ~ 20 分：重度平衡功能障碍，有较大跌倒风险，建议坐轮椅；

21 ~ 40 分：有平衡功能障碍，有跌倒风险，建议辅助步行；

41 ~ 56 分：无平衡功能障碍，无跌倒风险，可独立行走。

（4）Tinetti 平衡量表：作为 Tinetti 评定量表中的一部分，常和 Tinetti 步态评估量表同时使用，用于老年人平衡与步态的评估，尤其在老年人跌倒风险评估中应用广泛。Tinetti 平衡量表，见表 2-3-7。

表 2-3-7　Tinetti 平衡量表

受试者需完成的任务	评分项目	分数
1. 坐平衡	0 分 = 在椅子上倾斜或滑动 1 分 = 稳定，安全	
2. 起立	0 分 = 必须有帮助 1 分 = 能起立，用胳膊辅助 2 分 = 不用胳膊辅助即能起立	

续表

受试者需完成的任务	评分项目	分数
3. 试图起立	0 分 = 必须有帮助 1 分 = 能起立,需要 >1 次的尝试 2 分 = 能起立,1 次成功	
4. 即刻站立平衡 (开始 5 秒)	0 分 = 不稳(摆架子、移动足、身体摇晃) 1 分 = 稳但使用拐杖或其他支持 2 分 = 稳,不需拐杖或其他支持	
5. 站立平衡	0 分 = 不稳 1 分 = 稳,但两足距离增宽(足跟间距)≥ 4 英寸(10.16cm), 使用拐杖或其他支持 2 分 = 两足间距窄,不需要支持	
6. 用肘推(受试者双足尽 可能靠近,测试者用手掌轻 推受试者)	0 分 = 开始即跌倒 1 分 = 摇摆、抓物体或人来保持平衡 2 分 = 稳定	
7. 闭眼(双足站立要求同 6)	0 分 = 不稳 1 分 = 稳	
8. 旋转 360°	0 分 = 步伐不连续 1 分 = 步伐连续	
9. 旋转 360°	0 分 = 不稳(摇摆、抓物) 1 分 = 稳定	
10. 坐下	0 分 = 不安全(距离判断失误,跌进椅子) 1 分 = 用胳膊或移动不顺畅 2 分 = 安全,移动顺畅	
总分		

注：开始状态是受试者坐在一把硬的无扶手的椅子上，进行上面的测试。

评分时最高分为 16 分，评分越低，表明其平衡功能越差。

（二）老年人步态的评估

1. 步态概述

（1）步态的概念：步态指行走时所表现的姿态，是人类步行的行为特征，是人类生存的基础，是人类与其他动物区别的关键特征之一。

（2）步行周期（gait cycle）：为从一侧的足跟着地起，到此侧足跟再次着地为止。一个周期分为支撑期和摆动期。一侧足跟着地至另一侧足跟着地为一单步（step），至同侧足跟再次着地为一复步（stride）。

（3）步态的重要指标

1）步频（cadence）：指每分钟的行动步数，成人为 110 ~ 120 步/min，快步可至 140 步/min。

2）步长（step length）：即步幅（step width），是指行走或跑步时两脚相邻地点之间的距离，也就是一单步移动的距离。步长是决定步行和跑步速度的重要因素之一。通常用m/步或cm/步表示，一般男性为70~75cm/步。

3）步速（walk velocity）：即步行的速度，通常用米/秒（m/s）表示。成年人的正常步速一般为1.4~1.5m/s，老年人为0.8~1m/s。步速受包括呼吸系统、循环系统、神经系统以及肌肉骨骼系统在内的多个器官系统和其他多种因素的影响，通过步速可以评估老年人整体身体状况，还可预测老人的寿命。

（4）异常步态（abnormal gait）：即患者步行时的姿势变异超出一定的范围。步行过程需要神经系统和肌肉的高度协调，涉及许多脊髓反射、大小脑的调节，以及各种姿势反射、感觉系统和运动系统的相互协调等。因此，观察步态常可提供神经系统疾病的重要线索。不同的疾病可能有不同的特殊步态，但是步态并非确诊的依据，而是对诊断有参考意义。常见的异常步态有醉酒步态（又称蹒跚步态）、感觉性共济失调步态、肌痉挛步态、慌张步态、肌肉软弱步态（有胫前肌步态、小腿三头肌步态、股四头肌步态、臀大肌步态、臀中肌步态等）、关节强直步态、关节不稳步态、鸭步态（摇摆步态）、跨阈步态、脊柱性间歇性跛行、减痛步态、短腿步态、舞蹈步态、星迹步态、癔病性步态等。

2. **步态检查及相关评估量表**

（1）步态检查：临床步态检查时，首先要求患者以其习惯的姿态及步速来回步行数次，观察其步行时全身姿势是否协调，各时期下肢各关节的姿位及步幅是否正常，步速及步长是否匀称，上肢摆动是否自然等。其次要求患者作快速及慢速步行，必要时作随意放松的步行及集中注意力的步行，分别进行观察。还要求患者尝试完成诸如立停、拐弯、转身、上下楼梯或坡道、绕过障碍物、穿过门洞、坐下站起、缓慢踏步或单足站立、闭眼站立等动作。有时令患者闭眼步行，也可使轻度的步态异常表现得更为明显。用拐杖步行者可掩盖很多异常步态，因此对用拐杖步行者应分别做用拐杖和不用拐杖的步态检查。

步态检查常须结合一系列的基本情况检查，如神经系统的物理检查、各肌群肌力及肌张力检查、关节活动度检查、下肢长度测定以及脊柱与骨盆的形态检查。这些检查对确定异常步态的性质、原因及矫治方法有很重要的意义。

（2）Tinetti步态评估量表：Tinetti评估工具包括3个部分，其中常用的是步态和平衡，下面是Tinetti步态评估量表，见表2-3-8。

表2-3-8　Tinetti步态评估量表

患者需完成的任务	评分标准	得分
起始步态（指令后立刻开始）	0分=有些犹豫或多次尝试后开始 1分=毫不犹豫	
步伐的长度	0分=右足迈出的距离没超过对侧站立的左足 1分=右足迈出的距离超过对侧站立的左足	

患者需完成的任务	评分标准	得分
步伐的长度	0 分 = 左足迈出的距离没超过对侧站立的右足 1 分 = 左足迈出的距离超过对侧站立的右足	
步伐的高度	0 分 = 右足不能完全离开地板 1 分 = 右足能完全离开地板 0 分 = 左足不能完全离开地板 1 分 = 左足能完全离开地板	
步态均匀	0 分 = 左右步幅不相等(估计) 1 分 = 左右步幅几乎相等	
步态的连续性	0 分 = 迈步停顿或不连续 1 分 = 迈步基本是连续的	
路径(用宽度为 30cm 的地板砖进行估计,在患者连续走 3m 以上后观察其走路径情况)	0 分 = 明显地偏离 1 分 = 中度偏离或使用步行辅助器 2 分 = 直线,无须使用步行辅助器	
躯干	0 分 = 明显摇晃或使用步行辅助器 1 分 = 不摇晃,但行走时膝盖或背部弯曲,或张开双臂 2 分 = 不摇晃,不弯曲、不使用胳膊,不使用步行辅助器	
脚跟距离	0 分 = 行走时双足跟几乎相碰 1 分 = 双足跟分离	

注：满分 12 分，分值越低，表明步态异常的程度越大。

开始状态受试者和测试者站在一起，在大厅行走或穿过房间。

三、老年人吞咽功能的评估

吞咽是使嚼碎了的食物与唾液混合，形成食团进入食管的过程。吞咽动作是一个复杂的过程，包括随意控制的吞咽始动阶段和随之而发生的一系列反射性吞咽运动阶段。吞咽困难是食物从口腔至胃贲门运送过程中受到阻碍的一种症状，在进食后即刻或 8~10 秒内出现咽部、胸骨后的停滞或梗塞感。吞咽困难可分为机械性吞咽困难和运动性吞咽困难两类。吞咽功能的评估对于脑卒中、上消化道肿瘤、帕金森综合征和高龄患者尤为重要。除一般医学评估方法外，吞咽功能的评估常用洼田饮水试验和洼田吞咽能力评定法。

（一）洼田饮水试验

由日本学者洼田提出，分级明确清楚，操作简单，利于选择有治疗适应证的患者（表 2-3-9）。本试验可以预测患者是否发生误吸，但准确率为仅为 64.3%，且不能预测患者在住院期间是否发生肺炎。评估时，应让受试者端坐，喝下 30ml 温开水，观察所需时间和呛咳情况。

表 2-3-9　洼田饮水试验

分级	评定标准
1 级(优)	能顺利地 1 次将水咽下
2 级(良)	分 2 次以上,能不呛咳地咽下
3 级(中)	能 1 次咽下,但有呛咳
4 级(可)	分 2 次以上咽下,但有呛咳
5 级(差)	频繁呛咳,不能全部咽下

注:评分,正常为 1 级,5 秒之内;异常为 3、4、5 级;可疑为 1 级、5 秒以上或 2 级。评价:治愈为吞咽障碍消失,饮水试验评定 1 级;有效为吞咽障碍明显改善,饮水试验评定 2 级;无效为吞咽障碍改善不明显,饮水试验评定 3 级以上。

(二)洼田吞咽能力评定法

洼田吞咽能力评定法提出 3 种能减少误吸的条件,根据条件的多少及类型逐步分级,分为 1 ~ 6 级,级别越高吞咽障碍越轻,6 级为正常（表 2-3-10）。可预测患者是否会发生误吸、住院期间是否会发生肺炎,并能预测出院时的营养状况。

表 2-3-10　洼田吞咽能力评定法

分级	评定标准(帮助的人,食物种类,进食方法和时间)
1 级	任何条件下均有吞咽困难或不能吞咽
2 级	3 个条件均具备则误吸减少
3 级	具备 2 个条件则误吸减少
4 级	如选择适当食物,则基本上无误吸
5 级	如注意进食方法和时间基本上无误吸
6 级	吞咽正常

注:评价时,无效指治疗前后无变化;有效指吞咽障碍明显改善,吞咽分级提高 1 级;显著有效指吞咽障碍缓解 2 级,或接近正常。

四、老年人视觉功能的评估

人类感觉器官中 90% 的感觉来自视觉系统。视觉功能的好坏直接影响人们的生活质量。尤其对于老年人来说,良好的视觉质量是保障老年人生活质量最重要的因素之一。

(一)视觉概述

1. **视觉概念**　光作用于视觉器官,使其感受细胞兴奋,其信息经视觉神经系统加工后便产生视觉。视觉的产生需要一个完整的视觉系统来完成。

2. 视觉功能 视觉功能主要包括视力、视野、色觉、暗适应与明适应、立体视觉、运动感觉和对比敏感度等。影响老年人生活质量的最主要的视觉功能是视力，其次是视野和明暗适应等。

（1）视力：指视觉器官对物体形态的精细辨别能力。

（2）视野：指单眼注视前方一点不动时，该眼能看到的范围。临床检查视野对诊断某些视网膜、视神经方面的病变有一定意义。

（3）暗适应和明适应：当人从亮处进入暗室时，最初任何东西都看不清楚，经过一定时间，逐渐恢复了暗处的视力，称为暗适应。相反，从暗处到强光下时，最初感到一片耀眼的光亮，不能视物，只能稍等片刻，才能恢复视觉，这称为明适应。

3. 视觉功效 视觉功效是人借助视觉器官完成一定视觉作业的能力。通常用完成作业的速度和精度来评定视觉功效。在一定范围内，随着照明的改善，视觉功效会有显著的提高。

4. 视觉功能障碍 视觉功能障碍主要包括低视力、盲、视觉损害、视觉失能和视觉残疾等。

（1）低视力和盲的诊断标准：我国低视力和盲诊断标准见表2-3-11。

表 2-3-11 我国盲及低视力诊断标准

类别	级别	最佳矫正视力
低视力	一级低视力	0.05 ~ < 0.1
	二级低视力	0.1 ~ < 0.3
盲	一级盲	< 0.02，无光感，或视野半径 < 5º
	二级盲	0.02 ~ < 0.05，或视野半径 < 10º

注：a. 盲及低视力均指双眼，以视力较好眼为准。

  b. 如仅一眼为盲，而另一眼的视力达到或优于 0.3，则不属于视力残疾。

  c. 最佳矫正视力是指以矫正后能达到的最好视力，或用孔镜所能测得的视力。

（2）视觉损害：表示视觉器官功能损害，例如视力、视野、双眼视觉、色觉、暗适应、对比敏感度及其他等的损害。对老年人生活质量影响最大的视觉损害是视力损害和视野损害。

（3）视觉失能：指由于视觉损害而降低或丧失了视觉性工作的能力。视觉失能者需要借助助视器才能做一些精细性或粗大性的视觉性工作。

（4）视觉残疾：指由于各种原因导致双眼视力障碍或视野缩小，从而难以做到一般人所能从事的工作、学习或其他活动。视觉残疾者部分不能或完全不能满足视觉性的社会工作。

5. 视觉功能障碍的主要病因 引发老年人视觉功能障碍的疾病主要有白内障、青光眼、黄斑变性和视网膜病变等。视力下降不仅仅是眼部疾病，往往一些全身疾病，如糖尿病、高血压、一些颅内疾病，甚至传染病等在眼部都有表现，而且会伴随着视觉功能的损害，见表 2-3-12。

表 2-3-12 导致视觉功能障碍的主要病因

疾病名称	病理因素	临床表现	视觉功能障碍
白内障	晶状体混浊	视物模糊、视物重影、昼盲或夜盲、辨色能力减弱、近视或老视度数降低	视物模糊 视力下降
青光眼	房水循环受阻	晚上瞳孔变大，眼睛疼痛，胀痛，视物模糊，虹视现象，有时伴头痛，恶心想吐	视力下降 视野缺损 失明
黄斑变性	黄斑部脉络膜毛细血管缺血或新生血管膜、玻璃膜变性破裂、视网膜色素上皮增殖、萎缩、脱离	视物模糊，中心暗点，视物变形，物象比真实物体缩小或增大，将直线的门窗框架视为弯曲、倾斜等症状	中心视力急剧下降、丧失识别眼前物品的能力、失明、视物时物体扭曲变形
视网膜病变	高血压、糖尿病，视锥、视杆营养不良	夜盲、视野缩小、眼底骨细胞样色素沉着和光感受器功能不良	夜盲、失明 早期有环形暗点 后期形成管状视野

（二）视觉评估

在老年综合评估中，主要进行视功能的快速筛查评估。由于其他评估专业性较强，如发现眼部问题，应嘱受试者到眼科进行评估。

1. **老年人视力快速筛查法** 有很多简便易行的方法可对老年人的视力进行快速筛查，如北京市养老服务业《老年人能力评估教程》中使用的方法是看报纸，见表 2-3-13。

表 2-3-13 老年人视力评估方法

序号	评估内容	评分	得分
1	能看清书报上的标准字体	0	
2	能看清楚大字体，但看不清书报上的标准字体	1	
3	视力有限，看不清报纸大标题，但能辨认物体	2	
4	辨认物体有困难，但眼睛能跟随物体移动，只能看到光、颜色和形状	3	
5	没有视力，眼睛不能跟随物体移动	4	

注：1. 若平日佩戴老视镜或近视镜，应在佩戴眼镜的情况下进行评估。
　　2. 推荐评价标准：0 分表示视力正常；1 分表示低视力；2～3 分表示盲；4 分表示完全失明。

2. **视觉功能的快速筛查法** 重点对视力、视野等功能进行评估，见表 2-3-14。

表 2-3-14 视觉功能评估方法

序号	筛查项目	评估方法	得分
1	阅读、行走和看电视时,觉得吃力	1 分 = 是;0 分 = 否	
2	看东西时觉得有东西遮挡或视物有缺损	1 分 = 是;0 分 = 否	
3	看东西时实物变形、扭曲	1 分 = 是;0 分 = 否	

注:总分为 3 分。结果评价:0 分表示视功能良好。1 分表示视觉功能较差;≥ 2 分表示视觉功能差;如第 1 项回答为"是",说明视力有问题,应考虑是否有白内障等病变;如第 2 项回答为"是",说明视力、视野有问题,应考虑是否有白内障、青光眼等病变;如第 3 项回答为"是",应考虑是否有黄斑变性和视网膜病变。

五、老年人听觉功能的评估

(一)听觉概述

1. **听觉的概念** 听觉是声波作用于听觉器官,使其感受细胞处于兴奋并引起听神经冲动而发放传入信息,经各级听觉中枢分析后引起的感觉。听觉是仅次于视觉的重要感觉通道。

2. **老年人听觉变化的特点** 老年人随着年龄的增长,听力会有所下降。听力下降的老年人常常对别人说的话只闻其声、不懂其意,说话总爱打岔;别人说话声音小了听不见,声音大了又嫌吵,这样的老年人因害怕被嘲笑,或担心给别人添麻烦,慢慢变得不愿意与别人交流,常把自己封闭起来,变得孤独、抑郁、焦虑、烦躁,有时会乱发脾气,给家庭带来不和谐的因素,很容易引发自身的老年期痴呆。

(二)听觉评估

评估听力功能有很多方法,如听力快速筛查、汉化版老年听力障碍量表筛查版(hearing handicap inventory for the elderly screening version,HHIE-S)、自我听力评估(老年听力障碍筛查量表)、表测试、语言检查法、音叉试验、纯音听力计检查法、阈上听功能测试、言语测听法、耳声发射检测法、声阻抗-导纳测试法和电反应测听法等,其中前四种方法比较简单适用,而其他检查方法需要具备一定的检查设备和由专业人员来实施,所以在此只介绍前四种检查评估方法。

1. **听力快速筛查** 有很多简便易行的方法可对老年人的听力进行快速筛查,如听捻发音法、低声耳语法、听力问卷法等。北京市养老服务业《老年人能力评估教程》中用交流的方法进行评估,见表 2-3-15。

表 2-3-15 老年人听力评估方法

序号	评估内容	评分	得分
1	可正常交谈,能听到电视、电话、门铃的声音	0	
2	在轻声说话或说话距离超过 2m 时听不清	1	

序号	评估内容	评分	得分
3	正常交流有些困难,需在安静的环境或大声说话才能听到	2	
4	讲话者大声说话或说话很慢,才能部分听见	3	
5	完全听不见	4	

评价标准:0分表示听力正常;1分表示听力下降;2~3分表示听力障碍;4分表示完全失聪。

2. 汉化版 HHIE-S　本量表的目的在于了解受试者是否存在听力问题,以便为其做出准确判断。需要受试者根据提问,仔细回答每一个问题。如果受试者平时佩戴助听器,应在不用助听器的情况下进行测定。整个量表应在10分钟之内完成,见表2-3-16。

表 2-3-16　汉化版 HHIE-S

序号	评估内容	选项			得分
		偶尔	有时	是	
1	当你遇见陌生人时,听力问题会使你觉得难堪吗?	0	2	4	
2	和家人谈话时,听力问题使你觉得难受吗?	0	2	4	
3	如果有人悄声和你说话,你听起来困难吗?	0	2	4	
4	听力问题给你带来一定障碍吗?	0	2	4	
5	当你访问亲朋好友、邻居时,听力问题会给你带来不便吗?	0	2	4	
6	因听力问题,你经常不愿意参加公众聚会活动吗?	0	2	4	
7	听力问题使你和家人有争吵吗?	0	2	4	
8	当你看电视和听收音机时,听力问题使你有聆听困难吗?	0	2	4	
9	听力问题影响、限制和阻挠你的社会活动和生活吗?	0	2	4	
10	在餐馆和亲朋吃饭时,听力问题让你感到困惑吗?	0	2	4	

注:本量表为筛查版,是从量表的完整版中提取筛查10个题目,包括社交场景5题,情绪5题。将10个问题的得分相加即得到 HHIE-S 得分。最高40分,最低0分。听力障碍分级标准为0~8分表示无障碍;10~24分表示轻中度听力障碍;25分以上表示重度障碍。

3. 自我听力评估　自我听力16个问题的评估测试可帮助受试者发现听力存在问题。如受试者有6个以上的症状,需嘱患者做进一步的检查与评估。听力自我测试,见表2-3-17。

表 2-3-17　听力自我测试表

是不是有别人说话嘟哝或声音太轻的感觉?	是	否
是不是经常听不懂女人和孩子说的话?	是	否

续表

是不是别人总是抱怨你把电视或收音机开得声音太大？	是	否
是不是在背景有噪声的时候有听力困难？	是	否
是不是在餐厅或人多的酒吧很难听清别人说话？	是	否
是不是经常需要别人重复所说的话？	是	否
是不是经常说"什么"？	是	否
是不是感到听电话或手机有困难？	是	否
是不是有家人或朋友告诉你可能错过了部分谈话内容？	是	否
是不是在听别人轻声说话时需要全神贯注？	是	否
是不是对高速演讲和意外会话有理解困难？	是	否
是不是对听到鸟叫、钟表嘀嗒声和门铃声感到困难？	是	否
是不是发现自己不愿去更多的地方，主要因为自己渐渐不能听懂别人说些什么？	是	否
是不是对声音定位有问题？	是	否
是不是有时因为不确定别人说什么而答非所问？	是	否
是不是经常耳朵嗡嗡响（耳鸣）？	是	否

4. **表测试** 在安静室内嘱受试者闭目坐于椅子上，分别检测两耳，用手指或耳塞堵住非受检耳道，评估者立于背后，手持机械手表（或拇指与食指捻搓）从 1m 以外逐渐移向被检查侧耳部，嘱评估对象听到声音立即示意。同样方法检查对侧耳，比较两耳的检测结果并与评估者的听力比较。听力正常时约在 1m 处即可听到。

第三节 老年综合评估的应用

一、在养老服务领域中的应用

老年综合评估在养老服务领域已得到广泛的应用。在我国民政行业标准《老年人能力评估》（MZ/T 039—2013）中，将老年人能力水平分为能力完好、轻度失能、中度失能和重度失能 4 个等级，选用日常生活活动能力、精神状况、感知觉与沟通、社会参与 4 项评定指标。在日常生活活动能力评估中选用了 BADL-BI，在精神状态评估中选用了简易认知评估工具（Mini-cog）、攻击行为和抑郁症状问卷，在感知觉和沟通评估中选用了意识水平、视力、听力和沟通交流的简易评估方法，在社会参与中选用了生活能力（选用了部分 IADL 评估内容）、工作能力、定向力（时间、地点和人物定向力，部分采用 MMSE 中的内容）和社会交往能力的评估方法。

二、在老年医疗服务领域中的应用

老年综合评估在医疗卫生领域中得到最广泛的应用。例如国家卫生健康委员会于2022年发布的《中国健康老年人标准》中，将老年人分成健康、基本健康和不健康3个等级，选用躯体健康、精神心理健康和社会健康3个评定维度。在躯体健康评估内容中，选用了营养状态、睡眠状况、视力、听力、进食、BADL、IADL等评定指标和内容，在精神心理评估中选用了认知功能、抑郁、焦虑、生活满意度等评定指标和内容，在社会健康评估中选用了社会参与、社会适应和社会支持等评估指标和内容。在2019年国家卫生健康委员会出台的《老年医学科建设与管理指南（试行）》中明确提出老年医学科应设置老年综合评估室。在2019年中国老年医学学会发布的团体标准《老年友善服务规范》中，老年综合评估服务是老年友善服务中至关重要的服务内容。老年综合评估已成为老年医学服务的核心技术之一。

三、在人社部门和保险领域中的应用

老年综合评估技术在人社部门和保险领域中也得到了广泛的应用。例如在中华人民共和国人力资源和社会保障部的《国家职业技能标准 老年人能力评估师》中，老年综合评估技术为其最基本和最主要的评估技术。在老年人健康保险、商业保险和长期护理保险等保险领域，老年综合评估也是其中最重要的评估内容之一。

（宋岳涛）

参考文献

[1] 宋岳涛.老年综合评估[M].2版.北京：中国协和医科大学出版社,2019:3-11.

[2] 刘晓红,朱明雷.老年医学速查手册[M].北京：人民卫生出版社,2014:6-15.

[3] 国家卫生健康委办公厅.关于印发老年医学科建设与管理指南（试行）的通知(国卫办医函〔2019〕855号)[EB/OL].（2019-12-08）[2023-02-22] http://www.gov.cn/xinwen/2019-12/08/content_5459446.htm.

[4] 中国老年医学学会.老年友善服务规范：T/CGSS 003—2019 [EB/OL].（2019-03-10）[2023-02-22] http://www.ttbz.org.cn/StandardManage/Detail/26763/.

[5] 姚尧,何耀,赵亚力,等.老年综合评估的定义、应用及在我国的发展趋势[J].中华保健医学杂志,2017,19(5):452-454.

老年人常见精神和心理问题评估方法

本章以老年人群中常见的精神和心理问题为切入点，介绍精神和心理问题的评估途径，包括精神检查和心理测量。精神检查通常由精神科医生完成，详细内容可参考相关精神病学专业书籍。心理测量是老年卫生学研究领域中的一个重要工具，需要注意的是，心理测量往往不能得出精神障碍的诊断，只是症状学的评估。在与老年精神和心理相关的流行病学调查中，可根据情况选用一步法或二步法确定筛查和诊断策略。在老年人群常见心理问题的评估领域，本章将重点介绍认知障碍、抑郁、焦虑以及自杀的评估问卷，以及与老年人常见精神和心理问题密切相关的社会支持和照料者压力这两项相关因素的评估工具。上述内容可以作为老年卫生学相关研究项目的重要方法学基础。

第一节　概述

一、常见精神和心理问题

老年人随着年龄的增长，会出现神经系统以及感觉器官的老化，因此会出现视力减退、听觉迟钝、动作迟缓、记忆力减退等现象。感觉和知觉能力的减弱会使老年人对环境刺激应答的能力减弱，难以适应环境。注意力也会相应减退，体现在注意分配或注意转换存在困难，持续注意能力下降和选择性注意能力减弱。记忆力下降是一种自然现象，当它对老年人的工作、学习和日常生活影响不大时，通常是记忆的正常老化。而有的老年人记忆力下降是由疾病导致的，属于病理性老化，比生理性老化严重，且往往不可逆转，如老年期痴呆。患者通常还会出现思维、言语或智力障碍等其他认知问题，这在老年人群属于较为常见的精神问题。需要注意的是，也有一些疾病导致的记忆力减退是可逆的，如抑郁症，学习和记忆新信息的能力均有所减退，同时信息加工能力下降，有效策略的使用减少，注意力下降。当疾病治愈或缓解时，记忆能力会有所改善。

除了上述感知觉、注意力和记忆力方面的减退，老年人群中也会出现抑郁、焦虑或睡眠障碍等其他精神和心理问题，这可能是由一定社会心理因素引起的，如丧偶、家庭不和、退休、经济贫困等。此外，脑器质性原因可导致老年人出现遗忘综合征、精神病性症状或者人格改变等比较常见的精神行为异常。还有一类精神障碍起病于中青年，在老年期较为少见，即便出现也是早年精神障碍的延续或残留，比如酒精/药物使用障碍、精神分裂症及各种偏执性精神障碍、心境障碍、人格障碍等。

二、精神和心理问题的评估途径

（一）精神状况检查

精神状况检查（mental state examination）是通过面对面的访谈，直接观察患者的言行和情绪变化，从外表、行为、言语、心境、思维、知觉、认知功能以及自知力等各方面对患者的精神活动进行全面评估。通过结合病史、知情人报告的信息以及患者及其家属社会心理事件等相关信息，明确精神障碍的诊断，了解临床症状特点，建立治疗关系。精神状况检查分为3类：第一类是定式精神检查，它规定了检查的顺序及内容，要求检查者完全遵照执行，如复合性国际诊断交谈检查表（composite international diagnostic interview，CIDI），该量表可以由非专业人员在流行病学调查中使用。第二类是半定式精神检查，它规定了基本要素，但允许检查者有自由发挥的空间，如精神障碍诊断与统计手册定式临床检查（structured clinical interview for DSM，SCID）、神经精神病学临床评定量表（schedules for clinical assessment in neuropsychiatry，SCAN）、老年精神状况量表（geriatric mental states schedule，GMS）。这类检查多用在临床研究中，并由经过培训的精神科医生完成。第三类是非定式精神检查，以精神活动主要内容为基础，围绕患者的主诉和病史发展变化，开展没有固定程序和具体内容要求的精神检查，在临床上使用较多。

（二）心理测量

心理测量（psychological measurement）或心理测查（psychological testing）是应用标准化的心理测验或心理量表，对个体的外显行为或症状进行全面、系统的描述或记录。心理测量被广泛地应用在临床研究中，有时也可以作为精神检查的辅助手段从而获取信息。心理测量是一种间接地测量人心理的方法，而且心理测量的结果通常基于对人群的行为进行比较，即具有相对性，其标准并非一成不变的。在选用或编制某种心理测量工具前，应当对该工具在特定文化背景下的信度和效度进行测试和评估，满意后才能使用。心理测量也可以应用在流行病学调查领域，用来获得人群患病率或发病率的估计值，描述分布情况并探索危险因素或相关因素。在采用信息的手段方面，有两种类型的心理测量工具。第一类为他评测查，即由检查者根据测验或量表的条目，依次询问受访者，从而获得信息并完成量表填写，例如进行智力测验时使用的瑞文标准推理测验（Raven standard progressive matrices，SPM）或韦克斯勒成人智力量表（Wechsler adult intelligence scale，WAIS），进行记忆力测验时使用的社区痴呆筛查量表（community screening interview for dementia，CSI-D）或临床记忆量表（clinical memory scale）。第二类为自评测查，即受访者根据测验或量表的指导语或操作说明，自行完成填写，如90项症状自评量表（symptom checklist 90，SCL-90）、焦虑自评量表（self-rating anxiety scale，SAS）、抑郁自评量表（self-rating depression scale，SDS）。

三、精神和心理问题的筛查和诊断

前已述及，精神检查通常可以直接诊断精神障碍。而心理测量通常基于临床症状进行评定，无法获得精神障碍的明确诊断信息。此时就涉及筛查和诊断的概念。在老年精神和心理问题的调查中，一般采用筛查工具，通过询问精神疾病或心理问题的症状，根据所选定的判断标准或界值（cut-off points）判断筛查阳性或阴性，以此确定是否存在精神症状或心理问题。筛查工具的优点是操作简单，花费时间较少。需要注意的是，不能通过筛查结果来判断受访者是否患有某种精神障碍，这是由于筛查工具的灵敏度和特异度通常不会达到100%，因此必然存在误诊或漏诊的情况。诊断工具在疾病症状信息收集的基础上，还会包括病程、严重程度、社会功能影响以及重要的排除标准等信息的询问，因此可以获得明确的诊断信息。通常诊断工具的复杂程度远高于筛查工具，且一般需要有资质的精神科或老年精神科专业人员经过培训后才能使用。

目前，在老年精神障碍的流行病学调查中，基于筛查和诊断的策略，有两种实施方法。第一种称为一步法，即研究人员直接对全部受访者使用诊断工具进行访谈获得诊断。第二种称为二步法，即研究人员首先采用筛查工具对全部受访者进行访谈从而获得筛查结果，随后选取一定比例的筛查阳性和筛查阴性者，采用诊断工具进行最终确诊。一步法的优点是可以获得每个受访者明确的诊断结果，不损失研究样本量，缺点是对操作人员的要求较高，且调查整体用时以及花费均较大。二步法的优点是可以节省调查的整体时间和成本，缺点是无法获得每个受访者的明确诊断信息，有可能导致后续进行亚组分析或因素分析时样本量不足。因此，在采用二步法时，需要确保一定数量的阳性和阴性筛查样本进入第二阶段，样本不宜过少。为了获得更加真实的结果，在研究经费和参与人员允许的前提下，可以优先考虑采用一步法开展老年精神障碍流行病学调查。

第二节　评估方法

一、认知功能减退

认知是人类高级神经活动中的重要过程之一。人脑在接受外界信息后，经过加工和处理才能将信息转换为内在的心理活动，从而获取知识或信息并进一步应用。认知功能主要涉及感知、辨认、记忆、学习、注意、理解、推理、推断等多个方面。认知的任意一个环节出现问题，均会导致认知障碍。目前对于认知障碍最核心的评估为对老年人的认知功能进行评定。在评定的时候，通常由评估人员采用定式检查量表对老年人进行询问。需要注意的是，在这个过程中，不可进行额外的提示或代为回答。在计分时，对于无法回答的条目均需记为零分，而不应当视为缺失。除了直接对老年人本人进行询问和评估，也会对老年人的知情人进行访谈以了解老年人的认知功能状态。此时，需要选择最熟悉老年人的家属或照料者作为知情人。认知功能通常与受访者的教育水平有关，因此多数量表在划分临界值时会考虑受访者的教育水平。认知功能也与受访者当时的情绪状态有一定的关系，如抑郁发作的老年人也可能出现认知功能的减退。因此在评定认知障碍时，还需要对其情绪状况，尤其是抑郁情绪进行评估。此外，在评估认知障碍时，除了对认知功能进行评定，还需要对老年人的日常生活能力及痴呆的行为精神症状（behavioral and psychological symptoms of dementia，BPSD）进行评估。这两者通常由老年人的知情人报告。以下介绍几项常用的评估工具。

（一）认知功能评估

1. **简易精神状态检查量表** 简易精神状态检查量表（mini mental status examination，MMSE）检查项目包括定向力、记忆力、注意力和计算力、回忆力、语言能力 5 个方面，共 30 道题，总分 30 分。根据人群的教育水平，我们将 MMSE 的评分标准分为：未受教育者小于等于 17 分、受教育年限小于或等于 6 年者小于等于 20 分、受教育年限大于 6 年者小于等于 24 分定义为痴呆筛查阳性。该量表内部一致性 Cronbach's α 系数为 0.55 ~ 0.91，重测信度及效度均大于 0.80，评定者信度为 0.90。该量表操作简单，适用于社区和基层医院。其缺点是缺少执行功能的检查条目，缺少情景和语义记忆或视觉空间的任务，且易受年龄、种族及教育的影响，作为痴呆或轻度认知功能障碍的筛查工具，并不具有特异性。

2. **蒙特利尔认知评估量表** 蒙特利尔认知评估量表（Montreal cognitive assessment，MoCA）内容包括注意与集中、执行功能、记忆力、语言、视结构技能、抽象能力、计算与定向能力 8 个领域，总分 30 分，≥ 26 分为正常。该量表也可以作为轻度认知功能障碍的筛查工具进行使用，在非痴呆人群中，文盲的得分 ≤ 13 分、小学的得分 ≤ 19 分、中学及以上者的得分 ≤ 24 分为轻度认知功能障碍。该量表的灵敏度较高，覆盖重要的认知领域，但该量表进行测验时没有进行计时，受访者完成量表的时间对结果有一定影响。因此，在量表施测过程中增加时间限制是今后编制认知评测量表时值得借鉴的一个方法。

3. **临床痴呆评定量表** 临床痴呆评定量表（clinical dementia rating，CDR）是一种认知功能分级评估工具，可用于筛查痴呆和评估痴呆的严重程度，但仍需要进一步评估以明确诊断。研究证明该量表在评估低教育程度受访者的认知障碍严重程度中具备良好的效度。CDR 可以用于早期筛查以认知功能下降为主诉的社区居住的老年人的认知功能障碍。内容上包括记忆领域、定向力领域、独立自理能力领域、家庭生活领域、社会交往领域、判断力和处理问题能力领域等。总体评分则由量表根据 6 个领域评分和运算规则产生。CDR 总分的判断标准为：0 分表示无痴呆，0.5 分表示可疑痴呆，1 分表示轻度痴呆，2 分表示中度痴呆，3 分表示重度痴呆。CDR 的特点是在筛查老年人认知功能状态时可以不依靠照料者提供信息，能够对有认知功能下降的社区老年人认知功能障碍进行早期筛查。

4. 阿尔茨海默病评定量表——认知部分 阿尔茨海默病评定量表——认知部分（Alzheimer's disease assessment scale-cognitive score，ADAS-cog）由 Rosen 等人于 1984 年修订，用于评估阿尔茨海默病患者的认知功能，是目前运用最广泛的认知评价量表，也是美国食品药品监督管理局推荐用于评估阿尔茨海默病治疗效果的金标准。该量表包括定向、语言、结构、观念的运用、词语即刻回忆与词语再认，共 11 个分测验。ADAS-cog 覆盖了美国国立神经病语言障碍卒中研究所阿尔茨海默病及相关疾病协会（National Institute of Neurological and Communicative Disorders and Stroke and Alzheimer's Disease and Related Disorders Association，NINCDS-ADRDA）和美国精神病学会制定的《精神障碍诊断与统计手册（第 IV 版）》（Diagnostic and Statistical Manual of Mental Disorders，DSM-IV）有关痴呆诊断标准要求检测的主要认知领域。该量表是轻中度痴呆治疗药物疗效评估的常用量表，通常将量表总分提高 4 分作为治疗显效的判定标准。此外，研究发现 ADAS-Cog 的总得分可以作为判断轻度认知损伤的重要变量，该量表不受年龄和教育程度等因素的影响，可以考虑作为研究轻度认知功能障碍的有效工具。

5. 画钟测试 画钟测试（clock drawing test，CDT）主要测验老年人的理解、计划性、视觉记忆、图形重建、空间运用、数字记忆、排列、抽象思维以及抗干扰能力等。依据钟面、指针和数字的准确执行表现进行相应的评分。不同的临床需求和环境评分方法不同，尚未确定最准确的评分方法。该测试最初用于痴呆的筛查，方法是定量和半定量的；而后补充了定性的方案，可以更好地了解被试者的情况，并进行更准确的诊断。画钟测试的主要特点是操作性强、耗时短、受环境和文化程度的影响小等。它对操作者的专业性要求不高，在临床对痴呆及轻度认知功能障碍的筛查诊断领域应用较广泛。

6. 社区痴呆筛查表 社区痴呆筛查表（community screening instrument for dementia，CSI-D）是针对老年人进行的认知功能测查，其结果往往受到教育水平的影响，当受访者教育程度较高时容易造成漏诊，而受访者教育程度较低时则容易被误诊。为了应对这个问题，有学者建议增加知情人访问，因为知情人对受访者以往的功能状态较为了解，对其异常的变化相对较为敏感。CSI-D 是一项包括了受访者和知情人评估两个部分的痴呆筛查工具，其中受访者问卷包括记忆力、抽象思维、高级皮层功能（失语、失用、失认及结构障碍）、操作、地点定向力、时间定向力的测试，其中 1 分钟动物命名测试以及故事情节复述是根据正确回答的个数计分，其余按照正确记 1 分，错误记 0 分赋值。知情人问卷包括记忆和认知、日常活动和其他项目。CSI-D 被应用在中国、印度、古巴等拉丁美洲国家参与的发展中国家 10/66 老年期痴呆项目中，与老年精神状态检查表（geriatric mental states schedule，GMS）、教育程度、精神行为症状评估一起用于痴呆的诊断。研究人员认为引入知情人的报告可以发现极早期的痴呆病例。

7. 痴呆筛查量表 8 项 痴呆筛查量表 8 项（8-item Ascertain Dementia，AD8）是美国华盛顿大学的学者 Galvin 于 2005 年研发的 8 个问题的问卷，研究者将其应用于韩国、日本、新加坡和中国等不同国家的人群，均显示了较好的内部一致性，与 CDR 等成熟的量表有较强的相关性，也有良好的重测信度，是极早期痴呆的敏感筛查工具。研究显示 AD8

在不同文化背景的人群中均能很好地发挥作用。AD8 共有 8 个条目，由知情人进行报告，包括判断力、兴趣爱好、重复问题、学习能力、定向力、处理个人事务、记忆力以及思考能力的评估，评分在 2 分及以上时表示可能存在认知障碍。

（二）日常生活能力

日常生活活动（ADL）指一个人为了满足日常生活需要每天进行的必要活动，包括吃饭、梳妆、洗漱、洗澡、如厕、穿衣等与躯体生活自理能力有关的活动。还有一类 ADL，需要借助一些小工具才能完成，如打电话、购物、做家务、使用交通工具等，称为工具性日常生活活动（IADL）。在评估 ADL 和 IADL 时，需要明确每一项活动及评分等级所指内容和程度。通常不能仅仅根据受访者的回答做出判断，而是需要从知情人处获取更为真实的信息。

较为常用的是日常生活能力量表，该量表简明易懂，采用评分法，容易理解和掌握。该量表分为两个部分，一个是躯体自理量表，包括对进食、穿衣、如厕等基本自理能力进行评估，另一个是工具性日常生活能力量表，如对打电话、购物等需要借助工具完成的日常活动能力进行评估。各条目均为 4 级评分，包括完全可以独立完成、有些困难、需要帮助以及无法完成。当量表总分 > 26 分时，考虑存在痴呆的可能。当然，该量表在评估时，还需要考虑到受访者是否存在其他影响日常生活能力的脑血管等躯体疾病或残疾等情况，只有在日常生活能力下降而不受身体疾病或残疾影响的情况下，才考虑痴呆的可能。

（三）行为精神症状

老年期痴呆的患者通常会出现精神症状和行为异常，尤其是在病情的晚期，部分患者可能以精神行为症状为主要表现。这一类紊乱的知觉、思维内容、心境或行为症状统称为 BPSD，常见的如游走、睡眠障碍、焦虑、抑郁、妄想及幻觉等。由于老年人本人对于 BPSD 缺少自知力，因此 BPSD 的评估通常由知情人进行报告。

较为常用的是神经精神问卷（neuropsychiatric inventory，NPI）。该问卷由知情人报告，包括对受访者在妄想、幻觉、激越行为、抑郁情绪、焦虑症状、情感高涨、情感淡漠、脱抑制、易激惹、异常运动行为、睡眠、进食等领域是否存在问题进行询问。对于每个问题，还会询问该问题对照料者的影响程度以及带来的苦恼程度。其中影响程度按照 3 级评分法评定：1 级表示轻微影响，即能注意到，但照料者的生活没有很明显的变化；2 级表示有中度影响，即影响明显，但照料者的生活没有显著改变；3 级表示严重影响，即影响非常显著或突出，照料者的生活有显著的变化。苦恼程度按照 6 级评分法评定：0 级表示根本没有苦恼；1 级表示很少，即轻度苦恼，但不需要治疗处理；2 级表示轻度，即不是很苦恼，一般来说容易处理；3 级表示中度，即相当苦恼，不太容易处理；4 级表示严重，即非常苦恼，难以处理；5 级表示极端或非常严重，即极端苦恼，无法处理。评分越高，影响程度和苦恼程度越高。

二、抑郁症症状

抑郁症以显著而持久的心境低落为主要特征。抑郁症发作时一般表现为情绪低落、兴趣减退、精力缺乏等。诊断抑郁症需由精神科医生进行，但评估抑郁症症状或抑郁情绪可以通过他评量表或自评量表进行。

（一）他评量表

1. **汉密尔顿抑郁量表** 汉密尔顿抑郁量表（Hamilton Depression Scale，HAMD）已被翻译成多种语言，在临床实践和科研中被广泛使用。由于该量表能够测量症状的变化，因此可在临床试验中评估药物或心理治疗的有效性，也可以用来评估抑郁症的严重程度。1960年汉密尔顿发表的第一个版本量表有21个条目，后经作者亲自修订，剔除了计算抑郁严重程度时非必需的4个条目，创建了17个条目的版本。目前国内最常用的是改良后的24个条目的版本。答案采用0～4分的5级评分法。HAMD不适用于评估有认知损伤的抑郁症患者，不适用于老年人抑郁综合征的表现，该量表包含多个与躯体症状相关的条目，可能会被老年人的多种慢性病所混淆。实施测评者需要经过专门培训而且需要具备特殊的精神病学技能。

2. **康奈尔痴呆抑郁量表** 康奈尔痴呆抑郁量表（Cornell scale for depression in dementia，CSDD）对于评估认知损伤患者的抑郁情绪具有较好的特异度和灵敏度。Korner等人专门设计了该量表，用于评估老年痴呆患者（包括轻度到重度痴呆）的抑郁状态。CSDD共有19个条目，5个分量表，包括情绪相关症状、行为障碍、躯体症状、节律机能紊乱和观念性失用。使用时对受访者及知情人进行会谈，比较两者之间的差异，随后进行最终评定。CSDD对于严重抑郁和轻度抑郁的鉴别非常敏感，且不受痴呆程度的影响。CSDD同样适用于中国人，具有良好的信度和效度。

（二）自评量表

1. **抑郁自评量表** 抑郁自评量表（self-rating depression scale，SDS）共有20个条目，包括抑郁状态的四组特异性症状，即精神性情感症状、躯体性障碍、精神运动性障碍以及抑郁心理障碍。采用4级评分系统，从1级表示偶尔或没有，到4级表示持续存在。其中10个条目由正性词陈述，需要反向计分，其余按照1～4分计分。各条目累计得分除以80获得抑郁严重度指数：0.5以下为无抑郁，0.5～0.59为轻微至轻度抑郁，0.6～0.69为中度至重度抑郁，0.7及以上为重度抑郁。需要注意的是，该量表仅能反映抑郁症状的严重程度，诊断抑郁症还需要经过精神科医生的临床评估。尽管SDS通常用来鉴别成人抑郁，但也可用于老年人群，用以研究抑郁和认知功能之间的关系。该量表对抑郁障碍患者高度敏感，但有可能出现假阳性，特别是70岁以上的老年人，主要原因是躯体症状增多导致内部一致性系数显著下降。

2. **抑郁筛查量表** 抑郁筛查量表（patient health questionnaire 9，PHQ-9）对于年龄较

大患者（包括有认知功能损伤或生活在疗养院的患者）的应用效果较好。该量表简便，可在 2 分钟内完成，已被证明易操作、有效，且比其他筛查工具更准确，可用于伴有身体不适的患者。此外，该量表比其他筛查工具更准确，有良好的重测信度和内部一致性，对抑郁症状随时间的变化趋势有良好的灵敏度。PHQ-9 每个条目按照 4 级评分，从 0 表示完全没有，至 4 表示几乎每天。各题得分相加获得总分，判断标准为 0 ~ 4 分无抑郁症状，5 ~ 9分存在轻度抑郁，10 ~ 14 分存在中度抑郁，15 分及以上存在重度抑郁。需要说明的是，尽管有上述界值标准，但仅能对抑郁症状有无及严重程度进行评价，无法获得抑郁症的诊断。

3. **老年抑郁量表**　老年抑郁量表（geriatric depression scale，GDS）是专用于老年人的抑郁筛查量表，答案在"是"或"否"中选择，每个条目计 0 分或 1 分。GDS 的问题设置较为全面，涉及老年抑郁患者的常见症状，如主观感觉的记忆障碍，但未包括该年龄段的典型症状，如睡眠障碍或性功能减退，在一定程度上避免了与抑郁无关的其他疾病或衰老引起的躯体症状导致假阳性的情况。该量表有 30 个条目、15 个条目和 8 个条目多个版本。GDS 对严重抑郁和轻度抑郁均敏感，是有效的筛查工具。但是对疾病临床发展的评估准确性较差，因此不适用于药物治疗效果的评估。此外，GDS 也不适用于明显认知功能障碍的患者，当患者痴呆程度严重时，该量表效度明显下降。

4. **流调中心用抑郁量表**　流调中心用抑郁量表（center for epidemiologic studies - depression scale，CES-D）用于评价抑郁及抑郁症状的频度。完整版有 20 个问题，答案设置为 4 选 1，将每题分数相加得到总分，介于 0 ~ 60 分之间，表示受访者抑郁的严重程度。精简版有 10 个题目，研究证明其灵敏度与完整版相比略低。该量表能够识别临床抑郁，在识别老年抑郁患者和情感障碍患者方面也比其他量表准确，但它不能用于监测治疗过程中抑郁严重程度的变化。同时该量表与患者躯体症状有相关性，且回答方式不够简洁，不适用于住院患者及伴有认知障碍的患者。另外，比较不同版本的 CES-D，精简版更适合于老年人的筛查。

三、焦虑症状

焦虑症是指在日常情况下出现强烈、过度和持续的担忧和恐惧，影响日常活动且难以控制。常见的焦虑症包括广泛性焦虑障碍、惊恐障碍、社交恐惧症、特定恐惧症等，均需要由精神科医生做出相应的诊断。但评估焦虑症状或焦虑情绪可以通过他评量表或自评量表进行。

（一）他评量表
汉密尔顿焦虑量表（Hamilton Anxiety Scale，HAMA）是一个由临床医生评定的、包含 14 项条目的评定量表，用于评估成人焦虑症状的严重程度。其中涉及心理或认知焦虑的有 7 项，其余 7 项涉及躯体焦虑。这些条目按 5 分制评分，总分数范围为 0 ~ 56 分。17

分或以下代表轻度焦虑，18~24 分代表轻度至中度焦虑，25 分及以上代表中度至重度焦虑。HAMA 是为年轻人和中年人开发的，量表的界值分数尚未在老年人中得到验证，也没有公开的针对老年人的标准，不过最近一些研究为量表可用于老年人提供了证据支持。在社区居住的老年人样本和被诊断为广泛性焦虑症的老年人中，HAMA 结果显示出较高的内部一致性。该量表已被证明可以区分患有广泛性焦虑症的老年人和没有焦虑症的老年人。总的来说，HAMA 在老年人样本中显示出高度的可靠性，并且有一些证据表明该量表对精神药理学干预效果的评估具有较好的灵敏度。然而，在老年人样本中，该量表与汉密尔顿抑郁评分量表存在显著相关性，表明其判别效度不足，且由于老年人常对身体症状（如紧张）高度重视并夸大症状，HAMA 用于评估老年焦虑的有效性欠佳。

（二）自评量表

1. **老年焦虑问卷**　老年焦虑问卷（geriatric anxiety inventory，GAI）包含 20 个条目，旨在测量老年人的焦虑症状。问卷采用同意计 1 分，不同意计 0 分的方式进行答题，总分最高为 20 分。分数越高表示焦虑程度越高。根据最初的研究，识别老年人广泛性焦虑障碍的最佳临界值为 10 分，10 分及以下表示正常，识别其他焦虑症的最佳临界值为 8 分，8 分及以下表示正常。GAI 在社区居住的老年人、接受临床治疗的有精神障碍的老年人的样本和接受家庭护理的老年人样本中均表现出高度的内部一致性。在有轻度认知障碍的老年人中，内部一致性也较好。同时，有研究表明在老年样本中，GAI 有良好的重测信度，在轻度认知障碍的老年人样本中，重测信度也较高。GAI 和其他焦虑量表之间有中度至高度相关性。然而，GAI 和抑郁测量之间存在较高的相关性，说明其判别效度有限。目前研究初步表明，GAI 可以作为检测老年人焦虑的工具之一。

2. **老年焦虑量表**　老年焦虑量表（geriatric anxiety scale，GAS）是包含 30 个条目的焦虑症状筛查和评估工具，专门为老年人设计。在这 30 个条目中，前 25 个条目计入总分，用来评估受访者的焦虑症状。其余 5 个条目调查了老年人焦虑的具体内容领域（例如，健康和财务问题，对死亡的恐惧）。后 5 个条目用于临床，因此不包括在 GAS 总分中。受访者需要说明他们在上周（包括当天）经历过的每种症状的频率。受访者回答采用 4 分制，从 0 分表示完全没有，到 3 分表示一直都是。分数越高表示焦虑程度越高。GAS 包括 3 个子量表，涵盖了 DSM-Ⅳ-TR 中的所有焦虑症状，分别为：躯体症状（9 项）、认知症状（8 项）和情感症状（8 项）。此外，GAS10 是对原始 GAS 进行修订形成的，GAS10 在保留子量表结构的同时，纳入了 10 个具有最高鉴别参数的条目。最近的研究表明，在有记忆障碍的老年人中，GAS 的判别效度较低，这与认知障碍患者的焦虑症状水平高于认知正常者有关。

3. **广泛性焦虑量表**　广泛性焦虑量表（generalized anxiety disorder-7，GAD-7）适用于基本卫生保健范围，是包含 7 个条目的自评量表。GAD-7 的内部一致性为 0.92，重测信度为 0.83（间隔 1 周）。每个问题的评分从 0 分表示完全没有，到 3 分表示几乎每天，以此判断焦虑症状的发生频率。对于任何焦虑症，以 5 分为界值的灵敏度为 70.9%，特异度为 56.8%。10 分或以上可以评定为中度至重度焦虑。广泛性焦虑障碍的诊断特异度较高，而社交焦虑症或惊恐障碍等疾病的诊断特异度较低。GAD-7 的前两个问题，即 GAD-2，也适用于识别老年人的焦虑症。GAD-2 总分为 2 分，当两个问题回答都为"几天"或其中一个问题回答为"超过一半时间"时，表明受访者可能患焦虑症。目前有许多焦虑量表，如医院抑郁焦虑量表或 BAI 等，在监测老年人广泛性焦虑障碍方面不如 GAD-7 有效。

4. **贝克焦虑量表** 贝克焦虑量表（Beck Anxiety Inventory，BAI）包含 21 个条目，旨在测量焦虑的严重程度，并区分焦虑和抑郁。这些条目按 4 分制评分，总分从 0 到 63 分不等，分数越高表示焦虑程度越高，0～9 分正常，10～18 分为轻度至中度焦虑，19～29 分为中度至重度焦虑，30～63 分为重度焦虑。目前已有研究对 BAI 在老年人群中的应用进行了评估。研究发现，在老年精神科门诊患者样本和社区居住的老年人样本中，BAI 的内部一致性较高，在老年样本中的重测信度较好。BAI 和其他焦虑量表之间具有中度相关性。然而，尽管 BAI 在制定过程中致力于区分焦虑和抑郁症状，但 BAI 和抑郁评估间仍存在较高的相关性，说明其判别能力有限。同时，由于 BAI 躯体条目占比高（21 个条目中有 13 个与躯体症状有关），可能导致其评估结果与抑郁症状混淆。此外，尚无充分证据显示 BAI 可以应用到疗效评估研究中。总的来说，BAI 可以成为检测老年人是否存在焦虑症状的有用工具。

5. **焦虑自评量表** 焦虑自评量表（self-rating anxiety scale，SAS）从量表的构建形式到具体评定的方法，都与 SDS 类似。该量表包含 20 个条目，采用 4 级评分系统，用于评估受访者的主观焦虑感受。各条目分数在 1～4 之间，其中有 5 个条目需要反向计分。各条目分数相加可以获得总分，随后将总分乘以 1.25 再取整数，可以获得标准分。根据标准分，对是否存在焦虑症状及严重程度进行评价。通常采取的标准为：焦虑标准分低于 50 分者为正常，50～59 分为轻度焦虑，60～69 分为中度焦虑，70 分以上为重度焦虑。

6. **一般健康问卷** 一般健康问卷（general health questionnaire，GHQ）旨在评估社区环境中是否存在轻微的非精神病性精神障碍。GHQ 包括 4 个分量表，分别为躯体症状、焦虑和失眠、社交功能障碍和严重抑郁症。这些条目按 4 分制评分，从 0 分表示一点也不，到 3 分表示比平时多很多。对所有条目的得分进行汇总，得出 0～84 分的分数。分数越高，痛苦程度越高。大多数研究发现，GHQ 可以区分是否患有精神障碍的老年人。但有一项研究发现，GHQ 不能区分精神疾病和躯体疾病的患者。鉴于 GHQ 用于老年人时可用的心理测量信息有限，在评估老年人的焦虑症状时应谨慎使用 GHQ。

四、自杀

与受访者进行访谈，询问自杀相关的问题时，需要对其自杀意念、自杀计划和自杀未遂的情况进行询问。自杀意念指的是有自杀的想法，自杀计划指的是制订了详细的计划，自杀未遂指实际发生了自杀的行为但未出现死亡。当受访者报告从未出现过自杀意念时，可以不再询问其自杀计划或自杀未遂的情况。但当受访者报告从未有过自杀计划时，仍需要对其是否出现过自杀未遂的经历进行询问。这是由于部分自杀未遂者，未曾制定过详细的自杀计划，但在某些因素的刺激下，出现冲动性自杀行为。常用的量表如下。

1. **贝克自杀意念量表** 贝克自杀意念量表（Beck scale for suicide ideation，BSS）是贝克等 1991 年开发的由 19 个条目组成的自评量表，用来识别受访者自杀意念。如果存在自杀意念，需要进一步确认其严重性。该量表可以评估自杀计划、自杀遏制力量和受访者愿意披露其自杀想法的程度。目前国内使用的版本是由他评版本的 BSS 转化而来的。所有来访者都需要完成前 5 个问题。如果第 4 题或第 5 题任意 1 个题目选"弱"或"中等到强烈"，则认为其存在自杀意念，需要继续完成后面的 14 个题目。自杀意念的强度根据量表 1 ~ 5 题的均值获得，分数越高，自杀意念的强度越大。而自杀危险依据量表的 6 ~ 19 题计算获得，即评估有自杀意念的受访者真正实施自杀的可能性的大小，分数越高，自杀危险性越大。有研究表明，对于老年人群体，该量表效度较好。

2. **8 条目自杀意图量表** 8 个条目版的自杀意图量表（suicide intent scale，SIS）中包括有无他人在场或附近（隔离性）、选择时间是否容易被阻止（时间性）、是否采取防范他人的措施（防范性）、是否向可能帮助自己的人联系（寻求帮助）、是否为死亡做后事准备（后事安排）、是否对自杀行为做计划或准备（行动准备）、是否写下遗书或自杀计划（自杀遗书）以及是否在行动前与某人沟通（死前沟通）。每个条目按 0、1、2 的等级进行评分，以判断自杀意图的强弱。总分为 0 ~ 16 分，得分越高自杀意图强度越大。有研究结果发现，将该量表的寻求帮助、自杀遗书、死前沟通 3 个条目删除后形成 SIS-5，对于评估自杀死亡的农村老年人的自杀意图时效果优于 SIS-8。原因为上述 3 个条目的代表性不强，SIS-5 在稳定性上优于 SIS-8，且 SIS-5 得分与抑郁情绪、绝望感、孤独感及精神障碍显著相关。因此研究人员认为 SIS-5 的信效度较好，适用于评估我国农村老年人群的自杀意图。

3. **老年自杀观念量表** 老年自杀观念量表（geriatric suicide ideation scale，GSIS）是一个适用于老年人的自杀意念和相关因素的多维度自评工具。GSIS 包括 30 个条目，采用 5 级评分，有 4 个主要维度，包括自杀意念（10 个条目）、感知到的生命定向（8 个条目）、个人和社会价值的损失（7 个条目）和死亡意念（5 个条目）。

4. **哥伦比亚 - 自杀严重程度评定量表** 哥伦比亚 - 自杀严重程度评定量表（Columbia-suicide severity rating scale，C-SSRS）可以对自杀意念和自杀未遂进行评定，使用时既可以自评，也可以作为半定式访谈工具用于他评。C-SSRS 包括自杀意念严重程度、自杀意念强度、自杀行为和自杀致命性 4 个分量表。其中自杀致命性分量表评估自杀行为的生理损伤程度，包括实际的和潜在的致命性或损伤程度两部分。实际的致命性或损伤程度采用 6 级评分，从 0 分代表没有身体损伤，到 5 分代表死亡。如果实际的损伤程度为 0 分，则评估潜在的致命性或损伤程度，采用 3 级计分法，从 0 分代表不会造成损伤，到 2 分代表很有可能死亡。C-SSRS 已被翻译成一百多种语言，但关于信效度的研究较少，国内尚无信效度研究的报告。有研究发现，该量表在评估老年人自杀风险时，与简明国际神经精神访谈评估的结果一致。

第三节　老年人常见精神和心理问题相关

因素及评估方法

一、社会支持

社会支持指来自个人之外的各种支持的总称，包括家庭成员、亲友、同事、团体、组织和社区的精神上和物质上的支持和帮助。这些一般性的或特定的支持性行为，可以提高个体的社会适应性，使个体免受不利环境的伤害。一个人拥有的社会支持网络越强大，他或她就越能够应对来自环境的各种挑战。生活压力可能会对人的身心健康产生影响，而社会支持有可能在其中起到一定的调节作用。对于老年人来说，其可获得的社会支持以及社会支持的利用程度，与其焦虑、抑郁情绪的出现有一定的关系，因此在研究老年人精神和心理问题时，可以将社会支持纳入评估范围。常用的社会支持量表如下。

1. **社会支持问卷**　最早的社会支持问卷（social support questionnaire，SSQ）包括 27 个条目，分为 2 个维度，分别为社会支持的数量，即需要的时候能够依靠别人的程度，主要涉及客观支持，对所获支持的满意程度，评定的是对支持的主观体验。随后，在原有 SSQ 的基础上，又形成一个自我报告工具，由 6 个条目组成（即 SSQ-6），包括了社会支持的 2 个组成部分，即可用性（参与者认为其可以在需要支持时依赖的人数）和对支持的满意度。每个条目评级分数范围为 1~6 分，1 分表示非常不满意，6 分表示非常满意。总分越高，表示其社会支持程度越高，且对此支持的满意度越高。

2. **社会支持评定量表**　社会支持评定量表（social support rating scale，SSRS）由肖水源于 1994 年参考国外社会支持量表，结合我国实情编制而成。该量表共有 10 个条目，包括客观支持（3 条）、主观支持（4 条）和对社会支持的利用度（3 条）3 个维度。总分为 10 个条目计分之和，得分范围为 12~66 分，评分越高说明社会支持度越高。得分小于 33 分为低社会支持水平，得分在 33~45 分之间为中度社会支持水平，大于 45 分为高社会支持水平。

3. **社会供给量表**　原始的社会供给量表（social provisions scale，SPS）是一个含有 24 项条目的量表，它从 6 个维度衡量社会支持，分别为：①依恋，即可以让个体获得安全感的情感联系；②社会融合，即个体在具有共同兴趣爱好的群体中的归属感；③贡献机会，即个人可以作为支持他人的资源；④认可个人价值，即他人对个人能力和价值的认可程度；⑤可靠的帮助，即个人在任何情况下都能从可靠的社会关系中获得物质帮助的程度；⑥指导，即个人在任何情况下都能从可靠的社会关系中获得建议或信息的程度。受访者需要评估每个条目社会关系的支持程度。随后，在原始量表的基础上，形成 10 题版的 SPS（SPS-10），包括依恋、指导、社会融合、可靠的帮助和认可个人价值等维度，每一题的评分范围为 1~4 分，从 1 分表示非常不同意，到 4 分表示非常同意。10 个题目总分范围为 10~40 分，得分越高说明社会支持水平越高。也有学者将 SPS-10 缩减成一个简短的 5

题版 SPS（SPS-5），SPS-5 显示出很高的内部一致性，并且与 SPS-10 相关性较好。

4. 领悟社会支持量表 领悟社会支持量表（perceived social support scale，PSSS）是一个强调个体自我理解和自我感受的社会支持量表，分别测定个体感知到的各种社会支持来源，如家庭、朋友和其他人的支持程度，同时以总分反映个体感受到的总体社会支持程度。PSSS 共 12 个条目，每个条目的评分范围为 1～7 分，从 1 分表示强烈不同意到 7 分表示强烈同意。总分范围为 12～84 分，分数越高表示社会支持感越强。12～36 分表示低社会支持程度，37～60 分表示中等社会支持程度，61～84 分表示高度社会支持程度。中国版的 PSSS 经过测试，显示出良好的内部一致性。

二、照料者压力

照料者在日常照料的过程中所面临的身体或心理上的压力统称为照料者压力，这在认知障碍患者的照料者中较为普遍。这些压力包括照料者出现焦虑、愤怒、烦躁、心情低落等情绪，感到心身疲惫，出现注意力不集中、失眠、社交行为退缩等问题。照料者如果长期感受到压力而无法缓解，有可能会出现较为严重的健康问题，而照料者一旦出现健康问题，会导致无法对老年人进行良好的照护，间接导致老年人生活质量和健康状况的下降。因此，在开展老年精神和心理评估时，可以对其照料者的压力进行评估，及时发现问题并予以解决。常用的照料者压力评估问卷如下。

1. Zarit 照顾者负担量表 Zarit 照料者负担量表问卷（Zarit caregiver burden interview，ZBI）最初基于美国老年期痴呆患者的护理人员开发，包含 29 个条目，采用 4 级评分方法评定。随后 ZBI 被修订为包括 22 个条目，采用 5 级评分方法评定的问卷，也称为 ZBI-22。ZBI-22 的每个条目都通过询问"您感觉或希望……"来评估受访者的主观负担。可选答案的得分范围为 0～4 分，含义为 0 分表示从不，1 分表示很少，2 分表示有时，3 分表示相当频繁，4 分表示几乎总是，其中第 22 题的含义为 0 分表示根本没有，1 分表示一点点，2 分表示适度，3 分表示相当多，4 分表示非常多。ZBI-22 的总分范围为 0～88 分，得分越高表示主观负担越重。目前，ZBI-22 是衡量照料者主观负担水平时使用得最广泛的工具，已在照料者（即配偶或伴侣、子女和父母）和受照料者（即阿尔茨海默病 / 痴呆、身体疾病和精神疾病）人群中得到验证，并翻译为法语、西班牙语和中文等多个语种。有研究建议，在鉴别心理困扰风险的较低和较高负担方面，最佳临界值为 48 分。

2. 照料者负担问卷 照料者负担问卷（caregivers burden inventory，CBI）是一个多维度评估照料者负担的工具，用来衡量照顾负担对照料者的影响。CBI 包括时间依赖性负担 5 个条目、发展受限性负担 5 个条目、身体性负担 4 个条目、社交性负担 4 个条目以及情感性负担 6 个条目，共 5 个部分。每个条目按照负担的轻重评定为 0～4 分，量表总分为 0～96 分，得分越高，说明照料者负担越重。CBI 得分 ≥ 41 分为高照料负担，CBI 得分 < 41 分为低照料负担。完成整个量表需要 10～15 分钟，目前有内地和香港两个中文版本。与 ZBI 相比，CBI 应用范围不如 ZBI 广泛，但可以提供多维度的负担评估，这种多维

评分法不会掩盖潜在的负担来源。也有学者指出，CBI 量表在我国的推广和应用还需要进一步的区分和验证。

3. **照料者负担量表** 照料者负担量表（caregivers burden scale，CBS）包括 14 个条目，分为 3 个维度，即客观负担、主观应激负担和主观需求负担。客观负担指对照料者的生活产生的影响或干扰，主观应激负担指照料者承受的照料责任所带来的情感影响，主观需求负担指照料者感受到的照料责任要求过高的程度。本量表采用 5 级评分方法，1 分表示减少一点，2 分表示减少很多，3 分表示不变，4 分表示增加一点，5 分表示增加很多。客观负担 > 23 分，主观应激负担 > 13 分，主观需求负担 > 15 分，可以认为照料者在相应领域的负担较重。

（刘肇瑞　邓咏妍　田霄翌）

参考文献

[1] 陆林.沈渔邨精神病学 [M]. 6 版.北京：人民卫生出版社，2017:190-205.

[2] GELDER M, HARRISON P, COWEN P. 牛津精神病学教科书 [M].5 版.成都：四川大学出版社，2010:40-58.

[3] 于欣.老年精神病学 [M].北京：北京大学医学出版社，2008:103-109.

[4] 汪向东，王希林，马弘.心理卫生评定量表手册 [M].北京：中国心理卫生杂志社，1999:127-133，194-222，235-256.

[5] MORRIS J C, ERNESTO C, SCHAFER K, et al. Clinical dementia rating training and reliability in multicenter studies: the Alzheimer's disease cooperative study experience[J]. Neurology, 1997, 48(6):1508-1510.

[6] ROSEN W G, MOHS R C, DAVIS K L. A new rating scale for Alzheimer's disease[J]. Am J Psychiatry, 1984, 141(11):1356-1364.

[7] ALVIN J E, ROE C M, POWLISHTA K K, et al. The AD8: a brief informant interview to detect dementia[J]. Neurology, 2005, 65(4):559-564.

[8] POSNER K, BROWN G K, STANLET B, et al. The Columbia – suicide severity rating scale: initial validity and internal consistency findings from three multisite studies with adolescents and adults[J]. Am J Psychiatry, 2011, 168(7):1266-1277.

[9] LIU M, LAMBERT C E, LAMBERT V A. Caregiver burden and coping patterns of Chinese parents of a child with a mental illness[J]. Int J Ment Health Nurs, 2007, 16(2):86-95.

[10] PAI S, KAPUR R L. The burden on the family of a psychiatric patient: development of an interview schedule[J]. Br J Psychiatry, 1981, 138(4): 332-335.

第三篇
常见老年疾病防控

第一章

老年脑卒中

脑卒中（stroke）又称"中风""脑血管意外"，是由于各种原因导致的脑部血管突然破裂或因血管阻塞导致血液不能流入大脑而引起脑组织损伤的一组疾病。脑卒中主要包括缺血性脑卒中（ischemic stroke）和出血性脑卒中（hemorrhagic stroke）。缺血性脑卒中又称为脑梗死（cerebral infarction），由脑血管闭塞或脱落血栓阻塞脑血管所致，使脑血流灌注下降，进而使脑组织因缺血、缺氧而死亡，占脑卒中总数的60%～70%。出血性脑卒中虽然发病率低于缺血性脑卒中，但破坏力强，死亡率和病残率均高于缺血性脑卒中。出血性脑卒中分为脑实质出血（与高血压、动静脉畸形、静脉窦血栓等有关）、蛛网膜下腔出血（与脑动脉瘤、脑外伤、血液病、脑静脉异常等有关）和不明原因出血（脑淀粉样变性）。

脑卒中是一种急性脑血管疾病，具有高致死率、高致残率和高复发率的特点，给我国社会带来沉重的疾病负担和经济负担。本章描述了老年脑卒中的疾病负担及流行病学特征，概括了老年脑卒中的主要危险因素，并对今后制订老年脑卒中防控策略和措施提出了建议。

第一节　老年脑卒中的流行特征

一、全球脑卒中疾病负担及流行特征

根据2021年疾病负担研究报告，脑卒中已成为全球第二大致死原因。1999年与2009年、2009年与2019年相比，全球脑卒中早死所致的寿命损失年（years of life lost，YLL）率分别下降了7.5%、3.5%。2009年与1999年相比，全球伤残调整寿命年（disability adjusted life year，DALY）率增幅为7.6%。2019年与2009年相比，全球脑卒中DALY率增幅为17.1%。

根据2021年疾病负担研究报告，尽管近30年来，全球标化死亡率不断下降，但随着人口老龄化的加剧，脑卒中死亡人数仍持续增加，死亡率呈波动轻微上升趋势。全球男性标化死亡率由1999年的134.4/10万，逐年下降至2009年的114.4/10万，并继续下降至2019年的96.5/10万。每10年间全球男性脑卒中标化死亡率分别下降了14.9%和15.6%，

全球女性标化死亡率由 1999 年的 111.5/10 万，逐年下降至 2009 年的 88.4/10 万，继续下降至 2019 年的 73.5/10 万，每 10 年间全球女性脑卒中标化死亡率分别下降了 23.1% 和 14.9%（表 3-1-1）。

表 3-1-1　1999 年、2009 年、2019 年我国与全球脑卒中死亡水平

年份 / 年	性别	死亡数 /10 万		死亡率 /10^{-5}		标化死亡率 /10^{-5}	
		我国	全球	我国	全球	我国	全球
1999	男性	89.4	256.1	134.2	83.6	238.9	134.4
	女性	75.2	272.6	120.3	90.5	166.1	111.5
2009	男性	110.0	291.9	158.0	84.1	214.8	114.4
	女性	83.7	285.4	127.9	83.1	133.7	88.4
2019	男性	126.1	333.1	173.9	85.8	170.3	96.5
	女性	92.8	322.1	133.1	83.5	97.4	73.5

近 30 年来，全球脑卒中患病率呈缓慢上升趋势，年龄标化的患病率呈总体下降趋势；而我国受老龄化等因素影响，脑卒中患病率呈上升趋势，且我国脑卒中患病率远高于标化患病率。不同种族的脑卒中发病率存在差异，但这些差异因不同种族群体的年龄而异。与白人相比，非裔美国人患脑卒中的风险更高；然而，非裔美国人与白人的发病率比率随着年龄的增长而下降。在美国和其他高收入国家，脑卒中发病率增加的主要原因是人口老龄化，因为年龄是脑卒中最重要的不可改变的危险因素。

二、我国脑卒中疾病负担及流行特征

根据 2016 年疾病负担研究报告，25 岁及以上人群的脑血管病终身患病风险随年龄增长而增加，我国面临世界范围内最大的脑血管病患病风险，欧洲西部脑血管病患病风险最高为 22.2%，北美洲脑血管病患病风险最高为 22.4%，而我国人群脑血管病终身患病风险最高，达 39.9%。与男性相比，女性患脑卒中的终身风险更高。研究报告显示，脑血管疾病风险随着年龄的增长而增加，55 岁以上每连续 10 年脑卒中的风险翻倍。

我国脑卒中平均发病年龄为 66 ~ 70 岁，而白人平均发病年龄为 72 ~ 76 岁。与白人相比，我国人群脑卒中发病时间更早，且年龄标化后的脑卒中发病率更高。在全球范围内，与男性相比，青年和中年女性的不同年龄段的脑卒中发病率较低，然而，老年男性和女性患脑卒中的风险相似。这一发现与 2013 年全国脑卒中流行病学调查（NESS-China

2013）的结果相符：从 2012 年 9 月 1 日至 2013 年 8 月 31 日，在 480 687 名 ≥ 20 岁的成年被调查者中共有 1 643 人首次发生脑卒中（男性占 55.0%），平均年龄为 66.4 岁，男性的平均年龄为 65.5 岁，女性的平均年龄为 67.6 岁。脑卒中的发病率为 345.1/10 万人年，年龄标化发病率为 246.8/10 万人年；男性脑卒中发病率和年龄标化发病率分别为 382.2/10 万人年和 266.4/10 万人年，女性分别为 308.5/10 万人年和 226.9/10 万人年，年龄标化发病率在性别间差异无统计学意义。根据该调查结果，脑卒中的患病率为 1 596.0/10 万，年龄标化后的脑卒中患病率为 1 114.8/10 万。男性的脑卒中患病率和年龄标化患病率分别为 1 768.7/10 万和 1 222.2/10 万，女性分别为 1 426.2/10 万和 1 005.7/10 万。

三、我国脑卒中疾病负担与全球比较

我国脑卒中疾病负担与全球疾病负担趋势相反，脑卒中分型疾病负担趋势相似。1999 年与 2009 年、2009 年与 2019 年相比，我国脑卒中的 YLL 率分别增长 3.4%、0.6%，而全球脑卒中 YLL 率逐年下降。1999 年与 2009 年、2009 年与 2019 年相比，我国脑卒中的 YLD 率增幅分别为 24.3%、42.7%，增长幅度高于全球水平，且我国增幅均约为全球增幅的 3 倍。2009 年与 1999 年相比，我国脑卒中 DALY 率增长了 5.1%；2019 年与 2009 年相比，脑卒中 DALY 率增长了 4.7%。而全球 DALY 率呈现下降趋势，我国总体疾病负担远高于全球水平。

脑卒中分型方面，我国与全球脑卒中分型（缺血性脑卒中、颅内出血和蛛网膜下腔出血）疾病负担情况相似。在 GDB 2019 的 3 种脑卒中类型中，疾病负担最重的是出血性脑卒中。1999 年、2009 年出血性脑卒中的死亡率、DALY 率和 YLL 率均排在第 1 位，而蛛网膜下腔出血性脑卒中始终排在第 3 位。在 YLD 的排名中，缺血性脑卒中成为排名第一的类型。全球不同类型脑卒中死亡水平和疾病负担和我国基本相同，不同类型脑卒中的死亡率只有在 2019 年排名和我国不同，缺血性脑卒中超过出血性脑卒中，排名第一（表 3-1-2）。与欧洲裔白人相比，中国整体脑出血比例较高，老年人出血性脑卒中比例较高。虽然在我国脑卒中分型中，出血性脑卒中是目前疾病负担最重的脑卒中类型，但出血性脑卒中的总体疾病负担呈下降趋势，缺血性脑卒中的疾病负担呈现上升趋势。YLD 率的排名中，缺血性脑卒中反超出血性脑卒中，成为排名第一的类型。毕齐等对 2 359 例青年脑卒中患者危险因素的研究结果表明，我国 45 岁以下人群的脑卒中发病率占全部脑卒中发病率的 9.77%，其中以缺血性脑卒中为主，男性居多。其原因可能是我国缺血性脑卒中的增长趋势与脑卒中的整体趋势相当，且呈年轻化趋势，而出血性脑卒中的发病率增长速度逐渐下降。随着精准医疗的迅猛进展，缺血性脑卒中作为一种具有高度异质性的疾病，其发病机制与病因分型研究逐步开展。与白人相比，我国的缺血性脑卒中亚型分布明显不同，中国人的小血管疾病（腔隙性）缺血性脑卒中的总体比例更高（33.1%：19.3%），动脉粥样硬化导致的缺血性脑卒中比例也比白人更高（25.4%：14.7%）。然而，我国心源性脑卒中比例较白人更低（15.8%：25.7%），不明原因的脑卒中比例也更低（23.2%：38.8%）。

表 3-1-2　1999 年、2009 年、2019 年我国不同类型脑卒中疾病负担排位情况

年份 / 年	疾病负担指标	出血性脑卒中		缺血性脑卒中		蛛网膜下腔出血性脑卒中	
		数值 /10⁻⁵	排位	数值 /10⁻⁵	排位	数值 /10⁻⁵	排位
1999	死亡率	72.4	1	39.6	2	15.5	3
	DALY 率	1 667.5	1	882.6	2	387.3	3
	YLL 率	1 612	1	715.3	2	369.4	3
	YLD 率	55.5	2	167.3	1	17.9	3
2009	死亡率	83.4	1	54.5	2	5.5	3
	DALY 率	1 785.3	1	1 139.9	2	151.3	3
	YLL 率	1 742.8	1	911.3	2	133.3	3
	YLD 率	52.6	2	228.6	1	17.9	3
2019	死亡率	75.2	1	72.4	2	6.4	3
	DALY 率	1 561.5	1	1 504.1	2	164.9	3
	YLL 率	1 503.2	1	1 157.4	2	143.1	3
	YLD 率	58.4	2	346.7	1	21.8	3

表中数值列单位为 10^{-5}。

四、老年脑卒中多病共患特征

伴随着中老年人机体功能的衰退、脏器功能的下降、内分泌代谢的紊乱，老年脑卒中常出现"一体多病"的现象，即老年人发生脑卒中时常伴有其他危险因素或合并症，同时患有两种及以上慢性病。2021 年黎艳娜等对我国老年人慢性病共病现状及模式的研究显示，老年人慢性病患病率为 86.2%，排名前 3 位的慢性病依次为高血压（46.5%）、关节炎或风湿病（44.7%）、胃部或消化系统疾病（31.6%），脑卒中排在第 9 位，患病率为 10.2%。不同性别和年龄组老年人 14 种慢性病的患病情况见表 3-1-3；不同性别和年龄组老年人 14 种慢性病的共病情况见表 3-1-4。高血压排在第 1 位，心脏病排在第 4 位，血脂异常排在第 5 位，糖尿病或血糖升高排在第 7 位，都是脑卒中的独立危险因素。其中，血压为脑卒中最主要的危险因素，从收缩压 <140mmHg 到 >160mmHg，男性的年龄调整脑卒中风险增加为 4.0 倍，女性增加为 2.5 倍。2010—2012 年中国居民营养与健康状况监测结果显示，我国 18 岁以上人群中年龄标化后的高血压患病率为 25.2%（男性 26.2%，女性 24.1%）。根据《中国卒中报告 2019》，基于医院质量监测系统的数据分析，2018 年 1 853

家三级医院共计上报入院脑卒中患者 3 010 204 例，患者平均年龄为 66.1 岁，年龄中位数为 67.0 岁（四分位数间距 57.0～76.0 岁），其中 67.4% 的缺血性脑卒中患者、77.2% 的脑出血患者和 49.1% 的蛛网膜下腔出血患者均有高血压。绝大部分老年脑卒中患者都有一种或多种其他合并疾病，依据共患率高低排序依次为：高血压、糖尿病、冠心病、高脂血症、高同型半胱氨酸血症、心房颤动、肺炎、脑疝、低钾血症、低蛋白血症、尿路感染、呼吸衰竭。

老年脑卒中的共病特征不仅增加了疾病诊断、治疗、护理等方面的难度，更是导致老年人身体功能衰退、残疾和死亡风险增加、生活质量下降的重要原因，加重了疾病负担及医疗服务压力。在慢性病共病的背景下有效预防和管理老年脑卒中，是我国脑血管学科乃至卫生系统面临的重要挑战。然而，我国大多数慢性病防治指南只是针对单一疾病制定的，缺乏共病背景下的老年脑卒中高质量研究成果和防治指南。文献表明，随着年龄的增长，循证卒中护理指南不太可能被遵循，因为非常年长的患者可能由于年龄限制和共病而被排除在临床试验之外，因此依据这些研究制定的指南可能不适用于这一群体。当前，已有国家将应对共病问题作为国家卫生健康工作的重点任务之一，制定了共病预防和管理指南。2017 年英国国家卫生与临床优化研究所（National Institute for Health and Care Excellence，NICE）以优化共病患者的预防和医疗服务、减少共病患者的疾病负担（多重用药和频繁就医）、减少共病患者的非计划性住院为目标，制定了共病的临床评估和管理指南。NICE 指南建议将共病纳入慢性病的医疗服务计划中，通过识别可能从医疗服务计划中获益的共病患者，评估他们的虚弱状态，制定共病患者管理基本原则，为共病患者提供个性化的预防和治疗方案。因此，有研究者建议，我国应整合当前的慢性病预防治疗和康复服务，构建整合型医疗卫生服务体系，以形成服务链，为患有慢性病共病的老年人提供其所需的高质量、连续性的医疗服务，最终改善患有慢性病共病的老年人的身体功能和生命质量，强化对高血压和吸烟等慢性病发生的共同风险因素的控制；开展高质量的慢性病共病研究，制定慢性病共病的预防和治疗指南，更好地应对共病背景下的老年脑卒中问题，降低老年脑卒中的患病率和死亡率，减轻疾病负担。

表3-1-3 不同性别和年龄组老年人14种慢性病的患病情况

单位：例（%）

慢性病类别	患病	性别				年龄组				
		男性(n=5 288)	女性(n=5 548)	χ^2值	P值	低龄组(n=6 512)	中龄组(n=3 209)	高龄组(n=1 115)	χ^2趋势值	P值
高血压	5 034(46.46)	2 319(43.85)	2 715(48.94)	28.117	<0.001	2 765(42.46)	1 671(52.07)	598(53.63)	94.222	<0.001
关节炎或风湿病	4 842(44.68)	2 002(37.86)	2 840(51.19)	194.642	<0.001	2 831(43.47)	1 519(47.34)	492(44.13)	4.319	0.038
胃部或消化系统疾病	3 429(31.64)	1 489(28.16)	1 940(34.97)	58.038	<0.001	2 048(31.45)	1 065(33.19)	316(28.34)	0.546	0.460
心脏病	2 704(24.95)	1 189(22.48)	1 475(26.59)	24.563	<0.001	1 485(22.80)	934(29.11)	285(25.56)	23.285	<0.001
血脂异常	2 664(24.58)	1 095(20.71)	1 609(29.00)	99.458	<0.001	1 669(25.63)	794(24.74)	201(18.03)	21.759	<0.001
慢性肺部疾患	1 974(18.22)	1 074(20.31)	900(16.22)	30.371	<0.001	1 034(15.88)	685(21.35)	255(22.87)	56.648	<0.001
糖尿病或血糖升高	1 670(15.41)	721(13.63)	949(17.11)	25.016	<0.001	1 014(15.57)	522(16.27)	134(12.02)	3.613	0.057
肾脏疾病	1 252(11.55)	693(13.11)	559(10.08)	24.315	<0.001	714(10.96)	417(12.99)	121(10.85)	1.852	0.174
脑卒中	1 101(10.16)	556(10.51)	545(9.82)	1.416	0.123	571(8.77)	390(12.15)	140(12.56)	30.551	<0.001
哮喘	862(7.95)	465(8.79)	397(7.16)	9.918	0.001	417(6.40)	329(10.25)	116(10.40)	45.534	<0.001
肝脏疾病	787(7.26)	415(7.85)	372(6.71)	5.250	0.012	496(7.62)	231(7.20)	60(5.38)	5.826	0.016
与记忆相关疾病	658(6.07)	328(6.20)	330(5.95)	0.308	0.303	267(4.10)	257(8.01)	134(12.02)	134.591	<0.001
情感和精神障碍	322(2.97)	111(2.10)	211(3.80)	27.268	<0.001	191(2.93)	103(3.21)	28(2.51)	0.048	0.826
恶性肿瘤	282(2.60)	127(2.40)	155(2.79)	1.642	0.111	165(2.53)	92(2.87)	25(2.24)	0.002	0.968

表 3-1-4 不同性别和年龄组老年人 14 种慢性病的共病情况

单位:例(%)

慢性病类别	患病	性别				年龄组				
		男性 (n=5 288)	女性 (n=5 548)	χ²值	P值	低龄组 (n=6 512)	中龄组 (n=3 209)	高龄组 (n=1 115)	χ²趋势值	P值
高血压	4 405(40.65)	1 986(37.56)	2 419(43.60)	41.002	<0.001	2 419(37.15)	1 459(45.47)	527(47.26)	76.515	<0.001
关节炎或风湿病	4 168(38.46)	1 696(32.07)	2 472(44.56)	178.271	<0.001	2 401(36.87)	1 339(41.73)	428(38.39)	9.061	0.003
胃部或消化系统疾病	3 088(28.50)	1 289(24.38)	1 799(32.43)	86.107	<0.001	1 821(27.96)	975(3 038)	292(26.19)	0.081	0.776
心脏病	2 597(23.97)	1 046(19.78)	1 551(27.96)	9 9304	<0.001	1 418(21.78)	907(28.26)	272(24.39)	24.161	<0.001
血脂异常	2 546(23.50)	1 134(21.44)	1 412(25.45)	24.170	<0.001	1 582(24.29)	771(24.03)	193(17.31)	16.472	<0.001
慢性肺部疾患	1 853(17.10)	996(18.84)	857(15.45)	21.924	<0.001	971(14.91)	645(20.10)	237(21.26)	50.965	<0.001
糖尿病或血糖升高	1 588(14.65)	675(12.76)	913(16.46)	29.501	<0.001	956(14.68)	503(15.67)	129(11.57)	2.107	0.147
肾脏疾病	1 204(11.11)	660(12.48)	544(9.81)	19.627	<0.001	679(10.43)	407(12.68)	118(10.58)	3.065	0.080
脑卒中	1 053(9.72)	526(9.95)	527(9.50)	0.620	0.225	539(8.28)	382(11.90)	132(11.84)	31.837	<0.001
哮喘	852(7.86)	460(8.70)	392(7.07)	9.970	0.001	409(6.28)	328(10.22)	115(1 031)	47.482	<0.001
肝脏疾病	751(6.93)	390(738)	361(6.51)	3.165	0.041	475(7.29)	219(6.82)	57(5.11)	6.064	0.014
与记忆相关疾病	635(5.86)	313(5.92)	322(5.80)	0.065	0.415	260(3.99)	250(7.79)	125(11.21)	120.585	<0.001
情感和精神障碍	304(2.81)	102(1.93)	202(3.64)	29.104	<0.001	177(2.72)	100(3.12)	27(2.42)	0.015	0.903
恶性肿瘤	251(2.32)	113(2.14)	138(2.49)	1.470	0.125	142(2.18)	85(2.65)	24(2.15)	0.440	0.507

第二节　老年脑卒中的危险因素

脑卒中的危险因素分为不可干预的危险因素、可干预的生活行为方式危险因素和可干预的基础疾病与临床情况 3 类。年龄、性别、种族 / 民族、遗传和出生体重是缺血性和出血性脑卒中不可干预的危险因素。可干预的生活行为方式危险因素包括吸烟、饮酒、饮食、身体活动等。可干预的基础疾病与临床情况包括高血压，糖尿病、血脂异常、肥胖等代谢危险因素，心房颤动，动脉粥样硬化，动脉夹层，颅内动脉畸形，镰状细胞疾病，绝经后激素治疗，睡眠呼吸障碍，癌症等。脑卒中预防是多模式努力的过程，不仅包括抗血栓药物的使用，同时还包括对多种潜在脑卒中危险因素的发现和干预。脑卒中的预防分 3 个步骤：一是脑卒中发病前的预防（病因预防，一级预防），二是曾经发生过一次或多次脑卒中的预防（二级预防），三是脑卒中患病期的预防（脑卒中康复，三级预防）。也有说法将前面提及的脑卒中的一级预防划分为零级预防和一级预防。零级预防是防止危险因素的出现，如控烟、营养、健康城市。一级预防主要针对那些因存在危险因素而有脑卒中风险的人群。老年人应积极控制可干预的危险因素，减少脑卒中的发生或复发。

近年来，脑卒中的临床诊治技术和疗效已经有了较大的进步和提高，但由于多数患者的脑损伤无法完全逆转，留下了不同程度的后遗症，影响了患者的工作和日常活动能力。因此，减少脑血管病危害和疾病负担的最有效方法是加强和重视脑卒中患者首次发病前的一级预防和发病后的二级预防，即针对脑血管病的危险因素积极地进行早期干预，努力减少脑卒中的人群发病率和复发率。

一、不可干预的危险因素

（一）年龄

年龄增长导致脑卒中危险因素的增加以及心脑血管系统疾病风险累积效应，显著提高了缺血性脑卒中和出血性脑卒中的发病风险或发病率。一项关于 1990—2019 年中国脑卒中疾病负担的归因危险因素的研究发现，我国 60 ~ 79 岁年龄组的老年人脑卒中发病率在 30 年间呈上升趋势，而在 60 岁以下和 80 岁以上的各个年龄组中，脑卒中发病率均有所下降。

（二）性别

女性各种类型脑卒中的发病、患病和死亡风险均比男性低，但老年女性的脑卒中风险高于老年男性。2003—2018 年加拿大安大略省人群队列研究随访 920 万成年人，评估了年龄、性别与脑卒中发病率之间的关系。结果表明，在整个生命周期中，女性和男性的脑卒中发病率存在差异；性别对脑卒中发病率的影响在成人生命周期中呈 U 形曲线：年轻女性比年轻男性的风险更高；中年女性比中年男性的风险更低，在 40 ~ 80 岁的人群中，女性脑卒中发作的风险低于男性（*HR*=0.69，95%*CI*：0.68 ~ 0.7）；老年女性比老年男性的风险更高，这可能与女性期望寿命更长有关。美国疾病控制预防中心广泛在线流行病学研究数据库（Wide-ranging Online Data for Epidemiologic Research，WONDER）2000—2005 年数据显示，美国老年女性的脑卒中死亡率更高。

对脑卒中患者的性别差异最常见的生物学解释是与性类固醇激素有关，尤其是雌激素。雌二醇有促进内皮的扩张和血液流动的作用，而睾酮有相反的作用。绝经前女性的脑血管反应强烈，绝经后女性的反应比同龄男性差。接受雌激素替代治疗的绝经女性的反应与绝经前女性相似，但不推荐绝经后激素替代治疗等用于脑卒中一级预防。除了血管作用外，雌激素还具有抗炎作用，其抗炎作用可能是通过抗氧化和抗凋亡作用来调节的。这些发现表明，女性受到内源性雌激素的保护。

（三）种族

在 45 ~ 74 岁年龄组中，与白种人群脑卒中的发病率相比（170/10 万 ~ 335/10 万），中国人群脑卒中的发病率稍高（205/10 万 ~ 584/10 万）。

（四）遗传因素

脑卒中是一种复杂的多基因遗传病，是由遗传、环境和血管等因素共同引起的神经系统疾病。有家族史可增加近 30% 的脑卒中发病风险（OR=1.3，95%CI：1.2 ~ 1.5），询问家族史可能有助于识别脑卒中高风险个体。

（五）出生体重

研究表明，低出生体重与脑卒中风险增加相关（OR=1.28，95%CI：1.05 ~ 1.55）。较正常出生体重组，高出生体重组成年肥胖的风险增加 2 倍，并且与青年成人颈动脉壁厚度的增加相关。

二、可干预的生活行为方式危险因素

（一）吸烟

根据 2018 年中国成人烟草调查的结果，65 岁以上的老年男性人群目前吸烟率为 44.0%，女性为 4.1%。50.9% 在室内工作的成年人（2.17 亿）在工作场所接触到二手烟。44.9% 的成年人（5.15 亿）在家中接触二手烟。多项研究证实，吸烟和二手烟为脑卒中发生的重要且独立的危险因素，吸烟可使缺血性脑卒中的相对危险增加 90%，使蛛网膜下腔出血的危险增加近 2 倍。在中国香港 66 820 名 65 岁以上老年人的队列研究中，吸烟与出血性脑卒中的高风险相关，脑出血 HR=1.94（95%CI：1.25 ~ 3.01），蛛网膜下腔出血 HR=3.58（95%CI：1.62 ~ 7.94）。

吸烟与缺血性脑卒中的发生存在剂量反应关系，纳入 461 211 名参加者的中国慢性病前瞻性研究（China Kadoorie Biobank，CKB）项目发现，与从不吸烟者相比，每日吸烟

<15 支、15 ~ 24 支和 ≥ 25 支者，发生缺血性脑卒中的相对危险度分别是 1.17（95%CI：1.11 ~ 1.23）、1.22（95%CI：1.16 ~ 1.29）和 1.22（95%CI：1.13 ~ 1.31）。说明戒烟有助于脑卒中风险的下降。一项针对 40 岁以上人群，包括 12 704 名研究对象的中国社区横断面研究发现，与从不吸烟者比较，戒烟者的戒烟时间 < 5 年、5 ~ 19 年和 ≥ 20 年发生脑卒中的风险分别是 OR=3.47（95%CI：1.42 ~ 8.49）、OR=3.37（95%CI：1.95 ~ 5.80）和 OR=0.95（95%CI：0.49 ~ 1.84）。

吸烟增加脑卒中发病的风险是明确的。应动员全社会参与，在社区人群中采用综合性控烟措施对吸烟者进行干预，包括心理辅导、尼古丁替代疗法、口服戒烟药物等。建议有吸烟史的缺血性脑卒中患者戒烟，避免被动吸烟，远离吸烟场所，继续加强宣传教育，提高公众对主动吸烟与被动吸烟危害的认识。推动地方政府部门尽快制定公共场所禁烟规定，严禁在办公室、会议室、飞机场、火车站等公共场所吸烟，减少吸烟对公众的危害。吸烟者如有必要可前往医院戒烟门诊就医。

（二）饮酒

大量饮酒可导致高血压、高凝状态、脑血流量减少以及心房颤动的风险增加。饮用大量酒精的高血压患者难以控制其血压，因此脑卒中风险增加。一项纳入 83 个前瞻性研究共 599 912 名饮酒者的综合分析发现，饮酒和脑卒中风险呈线性关系，每周饮酒 100g（酒精含量）以上，发生脑卒中风险会增加 14%。

建议饮酒者尽可能减少酒精摄入量或戒酒。男性每日饮酒的酒精含量不应超过 25g，女性不应超过 12.5g；目前尚无充分证据表明少量饮酒可以预防脑血管病。

（三）饮食中果蔬、钠的摄入

中国成年人每日食物的平均消费量数据来自中国居民营养与健康状况调查 2002 年和 2010—2012 年相关报告。水果和新鲜蔬菜平均摄入量分别为每标准人日 40.7g 和 269.4g；2002 至 2012 年间，果蔬摄入量保持稳定。柑橘类水果、苹果 / 梨和多叶蔬菜对脑卒中有保护作用，每天增加 200g 的水果和蔬菜摄入，脑卒中风险分别降低 32% 和 11%，但多吃水果蔬菜降低脑卒中发病风险是在每日 400g（最大有益量）内。

2010—2012 年，中国 ≥ 18 岁居民平均每日烹调盐摄入量为 10.5g，低于 1992 年的 13.9g 和 2002 年的 12.0g。但《中国居民膳食指南》的推荐摄入量为人均每日 6g，2010—2012 年中国成年人的日均烹调盐摄入量仍比推荐值高出 75.0%。纳入 225 693 名研究对象随访 3 ~ 19 年的 Meta 分析发现，高盐摄入与脑卒中风险有关。降低钠的摄入量和增加钾的摄入量（每日 ≥ 4.7g），有益于降低血压，从而降低脑卒中风险。建议膳食种类多样化，且能量和营养的摄入趋于合理；增加食用全谷、豆类、薯类、水果、蔬菜和低脂奶制品，减少饱和脂肪酸和反式脂肪酸的摄入，具有心脑血管病危险因素者应控制每日膳食中胆固醇的摄入量。

（四）身体活动

身体活动可降低脑卒中发生风险，且不受性别或年龄的影响。脑卒中前和脑卒中后身体活动和活动强度是关键因素。身体活动改变了脑卒中幸存者的大脑活动模式，可能是神经可塑性的信号，更高强度的活动可提供更大的益处，如改善健康状况。尽管最佳的运动强度尚不清楚，但脑卒中后长时间的久坐行为会对预后和康复产生负面影响。有证据表明，对于脑卒中的老年人，延长锻炼计划和以活动能力为导向的身体活动改善了步行功能。

个体应选择适合自己的体育活动，以降低脑血管疾病的风险。建议老年人和脑卒中高危人群（高血压及心脏病患者）全方位考虑自身的运动限度，进行最大运动负荷检测后，制订个体化运动方案进行锻炼。对于久坐的人来说，每坐 1 小时进行短时（2～3 分钟）身体活动也是有益的。

三、基础疾病

以代谢危险因素为主的基础性疾病是造成脑卒中疾病负担的最主要原因。除了基础疾病在老年人群中的高发病率，这可能也与各因素之间存在交互作用和中介效应有关，如行为、环境因素暴露累积导致代谢紊乱，进而导致卒中。老年脑卒中可干预的基础疾病包括高血压、糖尿病、血脂异常、肥胖等。

（一）高血压

心、脑是高血压最直接受损的靶器官，高血压往往并发老年人脑卒中，是中国老年人群脑卒中最主要的心脑血管危险因素，也是所有脑卒中类型最重要的可改变的危险因素。2012—2015 年全国高血压分层多阶段随机抽样横断面调查显示，年龄 ≥ 60 岁的老年人高血压患病率达 53.24%，知晓率为 57.08%，治疗率为 51.35%，控制率为 18.20%，城市上述三率明显高于农村。2014—2017 年中国以患者为中心的心脏事件百万人评估筛查项目显示，研究人群中 60～64 岁年龄段高血压患病率为 54.6%，65～69 岁为 60.1%，70～75 岁为 63.7%。

高血压会增加脑卒中的发生风险。1981 年弗雷明翰心脏研究（Framingham heart study）显示，脑卒中风险随着收缩压和舒张压的升高而增加。其中，收缩压从 <140mmHg 到 >160mmHg，男性的年龄调整脑卒中风险增加至 3.96 倍，女性增加至 2.53 倍。高血压也会使脑卒中的预后恶化。与血压正常的患者相比，已有高血压的患者有较少的半暗区（可抢救的组织）和更大的梗死灶。高血压时软膜血管的张力增加和结构上的管腔变小，脑小动脉肥大和内向重构，增加脑血管阻力，这些与慢性高血压相关的血管改变增加了缺血性脑卒中时低灌注的严重程度和范围，并减少了半暗区组织的数量。高血压治疗是预防脑卒中最有效的策略之一，较高的抗高血压药依从性与较低的脑卒中风险有关。高血压前期患者（即 120～139mmHg/80～89mmHg）的抗高血压治疗也可显著降低脑卒中风险，应该优化抗高血压药治疗策略，鼓励提高抗高血压药的依从性，以最大限度地发挥抗高血压药预防脑卒中的有益作用，为高血压患者提供显著的长期益处。

约 70% 缺血性脑卒中患者急性期血压升高。目前对脑卒中急性期血压升高的病理生理学认识有限，应谨慎对待，首先处理紧张焦虑和疼痛等情况。病情稳定且无颅内高压或其他严重并发症的患者，住院后的第一周血压通常会稳定，无须干预。准备静脉溶栓及桥接血管内取栓者，血压应控制在收缩压 < 180mmHg、舒张压 < 100mmHg；溶栓治疗后收缩压超过 180mmHg 或出现异常的医疗状况，应采取药物干预并严密观察血压变化。对于接受血管内治疗患者的血压管理，目前尚无高水平临床研究，可参照该标准，避免过度灌注或低灌注。脑卒中后若病情稳定，血压持续 ≥ 140mmHg/90mmHg，无禁忌证，可于起病数天后恢复使用发病前服用的降压药物或开始启动降压治疗。

对于老年高血压患者，建议定期进行血压筛查和适当治疗，包括改善生活方式和降压药物治疗，目标血压 <140/90mmHg，应根据患者的特点和药物耐受性进行个体化治疗，建议采用家庭自测血压监测以改善血压控制。

（二）糖尿病

2013 年中国慢性病及其危险因素监测数据显示，60 岁及以上的老年人糖尿病的表观患病率为 20.2%，高于中青年人群；老年人糖尿病知晓率为 43.5%，治疗率为 38.4%，控制率为 49.3%。中国一项针对 51 万人的前瞻性队列研究结果显示，糖尿病会增加颅内出血（OR=1.24，95%CI：1.07 ~ 1.44）及缺血性脑卒中（OR=1.68，95%CI：1.60 ~ 1.77）的风险，并且随着糖尿病病史时间增加，风险增加。糖尿病引发脑卒中的机制尚未完全阐明，目前认为与胰岛素抵抗、高血糖、血管内皮细胞损伤、凝血异常等多种因素有关。高血糖导致内皮细胞损伤，促进炎症因子白细胞介素 -1、白细胞介素 -6、肿瘤坏死因子等表达，导致血管基底膜增厚、内皮功能障碍，促进动脉粥样硬化发展。约 40% 的患者存在脑卒中后高血糖，对预后不利。血糖超过 10mmol/L 可给予胰岛素治疗，应加强血糖监测，将高血糖患者血糖控制 7.8 ~ 10mmol/L，目标是达到正常血糖。

（三）血脂异常

根据《中国成人血脂异常防治指南（2016 年修订版）》中血脂异常的诊断标准，血清总胆固醇（TC）浓度 ≥ 6.22mmol/L（240mg/dL）为高胆固醇血症，甘油三酯（TG）浓度 ≥ 2.26mmol/L（200mg/dL）为高甘油三酯血症，低密度脂蛋白胆固醇（LDL-C）浓度 ≥ 4.14mmol/L（160mg/dL）为高低密度脂蛋白胆固醇血症。

CKB 项目中 50 万社区人群的数据表明，总胆固醇每升高 1mmol/L，缺血性脑卒中的发病风险就会增加 17%。胆固醇水平也是导致缺血性脑卒中复发的重要因素。降低胆固醇水平可以减少缺血性脑卒中的发生、复发和死亡。强化降低胆固醇预防脑卒中（The Stroke Prevention by Aggressive Reduction in Cholesterol Levels, SPARCL）研究是目前唯一关于非心源性缺血性脑卒中或短暂性脑缺血发作（transient ischemic attack, TIA）二级预防的随机对照研究，结果显示强化降低胆固醇（阿托伐他汀，每日 80mg）在 5 年内使脑卒中的相对风险降低 16%。

纳入 23 项前瞻性研究，共 1 430 141 名参与者的 Meta 分析表明，总胆固醇水平与出血性脑卒中的风险呈负相关。高水平的低密度脂蛋白胆固醇似乎与较低的出血性脑卒中的风险有关。高密度脂蛋白胆固醇水平似乎与脑出血的风险呈正相关。

（四）超重与肥胖

根据《成人体重判定》（WS/T 428—2013），对于 ≥ 18 岁的成人，超重定义为 $24.0kg/m^2$ ≤ 体重指数（body mass index, BMI）$<28.0kg/m^2$，肥胖定义为 BMI ≥ $28.0kg/m^2$。2010—2012 年中国居民营养与健康状况监测结果显示，根据标准，中国 ≥ 60 岁老年人年龄标化后的超重率为 31.9%（城市 36.6%，农村 26.9%）；肥胖率为 11.6%（城市 13.6%，农村 9.4%）。我国研究显示，BMI 是缺血性脑卒中的独立预测因素，但出血性脑卒中的发病风险与 BMI 无关。超重与肥胖者可通过健康的生活方式、良好的饮食习惯和增加身体活动等措施来减轻体重，这可使血压下降，也可能减少脑卒中风险。

四、临床情况

与老年脑卒中相关的临床情况包括心房颤动、动脉粥样硬化、动脉夹层、颅内动脉畸形、镰状细胞疾病、绝经后激素治疗、睡眠呼吸障碍、癌症等。

（一）心房颤动

心房颤动（atrial fibrillation，AF）简称房颤，是一种临床上常见的持续性心律失常，是脑卒中的独立危险因素，可使脑卒中所有年龄段发病风险增加约 5 倍。在一项我国西南地区的 50 万人群的研究中，房颤患者的脑卒中发病率为 6.4%，远高于无房颤人群的 2.8%，如果合并高血压和糖尿病，则上升到 8% ~ 9%。有过脑卒中的人群危险更高，房颤患者终身的脑卒中风险为 30%。一项覆盖 47 个国家的研究显示 15 361 名房颤患者中约有 4% 在随访 1 年内发生脑卒中事件。房颤患者的心房内，特别是左心耳部位的异常血流容易凝结成血凝块，脱落血栓随血流经过颈部血管进入脑血管，堵塞脑动脉。缺血性脑卒中的 20% 左右是心源性，其中房颤是最主要的原因，占 15%。由房颤导致的栓塞事件中，85% 是脑卒中。房颤患者的脑卒中主要累及大动脉，较非房颤导致的栓塞事件比，症状更严重，预后更差，复发率和致残率更高，常可危及生命。抗凝治疗可以显著降低房颤患者缺血性脑卒中风险。

房颤患者脑卒中的预防可通过筛查手段确定房颤患者，及时对患者进行脑卒中风险评分以明确高缺血性脑卒中风险、需接受抗凝治疗的人群，结合出血风险评估等手段，选择适当的抗凝治疗方法，以达到预防脑卒中发生、改善房颤患者预后的目的，同时避免治疗过程中发生出血并发症。

（二）动脉粥样硬化

动脉粥样硬化累及全身大、中型弹性和肌性动脉，是全身性疾病，脑血管、心血管以及外周血管同时有问题的患者可以达到 40% 以上，建议心肌梗死患者定期检查颈动脉血管和脑血管。动脉粥样硬化的形成机制复杂，现有研究提出了多种发病学说，包括血栓和血小板、脂肪浸润、损伤反应、炎症和免疫、氧化应激和遗传等等。缺血性脑卒中的 Org 10172 急性脑卒中治疗试验（Trial of Org 10172 in Acute Stroke Treatment，TOAST）病因分型为大动脉粥样硬化型、心源性栓塞型、小血管闭塞型、其他病因确定型和病因不能确定型，其中大动脉粥样硬化型，指患者的临床和脑部影像学表现可能是由大动脉粥样硬化导致的；小血管闭塞型，常见的病理生理改变也包括动脉粥样硬化，还有脂质透明变性和纤维素样坏死等。

（三）高同型半胱氨酸

高同型半胱氨酸血症是脑卒中的明确危险因素。Meta 分析结果表明，相比于较低同型半胱氨酸，高同型半胱氨酸的缺血性脑卒中累积相对风险为 1.69（95%CI：1.29 ~ 2.20）。同型半胱氨酸是蛋氨酸代谢过程中的中间产物，叶酸、维生素 B_6 和维生素 B_{12} 缺乏是导致同型半胱氨酸升高的原因之一。高血压患者在治疗高血压的同时酌情加用叶酸可能会减少首次脑卒中风险。

建议普通人群通过食用蔬菜、水果、豆类、肉类、鱼类和加工过的强化谷类，合理增加叶酸、维生素 B_6 和维生素 B_{12} 的摄入，可能有助于降低脑卒中的发病风险。高同型半胱氨酸血症且既往有心血管病或糖尿病史的患者，采用叶酸联合维生素 B_6、维生素 B_{12} 治疗，可能有助于降低脑卒中风险。

（四）动脉夹层

颈动脉和椎动脉夹层是缺血性脑卒中较常见的病因。颈动脉夹层占缺血性脑卒中病因构成的 2%。颈动脉夹层可在没有任何前驱症状的情况下自发出现，一些轻微创伤例如颈部的过伸或过屈、脊椎按摩、咳嗽、呕吐均有可能导致颈动脉夹层。内膜下夹层通常导致血管狭窄，外膜下夹层则会导致动脉瘤样改变。动脉夹层导致缺血性脑卒中的主要机制是早期血栓栓塞，少数为低灌注。夹层动脉瘤引起脑卒中或动脉破裂的风险较低。颈动脉和椎动脉夹层常可随时间延长而愈合。

（五）脑血管畸形

脑血管畸形为脑血管先天发育异常，最常见的是脑动静脉畸形，即脑动脉与脑静脉之间不是正常的毛细血管网，而是一团异常的血管团，血管团内包括发育异常的动脉和静脉，以及动脉瘤或者静脉瘤以及动静脉之间的直接沟通，易导致脑出血、脑缺血、癫痫和头痛四大症状，其中脑出血占 52% ~ 70%，往往发病突然，由体力活动及情绪波动诱发，脑缺血表现为进行性轻度偏瘫等脑功能障碍。一般可通过外科手术、介入治疗或放射治

（特别是对于丘脑和脑干的深部动静脉畸形）治愈，没有治疗的动静脉畸形年出血率为2%～4%。

（六）镰状细胞疾病

对于有缺血性脑卒中/TIA病史的镰状细胞病患者，推荐进行长期输血治疗以使血红蛋白S降至血红蛋白总量的30%以下，若无法进行输血治疗，则可以考虑使用羟基脲治疗。

（七）绝经后激素治疗

外源性甲状腺功能亢进症和甲状腺功能减退症患者发生房颤和脑卒中的风险随着时间的推移而累积。不推荐绝经后激素替代（结合雌激素、联合或不联合甲羟孕酮）或选择性雌激素受体调节剂（如雷洛昔芬、他莫昔芬或替勃龙）治疗用于脑卒中一级预防。

（八）睡眠呼吸障碍

研究表明，阻塞性睡眠呼吸暂停综合征独立于包括高血压在内的其他危险因素，可能增加脑卒中及全死因死亡风险，其机制包括呼吸暂停发作时的急性血流动力学改变、脑血流减少、栓塞、高凝血症、缺氧相关脑缺血和动脉粥样硬化。

（九）癌症

来自Meta分析的证据表明，癌症幸存者可能有着更高的脑卒中风险（$RR=1.66$，$95\%CI$：$1.35～2.04$），可能的原因包括：①癌症患者的化疗可能引起内皮细胞毒性和凝血止血异常，从而导致脑动脉或静脉血栓形成；②癌症患者的放疗可能引起放射线门静脉狭窄或中大型血管闭塞等血管损伤，导致放射线门静脉狭窄或动脉粥样硬化；③癌症患者易出现高凝状态，如弥散性血管内凝血（disseminated intravascular coagulation，DIC），非细菌性血栓性心内膜炎和血小板减少症导致全身和大脑动脉或静脉血栓形成；④癌症患者免疫力低，易感染幽门螺杆菌、肺炎衣原体和肺炎支原体等，炎症会加速动脉粥样硬化、血管炎和血管病变，从而增加脑卒中的风险。但癌症患者与脑卒中的关联还有待于大规模队列研究的进一步证实。

（十）偏头痛

偏头痛和脑卒中之间的联系背后的机制尚不清楚。鉴于先兆偏头痛患者脑卒中的风险较高，识别和纠正任何血管危险因素是很重要的。减少偏头痛发作频率的治疗（尤其是对特定先兆症状的偏头痛）可减少脑卒中风险，并建议有先兆头痛女性和老年患者戒烟。

五、脑卒中二级预防危险因素和三级预防

急性期脑卒中的复发风险很高，有效的二级预防是减少脑卒中复发和死亡的重要手

段。脑卒中二级预防的危险因素同脑卒中一级预防的危险因素。二级预防应在脑卒中发病后尽早开始，即对脑卒中死亡、复发危险因素的控制和治疗，如控制血压、血糖，抗血小板、抗凝血和他汀类药物等治疗。抗血小板治疗能显著降低既往伴有缺血性脑卒中或 TIA 患者严重血管事件的发生风险。我国临床应用较多的抗血小板药物是阿司匹林和氯吡格雷。发生过脑卒中事件的房颤患者需要长期口服抗凝药物治疗。脑卒中的三级预防包括对卒中患者积极开展临床治疗，防止病情加重，预防器官或系统的残疾和功能障碍；积极开展功能康复，恢复或改善器官或系统功能。关于脑卒中的三级预防策略将在第三节"老年脑卒中的防控策略"进行详细介绍。

六、老年和中青年脑卒中是否有区别

相比于中青年，老年人有更多的共病和合并症，身体虚弱，容易跌倒，脑卒中发生、复发及死亡的风险更高。如 $PM_{2.5}$ 暴露、酒精、吸烟与吸二手烟、高钠饮食、肥胖等会使血压升高；高温、红肉摄入过多、吸烟与吸二手烟、高血糖会影响血脂；血压、血脂升高可能会通过动脉粥样硬化导致缺血性脑卒中，血压升高可能会引起蛛网膜下腔出血和颅内出血。再如，阻塞性睡眠呼吸暂停是 2 型糖尿病患者的常见合并症。阻塞性睡眠呼吸暂停的主要特征包括间歇性低氧血症和睡眠片段化，与异常的葡萄糖代谢有关。鉴于糖尿病神经病变可影响呼吸中枢控制和上呼吸道神经反射，从而促进睡眠呼吸障碍的发生，2 型糖尿病患者患阻塞性睡眠呼吸暂停的风险增加，两者之间的关系可能是双向的。阻塞性睡眠呼吸暂停并发 2 型糖尿病的患者脑卒中发病风险增加。医生需要认识到，对于伴有阻塞性睡眠呼吸暂停的 2 型糖尿病患者，应采取措施尽早检测阻塞性睡眠呼吸暂停，预防血管并发症。目前认为，高血压合并糖尿病可以明显增加脑卒中的发生，对 100 354 例 2 型糖尿病患者的 Meta 分析表明，合并高血压人群收缩压每降低 10mmHg，可降低 27% 脑卒中的发生。

七、脑卒中与烟雾病、短暂性脑缺血发作

烟雾病在亚洲人群中多见，可以出现缺血性脑卒中或出血性脑卒中。它是由于双侧颈内动脉末端逐步闭塞，导致颅底一些毛细血管代偿性扩张，血管影像上看到一片扩张的脑小血管，故称烟雾病。

短暂性脑缺血发作（TIA）症状类似于脑卒中，但脑卒中会导致长期症状而 TIA 症状会迅速消退，影像学无新的局灶性脑梗死病灶。TIA 是缺血性脑血管病的一个亚型，是缺血性脑卒中的预警信号，病理生理过程与缺血性脑卒中相似，治疗上也与缺血性脑卒中相似。1948—2017 年，Framingham 心脏研究对 14 059 名基线无 TIA 或脑卒中病史的参与者进行调查的数据显示，TIA 后的脑卒中风险明显高于未患 TIA 的对照组。

八、脑卒中风险评估

脑卒中风险评估可辅助识别脑卒中发生和复发高危人群，即可从治疗性干预中获益的高危个体和只需进行单个危险因素治疗与控制的个体，提高被评估者对脑卒中的风险意识，有效采取预防措施。

缺血性脑卒中一级预防风险评估量表包括改良的 Framingham 脑卒中量表、汇集队列方程、脑卒中风险计算器、房颤患者缺血性脑卒中发生风险与抗凝出血风险评估量表 CHADS2。常用的复发风险评估工具包括 ABCD 评分系统、Essen 量表和脑卒中预测工具 -Ⅱ。一项针对中国 239 例的 TIA 患者验证研究显示，ABCD3-Ⅰ评分法（AUC=0.825）的预测价值较优，ABCD3-Ⅰ评分法总分为 13 分，≤ 3 分为低危，4 ~ 7 分为中危，≥ 8 分为高危（表 3-1-5 为适用于中国 TIA 人群的风险评估量表）。

表 3-1-5　缺血性卒中二级预防风险评估量表 ABCD3-Ⅰ

评分方法	评分
年龄 ≥ 60 岁	1
血压 ≥ 140/90mmHg	1
临床表现	
单侧肢体无力	2
言语障碍不伴肢体无力	1
症状持续时间	
≥ 60 分钟	2
10 ~ 59 分钟	1
糖尿病	1
双重短暂性脑缺血发作病史	2
影像学	
DWI 高信号	2
颈动脉狭窄 ≥ 50%	2
总分	0 ~ 13

脑卒中的主要危险因素是可防可控的。防控的关键是积极开展早期筛查，评估脑卒中发生风险，识别复发高危人群，针对脑血管病的主要危险因素在早期进行综合干预和积极治疗。

第三节　老年脑卒中的防控策略

习近平总书记在党的十九大报告中提出要实施健康中国战略，其后国务院、国家卫生健康委等 14 部门先后出台了《健康中国行动（2019—2030 年）》《健康中国行动—心脑血管疾病防治行动实施方案（2023—2030 年）》，明确了健康中国建设的总体战略，强调预防为主、关口前移，减少疾病发生，强化早诊断、早治疗、早康复，提升人民群众健康素养水平，提升心脑血管疾病高危人群健康相关生活质量，促进健康产业发展，实现全民健康。

老年脑卒中的防控策略也应该遵循这个原则，强调预防为主，早发现、早治疗和疾病的长期管理并重，有效降低疾病的发病率、致死率、致残率和复发率。

脑卒中是可防可控的。大量研究表明，有效的生活方式干预可以降低心脑血管疾病的发病率和死亡率。

一、脑卒中防控的国际经验

芬兰北卡研究表明，减少脂肪摄入、减盐、降低血压和戒烟，可有效减少主要心脑血管疾病的死亡。在 35 年间（1971—2005 年），北卡男性脑卒中死亡率下降 69%，女性下降 82%；男性胆固醇水平下降了 21%，女性下降了 23%；男性收缩压和舒张压分别下降了 12mmHg 和 11mmHg，女性收缩压和舒张压分别下降了 21mmHg 和 14mmHg。

自 20 世纪初开始，美国的脑卒中死亡率开始呈现下降趋势，近年来出现了明显的加速下降，且在不同性别、民族 / 种族和各年龄组均观察到脑卒中死亡率的下降。脑卒中已经从死因顺位的第 3 位下降到第 4 位。脑卒中死亡率的下降被认为是美国过去 50 年的重要公共卫生成就之一。究竟是哪些原因促成了美国脑卒中死亡率的下降？这些因素中贡献最大的是哪些？2014 年美国心脏协会和美国脑卒中协会（American Heart Association/ American Stroke Association，AHA/ASA）发表声明，系统分析了 1900 年以来脑卒中死亡率下降的可能原因。编写组认为，过去几十年里，美国脑卒中死亡率的下降是脑卒中发病率下降和病死率下降的结果。这些显著的改变主要归功于对心脑血管危险因素的控制和干预。尽管很难计算特定危险因素的贡献，但是从 20 世纪 70 年代开始的高血压控制，对脑卒中死亡率的加速下降具有最直接的影响。尽管实施时间较晚，但糖尿病和血脂异常控制以及戒烟计划，特别是联合降压治疗，似乎同样促进了脑卒中死亡率的下降。远程医疗和脑卒中医疗体系也似乎具有强烈的潜在作用，但尚需足够长的时间来证明其对脑卒中死亡率下降的影响。

脑卒中医疗体系、组织型纤溶酶原激活剂（tissue plasminogen activator，tPA）的使用、戒烟、锻炼、房颤、空气污染改善和其他因素都可能发挥作用，但需要更多研究来确定它们对人群脑卒中死亡率的影响。另外，对脑卒中研究和干预项目的资助对脑卒中死亡率的降低起到了显著的贡献，也缩小了不同种族 / 民族和地域之间的差异。在过去 40 年里，由于公众对高血压的认识的提高和加强治疗，美国高血压控制率提高了 6 倍。

美国脑卒中防控的经验对我们有哪些启示？我国是脑卒中大国，脑卒中是我国居民的头号死因，特别是在农村地区和老年人群中。随着老龄化浪潮到来，在脑卒中诸多的危险因素中，我国老年高血压患病率呈上升趋势。截至 2020 年，我国老年人高血压患病率约为 58.9%，其中男性为 56.5%，女性为 61.2%。老年高血压以收缩压升高、脉压增大、血压昼夜节律异常等为临床特点，且我国老年人群高血压的知晓率、治疗率及控制率仍处于较低水平。而美国是怎样提高人群高血压的知晓率、治疗率和控制率的呢？为提高公众对高血压的认识，鼓励在全国范围内开展高血压筛查和治疗，1972 年美国卫生、教育和福利部启动了美国国家高血压教育项目（National High Blood Pressure Education Program，NHBPEP）。此外，自 20 世纪 70 年代以来，多个全国性专业协会，如美国高血压学会、黑人高血压国际学会、美国心脏协会高血压研究委员会、美国卒中协会、东南部高血压控制联盟、国家高血压协会和国家卒中协会，连同"跟着指南走"、百万心脏计划（与美国卫生和公共服务部合作）和终结卒中激励计划（Power to End Stroke）等项目也开始启动了高血压的科学研究和教育活动。NHBPEP 的合作者利用大众媒体活动、开展患者教育项目、起草临床指南、举办全国和地区性高血压检测和管理会议，促进地方层面对高血压检测和控制项目的发展。在这种情况下，高血压迅速得到公众的关注。在 10 年内，人们的高血压知晓率大幅提高，治疗率倍增，控制率在过去 40 年内增加了 50% 以上。在脑卒中风险和预防方面的可靠研究结果的推动下，研究和干预项目的资助对脑卒中死亡率的降低起到了显著的作用，也缩小了不同种族 / 民族和地域间的差异。

近年来，我国脑卒中防控逐步得到改善，但老年人往往因合并多种疾病，同时服用多种药物，可致药物的相互作用，随着年龄的增长和疾病的进展，可能出现心功能不全及其他靶器官损害。老年脑卒中防治、诊疗工作仍未充分整合，这阻碍了脑血管病的预防、救治、康复和长期治疗策略的发展。从急救服务系统转运至指定的脑卒中中心、多学科的组织化医疗和出院后转诊至社区医院或康复中心的机制尚未充分整合，从而使院前延误时间长、tPA 治疗率较低、二级预防药物依从性和康复治疗率较低。

二、我国脑卒中防控策略

现阶段我国老年脑卒中的防控应从以下 5 个方面入手：①继续积极推进人群健康教育，提高全社会对脑卒中的认识，预防脑卒中危险因素的出现（零级预防）；②开展社区老年人群脑卒中的防控和长期疾病管理，如适合老年人的基于物联网和可穿戴设备的危险因素管理，降低脑卒中发病率（一级预防）和复发率（二级预防）；③建立并完善社区康复体系，降低脑卒中的致残率（三级预防）；④提高医院医疗质量，推进医疗质量监测和适宜技术推广；⑤促进老年脑卒中防控技术的科学研究。

（一）脑卒中零级预防：继续积极推进人群健康教育，提高全社会对脑卒中的认识

根据全国不同地区的实际情况，充分利用传统媒体和新媒体，针对老年群体及照护

者，围绕脑卒中的危害、主要危险因素、脑卒中发生症状早期识别、脑卒中后危险因素控制、脑卒中康复等方面开展健康教育。随着智能手机在老年人群的日益普及，通过健康管理机构、医院、医生、科普作者等的自媒体、微信公众号和视频号，宣传预防脑卒中的知识，加强对人群的健康教育。

通过开展多种形式的健康教育，全面提高老年人健康素养和健康知识水平，推动脑卒中的自我管理意识，提高高血压、糖尿病、血脂异常等脑卒中危险因素的知晓率、治疗率和控制率。对于短暂性脑缺血发作、房颤患者等脑卒中易患人群，开展规范治疗。针对不同人群，通过采用易于接受的方式，使更多人了解脑卒中急性发作的临床表现，以缩短院前延误，使脑卒中患者尽早到达医院，接受及时救治，如脑卒中"120"，即"1"看一张脸面部是否对称，"2"查看两只胳膊平行举起有无单侧无力，"0"聆听患者语言是否表达困难连基础短句也无法准确表达；"FAST"，即"F（face）"，微笑，嘴巴是否歪斜，"A（arm）"，抬手，肢体是否无力，"S（speech）"，说话是否清晰，"T（time）"，若出现以上情况第一时间拨打急救电话。

（二）脑卒中一、二级预防：开展基于物联网和可穿戴设备的社区脑卒中防控和长期疾病管理

随着移动医疗技术的不断发展，用于医疗保健领域的可穿戴医疗设备（wearable medical device）不断出现。脑卒中高危人群和患者可采用各种类型的可穿戴技术监测自己的身体状况，如血压、心电活动、身体活动、睡眠及脑卒中后康复情况等。用于老年人脑卒中监测的可穿戴产品应具有易操作、价格较低、舒适、易护理、可长期安全使用等特点。

可穿戴设备和物联网技术的整合，可以实现对高危人群和患者的自动化管理，结合人工智能技术，不仅可以大大提高服务的覆盖范围，还可以提高管理效率和效果。例如，高血压患者可以通过可穿戴的血压计测量血压，将结果通过 4G/5G 移动网络传送给社区医生工作站。工作站的智能管理程序可以动态监测血压水平和变化情况。如果发现异常情况，可结合患者报告的用药情况提供给社区医生，协助社区医生调整药物控制血压。同样，房颤的患者也可以通过可穿戴的心电监测设备来检测房颤的发生。应用可与智能手机连接的血糖、血脂便携检测设备，还可以检测血糖、血脂的变化，实现患者自我管理和社区医生主动管理的有机结合。

（三）脑卒中三级预防：建立社区康复体系，降低脑卒中的致残率

脑卒中是导致老年人因病致残的最主要原因之一。我国脑卒中幸存者中有 70%～80% 的人遗留有不同程度的残疾，近一半患者生活不能自理。脑卒中患者可能单独发生一种或同时发生多种障碍，偏瘫和失语是脑卒中患者最常见的功能障碍。开展社区脑卒中康复护理对改善患者的功能障碍，提高患者自理能力，促进其最大限度地回归社会具有重要意义。

循证医学证实，康复是降低脑卒中致残率最有效的途径。"医院-社区-家庭"康复路径可以促进缺血性脑卒中患者的康复，提高患者的生活质量，减少患者负面情绪和不良反应。《中国脑血管病临床管理指南》对于脑卒中康复管理推荐采用三级康复网络，提供系统服务，使患者享有终身康复（Ⅰ类推荐，A级证据）。急救中心内可以建立急性脑卒中单元，大型综合医院或大型康复中心应该建立综合脑卒中单元，基层医院和中小型康复中心可以建立卒中康复单元（Ⅰ类推荐，A级证据）。完成Ⅰ级、Ⅱ级康复后，推荐脑卒中患者通过医联体模式转入Ⅲ级康复机构继续治疗。在设定统一的康复方案的前提下，可以达到康复治疗的同质化。脑卒中患者在住院期间有家属的陪同或参与可能是有益的（Ⅱa类推荐，B级证据）。

我国脑卒中后康复评价和治疗的情况不尽如人意。中国国家脑卒中登记研究结果显示，2012年至2013年期间，只有59.4%的脑卒中患者在住院期间接受了康复评估，并且这些接受康复评估的患者中仅一半是由康复治疗师完成的。该指标执行率低的潜在原因包括报销覆盖范围小、三级康复系统不完善、康复技术和康复意识特别是早期康复意识欠缺等。需要进一步采取措施克服这些与康复治疗相关的障碍，以改善脑血管病后患者的功能状态。此外，需要在全国培养更多的脑卒中急性护理和康复人员。

随着信息技术的飞速发展和广泛应用，越来越多的研究表明，可利用人工智能技术实现康复诊疗服务远程化和智能化，提供连续性医疗服务。基于虚拟现实技术、增强现实技术和康复系统，患者可以在沉浸式体验中完成康复训练，并通过互联网实现远程家庭康复。可应用可穿戴设备对脑卒中患者的力量、耐力、运动范围、姿势控制、运动质量等进行评估，利用5G网络的高速、低延迟的数据传输能力，结合人工智能技术的智能检测，对脑卒中患者康复过程进行动态评估和治疗干预。远程数字化智能诊疗可以解决全国康复医疗资源不均衡、康复服务质量不一致等问题。

老年脑卒中后的康复是一个相对长期的渐进过程。年龄相关的系统及脏器功能衰退、多病共存及老年综合征的存在，导致康复治疗的实施变得相对复杂，成立包括老年科医师在内的多学科康复治疗小组，在全面评估脑卒中患者的身体条件和功能障碍的基础上，合理运用以上各种理论和技术，制订个体化康复治疗方案，才能有效提高老年脑卒中患者功能的康复水平和生活自理能力。

（四）提高医院医疗质量，推进医疗质量监测和适宜技术推广

在脑血管病医疗质量监测和改进方面，中国不断学习来自其他国家的先进经验，比如美国的"跟着指南走"项目和英国的国家脑血管病稽查项目。在二级预防方面，我国开展了一系列地区和国家脑卒中登记、医疗质量持续监测和改进项目，开展了针对缺血性脑卒中的医疗质量改进的整群随机对照临床试验（金桥工程），证实了采取多层次的综合医疗质量改进干预措施可以显著改善患者的医疗服务相关绩效指标，从而显著降低患者1年新发血管事件的发病率和残疾程度。同时采用信息化技术为医师、科室和医院提供脑血管病医疗质量的实时反馈。利用这一成功的脑血管病改善模式，中国脑卒中学会发起中国卒中

中心联盟项目。自 2015 年以来，超过 2 500 家医院加入了这个全国性的以医院为基础的医疗质量评价和改进项目。这是一个持续的、不断提升的改善临床实践和医疗质量的项目。

然而，我国脑血管病医疗服务仍存在短板。我国缺血性脑卒中急性期静脉溶栓率和合并房颤患者的抗凝治疗率仍显著低于美国等发达国家。就静脉溶栓而言，2012 年我国符合条件患者的静脉 tPA 使用率仅为 18.3%。静脉溶栓治疗执行率低的潜在原因包括院前延误，脑卒中区域医疗网络不健全、药物成本高、保险覆盖率低和对溶栓后出血风险的担心等。未来应继续加强全国脑卒中临床诊疗技术培训，开发基于人工智能的临床诊疗辅助决策系统，不断提高脑卒中适老化服务水平和质量。

（五）促进脑卒中防控技术的科学研究

高质量的临床研究在推动基于循证证据的脑血管病临床实践方面起到重要的作用。比如王拥军教授团队自主设计开展了脑血管病领域第一个大型随机对照的临床试验——氯吡格雷治疗急性非致残性脑血管事件高危人群的疗效研究（Clopidogrel in High-risk Patients with Acute Non-disabling Cerebrovascular Events，CHANCE）。该研究显示，对于轻型缺血性脑卒中和短暂性脑缺血发作患者，在发病 24 小时以内给予双联抗血小板治疗 21 天是最佳的抗血小板治疗方案。这一证据已被国际指南广泛采用，但老年人的证据受到循证医学建议的限制，大多数随机试验中不包括年龄非常大的（75 岁以上）、有复杂的合并症、有显著的身体或认知障碍、虚弱或居住在疗养院或应用辅助生活设施的老年患者。

借鉴美国的成功经验，我国的脑卒中防控应加大对公共卫生和科学研究项目的投入和支持，进一步研究、推广和应用适宜于基层的脑卒中人群防治技术，如低成本的降压手段等高血压防控技术、高危人群筛查适宜技术等。老年高血压的药物治疗一直是研究的热点。可建立脑卒中监测大数据平台和临床大数据平台，为脑卒中防控提供科学准确的数据。另一方面，应该通过建立脑卒中急救体系，实施分级诊疗，提高各级医疗机构脑卒中诊疗水平和质量，进一步提高脑卒中的临床诊疗效果和可及性。此外值得注意的是，尽管并没有发现远程医疗对于美国脑卒中死亡率下降的直接证据，但我国医疗资源分布不平衡，这一点与美国的情况有所不同。大力发展远程医疗技术可提高高质量脑卒中诊疗资源的可及性，对我国脑卒中的防治可起到事半功倍的效果。

（黄馨莹　朱之恺　姜　勇）

参考文献

[1] 郇建立. 慢性病的社区干预：芬兰北卡项目的经验与启示 [J]. 中国卫生政策研究 , 2016, 9(7):8-14.

[2] WANG W, JIANG B, SUN H, et al. Prevalence, incidence, and mortality of stroke in China: results from a nationwide population-based survey of 480 687 adults[J]. Circulation, 2017, 135(8): 759-771.

[3] BLAKEMORE A, HANN M, HOWELLS K, et al. Patient activation in older people with long-term conditions and multimorbidity: correlates and change in a cohort study in the United Kingdom[J]. BMC Health Serv Res, 2016, 16(1):582.

[4] MA Q, LI R, WANG L, et al. Temporal trend and attributable risk factors of stroke burden in China, 1990—2019: an analysis for the Global Burden of Disease Study 2019[J]. Lancet Public Health, 2021, 6(12):e897-e906.

[5] CHEN Z, JIANG B, RU X, et al. Mortality of stroke and its subtypes in China: results from a nationwide population-based survey[J]. Neuroepidemiology, 2017, 48(3-4): 95-102.

[6] XU L, SCHOOLING C M, CHAN W M, et al. Smoking and hemorrhagic stroke mortality in a prospective cohort study of older Chinese[J]. Stroke, 2013, 44(8): 2144-2149.

[7] HU D, HUANG J, WANG Y, et al. Fruits and vegetables consumption and risk of stroke: a meta-analysis of prospective cohort studies[J]. Stroke, 2014, 45(6): 1613-1619.

[8] LI X Y, CAI X L, BIAN P D, et al. High salt intake and stroke: meta‐analysis of the epidemiologic evidence[J]. CNS Neurosci Ther, 2012, 18(8): 691-701.

[9] XU T, YU X, OU S, et al. Adherence to antihypertensive medications and stroke risk: a dose-response meta-analysis[J]. Journal of the American Heart Association, 2017, 6(7): e006371.

[10] BRAGG F, LI L, YANG L, et al. Risks and population burden of cardiovascular diseases associated with diabetes in China: a prospective study of 0.5 million adults[J]. PLoS Medicine, 2016, 13(7): e1002026.

[11] SUN L, CLARKE R, BENNETT D, et al. Causal associations of blood lipids with risk of ischemic stroke and intracerebral hemorrhage in Chinese adults[J]. Nature Medicine, 2019, 25(4): 569-574.

[12] WANG X, DONG Y, QI X, et al. Cholesterol levels and risk of hemorrhagic stroke: a systematic review and meta-analysis[J]. Stroke, 2013, 44(7): 1833-1839.

[13] WANG C, LIU Y, YANG Q, et al. Body mass index and risk of total and type-specific stroke in Chinese adults: results from a longitudinal study in China[J]. International Journal of Stroke, 2013, 8(4): 245-250.

[14] GUO Y, TIAN Y, WANG H, et al. Prevalence, incidence, and lifetime risk of atrial fibrillation in China: new insights into the global burden of atrial fibrillation[J]. Chest, 2015, 147(1): 109-119.

[15] ZHANG F, WANG K, DU P, et al. Risk of stroke in cancer survivors: a meta-analysis of population-based cohort studies[J]. Neurology, 2021, 96(4): e513-e526.

第二章

老年冠心病

冠状动脉粥样硬化性心脏病（coronary atherosclerotic heart disease，CHD）指由冠状动脉发生粥样硬化引起管腔狭窄或闭塞，导致心肌缺血缺氧或坏死而引起的心脏病，简称冠心病，也称缺血性心脏病。随着人们年龄的增长，人群中冠心病的发病率也随之增加，冠心病是老年人群极为常见的疾病，也是影响老年人群健康的重要心血管疾病。由于不健康饮食、缺乏运动、吸烟等生活方式危险因素的普遍存在，我国老年患有高血压、血脂异常、糖尿病和肥胖的绝对人数还在不断攀升，这将进一步增加我国老年冠心病的发病率和死亡率。减轻老年人冠心病的疾病负担已成为当前公共卫生工作的重要任务。本章重点阐述了老年冠心病的流行特征、危险因素及防控策略。

第一节　老年冠心病的流行特征

一、全球老年冠心病的流行特征

冠心病目前是世界疾病负担的主要原因之一。冠心病在几乎所有的发展中国家都有流行的趋势，许多地区冠心病的年龄标化发病率在不断上升。尽管发达国家的冠心病发病率有所下降，但由于全球人口老龄化加剧，冠心病的绝对数量在将来不会减少，甚至可能会增加。冠心病的疾病负担不仅严重影响老年人的生命健康，还造成了巨大的社会经济压力。

（一）世界冠心病流行特征

1979 年，WHO 发起了最大规模的心血管疾病流行病学研究，随后在 1981 年试点起草了多国心血管疾病趋势和决定因素监测方案计划（World Health Organization monitoring trends and determinants in cardiovascular disease，WHO MONICA）。MONICA 是由 28 个国家 44 个中心参加的心血管疾病流行病学的长期合作研究，采用了严格定义的"冠心病事件"指标，包括确定心肌梗死、缺血性心脏骤停、慢性冠心病和冠状动脉支架植入或冠状动脉旁路移植术，并获得了冠心病流行特征的研究资料。

MONICA 研究显示，在 1985—1990 年的 29 个监测点的 5 725 762 名 35～64 岁人群

中，共登记 79 669 个急性心肌梗死或可能的冠状动脉事件。各监测点的年龄调整后的冠状动脉事件发生率在不同的国家人群间存在差异，即使在一个国家内，不同人群的死亡率也有差别。29 个监测点均显示男性冠心病死亡率是女性的 3 ~ 5 倍，男性死亡率最高发的地区为芬兰的北加里勒亚（395/10 万）和英国的格拉斯科（385/10 万），最低发地区为中国北京（45/10 万）。女性死亡率属英国格拉斯科最高（127/10 万），西班牙加泰隆尼亚的死亡率最低（15/10 万），其他多数为（30 ~ 60）/10 万；其中，中国女性死亡率约为 26/10 万。在美国心血管疾病致死者中，72% 的患者年龄在 65 岁以上，冠心病是主要死因。

2019 年全球疾病负担研究指出，全世界心血管疾病流行病例从 1990 年的 2.71 亿例增加到 2019 年的 5.23 亿例，几乎翻了一番。2019 年全球疾病、伤害和风险因素负担研究指出，全世界因心血管疾病死亡人数从 1990 年的 1 210 万稳步上升，于 2019 年达到 1 860 万。在国家层面，乌兹别克斯坦、所罗门群岛和塔吉克斯坦的缺血性心脏病的年龄标化死亡率最高，法国、秘鲁和日本最低。

据 2019 年全球疾病负担研究估计，全球总计有 1.97 亿缺血性心脏病病例。自 1990 年以来，由缺血性心脏病导致的伤残调整寿命年稳步上升，2019 年伤残调整寿命年达到 1.82 亿，死亡 914 万。在此期间，全球伤残调整寿命年、死亡和流行病例的年龄标化率有所下降，这表明，全球缺血性心脏病的增加是由人口增长和老龄化所致。在全球范围内，男性因缺血性心脏病所损失的伤残调整寿命年远多于女性。自 30 岁开始，男性因缺血性心脏病所损失的伤残调整寿命年迅速上升。45 ~ 49 岁的男性由缺血性心脏病导致的伤残调整生命年几乎与 65 ~ 69 岁的女性大致相等。80 ~ 84 岁男性缺血性心脏病伤残调整生命年高于女性；年龄 ≥ 85 岁，男性缺血性心脏病伤残调整生命年则低于女性。缺血性心脏病伤残调整生命年的性别差异在 30 ~ 60 岁（男性更高）和 80 岁（女性更高）之间最为显著。地区的差异影响缺血性心脏病的流行情况，东欧、中亚、大洋洲和中东 / 北非地区由缺血性心脏病导致的年龄标化伤残调整生命年最高。乌兹别克斯坦、乌克兰、塔吉克斯坦和大洋洲许多岛屿的发病率极高，日本、韩国和法国的发病率最低。

（二）美国冠心病流行特征

美国营养与健康调查（National Health and Nutrition Examination Survey，NHANES）截至 2020 年的数据显示，2013 年至 2016 年美国 20 岁以上成年人的心血管疾病患病率总体为 48.0%，2016 年患病人数达 1.215 亿，并且男性、女性患病率都随着年龄的增长而升高（图 3-2-1），其中冠心病是美国心血管疾病死亡的主要原因，占比高达 42.6%。调整年龄后，2017 年心血管疾病导致的死亡率为 219.4/10 万，较 2007 年 258.2/10 万降低 15%。

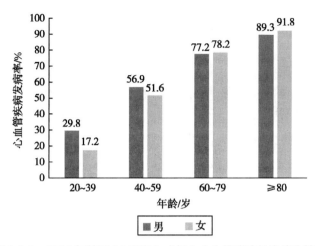

图 3-2-1　2016 年美国 20 岁以上成年人心血管疾病的发病率情况

二、中国老年冠心病的流行特征

虽然中国冠心病发病率和死亡率未超过世界平均水平，但是中国人群高血压、高脂血症、糖尿病、肥胖等冠心病危险因素正不断增加，中国的冠心病负担愈加沉重。冠心病的发病率随年龄增长而上升，冠心病已成为影响中国老年人群健康的重要心血管疾病。

（一）中国冠心病发病率

1974 年，在首都钢铁公司中应用世界卫生组织所推荐的 MONICA 方案，对 66 841 人进行疾病监测和登记，结果显示，急性心肌梗死年发病率为 17.9/10 万，60 岁以上的男性心肌梗死发病率为 212.7/10 万，女性为 302.7/10 万，老年人群的冠心病发病率明显高于中青年。

中国根据 MONICA 方案进行的研究结果显示，我国人群冠心病发病率低于国际平均水平。在全国不同地区，1987—1989 年 35 ~ 64 岁男性年发病率最高为 108.7/10 万，最低为 3.3/10 万；女性年发病率最高为 40/10 万，最低为 0.5/10 万。1984—1997 年北京地区 13 年急性冠心病事件标化发病率年平均增长率为 1.7%，并且男性年平均增长率高于女性。1984—1985 年与 1992—1993 年相比，70 ~ 74 岁老年男性每 10 万人群发病率绝对增加幅度最大，达 132/10 万。女性 55 ~ 59 岁以上各年龄组发病率都有所上升。

2007—2009 年针对北京市 25 岁以上居民急性冠心病事件发病率的研究结果显示，研究期间，北京市 25 岁以上居民发生急性冠心病事件共 68 390 例，年龄标化发病率总体为 166.4/10 万，男 性 为 218.5/10 万，女 性 为 115.2/10 万，城 区 为 144.3/10 万，近 郊 为 154.7/10 万，远郊为 195.8/10 万。2007 年、2008 年、2009 年的年龄标化发病率分别为 158.4/10 万、169.4/10 万和 171.2/10 万。2009 年比 2007 年上升了 8.1%。与 2007 年比较，2009 年男性和女性居民的年龄标化发病率分别上升了 11.1% 和 2.5%。其中，老年人群发病率高于年轻人群，年龄 ≤ 84 岁居民中男性发病率高于女性，年龄 > 85 岁居民女性发病率高于男性。上述结果表明，急性冠心病事件的发病率存在性别差异。

（二）中国冠心病患病率

中国心血管病患病率处于持续上升阶段。据估计心血管病现患人数 3.3 亿，其中冠心病 1 139 万。2013 年，中国第五次国家卫生服务调查抽取了 156 个样本县/市（78 个城市、78 个县）约 9.36 万户共 27.37 万人，调查结果显示，15 岁及以上居民冠心病的患病率城市地区为 12.3‰，农村地区为 8.1‰，城乡合计 10.2‰。60 岁以上人群冠心病患病率为 27.8‰。根据《2019 中国卫生健康统计年鉴》中记载，2018 年公立医院出院患者疾病转归情况显示，共 414.1 万缺血性心脏病患者出院，占出院患者疾病构成 4.73%；118.2 万心绞痛患者出院，占 1.35%；46.1 万急性心肌梗死患者出院，占 0.53%。

（三）中国冠心病死亡率

《2019 中国卫生健康统计年鉴》统计数据显示，2018 年中国城市居民冠心病死亡率达 120.18/10 万，农村为 128.24/10 万。我国 2018 年 65 岁以上老年人冠心病分年龄段死亡率数据显示，城乡男女冠心病死亡率均随着年龄增加而升高，仅城市 85 岁以上女性冠心病死亡率高于男性，其余城市及农村各年龄段冠心病死亡率均为男性高于女性，80 岁以下的男性和女性冠心病死亡率均为农村高于城市，而 80 岁以上则为城市高于农村，但 80 ~ < 85 岁年龄段男性冠心病死亡率城市较农村低（表 3-2-1）。与冠心病情况相似，2018 年老年人急性心肌梗死各年龄段死亡率均随年龄增长而显著上升，在各年龄段男性急性心肌梗死的死亡率均高于女性，各年龄段农村冠心病死亡率均高于城市（表 3-2-2）。2018 年公立医院出院患者疾病转归情况显示，缺血性心脏病的病死率为 0.8%，其中心绞痛和急性心肌梗死的病死率分别为 0.10% 和 4.07%。

表 3-2-1　2018 年我国老年人冠心病不同年龄段死亡率

单位：1/10 万

年龄/岁	城市			农村		
	小计	男性	女性	小计	男性	女性
65 ~	235.25	302.88	167.73	264.23	326.54	201.73
70 ~	346.29	418.24	278.76	431.26	485.63	376.90
75 ~	609.15	683.24	543.90	738.39	829.96	655.40
80 ~	1 568.50	1 617.29	1 527.41	1 561.01	1 711.12	1 442.35
≥ 85	5 039.91	5 032.77	5 044.68	4 357.86	4 540.68	4 246.55

表 3-2-2　2018 年我国老年人急性心肌梗死不同年龄段死亡率

单位：1/10 万

年龄/岁	城市			农村		
	小计	男性	女性	小计	男性	女性
65 ~	144.10	187.08	101.19	176.42	221.14	131.56
70 ~	199.43	240.87	160.54	273.33	313.33	233.32
75 ~	321.54	365.66	282.69	444.10	506.79	387.28
80 ~	756.94	803.91	717.39	890.76	988.47	813.53
≥ 85	2 147.36	2 192.82	2 117.04	2 391.25	2 523.84	2 310.52

三、老年冠心病的临床病理普查分析

随着人口老龄化加剧，老年冠心病患者的数量日益增多。老年冠心病患者心脏病理以左主干、多支病变及严重复杂病变多见。国外相关研究数据显示，年龄 >60 岁的人群有半数患有冠心病，70 岁以上的人群尸检结果显示，冠心病检出率在男性中为 72%，女性为 54%。美国贝勒大学医学中心 490 例 80 岁以上的老年人尸检资料显示，至少 1 支冠状动脉狭窄 >75% 的病理占 61%。美国贝塞斯达国立卫生研究院的一项 366 例 80 ~ 89 岁老年人尸检资料的研究结果指出，3 支以上血管病变占 24%，左主干狭窄 >75% 占 8%，左前降支狭窄 >75% 占 48%。

我国 7 159 例冠状动脉粥样硬化病理普查总结显示，冠状动脉粥样硬化的总检出率、狭窄（Ⅲ级及以上）检出率、平均狭窄级别、斑块及复合病变检出率均以左前降支最高。老年冠心病患者中最常见的病变血管为左前降支，并且严重冠状动脉狭窄多见。

北京医院 909 例 60 ~ 100 岁老年尸检资料的研究中，在 60 ~ 69 岁、70 ~ 79 岁、80 ~ 89 岁、90 ~ 100 岁不同年龄段的病例中，病理诊断为冠心病的检出率分别为 31.6%、45.9%、58.6% 和 73.7%，冠心病的检出率随着年龄增加而明显增高。尸检资料诊断为冠心病的病例中，年龄 ≥ 80 岁的冠心病病例较 60 ~ 79 岁冠心病病例检出陈旧性心肌梗死、慢性心肌缺血多，检出急性心肌梗死少。年龄 ≥ 80 岁的冠心病病理检出肺水肿更多，而发生心脏破裂的情况少。老年冠心病的临床诊断与病理诊断存在差异，年龄 ≥ 80 岁患者冠心病临床误诊率高于 60 ~ 79 岁患者，年龄 ≥ 80 岁患者中陈旧性心肌梗死和急性心肌梗死临床漏诊率均较 60 ~ 79 岁患者高。急性心肌梗死的冠状动脉疾病病例发生严重冠状动脉狭窄和三支病变更多，动脉粥样硬化程度更严重。研究通过病理数据证实，左前降支重度狭窄和三支病变是急性心肌梗死死亡的独立危险因素，这些患者更容易发生心力衰竭和心源性休克。

第二节 老年冠心病的危险因素

冠心病的危险因素一般通过影响一种或几种病理生理机制而促使冠心病发生。影响冠心病发病的危险因素在机体内发挥的作用因年龄而异。自 20 世纪 50 年代开始，以美国弗雷明翰心脏研究为代表的流行病学研究已经确认一系列冠心病危险因素，包括年龄、吸烟、血压和总胆固醇等。随着循证医学的发展，人们对冠心病的危险因素有了更深入的认识。本节将冠心病的危险因素分为不可改变的及可改变的危险因素，对每一种危险因素都有详细的描述。针对可改变的危险因素采取干预措施，不仅能降低冠心病发病率和死亡率，而且可降低心血管疾病负担。

一、不可改变的危险因素

（一）年龄与性别

冠心病常见于 40 岁以上的中老年人，49 岁以后进展较快。总体上，由于雌激素具有抗动脉粥样硬化的作用，男性冠心病的发病率和死亡率高于女性，但绝经后的老年女性雌激素水平降低，60 岁以上的女性冠心病发病率显著升高，70 ~ 79 岁后女性发病率接近男性。此外，女性与男性冠心病特点存在差异。女性冠心病漏诊率高，女性缺血症状评估的研究发现，采用现行的根据典型症状来诊断冠心病的方法可导致约 65% 的女性患者漏诊，这主要与女性冠心病患者的症状不典型有关。在对疑似冠心病患者行静息心电图检查时，发现女性的 ST-T 异常发生率更高，运动负荷试验在女性中的假阳性率更高，冠状动脉造影显示的冠状动脉异常率往往低于具有相同症状的男性。

（二）遗传因素

心血管病是由遗传和环境因素相互作用引起的复杂性疾病。近年来通过全基因组关联分析（genome-wide association，GWAS）研究不仅将以前发现的已知变异位点在心血管大样本人群中得到验证，还发现了许多与心血管疾病常见类型冠心病和心肌梗死等相关的新基因变异。

二、可改变的危险因素

（一）生活方式

1. **吸烟** 吸烟是心血管疾病及其他慢性病的重要危险因素。2018 年，中国 ≥ 15 岁人群吸烟率由 2010 年的 28.1% 下降至 26.6%，农村人群的吸烟率（28.9%）高于城市（25.1%）。2018 年男性吸烟率达 50.5%，女性吸烟率达 2.1%，目前 45 ~ 64 岁年龄组吸烟率最高，为 30.2%，65 岁及以上男性的吸烟率为 44.0%，65 岁及以上女性吸烟率为 4.1%。

氯吡格雷联合阿司匹林与阿司匹林单独治疗急性非致残性脑血管事件高危人群研究

（CHANCE）的一项关于吸烟和戒烟对老年人心血管事件和死亡率影响的前瞻性队列研究的荟萃分析结果显示，目前吸烟者的总体风险是从不吸烟者的 2 倍，是既往吸烟者为的 1.37 倍。老年人吸烟的心血管事件和死亡发生风险以剂量反应方式随着烟草消费增加而升高，并且风险自戒烟以来随着时间的延长不断降低。这表明，吸烟是心血管事件和死亡的一个强有力的独立危险因素，并证明无论在何时戒烟都有利于降低心血管事件的风险，越早戒烟，获益越多。

吸烟可以通过多种途径促进冠心病的发生。吸烟者前列环素释放减少，造成血小板易在血管壁聚集黏附，同时吸烟还可以使血液中高密度脂蛋白水平降低、总胆固醇水平升高，以至于更易发生动脉粥样硬化。此外，烟草中的尼古丁成分可直接作用于冠状动脉和心肌，引起动脉痉挛和心肌受损。吸烟者在吸入尼古丁的同时也吸入了一氧化碳，一氧化碳与血红蛋白的亲和力远高于氧气，一氧化碳与血红蛋白结合造成动脉管壁缺氧，使动脉内皮水肿，促进胆固醇沉积，形成动脉粥样硬化斑块。

2. **饮酒** WHO 发布的《2018 年全球酒精与健康状况报告》显示，2016 年，在全球范围内，酒精估计造成的净负担为 59.3 万例心血管疾病患者死亡和 1 300 万心血管疾病伤残调整寿命年，冠心病分别占所有酒精所致死亡和伤残调整生命年损失的 19.8% 和 9.8%。2016 年中国 15 岁及以上人群人均每年酒精消费量是 7.2L，饮酒人群中人均每年酒精消费量是 12.9L。22.7% 的人过去 30 天中至少有 1 次酒精摄入 ≥ 60g，而饮酒者中有 40.7% 的人过去 30 天中至少有 1 次酒精摄入 ≥ 60g，男性这一比例远高于女性。我国年龄 ≥ 60 岁的老年人群总饮酒率达 22.4%，老年男性的饮酒率（37.9%）显著高于女性（7.6%），老年男性过量饮酒率（10.5%）高于老年女性（4.2%），我国老年人因饮酒导致不良后果所占比例约 9.3%，农村老年人群这一比例高于城市老年人群。

过量饮酒会增加心血管病的风险，长期过量饮酒或偶尔大量饮酒均会严重影响健康。中国慢性病前瞻性研究针对 2004 年至 2008 年纳入的 5 万名成年人进行了约 10 年的随访，发现适度饮酒对心血管健康没有保护作用，而且随着酒精消耗增加，血压升高及脑卒中的风险增加。一项关于 83 项前瞻性研究、超过 50 万饮酒者的分析显示，每周酒精摄入 100g 以下者死亡风险最低，在此之上随饮酒量增加无基础心血管病史者脑卒中、心肌梗死、心力衰竭、致死性高血压疾病及主动脉瘤发生率逐渐增加，以每周酒精摄入量 ≤ 100g 为参照，40 岁以上成人随着每周酒精摄入量倍增预期寿命缩短 6 个月或更多，提示饮酒量低于当前推荐的标准可能更安全。

3. **不良饮食习惯** 《中国心血管病一级预防指南》指出，不良的膳食结构会增加冠心病的风险，对 2010—2012 年全国营养调查资料的分析发现，在所有膳食因素中，与心血管代谢性疾病死亡数量有关的归因比例中，影响最大的是高钠摄入（17.3%），其他依次为低水果摄入（11.5%）、低水产品 ω-3 脂肪酸摄入（9.7%）、低坚果摄入（8.2%）、低全谷物摄入（8.1%）和低蔬菜摄入（7.3%）。

（1）高钠摄入：NHANES 数据表明，摄入过多钠，即 >2g/d（相当于 5g 食盐），与心血管死亡相关，特别是在 65 岁以上的人群中，高钠饮食是与心血管代谢死亡率相关的重要的饮食因素之一。一项关于山东省多区县钠摄入量与心血管病死亡的调查分析显示，2011 年山东省 25~69 岁人群中近 20% 的心血管死亡可归因于高钠摄入（每日 >2g）引起的收缩压升高，65 岁以上年龄组的收缩压每升高 10mmHg，缺血性心脏病发生风险将增加 19%~34%。2012 年我国居民膳食钠摄入量（5.7g 每标准人日，折合成食盐的量为 14.5g）仍然远高于推荐的摄入量（中国推荐每日 <6g，WHO 推荐每日 <5g）。摄入过多烹调用盐以及高盐食物等间接增加了冠心病的发生风险。

（2）蔬果摄入不足：NHANES 数据显示，在 65 岁及以上的人群中，蔬菜摄入不足是心血管代谢死亡率相关的重要的饮食因素之一。我国多中心研究结果指出，60 岁以上的老年人摄入新鲜水果可以降低 25%~39% 心血管疾病发生风险，新鲜水果的摄入量与冠心病死亡存在剂量反应关系，每天吃新鲜水果者比不吃水果者的冠心病事件死亡风险降低 34%，每月吃一次新鲜水果者的风险降低 17%。

（3）植物蛋白不足：一项队列研究表明，动物蛋白高摄入者较低摄入者死亡率增加 61%；而用坚果和种子类食物代替肉类作为蛋白质来源，其高摄入者较低摄入者死亡率降低 40%。但摄入蛋白质的种类与年龄之间有显著的交互作用，在 25~44 岁的年轻人中发现了这些蛋白质因素与心血管疾病死亡率之间存在着强烈的关联，肉类蛋白质高摄入者心血管疾病发生风险高 2 倍，而摄入坚果和种子类食物代替肉类作为蛋白质者发生心血管风险降低了 40%。然而，这些关联的强度随着年龄的增长而下降，在 80 岁及以上年龄段不再明显。但这不意味着老年人摄入适量的坚果和种子类食物没有意义，NHANES 数据显示，在 65 岁及以上的人中，坚果和种子类食物摄入不足是心血管代谢死亡率相关的重要的饮食因素之一。

（4）不良脂肪摄入：过高胆固醇和反式脂肪酸的摄入是冠心病发生的危险因素。高胆固醇摄入可导致血总胆固醇（total cholesterol，TC）和低密度脂蛋白胆固醇（low density lipoprotein cholesterol，LDL-C）水平升高，给冠心病发病带来潜在风险。反式脂肪酸的主要来源是一些含部分（未完全）氢化油的食品添加剂，研究表明，反式脂肪与高全因死亡率有关。反式脂肪可加剧内皮功能障碍、胰岛素抵抗、炎症和心律失常。

4. **缺乏运动**　缺乏运动会增加冠心病风险。"经常运动"的定义是每周至少运动 3 次，每次至少 10 分钟。2014 年中国居民的经常锻炼率为 33.9%。60~69 岁人群经常锻炼率高于其他年龄段。20 世纪 90 年代初，对上海市老年人体育锻炼人口学构成的调查研究结果显示，有规律参加运动的老年人所占比例为 65.8%，其中女性只占 40%。而在进入 21 世纪以后，同样是针对上海市有规律地参加体育锻炼的老年人口比例的调查发现，女性老年人的比例高于男性 10%。不仅上海，其他省市近年来也出现了老年人体育人口性别结构的变化，即女多男少的现象。

众多研究一致显示，缺乏身体活动是发生心血管事件和死亡的危险因素。中国居民身体活动量与心血管病死亡呈显著的负关联。代谢当量（metablic equivalent，MET）是衡量相对能量代谢水平和运动强度的重要指标，健康成年人坐位安静状态下耗氧量为 3.5mL/（kg·min），将此定为 1MET。每日活动量 ≥ 33.8MET·h 比每日活动量 ≤ 9.1MET·h 心血管病死亡风险降低 41.0%。身体活动每日增加 4MET·h，风险降低 12.0%。我国的一项大型前瞻性队列研究表明，职业性和非职业性身体活动均与心血管病风险呈负相关，即活动量越大，心血管病风险越低。每日 4MET·h 或更高强度的身体活动可使各种心血管病风险降低 5%~12%。中至高强度的身体活动一旦开始，降低冠心病风险的收益即出现并逐渐增加。研究表明，即使活动水平低于当前的推荐量，心血管保护效果依然明显。

运动与冠心病死亡率之间关系的观察性研究显示，较少运动者比运动强度大的职业者冠心病死亡危险增加 1.9 倍。对不同运动者的 10 年随访结果表明，中度运动者比较少运动者冠心病死亡率降低 27%。运动降低冠心病发生风险，其机制在于运动通过控制体重，增加糖耐量和胰岛素敏感性、降低血压、改善冠状动脉血流量、升高高密度脂蛋白胆固醇（high density lipoprotein-cholesterol，HDL-C）。但是对于那些平时不习惯于运动的人，强烈运动可能导致部分患者的急性心肌梗死发作，尤其是已知有冠心病或冠心病危险的患者，运动强度过高可能给患者带来风险。

静态生活方式对健康有害，增加久坐时间会增加冠心病的风险。久坐行为指在清醒状态下长时间坐着不活动，能量消耗通常 ≤ 1.5MET。久坐行为与心脏代谢危险因素增加相关。久坐行为可能会显著增加通常很少进行中高强度身体活动的人患心血管疾病的风险。因此，减少久坐行为，特别是未达到当前推荐身体活动水平者，可能有助于降低心血管病风险。

（二）体重异常

老年人的体重依据体重指数分为低 BMI（BMI ≤ 18.4kg/m²）、正常（BMI：18.5~23.9kg/m²）、高 BMI（BMI：24.0~27.9kg/m²）和肥胖（BMI ≥ 28.0kg/m²）四个类别。在 2002 至 2010 年间，我国高 BMI 和肥胖率分别从 24.3% 和 8.9% 上升到 32.3% 和 12.5%。我国 60 岁及以上老年人中低 BMI 的比率随年龄增长而升高，而高 BMI 和肥胖的比率均随年龄增长而降低。一般而言，我国老年人群高 BMI 和肥胖的比例是女性高于男性，城市高于农村。老年人群低体重率由 2002 年的 12.4% 下降至 2010 年的 6.7%。2002 年农村老年人群的低体重率（14.9%）明显高于城市老年人群（5.4%）。近年来，我国成人中超重及肥胖者的比例呈上升趋势，农村居民超重和肥胖率虽低于城市居民，但其上升幅度超过城市居民。

肥胖及超重人群患心血管疾病的风险增加。中国慢性病前瞻性研究发现，保持正常的BMI 可预防 5.8% 的主要冠心病事件、7.8% 的缺血性心脏病；与腰围正常者（男性 < 85.0cm，女性 < 80.0cm）相比，腹型肥胖者（腰围男性 ≥ 90.0cm，女性 ≥ 85.0cm）发生缺血性心脏病风险增加 29.0%、急性冠心病事件风险增加 30.0%，缺血性心脏病死亡风险增加 32.0%。而超重会使冠心病的危险因素增加 1.3~3.4 倍。大量研究发现，通过限制热量摄入和增加身体活动等方式来减轻和保持体重，有助于降低心血管病风险，甚至可减少全因死亡率。

肥胖主要是通过影响血压及胆固醇水平影响冠心病的发生，超重及肥胖者患高血压、糖尿病及高胆固醇血症的风险更高，而冠心病的保护性因素高密度脂蛋白胆固醇的水平在超重者中低于非超重者。

（三）情绪心理因素

抑郁症和焦虑症等精神心理异常与心血管病的发生有关。中国慢性病前瞻性研究发现，居民重度抑郁症患病率为 0.6%，≥ 60 岁的老年人重度抑郁累积发病率达 17.42 万人年，重度抑郁使心血管疾病的发生风险增加 32%。一项基于 23 项研究的荟萃分析发现，中国住院冠心病患者抑郁症患病率为 51.0%，0.5% ~ 25.4% 为严重抑郁症。

前瞻性队列研究的荟萃分析显示，良好的心理状态与心血管疾病的发病风险下降明显相关。一项前瞻性队列研究纳入了 70 021 名老年女性，随访 8 年，发现乐观评分最高者较最低分者心血管死亡风险低 38%，卒中死亡风险低 39%。保持乐观情绪有助于维持心血管健康。良好的精神心理状态，还有助于降低心血管病发病及死亡风险。

（四）衰弱

躯体功能与冠心病患者的死亡率和心脏事件密切相关。研究表明，在老年人群中，衰弱和心血管疾病的发展之间存在相互作用，衰弱的老年人发生心血管疾病的风险更高，而在心血管疾病患者中衰弱的发生风险更高。研究发现，老年冠心病患者的身体功能相对于没有冠心病的患者下降大约 70%，同时身体功能的下降与死亡及再住院密切相关。

（五）高血压

与年轻人不同，老年人的收缩压通常会升高，而舒张压则会随着年龄的增长而降低。2013—2014 年对中国 10 个地区的 500 223 名成年人进行的调查显示，60 ~ 69 岁的老年人中有 33.3% 的人患有孤立性夜间高血压，孤立性夜间高血压定义为夜间收缩压 ≥ 120mmHg 或舒张压 ≥ 70mmHg，白天血压 <135/85mmHg。70 岁以上的老年人中有 43.7% 的人患有孤立性夜间高血压。

临床以及尸检资料均表明，高血压患者动脉粥样硬化发病率明显增高。60% ~ 70% 的冠状动脉粥样硬化患者患有高血压，高血压患者患本病较血压正常者高 3 ~ 4 倍。收缩压和舒张压的增高都与本病密切相关。由于高血压期间动脉壁承受较高的压力，内皮细胞受损，LDL-C 易于进入动脉壁，并刺激平滑肌细胞增生，引发动脉粥样硬化。降低血压可显著降低各种基线血压水平和合并症的血管风险。

（六）糖代谢异常

2 型糖尿病是中国老年人中最常见的糖尿病类型。糖尿病患者的心血管疾病发病率较非糖尿病者高数倍，且病变进展迅速。糖耐量减低在老年冠心病患者中也十分常见。糖尿病患者多伴有高甘油三酯血症或高胆固醇血症，如再伴有高血压，则动脉粥样硬化的发病率明显增高。糖尿病患者还常有凝血因子Ⅷ的增高及血小板功能的增强，这些都加速了动脉粥样硬化血栓形成，引起动脉管腔的闭塞。近年来的研究认为，胰岛素抵抗与动脉粥样硬化的发生有密切关系，2型糖尿病患者常有胰岛素抵抗及高胰岛素血症伴发冠心病。

（七）血脂异常

2010年的血脂异常调查结果显示，我国 ≥ 60岁居民高胆固醇血症、高低密度脂蛋白胆固醇血症、低高密度脂蛋白胆固醇血症和高甘油三酯血症的患病率分别为4.9%、3.6%、41.2%和10.8%。≥ 60岁居民血脂异常的知晓率、治疗率和控制率分别为18.74%、12.05%和6.94%，高于总体人群。

动脉粥样硬化发生的关键起始事件是 LDL-C 和其他富含胆固醇的载脂蛋白 B（apolipoprotein B, Apo B）在动脉壁的滞留。以 LDL-C 或 TC 升高为特点的血脂异常是动脉粥样硬化性心血管疾病重要的危险因素；降低 LDL-C 水平，可显著减少动脉粥样硬化性心血管疾病的发病及死亡危险。其他类型的血脂异常，如 TG 增高或 HDL-C 降低与动脉粥样硬化性心血管疾病发病危险的升高也存在一定的关联。

在各种类型的血脂异常中，高胆固醇血症与冠心病危险增高的相关性最明确。血浆胆固醇浓度的增高与冠心病风险的增加有关；降低血浆胆固醇浓度可以减少冠心病的风险。血脂异常也是老年人冠心病独立的危险因素。其中 Rotterdam 研究表明，年龄 ≥ 70岁的高胆固醇血症患者心肌梗死患病危险显著增加。

给予实验动物高胆固醇饲料可以引起动脉粥样硬化。近年来的研究发现，TC、TG、LDL-C 或极低密度脂蛋白胆固醇（very low density lipoprotein cholesterol, VLDL-C）增高，相应的 Apo B 增高；HDL-C 降低，Apo A 降低都被认为是危险因素。此外，脂蛋白（a）[Lp（a）] 的增高也可能是一个独立的危险因素。在临床实践中，TC 及 LDL-C 的增高是最受关注的。

（八）激素水平

1. 甲状腺激素 甲状腺功能减退综合征在女性中的发病率约是男性的8倍，其发病率会随着年龄增长而增加，患病率也随之升高，主要发病群体为老年人。既往研究均表明，甲状腺功能减退是冠心病的危险因素之一。甲状腺激素水平的减低，可以损害心肌的收缩力，使心脏的顺应性下降，从而影响心脏的收缩功能；通过减少内皮源性一氧化氮（nitric oxide, NO）的释放，影响了血管平滑肌细胞的收缩功能，同时引起血管内皮功能异常，最终导致血管松弛性下降，增加了血管的阻力。甲状腺激素水平的减低，引起血浆 C 反应蛋白的增加，从而促进动脉粥样硬化的进展。血清游离三碘甲状腺原氨酸（free triiodothyronine, FT_3）还可以增加 LDL-C 受体的表达，从而加快 LDL-C 的清除，延缓动脉硬化的进展，所以当血浆 FT_3 水平降低，可延缓 LDL-C 的清除，引起 LDL-C 的升高，加速动脉粥样硬化的进展，增加冠心病的发病率，导致冠状动脉疾病的进展。

甲状腺激素上调肌质网钙活化三磷酸腺苷（adenosine triphosphate，ATP）酶的表达，下调受磷蛋白的表达。总体而言，甲状腺功能亢进症的特征是静息心率、血容量、每搏量、心肌收缩力和射血分数增加。甲亢患者出现"高输出性心力衰竭"可能是由于"心动过速介导的心肌病"所致。亚临床甲状腺功能障碍在 65 岁以上的患者中相对常见。一般来说，亚临床甲状腺功能减退症会增加冠心病死亡率和冠心病事件的风险，在亚临床甲状腺功能亢进症中，促甲状腺激素水平极低的患者中冠心病死亡和心房颤动风险较高。

2. **卵巢激素**　卵巢激素调节动脉粥样硬化的过程和冠心病的发病机制。与同龄男性相比，育龄妇女的高血压和心血管疾病的患病率和发病率都较低。这种"女性优势"部分归因于卵巢雌激素对心血管系统的保护作用，这种性别差异导致的结果在绝经后逐渐消失。雌激素的心脏保护作用可能是通过非基因组和基因组机制介导的，其中包括增加血管舒张物质 NO 的合成和释放，以及改变雌激素受体的表达。

冠心病在绝经前妇女中的发病率较低。围绝经期和绝经期卵巢激素的损失导致发病率急剧增加。虽然冠心病的大多数危险因素在男性和女性中都是共同的，但更年期是女性独特的额外危险因素。性类固醇对许多冠心病危险因素有深远的影响。它们的损失导致脂质和脂蛋白的不良变化，LDL 和 TG 增加，HDL 减少。胰岛素分泌和消除减少，但胰岛素抵抗的增加最终导致循环胰岛素水平升高。身体脂肪分布的变化与中央和内脏脂肪的积累有关，这与其他不良代谢变化有关。高血压和 2 型糖尿病的发病率增加，这两者都是冠心病的主要危险因素。雌激素对血管有强大的作用，它们的损失导致血管内皮功能障碍。所有这些变化都是由于卵巢功能的丧失导致的，导致冠心病的增加。

（九）高同型半胱氨酸血症

高同型半胱氨酸是冠心病的独立危险因素。同型半胱氨酸血症加速动脉粥样硬化病变，并在 LDL 受体基因敲除（LDLR-/-）小鼠中独立诱导早期动脉粥样硬化。血清同型半胱氨酸水平升高与心脏病理疾病有关，包括冠心病、急性心肌梗死、心律失常和心源性猝死。高同型半胱氨酸血症导致心律失常和心源性猝死的机制尚不清楚。新的发现指出，半胱氨酸是 N- 甲基 -D- 天冬氨酸受体的激动剂，已知存在于心脏组织中，当被激活时，会增加细胞内钙，导致细胞兴奋性增加。此外，半胱氨酸在心脏细胞中诱导氧化应激并激活降解细胞膜和蛋白质的基质金属蛋白酶。降低同型半胱氨酸的水平可能有益于冠心病的预防和治疗。

（十）高尿酸血症

高尿酸血症的临床发生率在老年人群中较高，男性及女性患者的尿酸（uric acid, UA）水平随年龄增加而逐渐升高。说明年龄是高尿酸血症的危险因素，临床需加强对高龄人群高尿酸血症的重点预防。

尿酸是人体内嘌呤核苷酸代谢的最终产物。高尿酸血症是血液中 UA 水平异常高，可能导致关节炎和痛风。高尿酸血症的患病率在世界范围内一直在上升。流行病学研究表明，尿酸水平与心血管疾病呈正相关，包括高血压、动脉粥样硬化、心房颤动和心力衰竭。高尿酸血症通过调节分子信号（如炎症反应、氧化应激、胰岛素抵抗 / 糖尿病、内质网应激和内皮功能障碍）来促进心血管疾病的发生和发展。高尿酸血症可能会适度增加冠心病和全因死亡的风险。高尿酸血症与冠心病 10 年风险呈正相关，表明它可能是中老年人的独立冠心病危险因素。降低血清尿酸水平已被证明可改善心力衰竭、冠心病、2 型糖尿病和左心室肥厚患者的心血管结局。

（十一）C 反应蛋白

流行病学研究表明，C 反应蛋白（c-reactive protein，CRP）是非糖尿病患者冠心病风险的独立预测因子。循环的 CRP 水平有助于估计初始心血管事件的风险，并且可能最有效地用于血管事件中等风险的人群。基线 CRP 和 2 年 CRP 水平与慢性冠心病患者随后发生心肌梗死和死亡的风险相关。老年冠心病患者的 CRP 水平伴随着患者病变程度的升级而逐级升高，CRP 可作为老年冠心病患者病变程度分级及疗效评价的指标。

（十二）代谢综合征

代谢综合征（metabolic syndrome，MS）的特征为机体存在多种异常，包括腹部肥胖、血脂异常、高血压、胰岛素抵抗（伴或不伴葡萄糖不耐受或糖尿病）、微白蛋白尿、血栓前和促炎状态。冠心病发病率和死亡率的风险增加与代谢综合征相关。在代谢综合征中，超重会增强高血糖和胰岛素抵抗，从而导致对肾素 - 血管紧张素 - 醛固酮系统（renin-angiotensin-aldosterone system，RAAS）的正反馈，激活炎症级联反应，增强动脉粥样硬化，并引起脂质失调，这些因素共同导致了冠心病。

MS 的基础代谢异常为胰岛素抵抗，与肥胖、高血压、糖尿病、脂代谢异常及血液高凝状态相关，可诱导巨噬细胞吞噬被氧化脂质形成泡沫细胞，泡沫细胞可与纤维组织在血管内皮下形成脂纹，造成动脉粥样硬化斑块，增加血管壁厚度，导致管腔狭窄，增加心血管疾病发生风险。血液呈高凝状态，可抑制纤维蛋白溶解系统，导致脂质沉积、血栓形成和平滑肌纤维基质成分增殖，进而发展为动脉粥样硬化。胰岛素水平过高，可增加 TC、TG，降低 HDL-C 水平，促使斑块形成加快；而炎症因子水平增高会增强机体氧化应激反应，使血管内皮功能受损，血管弹性下降，收缩功能减弱，导致血管痉挛，心肌供血不足，从而增加心血管不良事件发生率。因此，高血压、糖代谢异常、脂代谢异常、血液高凝状态均是老年冠心病合并 MS 的危险因素（老年冠心病患者合并代谢综合征的临床特征及影响因素）。

第三节　老年冠心病的防控策略

一、老年冠心病的一级预防

冠心病的一级预防是指通过控制危险因素来预防动脉硬化的形成。动脉硬化是冠心病血管狭窄的病理基础，是由长期的危险因素促发的，所以要积极控制这些危险因素，包括控制血压、降血脂、减少高盐高热量饮食、控制体重、积极治疗糖尿病、避免长期精神紧张、多运动锻炼身体、限制吸烟饮酒等。

随着医学模式逐渐从单纯的生物医学模式向生物 - 心理 - 社会医学模式的转变，以冠心病为代表的慢性心血管病的治疗措施已逐渐将重心转移到疾病的社区防治和管理中去，从疾病本身、社会、心理多个角度加强对疾病的干预是目前关注的重点。有研究表明，包括健康教育、生活方式干预和心理干预等在内的社区综合干预措施可以减少冠心病的危险因素，降低冠心病患者的心血管事件的发生率、再入院率和死亡率，从而提高生活质量。最早的芬兰北卡心血管病预防项目通过健康教育和生活行为干预等国家行动，使芬兰北卡地区 35～64 岁人群冠心病的发生率在 25 年中大约下降了 70%。2007 年《中国慢性稳定性心绞痛诊断与治疗指南》中也将患者健康教育作为非药物治疗的主要措施，认为有效的教育可以使患者全身心参与治疗和预防，并减轻对病情的担心与焦虑。教育能协调患者理解其治疗方案，更好地依从治疗方案和控制危险因素，从而改善和提高患者的生活质量，降低死亡率。

控制膳食总热量，以维持正常体重为例，一般以 BMI 18.5～23.9kg/m² 为正常体重。或以腰围为标准，一般以女性 ≥ 80cm，男性 ≥ 85cm 为超标。超重或肥胖者应减少每日进食的总热量，食用低脂（脂肪摄入量不超过总热量的 30%，其中动物性脂肪不超过10%）、低胆固醇（每日不超过 200mg）膳食，并限制酒及含糖食物的摄入。提倡饮食清淡，多食富含维生素 C（如新鲜蔬菜、瓜果）和植物蛋白（如豆类及其制品）的食物。尽量以花生油、豆油、菜籽油等植物油为食用油。避免食用过多的动物性脂肪和含胆固醇较高的食物，如动物内脏、猪油、蛋黄、蟹黄、鱼子、奶油及其制品、椰子油、可可油等。宜食用低胆固醇、低动物性脂肪的食物，如鱼、禽肉、各种瘦肉、蛋白、豆制品等。已确诊有冠状动脉粥样硬化者，严禁暴饮暴食，以免诱发心绞痛或心肌梗死。合并有高血压或心力衰竭者，应同时限制食盐及含盐制品的摄入。

适当的体力劳动和体育活动。参加一定的体力劳动和体育活动，对预防肥胖、改善循环系统的功能和调整血脂代谢均有益处，是预防老年冠心病的积极措施。以不过多增加心脏负担和不引起不适感觉为原则，体育活动要循序渐进，不宜勉强做剧烈运动，提倡老年人散步（每天 1 小时，可分次进行）、做保健体操、打太极拳等。

积极控制血压，建议舒张压控制目标值 < 90mmHg（糖尿病患者 < 85mmHg），收缩压控制目标值 < 140mmHg。积极治疗糖尿病，使糖化血红蛋白 < 6.5%。一般原则是，心血管病越严重、年龄越大、糖尿病病程越长和合并症越多，血糖控制越严格。改变生活方

式和进行心脏康复，包括规律体育锻炼、戒烟和饮食咨询。建议非 ST 段抬高型心肌梗死患者参加心脏康复项目中的有氧运动，并进行运动耐量和运动风险评估。如果可以进行运动，建议患者每周进行 3 次或以上的定期运动，每次 30 分钟。对于久坐的患者，应当在充分评估运动风险后，建议其开始进行低等到中等强度的锻炼。此外，戒烟是一项重要措施，对降低急性冠脉综合征患者发病率和死亡率非常有效。

二、老年冠心病的二级预防

冠心病的二级预防是指对已经患有冠心病的人采取有效措施，防止病情进展，防范心绞痛和心肌梗死。具体方法是 ABCDE 的组合，如图 3-2-2 所示。

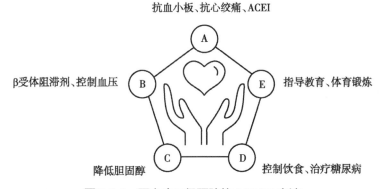

图 3-2-2　冠心病二级预防的 ABCDE 方法

A：指长期服用阿司匹林（aspirin）和使用硝酸酯类制剂（canti-anginal）。前者具有抗血小板凝集作用，可减少冠脉内血栓形成；后者可扩张冠状动脉及周围血管，降低心脏前后负荷和减少心肌的需氧，从而缓解心绞痛。

B：指应用 β- 肾上腺素能受体阻滞剂（β-blocker）和控制血压（BP）。最近的研究表明，无禁忌证的心肌梗死后患者使用 β 受体阻滞剂，可明显降低心肌梗死复发率、改善心功能和减少猝死的发生。控制高血压可以延缓动脉粥样硬化的进展。

C：指降低胆固醇（cholesterol）。根据《2016 中国成人血脂异常防治指南》，低 / 中危患者 LDL-C ＜ 3.4mmo/L（130mg/dL），高危患者 LDL-C ＜ 2.6mmo/L（100mg/dL），极高危患者（急性冠脉综合征、冠心病合并糖尿病）LDL-C ＜ 1.8mmol/L（70mg/dL）。建议开始或维持健康的生活方式，减少饱和脂肪酸占总热量的比例（＜ 7%）、反式脂肪酸和胆固醇的摄入（＜ 300mg/d）；增加植物固醇的摄入（2 ~ 3g/d），增加身体活动并控制体质量。80 岁高龄老年人常患多种慢性疾病需服用多种药物，要注意药物间的相互作用和不良反应；高龄患者大多有不同程度的肝肾功能减退，调脂药物剂量的选择需要个体化，起始剂量不宜太大，应根据治疗效果调整调脂药物的剂量，并监测肝肾功能和肌酸激酶。因尚无高龄老年患者他汀类药物治疗靶目标的随机对照研究，对高龄老年人他汀类药物治疗的靶目标不做特别推荐。现有研究表明，高龄老年高胆固醇血症合并心血管疾病或糖尿病患者可从调脂治疗中获益。

D：指控制饮食（diet）和治疗糖尿病（diabetes）。提倡心肌梗死后患者清淡饮食，减少动物性脂肪和含胆固醇较高食物的摄入。80% 以上糖尿病导致脂质代谢异常，常伴动脉硬化、高血脂并发心脑血管病，而且循环内葡萄糖含量增多也会使血黏度和凝固性增高，促进冠心病形成。血糖控制目标为糖化血红蛋白 ≤ 7%。推荐所有冠心病患者病情稳定后应进行空腹血糖监测，必要时应做口服葡萄糖耐量试验。指导并监督患者改变生活方式，包括严格的饮食控制和适当的运动，无效者使用降糖药物，必要时与内分泌科合作管理糖尿病。

E：指指导教育（education）和体育锻炼（exercise）。冠心病患者应学会一些有关心绞痛和心肌梗死等急性冠脉事件的急救知识，如在发生心绞痛或出现心肌梗死症状时含服硝酸甘油可大大减轻病情和降低病死率。心肌梗死后随着身体康复，在医生指导下可根据各自条件适当参加体育锻炼，不仅可增强体质，还可以减少冠心病的复发。

三、老年冠心病的三级预防

冠心病三级预防的重点在于积极治疗并发症，进行合理、适当的康复治疗，降低死亡率，延长患者寿命。

冠心病三级预防的重点在于预防心肌再梗死及其并发症，冠心病的并发症分别有头肌功能失调或断裂、心脏破裂、栓塞、心室壁瘤和心肌梗死后综合征。冠心病患者必须配合有效的规律性治疗方案，利用健康教育促进自我保健，加强自我保健意识，通过饮食运动和药物干预等几个方面的合理安排，积极预防和治疗，避免疾病出现复发和恶化等问题；提高患者的生存质量，降低并发症的风险，延长生存期。

目前，心脏康复治疗是三级预防的重要组成部分，心脏康复主要涉及医学评价、处方运动、纠正心脏危险因素、咨询、教育和行为纠正等多方面内容。心脏康复干预经运动和心理调节等多种机制增加冠状动脉侧支血管，减轻动脉的硬化程度，改善心肌缺氧及缺血，提升冠状动脉血流储备能力以及心血管的工作效率，从而降低各类心血管事件的风险。

冠心病康复分为 3 期：院内康复期（Ⅰ期）、院外早期康复或门诊康复期（Ⅱ期）和社区/家庭长期康复期（Ⅲ期）。每期康复都要遵循安全性原则，循序渐进达到预期康复目标，实现运动能力逐渐恢复，满足日常生活能力和恢复社会职业活动。目前我国冠心病患者住院时间在 3 天左右，急性心肌梗死患者的住院时间平均控制在 7 天左右。Ⅰ期康复时间有限，主要目的是减少心肌梗死急性期并发症和健康教育；Ⅱ期康复为冠心病康复的核心阶段，既是Ⅰ期康复的延续，也是Ⅲ期康复的基础；Ⅲ期康复是在社区和家庭持续康复中维持Ⅰ、Ⅱ期患者的康复效果。

研究表明，心脏康复可显著降低经皮冠状动脉介入术后的冠心病患者的收缩压和

LDL-C 水平，改善收缩压和 LDL-C 的达标率，有助于控制血压和血脂。在心肌梗死患者中，心脏康复能降低心肌梗死后患者的全因死亡率和心血管死亡率。急性心肌梗死患者 1 年内猝死的风险降低 45%。在住院的老年冠心病患者中，与非心脏康复患者相比，接受心脏康复治疗的患者 5 年病死率降低 21% ~ 34%。

在 60 多年的心脏康复应用与发展中，大量的临床研究支持冠心病患者从心脏康复治疗中获益。心脏康复已被纳入国内外冠心病相关疾病的管理指南。随着互联网远程医疗的应用，适合老年冠心病患者的家庭心脏康复策略已被证实与医院心脏康复具有同等的心血管疾病获益，可以作为医院心脏康复治疗模式的重要补充或替代。在此基础上，目前针对老年冠心病患者进行心脏康复的循证医学证据尚有待于进一步完善。

（张仕钊　王语嫣　尹　彤）

参考文献

[1] 国家卫生健康委员会. 中国卫生健康统计年鉴 2019[M]. 北京：中国协和医科大学出版社，2019: 1-424.

[2] 韩雅玲，周玉杰，陈韵岱. 王士雯老年心脏病学 2018[M].4 版. 北京：人民卫生出版社，2018:3-17.

[3] 中国心血管健康与疾病报告编写组. 中国心血管健康与疾病报告 2020 概要 [J]. 中国循环杂志，2021,36(6):521-545.

[4] 中华医学会心血管病学分会，中国康复医学会心脏预防与康复专业委员会，中国老年学和老年医学会心脏专业委员会. 中国心血管病一级预防指南 [J]. 中华心血管病杂志，2020,48(12):1000-1038.

[5] 诸骏仁，高润霖，赵水平，等. 中国成人血脂异常防治指南（2016 年修订版）[J]. 中华心血管病杂志，2016,44(10):833-853.

[6] 王华，方芳，柴坷，等. 老年急性心肌梗死死亡病例的心脏病理特点分析 [J]. 中华心血管病杂志，2017,45(7):591-596.

[7] 刘遂心，丁荣晶，胡大一. 冠心病康复与二级预防中国专家共识 [J]. 中华心血管病杂志，2013,41(4):267-275.

[8] 中华医学会，中华医学会杂志社，中华医学会全科医学分会. 冠心病心脏康复基层指南（2020 年）[J]. 中华全科医师杂志，2021,20(2):150-165.

[9] VIRANI S S, ALONSO A, BENJAMIN E J, et al. American heart association council on epidemiology and prevention statistics committee and stroke statistics subcommittee. heart disease and stroke statistics-2020 update：a report from the American heart association[J]. Circulation，2020, 141(9):e139-e596.

[10] ROTH G A, MENSAH G A, JOHNSON C O, et al. Global burden of cardiovascular diseases and risk factors, 1990-2019：update from the GBD 2019 study[J]. J Am Coll Cardiol，2020, 76(25):2982-3021.

[11] SANCHIS J, BONANAD C, RUIZ V, et al. Frailty and other geriatric conditions for risk stratification of

older patients with acute coronary syndrome[J]. Am Heart J，2014, 168(5):784-791.

[12] LEWINGTON S, LACEY B, CLARKE R，et al. The burden of hypertension and associated risk for cardiovascular mortality in China[J]. JAMA Intern Med，2016, 176(4):524-532.

[13] ETTEHAD D, EMDIN C A, KIRAN A,et al. Blood pressure lowering for prevention of cardiovascular disease and death：a systematic review and meta-analysis[J]. Lancet，2016, 387(10022):957-967.

[14] MACH F, BAIGENT C, CATAPANO A L, et al. ESC scientific document group. 2019 ESC/EAS guidelines for the management of dyslipidaemias：lipid modification to reduce cardiovascular risk[J]. Eur Heart J，2020, 41(1):111-188.

第三章

老年高血压

2019 年全球疾病负担统计数据显示，高收缩压是全因死亡的首要危险因素。近几十年来，随着生活方式的改变和人口老龄化程度的加深，高血压的患病率呈上升趋势。中国老年健康影响因素跟踪调查（Chinese longitudinal healthy longevity survey，CLHLS）显示，80 岁及以上老年人的高血压患病率为 56.5%。高血压是冠心病、脑卒中等心血管疾病发病和死亡的重要危险因素，因此，老年高血压防控仍然任重而道远。本章从老年高血压的流行特征入手，分别从时间分布、地区分布、人群分布介绍了全球和我国老年高血压的流行特征。老年人群的血压水平受到遗传因素、环境因素以及二者之间交互作用的共同影响，从不可干预因素和可干预因素两方面阐述了老年高血压的危险因素。最后，从一级预防、二级预防和三级预防方面阐述了如何预防和控制老年高血压。

第一节　老年高血压的流行特征

一、全球老年高血压的流行特征

（一）时间分布

从世界范围看，大部分地区和国家老年高血压患病率呈现上升趋势。全世界大约有 12.8 亿 30 ~ 79 岁成年人患有高血压，超过 60% 的 60 岁以上的老年人患有高血压。随着人口老龄化、生活方式的改变和体重的增加，全球高血压的患病率仍在继续上升。巴西的一项荟萃分析显示，1980—1990 年、1990—2000 年、2000—2010 年老年人的高血压患病率分别为 64.5%、68.0%、68.9%，整体呈现上升趋势。2019 年全球疾病负担研究发现，在众多危险因素中，吸烟和高收缩压水平是 1990 年 50 ~ 74 岁人群死亡的前两位危险因素；2019 年，高收缩压水平成为该年龄段人群死亡的首要危险因素。且高收缩压水平一直是 75 岁及以上老年人群死亡的首要危险因素。在 50 ~ 74 岁人群中，1990 年和 2019 年，因高收缩压水平导致的伤残调整寿命年（disability adjusted life year，DALY）分别占全部危险因素的 16.8% 和 16.1%；在 75 岁及以上的老年人中，分别为 22.0% 和 19.5%。

1 9 3

（二）地区分布

世界不同国家和地区的老年高血压患病率存在较大的差别。根据 2014 年 7 月更新的世界银行分类系统，该系统将全球 90 多个国家划分为低、中、高收入地区，高收入地区的高血压年龄标准化患病率高于中低收入地区。在中低收入地区的 60 ~ 69 岁老年人中，南亚的高血压患病率最低，中东和北非的高血压患病率最高。在 70 岁及以上的老年人群中，欧洲和中亚的高血压患病率最高，南亚的高血压患病率最低。国际老龄化流动性研究（International Mobility in Aging Study，IMIAS）显示，在金斯敦（加拿大）、圣亚森特（加拿大）、地拉那（阿尔巴尼亚）、马尼萨莱斯（哥伦比亚）和纳塔尔（巴西）5 个评估城市中，老年人的高血压患病率为 53.4% 至 83.5% 不等。地拉那的老年人高血压患病率最高，男性为 80.9%，女性为 85.9%；金斯敦和圣亚森特的老年人高血压患病率较低，男性为 59.0% 和 52.9%，女性为 55.0% 和 53.8%。一项有关中低收入国家老年人高血压的研究显示，在中低收入国家中，加纳、印度、墨西哥、俄罗斯和南非的老年人高血压患病率均较高，其中最高的是南非为 78.0%，最低的是印度为 32.0%。

（三）人群分布

1. **年龄**　从全球范围来看，随着年龄的增加，高血压的患病率也随之增加。但不同国家和地区，不同年龄段人群的高血压患病率存在差异。一项有关非洲老年人高血压患病率 Meta 分析显示，老年人高血压总患病率为 55.2%，其中 60 岁及以上老年人和 65 岁及以上老年人的高血压患病率分别为 60.3% 和 55.1%。美国国家健康和营养调查（NHANES）发现 65 岁及以上老年人中有 66.0% 患有高血压。韩国国民健康和营养调查及国民健康保险（national health insurance，NHI）调查发现，65 岁及以上的老年高血压患者比例迅速增加，从 1998 年的 22.6% 增加到 2016 年的 37.4%。2006—2014 年的巴西"电话调查慢性病风险和保护因素监测系统"数据表明，60 ~ 64 岁、65 ~ 74 岁和 75 岁及以上老年人的高血压患病率分别为 44.4%、52.7% 和 55.0%。2015 年法国 Esteban 的一项调查结果显示，65 ~ 74 岁的老年人高血压患病率为 68.8%。

2. **性别**　在全球范围内，60 岁及以上的老年人中，女性的高血压患病率均高于男性。但在高收入国家中，60 ~ 69 岁的老年人群高血压患病率在男性和女性间相差不大，70 岁及以上的女性比男性高（77.5% *vs* 73.6%）。在中低等收入国家，女性老年人高血压患病率也高于男性（74.7% *vs* 65.6%）。在加纳、墨西哥、俄罗斯和南非中，女性的高血压患病率均较高，分别为 59.9%、60.9%、74.5% 和 80.3%，男性高血压患病率分别为 54.6%、55.2%、65.9% 和 74.7%。然而，在新加坡的老年高血压患者中，男性的患病率高于女性（54.9% *vs* 45.1%）。越南的老年高血压患者中，男性和女性的患病率相似（62.5% *vs* 61.9%），见表 3-3-1。

表 3-3-1 各地区老年高血压患病率的性别分布

单位:%

地区	男性	女性
高收入国家	73.6	77.5
中低收入国家	65.6	74.7
加纳	54.6	59.9
印度	30.3	35.0
墨西哥	55.2	60.9
俄罗斯	65.9	74.5
南非	74.7	80.3
越南	62.5	61.9
新加坡	54.9	45.1

3. **教育程度** 不同教育水平之间的老年人高血压患病率有所不同。研究发现,在墨西哥、俄罗斯和南非,受教育程度均与老年高血压患病呈负相关,加纳地区未受过教育者高血压的患病风险较低,而印度老年高血压与受教育程度无关。新加坡接受过中高等教育的老年人中,高血压的患病率相对较低。

二、我国老年高血压的流行特征

(一)时间分布

近 30 年来,我国经济水平、生活条件和卫生资源发生了巨大变化,因此老年人高血压的分布特征在不同时间存在显著差异。1991 年全国高血压抽样调查数据显示,老年人高血压患病率为 40.4%;2002 年中国居民营养与健康状况调查数据显示,老年人高血压患病率为 49.1%,老年高血压患者的知晓率、治疗率、控制率分别为 37.6%、32.2% 和 7.6%;2012—2015 年全国高血压调查数据显示,老年高血压患病率为 53.2%,知晓率、治疗率、控制率分别为 57.1%、51.4% 和 18.2%。在 2002—2015 年,虽然我国老年高血压的知晓率、治疗率、控制率呈升高趋势,但是增幅不大。《中国慢性病及危险因素监测报告 2018》显示,2018 年我国老年高血压的患病率为 59.2%,知晓率、治疗率、控制率分别为 53.4%、47.3% 和 14.6%。老年高血压的患病率仍然呈逐年增长的趋势,没有降低,这提示我国老年人高血压的治疗和控制工作形势较为严峻,需要大力开展老年高血压人群的健康知识教育,努力提高老年人的高血压防治知识水平,见表 3-3-2。

表 3-3-2　我国 1991—2018 年 60 岁及以上老年人高血压患病率、知晓率、治疗率和控制率的时间分布

单位:%

年份 / 年	高血压患病率	高血压知晓率	高血压治疗率	高血压控制率
1991	40.4	—	—	—
2002	49.1	37.6	32.2	7.6
2012—2015	53.2	57.1	51.4	18.2
2018	59.2	53.4	47.3	14.6

注:"—"表示数据缺失。

(二)地区分布

1. 我国老年高血压患者的城乡分布　2018 年中国慢性病及危险因素监测数据显示,城市地区老年人高血压患病率、知晓率、治疗率和控制率分别为 59.2%、58.1%、53.1% 和 18.7%;农村地区老年人高血压患病率、知晓率、治疗率和控制率分别为 59.3%、49.7%、42.7% 和 11.3%。总体来说,城乡老年人高血压患病率相近,但是城市老年人高血压的知晓率、治疗率和控制率均高于农村(表 3-3-3),这可能与城乡高血压相关危险因素的分布不同有关。2015 年我国 28 个省市、150 个县和 450 个农村地区的 1 776 名 60 岁及以上的老年人调查资料显示,我国城市地区老年人患高血压的危险因素主要是文化程度和糖尿病,其中,老年男性高血压的危险因素主要是高体质指数(body mass index,BMI)水平和吸烟,老年女性高血压的危险因素主要是缺乏体育锻炼和血脂异常;我国农村地区老年人、老年男性和老年女性高血压的危险因素主要是高 BMI 水平,其中老年男性高血压的危险因素还包括血脂异常。

表 3-3-3　我国 2018 年 60 岁及以上老年人高血压患病率、知晓率、治疗率和控制率的城乡和地区分布

单位:%

地区	高血压患病率	高血压知晓率	高血压治疗率	高血压控制率
城乡				
城市	59.2	58.1	53.1	18.7
农村	59.3	49.7	42.7	11.3
地区				
东部	59.2	57.1	51.5	17.6
中部	61.0	52.7	46.6	13.4
西部	57.2	48.3	41.2	11.2

2. 我国老年高血压患者不同地理位置中的分布　中国老年高血压在不同地理位置的流行强度也不同,《中国慢性病及危险因素监测报告 2018》显示,60 岁及以上的老年人高

血压患病率、知晓率、治疗率和控制率，在东部地区分别为 59.2%、57.1%、51.5% 和 17.6%；在中部地区分别为 61.0%、52.7%、46.6% 和 13.4%；在西部地区分别为 57.2%、48.3%、41.2% 和 11.2%。总体来说，我国东、中、西部地区老年人高血压的患病率、知晓率、治疗率和控制率有一定差异，这可能与三个地区的饮食习惯和气温状况等因素有关，见表 3-3-3。

（三）人群分布

1. **年龄**　我国老年高血压在各年龄段中的患病率不同，2012—2015 年我国 31 个省的 134 397 名 60 岁及以上的老年人高血压调查资料显示，60～65 岁、65～70 岁、70～75 岁、75～80 岁、80 岁及以上老年人的高血压患病率分别为 47.7%、53.6%、58.6%、60.2%、60.3%。总体来说，随着年龄的增加，老年高血压的患病率呈上升趋势，见表 3-3-4。

表 3-3-4　我国 2012—2015 年 60 岁及以上老年人高血压患病率、知晓率、治疗率和控制率的年龄分布

单位：%

年龄 / 岁	高血压患病率	高血压知晓率	高血压治疗率	高血压控制率
60～64	47.7	55.3	49.3	18.6
65～69	53.6	59.0	53.1	19.0
70～74	58.6	58.2	52.5	17.7
75～79	60.2	59.2	53.7	17.4
≥ 80	60.3	55.0	50.0	16.7

2. **性别**　我国高血压的患病率、知晓率、治疗率和控制率在男性和女性之间差异明显。《中国慢性病及危险因素监测报告 2018》显示，60 岁及以上的老年高血压患病率、知晓率、治疗率和控制率，在男性分别为 57.5%、50.3%、43.5% 和 14.1%；在女性分别为 61.0%、56.2%、50.6% 和 15.0%。总体来说，女性比男性患高血压的风险更高，这可能是由于女性较男性的代谢状况更易发生变化，体力劳动更少，睡眠时长更短以及被动吸烟比男性多。然而，女性高血压患者的知晓率、治疗率、控制率都高于男性，这可能与女性在日常生活中更加注重健康饮食以及身体状况有关，见表 3-3-5。

表 3-3-5　我国 2018 年 60 岁及以上老年人高血压患病率、知晓率、治疗率和控制率的性别分布

单位：%

性别	高血压患病率	高血压知晓率	高血压治疗率	高血压控制率
男性	57.5	50.3	43.5	14.1
女性	61.0	56.2	50.6	15.0

3. **教育程度**　我国不同教育水平的老年人的高血压患病情况不同。根据 2012—2015 年全国高血压调查数据显示，老年高血压的患病率、知晓率、治疗率和控制率在小学教育程度分别为 53.7%、55.5%、49.7% 和 16.2%；在初中教育程度分别为 51.7%、60.7%、55.2% 和 23.0%；在高中及以上教育程度分别为 55.8%、66.8%、62.2% 和 29.2%。总体来说，我国 60 岁及以上居民高血压的患病率、知晓率、治疗率和控制率与其自身所受的教育程度有关，见表 3-3-6。

表 3-3-6　我国 2012—2015 年 60 岁及以上老年人高血压患病率、知晓率、治疗率和控制率的教育程度分布

单位:%

教育程度	高血压患病率	高血压知晓率	高血压治疗率	高血压控制率
小学	53.7	55.5	49.7	16.2
初中	51.7	60.7	55.2	23.0
高中及以上	55.8	66.8	62.2	29.2

高血压的时间分布特征显示，国内外的老年人高血压患病率都呈现上升的趋势。在全球范围内，高收入地区的高血压年龄标准化患病率高于中低收入地区。我国老年高血压的患病率在不同地区的流行强度也不同，尤以中部地区最高，而城市和农村相近，但是其影响因素在城乡分布却有差异。人口分布特征显示，老年高血压的患病率随着年龄的增加呈上升趋势。且无论是在我国还是全世界范围，老年女性的高血压患病率普遍高于男性。然而，高血压和教育程度之间的相关性在我国和全世界的分布特征却有所不同。在我国，教育程度更高的老年人患该病的风险更高，而在全球范围，受教育程度更高的老年人其高血压患病率可能更低。

第二节　老年高血压的危险因素

血压水平受到遗传因素、环境因素以及二者间交互作用的共同影响。

一、不可干预的危险因素

（一）遗传因素

遗传因素在高血压发病中所起作用的大小可用遗传度来表示，遗传度愈高，遗传因素所起的作用愈大。根据家系及双生子研究显示，高血压的遗传度为 30% ~ 40%。早期的高

血压遗传学研究基于对高血压已知生物学机制的回顾，候选基因研究主要关注肾素 - 血管紧张素 - 醛固酮系统（renin-angiotensin-aldosterone system，RAAS）、水钠代谢、血管平滑肌张力的调节、氧化应激等对血压水平起到调控作用的通路。近几十年来，随着国际人类基因组计划和基因组单体型图计划的完成以及高通量芯片和测序技术的发展，全基因组关联研究（Genome-wide Association Study，GWAS）为从人类全基因组范围内筛选高血压的遗传易感位点奠定了基础。早期 GWAS 研究可能由于样本量的限制，并未在全基因组层面上发现与高血压显著关联的位点。随着基因型检测技术的进步和成本的降低，研究样本量不断扩大，同时大规模跨越国家和种族的 GWAS 协作联盟采用 Meta 分析，合并多个 GWAS 的研究数据，鉴定出更多与高血压关联的单核苷酸多态性位点（single nucleotide polymorphism，SNP）。迄今为止，GWAS 已鉴定了至少 1 477 个与血压水平或高血压相关的遗传易感位点，这些位点涉及尿调节素 -NKCC2 轴、内皮素通路、C 型利钠肽受体通路等病理生理学通路，为高血压发病的生物学机制研究提供了方向。

然而，单个或少数基因位点解释高血压发病的能力较弱，多基因遗传风险评分（polygenic risk score，PRS）整合了多个遗传易感位点的信息，大大提高了高血压的预测准确性。顾东风教授团队基于亚洲人群 GWAS 鉴定了 22 个与血压相关的独立易感性位点并构建了 PRS，在包含 26 262 例中国人群的前瞻性队列研究中分析了 PRS 与高血压及心血管疾病发生风险的关联。该研究结果显示，与 PRS 最低组相比，PRS 最高组高血压和心血管病的发病风险分别高出 40% 和 26%。一项超 100 万人的多中心跨种族的血压特征遗传关联研究发现，在欧洲、非洲和南亚人群中，与血压 PRS 最低五分位数者相比，血压 PRS 最高五分位数者的收缩压分别增加 10.4mmHg、6.1mmHg 和 7.4mmHg。

（二）年龄

《中国慢性病及危险因素监测报告 2018》显示，男女高血压患病率均随年龄增加而显著增高，18 ~ 44 岁、45 ~ 59 岁和 60 岁及以上组的高血压患病率分别为 13.3%、37.8% 和 59.2%。单纯收缩期高血压的患病率随年龄增长而增加，临床表现为收缩压增高和脉压差增大，常见于 60 岁以上的老年人，这可能与随着年龄的增长，大动脉逐渐硬化和顺应性下降有关。

（三）性别

《中国慢性病及危险因素监测报告 2018》显示，18 ~ 59 岁组男性的高血压患病率高于同龄女性，而在 60 岁及以上男性患病率则低于女性（57.5% vs 61.0%）。尽管不同性别间动脉血压的内在调节机制具有一定的相似性，但仍存在显著的差异，如：交感神经系统、肾素 - 血管紧张素 - 醛固酮系统和免疫系统等在男女性中的激活程度不同。

月经初潮的年龄越大，成年女性患高血压的风险越高。月经初潮年龄每延迟 1 年，高血压患病风险增加 6.2%。月经初潮较晚与低水平的雌激素和卵巢激素有关，既往研究发现，雌激素和卵巢激素具有舒张血管、维持血压稳定的作用。此外，更年期与绝经年龄

＜ 45 岁是女性高血压发病的独立危险因素，但潜在机制尚不清楚。目前认为，女性绝经后，内分泌功能发生显著变化，雌激素的分泌减少，对心血管系统的保护作用减弱，患心血管疾病的危险随年龄增长而逐渐增高。

二、可干预的危险因素

（一）生活方式因素

1. **不合理的膳食模式**　不合理的膳食模式是高血压的重要危险因素之一，包括高脂、高盐饮食，水果和蔬菜摄入不足，以及红肉摄入过多等。既往大量研究表明，钠盐摄入过量会增加高血压的发病风险。国际钠、钾及血压研究（INTERSALT）采用标准化方法收集了来自 32 个国家的 10 079 名成人 24 小时的尿液，并测量了血压。24 小时尿钠测量结果发现，盐摄入量与血压之间呈正相关，减少盐摄入量能抵消随年龄增长出现的血压升高。减少钠盐摄入量的试验性研究的荟萃分析结果显示，减少钠盐摄入后血压显著下降。一项纳入 17 项随机对照研究的荟萃分析表明，以富含水果蔬菜为主的膳食模式，如降压饮食（dietary approaches to stop hypertension, DASH）、地中海饮食等可显著降低血压水平，收缩压和舒张压分别降低 4.26mmHg（95%*CI*：3.34～5.18mmHg）和 2.38mmHg（95%*CI*：1.87～2.89mmHg）。

2. **身体活动不足**　身体活动不足会增加高血压的发病风险。中国动脉粥样硬化性心血管病风险预测研究（prediction for atherosclerotic cardiovascular disease risk in China, China-PAR）的随访数据显示，与保持低身体活动水平者相比，随访期间身体活动水平升高以及保持高水平身体活动者，其高血压发病风险均显著降低 25%，这提示增加 / 保持身体活动水平在高血压的一级预防中的重要性。在高血压患者中，增加身体活动水平与高血压进展（高血压分级升高和 / 或既往未服降压药随访时服用降压药）的风险呈负向关联，与高血压缓解（高血压分级下降且随访时未服降压药）的可能性呈正向关联。2020 年欧洲心脏病学会指南也建议高血压患者身体活动的推荐量应略高于健康人。

3. **饮酒**　大量饮酒是高血压的主要危险因素。经常饮酒者高血压的患病风险是不饮酒者的 2 倍左右。2005—2010 年对 12 497 名成人随访 5 年的结果发现，男性饮酒者发生高血压的风险是不饮酒者的 1.24（95%*CI*：1.13～1.35）倍，女性则是 1.41（95%*CI*：1.00～1.98）倍。

4. **睡眠问题**　睡眠质量差、睡眠时间缩短和睡眠障碍（如睡眠呼吸暂停等）与血压升高和高血压均有关。横断面调查发现，失眠症人群的高血压患病率为 16.9%～50.2%，无失眠症人群的高血压患病率为 6.4%～41.8%。

5. **肥胖**　体重增加和血压升高之间存在明显的关联。一项对 13 739 例成人随访 8.1 年的研究显示，与体重正常组相比，低体重组、超重组和肥胖组的高血压发病风险 *RR*（95%*CI*）值在男性中分别为 0.78（0.64～0.95）、1.22（1.13～1.30）和 1.28（1.16～1.42）；在女性中分别为 0.89（0.77～1.03）、1.16（1.09～1.23）和 1.28（1.18～1.38）。另外一项对 9 714 例成人随访 6 年的结果显示，无论男女，腹型肥胖均增加高血压的发病风险，但在不同的年龄组，上述关联强度存在差异，HR 值在 18～39 岁组女性为 2.89（95%CI：2.10～3.98），男性为 2.61（95%CI：1.78～3.84），60 岁及以上女性为 0.97（95%CI：0.72～1.31），男性为 1.12（95%CI：0.75～1.69）。

（二）环境因素

1. **大气污染物**　既往大量流行病研究结果显示，短期暴露于 $PM_{2.5}$（数小时到数天）可导致血压升高，但 $PM_{2.5}$ 长期暴露与高血压发病的关系尚存争议。在美国和加拿大开展的前瞻性队列研究发现，长期暴露于 $PM_{2.5}$ 能够显著增加高血压的发病风险。欧洲 ESCAPE 研究发现，$PM_{2.5}$ 长期暴露只与自我报告的高血压发病有关，而与测量的高血压无关。我国 China-PAR 研究发现，长期处于 $PM_{2.5}$ 高浓度环境下，高血压的发病风险明显升高，亚组分析结果显示，与老年人（$HR=0.95$，95%CI：0.86～1.04）相比，$PM_{2.5}$ 每增加 $10\mu g/m^3$ 与高血压发病风险在年轻人群中存在更强的关联（$HR=1.15$，95%CI：1.08～1.23）。一项荟萃分析显示，短期接触 4 种空气污染物（PM_{10}、$PM_{2.5}$、SO_2、NO_2）与高血压患病风险升高（ORs：1.05～1.10）和舒张压水平增加（β 值：0.15～0.64mmHg）有关，两种（$PM_{2.5}$ 和 SO_2）空气污染物暴露可引起收缩压水平的升高（β 值：0.53～0.75mmHg）。分层结果显示，空气污染物对高血压和血压水平的长期影响在老年人群中较大，而短期影响往往在年轻人群中更大。

2. **绿植**　住宅绿化可能对高血压的发生具有保护作用。社区的整体绿化程度越高，高血压的患病率越低，且存在城乡差异。在我国农村地区，较高的社区绿化率与中老年人群中较低的高血压患病率直接相关；在城市地区，较高浓度的 $PM_{2.5}$ 长期暴露会减弱甚至抵消了绿化对血压水平的保护作用。

3. **环境温度**　中国高血压调查（China hypertension survey study，CHS）结果显示，环境温度每降低 10℃，收缩压和舒张压分别升高 0.74mmHg（95%CI：0.69～0.79mmHg）和 0.60mmHg（95%CI：0.57～0.63mmHg）。其中女性、农村和老年人群的血压水平更容易受到低温的影响。

4. **噪声**　噪声也会增加高血压的患病风险。一项荟萃分析显示，职业噪声暴露强度 ≥ 85 分贝（A）会增加工人的平均血压水平和高血压患病率，当职业噪声暴露强度 ≥ 95 分贝（A）时，高血压患病的 OR（95%CI）值为 3.00（1.68～5.38）。另外，随着职业噪声暴露时间的延长，工人高血压的风险也逐渐增加。职业噪声暴露时间 ≥ 5 年的工人高血压风险增加了 2 倍，≥ 15 年的工人高血压风险增加了 4 倍。与环境噪声强度相比，听力损失更能敏感地反映噪声对人体的影响，轻度和重度双耳高频听力损失工人高血压患病风险分别增加 34.0% 和 281%。

（三）精神紧张

焦虑症和高血压之间存在显著的正相关，并且焦虑的严重程度与高血压之间也有较高的相关性。研究表明，与正常血压组相比，高血压组倾向于有更高的焦虑得分，并对压力表现出不同的生理反应。

第三节　老年高血压的防控策略

老年高血压的预防分为 3 级。一级预防为老年高血压的病因学预防，二级预防着重于老年高血压的早发现、早诊断和早治疗，三级预防在于改善老年高血压患者的生命质量和预后，降低和延缓心脑血管等疾病并发症的发生和发展。

一、一级预防

老年高血压的一级预防主要是消除或降低老年人群高血压的易患因素，如：高盐饮食、酗酒、超重和肥胖、正常高值血压、体力活动不足等等，预防高血压的发生。具体预防措施如下。

（一）个人行为方面

合理膳食，如减少高盐、高糖、高脂食物的摄入，鼓励摄入多种新鲜蔬菜、水果、豆制品、鱼类、粗粮、脱脂奶及其他富含钾、钙、膳食纤维和多不饱和脂肪酸的食物。戒烟限酒，同时鼓励周边人禁烟，切勿忽视二手烟对身体的危害。保持心理平衡，减轻精神压力。适时适量进行规律体育锻炼，避免久坐，增强体质。保持理想体重，避免肥胖或者营养不良。日常护理，注意保暖，保证充足睡眠。加强血压监测，将血压控制在正常范围内。

（二）社会行为方面

采取多种形式，积极开展老年人血压水平相关知识的宣传和普及工作，提高老年人群对高血压的认识及其防控知识的水平。对基层医疗卫生服务人员定期开展业务培训，使其不断更新知识，及时掌握老年高血压预防和控制的最新研究进展。针对高血压易患老年人群，基层医疗卫生机构应建立健康档案，定期给老年人提供健康体检、测量血压等基础医疗服务，并进行随访管理和健康指导。建设社区支持性环境，促进老年人群采取健康的生活方式，鼓励活动能力较好的老年人到基层医疗卫生机构定期参加健康体检和接受健康教育。

二、二级预防

二级预防，又称三早预防，是在疾病早期，高血压症状尚未表现出来时，通过对老年高血压高危人群进行筛查或定期体检，做到老年高血压的早期发现、早期诊断、早期治疗，预防高血压及其并发症的发生和发展。

根据《中国老年高血压管理指南 2019》，老年高血压的诊断标准为：①年龄 ≥ 65 岁，在未使用降压药物的情况下，非同日 3 次测量血压，收缩压 ≥ 140mmHg 和 / 或舒张压 ≥ 90mmHg；②虽然血压 < 140/90mmHg，但曾明确诊断为高血压且正在接受降压药物治疗的老年人。指南同时指出，对于初次诊断的老年高血压患者，需要全面了解和评估患者的症状和病史，比如：病程、既往疾病史、疾病家族史、有无继发性高血压的临床表型、药物服用史、生活方式及社会心理因素等。进一步详细的体格检查有助于发现继发性高血压线索和靶器官损害的线索。

1. **降压目标水平值** 《中国老年高血压管理指南 2019》在充分考虑了我国现有的临床研究证据和流行病学特点的前提下，推荐采用分阶段降压的方式，血压 ≥ 150/90mmHg，即启动降压药物治疗，首先将血压降至 < 150/90mmHg；若能耐受，收缩压可进一步降至 140mmHg 以下；治疗过程中同时监测血压变化以及有无心、脑、肾灌注不足的临床表现。《中国高龄老年人血压水平适宜范围指南》推荐高龄老年人（年龄 ≥ 80 岁的人）的血压水平适宜范围：收缩压为 110 ~ 150mmHg，舒张压为 70 ~ 90mmHg。此外，老年高血压因其独特的临床特点，比如单纯收缩期高血压（isolated systolic hypertension, ISH）多见；血压变异性大；继发性高血压因素增多，靶器官损害严重；治疗难度大等等。严格控制血压水平很可能对机体产生不利影响，应对个体基础血压水平、合并症和药物耐受性等进行综合评估，制定个性化的血压管理方案。

2. **降压治疗**

（1）药物治疗方面：《中国老年高血压管理指南 2019》强调老年高血压患者药物治疗应遵循小剂量、长效、联合、适度和个体化的原则。利尿剂、钙通道阻滞剂、血管紧张素转换酶抑制剂、血管紧张素受体阻滞剂均可作为老年高血压患者初始或联合药物治疗，初始治疗时采取较小的有效治疗剂量，根据需要，逐步调整剂量。同时考虑患者的个人特点，选择合适的降压治疗方案。

（2）非药物治疗方面：主要指生活方式的干预，贯穿了老年高血压预防和控制的始终。如减少钠盐摄入，增加钾的摄入；调整饮食结构；规律体育锻炼；控制体重；戒烟限酒，避免吸入二手烟；保持心理健康等。

（3）全程进行血压监测：鼓励老年高血压患者开展实时动态血压监测，一方面有助于指导用药，通过血压监测判断降压药物的治疗效果，提高治疗过程中治疗方案的个体性；另一方面避免因降压过快或过度降压带来的不良反应。

3. **综合管理** 老年高血压患者常并存血脂和血糖异常，因此在降压的同时要注意对血脂和血糖的综合管理。

三、三级预防

三级预防主要是对老年高血压患者进行管理，预防或延缓脑卒中、冠心病、慢性肾脏损伤等在内的各类高血压并发症的发生，减少高血压对老年患者机体功能和生命质量的影响，提高患者的整体生活质量。

心血管疾病的发生受高血压、血脂异常及糖耐量受损等多种危险因素的影响，早期识别及全面评估老年高血压患者的心血管危险因素，有助于实施个性化高血压治疗方案和心血管风险综合管理，降低心血管疾病发生及死亡的风险。对于已经出现并发症的老年高血压患者，在规范的药物和饮食治疗的基础上加强康复治疗，最大限度地恢复个体的机体功能和社会功能，提高生活质量，延长寿命。

随着年龄的增长，老年人群通常具有多病共存、机体功能减退、认知和心理功能出现改变等特点。因此，老年人高血压的第三级预防应采取个体化措施，综合考虑个体健康状态、伴发疾病、营养状况、生活方式和经济条件等情况，针对其危险因素进行干预指导，制定个体化的高血压健康管理方案。同时，建立以老年患者为中心、家庭为支持、社区为基础、机构为依托的血压健康管理体系，有助于提高老年高血压管理的效率。

（吕跃斌　王　君　魏　源）

参考文献

[1] 中国疾病预防控制中心慢性非传染性疾病预防控制中心. 中国慢性病及危险因素监测报告 2018 [M]. 北京 : 人民卫生出版社 , 2021: 59-65.

[2] 中国营养学会. 中国居民膳食指南科学研究报告 [M]. 北京 : 人民卫生出版社 , 2021：54.

[3] 中华预防医学会. 中国高龄老年人血压水平适宜范围指南 (T/CPMA 017—2020) [J]. 中华高血压杂志 , 2021, 29(3): 220-227.

[4] 李静 , 范利 , 华琦 , 等 . 中国老年高血压管理指南 2019[J]. 中华老年多器官疾病杂志 ,2019,18(2):81-106.

[5] NCD Risk Factor Collaboration (NCD-RisC). Worldwide trends in hypertension prevalence and progress in treatment and control from 1990 to 2019: a pooled analysis of 1201 population-representative studies with 104 million participants [J]. Lancet, 2021, 398(10304): 957-980.

[6] GBD 2019 Risk Factors Collaborators. Global burden of 87 risk factors in 204 countries and territories, 1990-2019: a systematic analysis for the Global Burden of Disease Study 2019[J]. Lancet, 2020, 396(10258): 1223-1249.

[7] PADMANABHAN S, DOMINICZAK A F. Genomics of hypertension: the road to precision medicine [J]. Nat Rev Cardiol, 2021, 18(4): 235-250.

[8] ANAGNOSTIS P, THEOCHARIS P, LALLAS K, et al. Early menopause is associated with increased risk of arterial hypertension: a systematic review and meta-analysis [J]. Maturitas, 2020, 135:74-79.

[9] HE F J, TAN M, MA Y, et al. Salt reduction to prevent hypertension and cardiovascular disease: JACC State-of-the-Art Review [J]. J Am Coll Cardiol, 2020, 75(6): 632-647.

[10] PELLICCIA A, SHARMA S, GATI S, et al. 2020 ESC Guidelines on sports cardiology and exercise in patients with cardiovascular disease [J]. Eur Heart J, 2021, 42(1): 17-96.

[11] HUANG K, YANG X, LIANG F, et al. Long-term exposure to fine particulate matter and hypertension incidence in China[J]. Hypertension, 2019, 73(6): 1195-1201.

[12] HUANG B, XIAO T, GREKOUSIS G, et al. Greenness-air pollution-physical activity-hypertension association among middle-aged and older adults: evidence from urban and rural China [J]. Environ Res, 2021, 195:110836.

[13] KANG Y, HAM Y, GUAN T, et al. Clinical blood pressure responses to daily ambient temperature exposure in China: an analysis based on a representative nationwide population [J]. Sci Total Environ, 2020, 705:135762.

[14] CHEN F, FU W, SHI O, et al. Impact of exposure to noise on the risk of hypertension: A systematic review and meta-analysis of cohort studies [J]. Environ Res, 2021, 195:110813.

[15] LIM L F, SOLMI M, CORTESE S. Association between anxiety and hypertension in adults: a systematic review and meta-analysis [J]. Neurosci Biobehav Rev, 2021, 131:96-119.

第四章

老年糖尿病

第一节 概述

一、老年糖尿病定义

1999 年世界卫生组织（World Health Organization，WHO）提出，糖尿病是一种由多种病因引发的慢性代谢性疾病，其显著特征是胰岛素分泌缺陷和 / 或其生物学作用障碍而引起血糖水平升高，从而导致体内一系列代谢紊乱，并造成多种器官的慢性损伤或功能障碍。我国依据国情将 60 岁及以上的糖尿病患者定义为老年糖尿病患者。

二、老年糖尿病诊断及分型

我国采用 1999 年 WHO 的糖尿病诊断标准：典型的糖尿病症状（烦渴多饮、多尿、多食、不明原因的体重下降）加上随机静脉血浆葡萄糖 ≥ 11.1mmol/L；或加上空腹静脉血浆葡萄糖 ≥ 7.0mmol/L；或加上葡萄糖负荷后 2 小时静脉血浆葡萄糖 ≥ 11.1mmol/L。无糖尿病典型症状但血糖异常者，需改日复查确认。2011 年，WHO 推荐在有条件的情况下采用糖化血红蛋白（glycosylated hemoglobin，HbA1c）升高（ ≥ 6.5%）作为补充诊断指标。

老年糖尿病主要包括 1 型糖尿病（diabetes mellitus type 1，T1DM）、2 型糖尿病（diabetes mellitus type 2，T2DM）和特殊类型糖尿病，其中绝大部分老年患者为 T2DM。

第二节 老年糖尿病的流行特征

一、全球老年糖尿病流行现状

虽然在发达国家，糖尿病最初被认为是一种与营养素摄入过量相关的疾病，但近年来，发展中国家的糖尿病发病率明显增加，在印度次大陆和中东地区的发病率尤其高。而随着全球社会老龄化的加剧，老年糖尿病患者已迅速增长，成为糖尿病的主要人群，约占全部成年糖尿病患者的一半。随着经济发展水平的提高和城市化进程的加快，人群的肥胖与缺乏体力活动现象不断增加，老年糖尿病的患病率也呈现上升趋势。

（一）时间分布

近几十年来，老年糖尿病患病率呈现迅速增长趋势，并将在未来 20 年内持续增长。国际糖尿病联盟（International Diabetes Federation，IDF）的数据显示，2017 年和 2019 年，65 岁以上人群的糖尿病患病率分别为 18.8%（1.2 亿人）和 19.3%（1.4 亿人），预计 2030 年和 2045 年，65 岁及以上人群的糖尿病患病率将达到 19.6%（2.0 亿人）和 19.6%（2.8 亿人）。

（二）地区分布

根据国际糖尿病联合会统计，全球不同地区、不同国家、不同城乡之间老年糖尿病患病情况都存在显著差异。从地区分布来看，2017 年和 2019 年 65 岁以上人群的糖尿病患病率在北美加勒比海地区最高（26.3% 和 27.0%），中东和北非（20.4% 和 24.2%）、西太平洋（20% 和 18.9%）、欧洲（19.4% 和 20.1%）、南美洲和中美洲（19% 和 22.7%）、东南亚（13.5% 和 13.6%）次之，非洲地区患病率最低（5.2% 和 8.4%）。预计到 2030 年和 2045 年，全球 65 岁以上人群的糖尿病患病率仍将持续上升，见表 3-4-1。

表 3-4-1 2017 年、2019 年、2030 年和 2045 年全球不同地区 65 岁以上人群的糖尿病患病分布及预测情况

单位：100 万（%）

地区	2017 年	2019 年	2030 年	2045 年
世界	122.8(18.8)	135.6(19.3)	195.2(19.6)	276.2(19.6)
北美和加勒比	17.7(26.3)	19.2(27)	26.9(27.3)	34(27.5)
中东和北非	6.5(20.4)	8.4(24.2)	13.7(24.7)	25.2(25.2)
南美洲和中美洲	7.9(19)	10.3(22.7)	15.7(23.1)	24(23.1)
欧洲	28.5(19.4)	31(20.1)	38.8(20.2)	46.3(20.5)
西太平洋	48.1(20)	50.3(18.9)	75.4(19.6)	107.3(19.8)
东南亚	12.5(13.5)	13.6(13.6)	20.5(13.9)	32.2(14)
非洲	1.6(5.2)	2.8(8.4)	4.2(8.7)	7.3(8.4)

从国家分布来看，65 岁以上糖尿病患者最多的前 3 个国家依次是中国、美国和印度（表 3-4-2）。2019 年，美国 65 岁以上的糖尿病患者比印度要多。然而，从趋势估计来看，到 2045 年，印度 65 岁以上的糖尿病患者将比美国多。

城市和农村地区的老年糖尿病患病率存在明显差异，尤其是在发展中国家。居住在城市地区的糖尿病患者显著高于农村地区，随着全球城市化发展，城市和农村地区糖尿病患病率差异也将持续增加。

表 3-4-2 2017 年、2019 年、2030 年和 2045 年 65 岁以上糖尿病患者分布及预测的前十个国家或地区

单位：1/100 万

排名	2017 年		2019 年		2030 年		2045 年	
	国家	患病率	国家	患病率	国家	患病率	国家	患病率
1	中国	34.1	中国	35.5	中国	54.3	中国	78.1
2	美国	13.5	美国	14.6	美国	20.0	印度	27.5
3	印度	11.0	印度	12.1	印度	18.0	美国	23.2
4	德国	4.9	德国	6.3	巴西	9.6	巴西	14.9
5	巴西	4.3	巴西	6.1	德国	7.6	德国	8.7
6	日本	4.3	日本	4.9	日本	5.1	墨西哥	7.7
7	俄罗斯联邦	3.5	俄罗斯联邦	3.7	俄罗斯联邦	4.6	巴基斯坦	6.4
8	意大利	2.6	意大利	2.9	墨西哥	4.3	日本	5.4
9	墨西哥	2.5	墨西哥	2.7	巴基斯坦	3.8	土耳其	4.8
10	西班牙	2.2	巴基斯坦	2.6	意大利	3.4	印度尼西亚	4.8

（三）人群分布

1. **性别** 老年糖尿病的患病率在不同年龄的男性和女性之间存在一定差异。根据 IDF 的调查，世界各地区的老年男性和女性的糖尿病患病率均呈现相近的上升趋势。从 2021 年的数据来看，60～69 岁老年人群中，男性患病率高于女性，而 70～79 岁老年人群中女性患病率略高于男性（图 3-4-1）。2019 年，在欧洲、中东和北非、拉丁美洲、东南亚和西太平洋地区，女性的糖尿病患病率高于男性。

2. **年龄** IDF 调查数据显示，糖尿病患病率随着年龄增长而呈上升趋势（图 3-4-1）。2021 年 75～79 岁人群的糖尿病患病率估计为 24.0%，预计 2045 年将升至 24.7%。随着世界人口老龄化，60 岁以上糖尿病患者的比例将越来越高。美国 65 岁及以上人群中糖尿病新诊断患者约占 1/5，1994—2004 年，新发糖尿病增加了 23%，糖尿病的患病率增加了 62%。

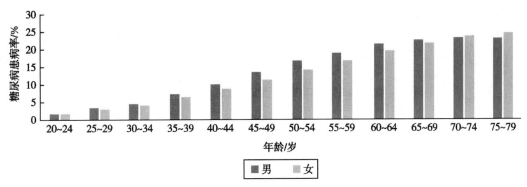

图 3-4-1　2021 年不同年龄组成人糖尿病患者人数

3. **经济收入**　国家经济发展以及家庭或个人收入水平的差异是造成不同老年群体糖尿病患病率不一致的原因之一。根据 IDF《2021 全球糖尿病地图（第 10 版）》报告，在高、中、低收入国家，老年糖尿病的患病率依次下降（图 3-4-2）。60 ～ 64 岁老年人群患病率在所有高、中、低收入组中都呈现持续上升趋势。在 65 岁及以上人群中，只有高收入国家患病率在 75 ～ 79 岁之前持续上升，之后高龄人群患病率相对降低。在低收入和中等收入国家，65 岁以后的人群中，糖尿病的患病率并未随着年龄增长而增加，而年长人群糖尿病的患病率相对较低，这可能归因于出生年代的差异。

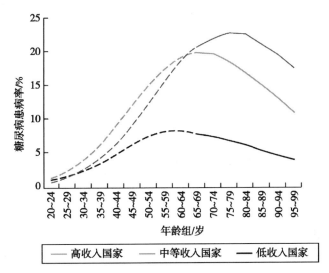

图 3-4-2　不同经济收入国家糖尿病患病率分布

二、我国老年糖尿病流行现状

（一）时间分布

同全球社会发展趋势一致，我国社会也同样呈现老龄化加剧，老年糖尿病患者显著增加的趋势。自 1980 年以来，中国进行了数次全国糖尿病流行病学调查，老年人的糖尿病患病率明显上升（表 3-4-3）。2013 年，中国疾病预防控制中心通过慢性非传染性疾病监测系统，对 298 个监测点 179 347 人进行调查，发现 18 岁及以上人群的糖尿病患病率为 10.9%，而大于 60 岁人群的患病率为 20.9%。2017 年全国糖尿病流行病学调查显示，60 岁以上人群患病率已上升至 30%。2019 年数据显示，中国 65 岁糖尿病患者人数约 3 550 万，居世界首位，占全球老年糖尿病人口的 1/4。2020 年全国老年人有 2.6 亿，参照 2017 年糖尿病患病调查报告中老年糖尿病患病率 30% 的数据，2020 年我国老年糖尿病患者估计将达到 7 813 万人。

表 3-4-3　我国近 40 年全国性糖尿病患病流行病学调查结果

调查年度	糖尿病患病率 /%		调查人数及年龄	筛查方法	诊断标准
	总人群	≥ 60 岁人群			
1980	0.7	4.3	30 万，全年龄段	尿糖 + 馒头餐 2hPG 筛选	兰州标准
1994	2.3	7.1	21 万，26 ~ 64 岁	馒头餐 2hPG 筛选 +OGTT	WHO 标准 1985
2002	城市 4.5 农村 1.8	6.8	10 万，≥ 18 岁	空腹血糖筛选 +OGTT	WHO 标准 1999
2007—2008	9.7	20.4	4.6 万，≥ 20 岁	OGTT 一步法	WHO 标准 1999
2010	11.6	22.9	9.9 万，≥ 18 岁	OGTT 一步法	WHO 标准 1999+HbA1c
2013	10.9	20.9	17 万，≥ 18 岁	OGTT 一步法	WHO 标准 1999+HbA1c
2017	12.8	30	7.6 万，≥ 18 岁	OGTT 一步法	WHO/ADA 2018+HbA1c

注：2hPG 为餐后 2h 血糖；兰州标准为空腹血糖 ≥ 7.2mmol/L；OGTT 为口服葡萄糖耐量试验；WHO 为世界卫生组织；ADA 为美国糖尿病学会；HbA1c 为糖化血红蛋白。

（二）地区分布

我国 2015—2017 年的调查结果显示，经济发达地区的糖尿病患病率高于中等发达地区和不发达地区，东部地区高于西部地区（表 3-4-4）。城市老年人的糖尿病患病率高于农村，但农村患者的死亡风险增加更为明显。这一差异在不发达地区和中等发达地区尤为明显。近年来，全国总体城乡差距有缩小的趋势。

表 3-4-4　我国 2015—2017 年不同地区糖尿病患病率

单位:%

地区	自报糖尿病	自报糖尿病或空腹血糖 ≥ 7mmol/L	自报糖尿病或空腹血糖 ≥ 7mmol/L 或餐后 2 小时血糖 ≥ 11.1mmol/L	自报糖尿病或空腹血糖 ≥ 7mmol/L 或餐后 2 小时血糖 ≥ 11.1mmol/L,或 HbA1c ≥ 6.5%
南方	5.8 (3.0 ~ 10.7)	8.3 (5.3 ~ 12.7)	11.6 (8.2 ~ 16.1)	12.8 (9.5 ~ 16.9)
北方	6.6 (5.2 ~ 8.4)	9.2 (7.7 ~ 10.9)	11.4 (9.7 ~ 13.4)	14.2 (12.5 ~ 16.2)
东部	5.9 (5.1 ~ 6.7)	8.2 (7.5 ~ 9.1)	10.7 (9.9 ~ 11.5)	12.2 (10.9 ~ 13.5)
中部	6.6 (5.5 ~ 7.9)	8.7 (7.8 ~ 9.6)	10.5 (9.8 ~ 11.2)	12.3 (11.7 ~ 12.8)
东南部	4.7 (3.7 ~ 6.1)	8.8 (7.5 ~ 10.4)	11.9 (10.0 ~ 14.2)	13.3 (10.8 ~ 16.3)
西北部	5.7 (4.4 ~ 7.4)	8.2 (7.0 ~ 9.6)	10.7 (9.6 ~ 12.0)	12.1 (10.9 ~ 13.6)
东北部	6.8 (4.8 ~ 9.6)	10.0 (7.7 ~ 12.8)	12.7 (10.2 ~ 15.6)	12.9 (10.5 ~ 15.8)

注：括号内为 95% 可信区间。

（三）人群分布

1. **性别**　2000—2009 年中国 20 岁以上成年糖尿病分性别流行趋势分析结果显示，在所有调查年份，60 岁以上各年龄组的男性糖尿病患病率都低于女性。而 2015 年的横断面调查结果显示，在 65 岁以上人群中，女性的糖尿病患病率（18.8%）高于男性（14.4%）。

2. **年龄**　我国 60 岁以上人群的糖尿病患病率仍有随年龄增长趋势，70 岁以后渐趋平缓。2017 年一项关于我国人群的大型横断面研究结果显示，依据美国糖尿病学会（American Diabetes Association，ADA）2018 年糖尿病诊断标准，60 ~ 69 岁人群的糖尿病患病率为 28.8%，70 岁及以上的人群的患病率为 31.8%，见表 3-4-5。

表 3-4-5　我国 2015—2017 年不同年龄组糖尿病患病率

单位:%

年龄组 / 岁	自报糖尿病	自报糖尿病或空腹血糖 ≥ 7mmol/L	自报糖尿病或空腹血糖 ≥ 7mmol/L 或餐后 2 小时血糖 ≥ 11.1mmol/L	自报糖尿病或空腹血糖 ≥ 7mmol/L 或餐后 2 小时血糖 ≥ 11.1mmol/L,或 HbA1c ≥ 6.5%
18 ~ 29	0.8 (0.5 ~ 1.2)	1.3 (0.9 ~ 1.8)	1.5 (1.0 ~ 2.1)	2.0 (1.5 ~ 2.7)
30 ~ 39	2.6 (2.1 ~ 3.2)	4.2 (3.6 ~ 4.8)	5.4 (4.6 ~ 6.3)	6.3 (5.4 ~ 7.3)
40 ~ 49	4.8 (4.1 ~ 5.7)	8.2 (7.4 ~ 9.1)	10.6 (9.6 ~ 11.6)	12.1 (11.1 ~ 13.3)
50 ~ 59	10.6 (9.6 ~ 11.7)	15.0 (14.1 ~ 16.1)	18.9 (17.8 ~ 20.1)	21.1 (19.8 ~ 22.6)
60 ~ 69	14.9 (12.8 ~ 17.3)	19.7 (17.6 ~ 22.0)	25.5 (23.3 ~ 27.9)	28.8 (26.5 ~ 31.3)
≥ 70	16.5 (13.8 ~ 19.5)	21.4 (18.6 ~ 24.4)	28.8 (25.7 ~ 32.1)	31.8 (28.8 ~ 35.1)

注：括号内为 95% 可信区间。

3. **民族**　我国不同民族的老年人糖尿病患病率存在一定差异。前 3 位汉族、满族和维吾尔族 60 岁以上老年人群的糖尿病患病率分别为 22.2%、22.1% 和 22.1%，高于回族 19.2%、壮族 16.4% 和藏族 5%。

第三节　老年糖尿病的危险因素

一、不可改变的危险因素

（一）遗传因素

1. **T1DM**　T1DM 有明显的遗传倾向，遗传因素在其发病中起主导作用。双生子研究表明，同卵双生子发生 T1DM 一致率为 25% ~ 30%，高于异卵双生子。家系调查亦显示，一级亲属的患病率与 T1DM 的发病呈正向关联，T1DM 的发病风险与家族史也存在显著关联，研究发现当母亲患有 T1DM 时，后代发病风险为 3%，当父亲患有 T1DM 时，后代发病风险为 5%；而当兄弟姐妹患有糖尿病时，其同胞发病风险为 8%。

首个确定的 T1DM 易感基因是定位于第 6 号染色体短臂上人类白细胞抗原（human leucocyte antigen，HLA）Ⅱ类基因。其中包括 HLA-DR、HLA-DQ、HLA-DP 位点，其中 HLA-DR 和 DQ 区域在 T1DM 的遗传致病机制中起重要作用，90% T1DM 个体存在该基因座变异。有少数成人晚发自身免疫性糖尿病（latent autoimmune diabetes in adults，LADA）会在老年期后被诊断出来，其 HLA-DQ 遗传背景与非老年期发生的 LADA 存在差异。除家系连锁研究和候选基因关联研究发现的易感位点外，全基因组关联分析及其他遗传关联研究迄今为止已经定位了超过 60 个 T1DM 易感基因。

2. **T2DM**　T2DM 也有明显的家庭聚集性，有一级亲属患病者有近 3 倍 T2DM 发病风险。近年来全基因组关联研究（genome-wide association study，GWAS）报告了超过 500 个 T2DM 易感基因座。*KCNJ11/ABCC8*、*IGF2*、*KCNQ1* 等多个易感基因变异与 T2DM 的 β 细胞功能受损、胰岛素缺乏和胰岛素抵抗有显著关联，也有 *FTO*、*TCF7L2*、*IRS1* 多个易感基因变异与肥胖和血脂异常等中间表型有关。T2DM 的遗传易感性存在着种族差异。在发达国家及地区居住的华人糖尿病患病率显著高于白种人。与白种人比较，在调整性别、年龄和身体质量指数（body mass index，BMI）后，亚裔人患糖尿病的风险增加了 60%。目前发现的 T2DM 易感位点中仅 30% 在中国人群中得到了验证。而在中国人中发现 *PAX4* 和 *NOS1AP* 等多个 T2DM 易感基因，这些基因可增加中国人 T2DM 发生风险达 5% ~ 25%。中国人 T2DM 显著相关的 40 个易感位点构建的遗传评分模型，可应用于预测中国人 T2DM 的发生，主要与胰岛 β 细胞功能衰退有关。识别 T2DM 不同临床特征的遗传风险，有助于开展个体水平上精准的预防和患者管理干预，以减少并发症的发生风险，促进预后。

来自英国生物银行队列研究发现，*CDKN2B-AS1* 和 *TCF7L2* 基因座上多个位点变异与

70 岁以后的糖尿病诊断（与 50 岁以前的诊断相比）存在显著关联。该研究结果有助于在人群水平上了解不同年龄人群 T2DM 的病理生理机制，并可用于指导老年 T2DM 的精准医疗实践。

（二）年龄

约 95% 以上的老年糖尿病患者为 T2DM，其中约 70% 的患者在进入老年期后发病，具有随年龄增加血糖逐步升高，胰岛素抵抗较胰岛素分泌不足更多见等临床特点。年龄是 T2DM 的独立危险因素，T2DM 患病率随着年龄增长呈上升趋势。一方面，这可能与衰老导致的机体生理和代谢等退行性变有关，如胰岛功能衰退以及葡萄糖代谢的功能退行性变等；另一方面，可能是运动量少和体内脂肪含量增加导致胰岛素抵抗等原因。研究发现，多个和年龄相关组织变化，包括脂肪、胰岛、肌肉和肝脏组织中细胞 DNA 甲基化水平的变化，可用于预测胰岛功能和胰岛素抵抗，揭示了年龄的增加可通过表观遗传学的方式影响糖尿病的发病风险。

（三）性别

根据全球糖尿病联盟的数据显示，20 ～ 69 岁年龄组的男性糖尿病患病率高于女性，75 岁以上年龄组的女性糖尿病患病率略高于男性。而欧洲人群中，60 岁以上年龄组中，女性的 T1DM 和 T2DM 的患病率均高于男性。男女糖尿病患病率不同的可能原因包括遗传变异、糖脂代谢、体力活动、饮食和体重变化，以及社区卫生保健服务与心理差异等多方面因素。

二、可改变的危险因素

（一）肥胖

肥胖是糖尿病的一个重要危险因素。超过 50% 的老年糖尿病患者伴有不同程度超重或肥胖。然而，研究表明，60 ～ 79 岁人群肥胖者糖尿病发病风险低于 40 ～ 59 岁人群。随着年龄的增长，老年人群的胰岛分泌功能下降。与此同时，老年肥胖通常出现肝脏和肌肉组织中的脂肪增加，导致胰岛素抵抗和骨骼肌线粒体功能障碍，进而导致血糖升高。

与 BMI 相比，老年糖尿病患者的腰围能更好反映体脂沉积和胰岛素抵抗情况。建议老年人的体重管理应适度（BMI：20 ～ 25kg/m^2），可开展定期体重监测，并结合腰围测量进行管理，尤其是胰岛素治疗者，腰围增长提示饮食过量，应该调整进食量和胰岛素用量。

（二）血脂异常

血脂水平异常在 T2DM 患者中非常普遍，与糖尿病发生发展及病理改变密切相关。高脂饮食能够增加细胞内甘油三酯、神经酰胺和二酰甘油，导致胰岛素抵抗和骨骼肌的葡萄糖代谢受损。有研究证据表明，外周血高甘油三酯与胰岛素抵抗有关，是糖尿病发病的危险因素。而遗传关联研究和孟德尔随机化研究证实，低水平的高密度脂蛋白也与 T2DM 风险增加有关。虽然老年人群血脂异常的患病率较年轻人群明显下降，但研究表明，血脂堆积指数 [（腰围 − 58）× 甘油三酯] 水平较高的老年女性发生 T2DM 的风险显著升高。因此，对于血脂指标异常或者接受降脂治疗的老年人，仍不可忽视其糖尿病风险，而应通过控制饮食和体重，并定期监测血脂水平来改善。

（三）缺乏身体活动

而缺乏身体活动则会增加 T2DM 发生风险。近几十年来，人类体力活动水平的明显降低是目前全球肥胖增加的一个主要因素，相应地，人群中糖尿病的患病率也随之上升。老年人群长期缺乏体育锻炼会导致骨骼肌质量下降，葡萄糖利用减少，并伴随胰岛素敏感性和机体代谢水平下降，进而增加糖尿病的发生风险。而积极的体力活动有助于降低老年人群，特别是老年女性患糖尿病的风险。运动有助于保持体重平衡，改善中心性体脂分布，同时促进葡萄糖和脂类代谢，从而提高胰岛素敏感性，降低糖尿病风险。

（四）膳食与营养

老年人机体的代谢水平随着年龄的增长而逐渐下降，同时运动功能的下降导致肌肉质量下降，骨骼肌的胰岛素敏感性下降。长期的高脂饮食和能量摄入超标会导致过多的内脏脂肪存储和肌肉存量衰减型肥胖，导致胰岛素抵抗。老年人群由于不良的饮食习惯，如饮食结构单一、精制碳水化合物比例过高、进食方式欠合理等，容易出现高血糖波动和餐后高血糖。

合理膳食可以显著降低 T2DM 风险。6 项大型队列研究和 21 项随机对照试验的 Meta 分析显示，每天摄入 48 ~ 80g 全谷物，T2DM 的发病风险降低 26%。一项包含多个国家 43 万研究对象的 Meta 分析显示，高畜肉摄入量使 T2DM 的风险增加 20%。因此，建议控制畜肉摄入量。

（五）吸烟与饮酒

吸烟与糖尿病及其并发症的发生发展密切相关。一项中国人群大样本的前瞻性研究中，发现城市中男性吸烟者的糖尿病发病风险是不吸烟者 1.18 倍，且开始吸烟年龄越小，吸烟量越大，糖尿病的发病风险越高。一项纳入了 6 000 多例糖尿病患者的横断面研究显示，吸烟是糖化血红蛋白（HbA1c）升高的独立危险因素，每年吸烟数量每增加 20 包，HbA1c 升高 0.12%。吸烟还会增加糖尿病各种并发症的发生风险，尤其是大血管病变。一项纳入 46 个前瞻性研究的 Meta 分析显示，吸烟能使糖尿病患者的全因死亡风险增加48%，冠心病风险增加 54%，脑卒中风险增加 44%，心肌梗死风险增加 52%。吸烟还会损伤肾小球的结构和功能，增加尿蛋白和糖尿病肾病的风险。

饮酒与 T2DM 的发病率呈 U 型关系，提示健康人适度少量饮酒可降低糖尿病的发生风险。研究表明，适度饮酒（每日 6～48g）可使糖尿病的发病风险降低 30%，当饮酒量超过 48g/d 时，这种保护作用即消失，并成为一个危险因素。适度饮酒可能会增加胰岛素敏感性，而过量饮酒影响体脂分布引起向心性肥胖，并导致糖尿病和心血管疾病发生风险增加。

（六）社会心理应激

急慢性心理应激是糖尿病独立危险因素，可以通过生理机制及行为方式影响 T2DM 的发生。应激可降低胰岛 β 细胞功能及胰岛素敏感性，影响神经内分泌系统，导致肾上腺素、胰高血糖素及生长激素等分泌增多，而这些激素都有升高血糖的作用，对于糖尿病高危人群，反复应激性高血糖可损害胰腺功能，促使糖尿病发生。

抑郁症也会增加 T2DM 发病危险。一方面，使用代谢紊乱或抑郁症药物会影响胰岛素分泌和葡萄糖代谢，导致胰岛素抵抗及糖耐量异常；另一方面，抑郁症患者的生活行为习惯有所改变，如减少锻炼、吸烟和酗酒等，这些都会增加患糖尿病的风险。多项研究表明，T2DM 合并抑郁症患者的生活质量较差。

第四节　老年糖尿病并发症

糖尿病及其并发症明显加重了老龄化对社会健康的负担。糖尿病在西方国家的寿命损失和伤残调整生命年数方面分别排名第七和第八，在全世界范围内排名第十四。老年糖尿病多见微小血管和大血管并发症，如缺血性心脏病、外周动脉疾病、卒中和心衰，以及慢性肾脏病。低血糖发作和心血管疾病分别是最常见的急性和慢性非致死性并发症。

一、急性并发症

糖尿病急性并发症是指任何原因引发的与血糖相关的体内急性代谢异常，主要包括糖尿病相关的低血糖症、高渗性高血糖状态（hyperosmolar hyperglycemic state，HHS）和糖尿病酮症酸中毒（diabetic ketoacidosis，DKA）。

（一）糖尿病相关的低血糖症

在老年糖尿病患者中，低血糖症是常见的急性并发症之一，会出现心悸、头晕、手抖等交感神经兴奋症状，严重时会发生认知障碍、抽搐、昏迷，甚至有生命危险。而反复严重的低血糖症会导致老年糖尿病患者的认知功能下降，甚至痴呆。由于低血糖的诊断标准尚未统一，我国缺乏大型流行病学调查资料，目前我国老年糖尿病患者的低血糖发生率情况不详。年龄是低血糖发生的危险因素之一，因此，老年糖尿病患者发生低血糖的风险比非老年糖尿病患者高。除年龄因素以外，糖代谢调节能力减弱、合并多种疾病（如慢性肾脏病、心血管疾病、肝功能不全等）、多重用药和合并自主神经病变等均是老年糖尿病患者发生低血糖的危险因素。老年糖尿病患者的认知功能下降是导致严重低血糖风险增加的重要原因。空腹饮酒、限制碳水化合物、进餐不规律、大量运动前空腹等不良习惯是低血糖的常见诱因。

（二）高血糖危象

高血糖危象主要包括 HHS 和 DKA。DKA 是糖尿病的严重并发症之一，老年糖尿病患者发病后病死率高（5%~16%）。DKA 常呈急性发病。发病前有高血糖的临床表现，仅有不到 1/4 患者会出现意识丧失。HHS 是老年糖尿病严重的急性并发症之一，其病死率高达 50%，高龄重症患者可达 67%，远高于 DKA。HHS 起病多隐匿，30%~40% 无糖尿病病史。大多数 HHS 患者有多尿、烦渴、虚弱、视物模糊和精神状态进行性下降的病史。病情加重后主要表现两组症状和体征为脱水和神经系统，如淡漠、嗜睡、定向力障碍、幻觉、昏迷和病理征阳性。

（三）乳酸酸中毒

乳酸酸中毒罕有发生，但死亡率高，极为凶险。当糖尿病患者有肾功能不全时，有可能造成双胍类药物在体内蓄积，增加乳酸酸中毒风险。肝肾功能不全的老年糖尿病患者在使用双胍类药物时应警惕乳酸酸中毒。

二、慢性并发症

老年糖尿病的慢性并发症主要包括糖尿病血管病变、糖尿病肾脏病变、糖尿病相关眼病、糖尿病神经病变、糖尿病下肢动脉病变以及糖尿病足等。老年糖尿病患者由于年龄大、病程长，较非老年患者而言，发生慢性并发症的风险更高，病变更重，致残率和致死率也更高。部分患者在诊断糖尿病之前就已经出现了糖尿病的慢性并发症，因此，主动筛查、早期发现和管理十分重要。

（一）老年糖尿病大血管病变

糖尿病大血管病变以动脉粥样硬化为基本病理改变，主要包括心、脑及下肢血管病变，具有症状相对较轻或缺如，但病变范围广泛且严重，治疗困难，预后差等特点。动脉粥样硬化性心血管疾病（atherosclerotic cardiovascular disease，ASCVD）包括动脉粥样硬化所导致的冠心病、脑血管疾病和外周血管疾病，是老年 T2DM 患者致残和致死的主要原因。T2DM 患者的心血管疾病风险是非糖尿病患者的 2 倍以上。年龄本身是 ASCVD 的一个危险因素，ASCVD 是导致非糖尿病老年人残疾和死亡的重要原因。吸烟、超重和肥胖、高血压和血脂异常等均为老年糖尿病患者发生 ASCVD 的重要危险因素。大多数老年糖尿病患者为多种心血管危险因素和 / 或心血管疾病及肾脏疾病同时存在。然而，老年人本身的异质性明显，且临床研究多倾向排除高龄和身体状态不佳的老年糖尿病患者，导致老年糖尿病患者的相关研究数据有限，其 ASCVD 危险因素的管理未形成广泛共识。

老年 T2DM 心脑血管病变的综合防治：多重心血管危险因素共存，加之增龄效应，缺血性心脑血管病变成为老年 T2DM 患者的主要死因，在我国，脑卒中比冠心病危害更大。美国 10 年预防研究和瑞典研究的结果显示，多因素综合质量管理可以降低心脑血管病变的死亡率，甚至获得与正常人群相似的死亡、心肌梗死及脑卒中发生风险。

（二）老年糖尿病微血管病变

1. **糖尿病视网膜病变**　糖尿病视网膜病变（diabetic retinopathy，DR）是糖尿病特有的并发症。糖尿病视网膜病变早期表现为微血管瘤，伴出血，逐渐出现渗出、新生血管及机化物增生，最后导致视网膜脱落及失明。糖尿病视网膜病变在老年人中很常见，且在 60~69 岁患病率最高。据估计，20% 新诊断的 T2DM 患者有视网膜病变，随着糖尿病病程增加，视网膜病变的患病率也上升。在患糖尿病 20~25 年后，80%~90% 的老年人发生视网膜病变。糖尿病视网膜病变的主要危险因素包括糖尿病病程、高血糖、高血压和血脂紊乱等。防治宜严格控制代谢，使血糖尽可能正常。一旦发生视网膜新生血管及毛细血管渗漏，应及早采用激光治疗。

2. **糖尿病肾病**　糖尿病肾病（diabetic nephropathy，DN）是糖尿病的主要慢性并发症之一，尿中检出微量白蛋白是 DN 诊断重要依据，逐渐增多尿白蛋白排出和肾小球滤过率降低，进展为肾病综合征和终末期肾病是 DN 发展的典型特征。DN 所致肾衰竭是需行透析治疗的主要病因，也是糖尿病患者死亡的重要原因之一。老年糖尿病患者约 1/3 合并肾损伤，常为多因素致病。遗传因素、高血压、高血糖、肥胖、高血尿酸及肾毒性药物是老年慢性肾损伤主要影响因素，合并肾损伤老年糖尿病患者中，单纯因糖尿病所致仅占 1/3，高血压影响更大，故选择治疗方法时需考虑病因治疗。

（三）老年糖尿病周围神经病变

糖尿病周围神经病变（diabetic peripheral neuropathy，DPN）是指因糖尿病所致的脑神经、脊神经、远端神经及自主神经病变，是糖尿病最常见的慢性并发症，老年糖尿病患者，特别是有 10 年以上糖尿病病史者约半数以上被累及，其中以远端对称性多发性神经病变（distal symmetrical polyneuropathy，DSPN）最具代表性。DPN 是因长期高血糖及相关代谢异常引起供养区域周围神经缺血性病变、轴索损伤或脱髓鞘性蜕变，致感觉、运动、植物神经神经元功能减弱 - 衰退，出现对应神经调节功能异常。由于老年患者伴有骨关节病变、精神异常、认知障碍等病变，与神经病变症状相互影响，诊断 DPN 时需要综合分析。

（四）老年糖尿病足病

糖尿病足病是糖尿病最严重和治疗费用最高的慢性并发症之一，重者可以导致截肢和死亡。一项对我国 14 省市的 17 家三甲医院的调查显示，2007—2008 年，糖尿病患者占住院慢性溃疡患者的 33%，而 1996 年调查时仅为 4.9%，提示目前我国慢性皮肤溃疡的病因与发达国家相似。新近调查研究发现，我国 50 岁以上的糖尿病患者 1 年内新发足溃疡发生率为 8.1%，治愈后糖尿病足溃疡患者 1 年内新发足溃疡发生率为 31.6%。2010 年一项调查结果显示，我国三甲医院因糖尿病所致截肢占全部截肢的 27.3%，占非创伤性截肢的 56.5%。2012—2013 年调查发现，我国糖尿病足溃疡患者的总截肢 / 趾率降至 19.03%；糖尿病足溃疡患者的年死亡率为 14.4%，而截肢后 5 年的死亡率高达 40%。因此，积极预防和治疗足溃疡可以明显降低截肢率和死亡率。

第五节　老年糖尿病的防控策略

一、防控策略概述

老年糖尿病防控策略是在三级预防策略的基础上进行的，不同阶段的预防策略实施的目标和对象各不同。一级预防的目标是控制 T2DM 的危险因素，预防普通人群中 T2DM 的发生；二级预防的目标是在糖尿病高危人群中早发现、早诊断和早治疗 T2DM 患者，预防确诊患者糖尿病并发症的发生；三级预防的目标是针对已诊断糖尿病患者延缓并发症的进展，降低致残率和死亡率，并改善患者的生存质量。

二、老年糖尿病一级预防

T2DM 一级预防指在一般人群中开展健康教育，提高人群对糖尿病防治的知晓度和参与度，倡导合理膳食、控制体重、适量运动、限盐、戒烟、限酒和心理平衡的健康生活方式，提高社区居民对糖尿病防治的整体认识。为预防和控制肥胖，对于高血压和高血脂患者，要注意配合降压治疗及改善血脂异常。

对于处于糖调节受损（impaired glucose regulation，IGR）阶段的老年人，要经常开展糖尿病及相关代谢疾病科普宣教，提倡健康的生活方式，推动落实全体老年人群定期糖尿病筛查的医疗保险政策，力争早发现异常，早开始管理，降低糖尿病的发病率。

多项随机对照研究显示，糖耐量减低（impaired glucose tolerance，IGT）人群接受适当的生活方式干预可延迟或预防 T2DM 发生。中国大庆研究的生活方式干预组推荐患者增加蔬菜摄入量、减少酒精和单糖摄入量，鼓励超重或肥胖患者（BMI > 25kg/m^2）减轻体重，增加日常活动量，每天进行至少 20 分钟的中等强度活动；生活方式干预 6 年，可使 30 年随访时累计发生 T2DM 的风险下降 39%，T2DM 发病中位时间推迟 3.96 年。芬兰糖尿病预防研究（Finnish Diabetes Prevention Study，DPS）的生活方式干预组建议进行个性化的饮食和运动指导，每天至少进行 30 分钟有氧运动和阻力锻炼，目标是体重减少

5%，脂肪摄入量＜总热量 30%；该研究平均随访 7 年，T2DM 的风险降低了 43%。美国预防糖尿病计划（US Diabetes Prevention Program，DPP）研究的生活方式干预组推荐患者摄入脂肪含量＜ 25% 的低脂饮食，如果体重减轻未达到标准，则进行热量限制；生活方式干预组中 50% 患者体重减轻了 7%，74% 患者可以坚持每周至少 150 分钟中等强度运动；生活方式干预 3 年可使 IGT 进展为 T2DM 的风险下降 58%。随访累计达 15 年后，生活方式干预预防 T2DM 益处仍然存在。在其他国家 IGT 患者中开展的研究也同样证实了生活方式干预预防 T2DM 发生的有效性。

三、老年糖尿病二级预防

T2DM 二级预防是指在高危人群中开展糖尿病筛查、及时发现糖尿病、及时进行健康干预等，在已诊断患者中预防糖尿病并发症的发生。在全国糖尿病调查中，30% 的老年糖尿病患者和约半数新诊断的糖尿病患者以前处于未知状态，首次因并发症就诊的现象很普遍。约 2/3 进入老年后罹患糖尿病者均有机会早起步优化血糖管理，减少并发症的危害。积极促进三级医疗机构共同筛查和管理糖尿病患者，完善互联网的信息获取，增强机构与医保机构的联合监管，提高患者的知晓率、治疗率、达标率和自我管理水平，有效减少糖尿病并发症的发生和发展，维护心、脑和肾脏器官的功能。

四、老年糖尿病三级预防

T2DM 三级预防是指延缓 T2DM 患者并发症的进展，降低致残率和死亡率，从而改善生活质量，延长寿命。

强化血糖控制可以降低早期的糖尿病微血管病变（如非增殖期视网膜病变、微量白蛋白尿等）进一步发展的风险。但在糖尿病病程较长、年龄较大且具有多个心血管危险因素或已经发生过心血管疾病的人群中，强化血糖控制对降低心血管事件和死亡发生风险效应较弱。相反，控制糖尿病心血管风险行动（Action to Control Cardiovascular Risk of Diabetes，ACCORD）研究还显示，在上述人群中，强化血糖控制与该人群的全因死亡风险增加有关。临床有充分的研究证据表明，在已经发生过心血管疾病的 T2DM 患者中，应采用降压、调脂或阿司匹林的联合治疗，以降低 T2DM 患者复发心血管事件和死亡的风险。

对于糖尿病病程较长、老年、已经发生过心血管疾病的 T2DM 患者，应依据分层管理的原则，继续采取降糖、降压、调脂（主要是降低低密度脂蛋白胆固醇）和应用阿司匹林治疗等综合管理措施，降低心血管疾病、微血管并发症及死亡的风险。

（沈　冲）

参考文献

[1] 中国老年 2 型糖尿病防治临床指南编写组，中国老年医学学会老年内分泌代谢分会，中国老年保健医学研究会老年内分泌与代谢分会 . 中国老年 2 型糖尿病防治临床指南 (2022 年版)[J]. 中华内科杂志，2022，61(1):12-50.

[2] 中华医学会糖尿病学分会 . 中国 2 型糖尿病防治指南 (2020 年版)[J]. 中华糖尿病杂志，2021，13(4):315-409.

[3] 国家老年医学中心，中华医学会老年医学分会，中国老年保健协会糖尿病专业委员会 . 中国老年糖尿病诊疗指南 (2021 年版)[J]. 中华老年医学杂志，2021，40(1):1-33.

[4] 中华医学会糖尿病学分会神经并发症学组 . 糖尿病神经病变诊治专家共识 (2021 年版)[J]. 中华糖尿病杂志，2021，13(6):540-557.

[5] 陈燕燕，王金平，安雅莉，等 . 生活方式干预对糖尿病前期人群心脑血管事件和死亡的影响：大庆糖尿病预防长期随访研究 [J]. 中华内科杂志，2015，54(1):13-17.

[6] PAN X R，YANG W Y，LI G W，et al. Prevalence of diabetes and its risk factors in China，1994. national diabetes prevention and control cooperative group [J]. Diabetes care，1997，20(11): 1664-1669.

[7] YANG W，LU J，WENG J，et al. Prevalence of diabetes among men and women in China [J]. N Engl J Med，2010，362(12): 1090-1101.

[8] SUN H，SAEEDI P，KARURANGA S，et al. IDF diabetes Atlas: global，regional and country-level diabetes prevalence estimates for 2021 and projections for 2045 [J]. Diabetes Research and Clinical Practice，2022，183: 109119.

[9] SINCLAIR A，SAEEDI P，KAUNDAL A，et al. Diabetes and global ageing among 65-99-year-old adults: findings from the international diabetes federation diabetes Atlas，9(th) edition [J]. Diabetes Research and Clinical Practice，2020，162: 108078.

[10] WILLIAMS R，KARURANGA S，MALANDA B，et al. Global and regional estimates and projections of diabetes-related health expenditure: results from the international diabetes federation diabetes Atlas，9th edition [J]. Diabetes Research and Clinical Practice，2020，162: 108072.

[11] XIA M，LIU K，FENG J，et al. prevalence and risk factors of type 2 diabetes and prediabetes among 53，288 middle-aged and elderly adults in China: a cross-sectional study [J]. Diabetes Metab Syndr Obes，2021，14: 1975-1985.

[12] SONG P，YU J，CHAN K Y，et al. Prevalence, risk factors and burden of diabetic retinopathy in China: a systematic review and meta-analysis [J]. Journal of Global Health, 2018, 8(1): 010803.

[13] SAEEDI P，SALPEA P，KARURANGA S，et al. Mortality attributable to diabetes in 20-79 years old adults，2019 estimates: results from the international diabetes federation diabetes Atlas，9(th) edition [J]. Diabetes Research and Clinical Practice，2020，162: 108086.

[14] NYAGA D M，VICKERS M H，JEFFERIES C，et al. The genetic architecture of type 1 diabetes mellitus

[J]. Molecular and Cellular Endocrinology，2018，477: 70-80.

[15] FALL T，XIE W，POON W，et al. Using genetic variants to assess the relationship between circulating lipids and type 2 diabetes [J]. Diabetes，2015，64(7): 2676-2684.

老年慢性阻塞性肺疾病

慢性阻塞性肺疾病（chronic obstructive pulmonary disease，COPD）（以下简称"慢阻肺"）是一种常见的慢性气道疾病，其特征是持续存在的气流受限，并伴有相应的慢性咳嗽、咳痰以及呼吸困难等呼吸系统症状。肺功能检查是诊断慢阻肺的主要依据。慢阻肺的病理学改变包括气道病变和/或肺泡异常。在病理生理学方面，慢阻肺患者气流受限，气体交换异常，可伴有黏液高分泌和纤毛功能失调，严重者可发展为肺动脉高压和肺源性心脏病。尽管发病机制尚不完全明确，但慢阻肺与吸入有害颗粒或气体引起的肺部和全身炎症反应有关。目前已经明确了一系列危险因素，为慢阻肺防控提供了基础。随着年龄的增长，人们的肺功能逐渐下降，老年人是慢阻肺的易感人群，患病率高。同时，老年患者常合并其他基础疾病，更容易发生急性加重等不良事件，造成严重的疾病负担。有效预防和管理慢阻肺疾病对提高老年人生活质量和改善预后均具有重要意义。

第一节　老年慢阻肺的流行特征

一、全球老年慢阻肺的流行特征

慢阻肺在全世界高度流行，患病率和死亡率居高不下，已成为重要的公共卫生问题。随着各国人口预期寿命的延长和老年人口占比的增加，预计未来几十年慢阻肺的患病率仍将继续上升。慢阻肺的早期症状通常不明显，存在着诊断不足的问题。为了比较准确地估计慢阻肺的患病率，需要在人群中实施肺功能检查。根据"慢性阻塞性肺疾病全球创议"（Global Initiative for Chronic Obstructive Lung Disease，GOLD）的标准，现有的流行病学研究多采用支气管扩张后的第 1 秒用力呼气容积（forced expiratory volume in one second，FEV_1）和用力肺活量（forced vital capacity，FVC）的比值小于 0.70 作为慢阻肺的诊断标准。

（一）时间分布

根据系统综述和 Meta 分析，1990 年全球 30 岁以上人群慢阻肺患病率估计为 10.7%（2.27 亿人），2010 年为 11.7%（3.84 亿人），20 年间患者人数增加了 68.9%。慢阻肺在全球死因顺位中仅次于缺血性心脏病和脑卒中，位列第三。根据 2019 年全球疾病负担（global burden of disease，GBD）数据，全世界因慢阻肺死亡的人数达到 328.1 万，死亡率为 42.4/10 万。由于发展中国家吸烟率的持续升高和发达国家人口老龄化的加快，未来 40 年，全球每年由慢阻肺导致的死亡人数将呈上升趋势，世界卫生组织（World Health Organization，WHO）预测，到 2060 年，慢阻肺以及相关疾病每年将导致 540 万人死亡。

慢阻肺不仅会导致过早死亡，还会造成伤残，影响患者的生活质量。在全球范围，因慢阻肺导致的伤残调整寿命年（disability-adjusted life year，DALY）呈上升趋势。2005 年，慢阻肺在导致 DALY 的疾病中排在第 8 位，自 2013 年以来，它已上升到第 5 位。GBD 数据显示，2019 年慢阻肺导致的 DALY 达到 74 432 千人年，其中有 26.7% 是伤残引起的健康寿命损失年（years lived with disability，YLD）。

（二）地区分布

慢阻肺的流行情况在不同国家和地区间存在明显差异，中低收入国家的患病率高于高收入国家。研究表明，2019 年西太平洋地区的慢阻肺患者最多，达到 1.37 亿人；而东地中海地区的慢阻肺患者最少，共 0.23 亿人。慢阻肺患者人数最多的 10 个国家及其 30 岁以上人群患病率分别为：中国（12.0%）、印度（10.9%）、印度尼西亚（13.6%）、美国（8.3%）、孟加拉国（13.6%）、日本（11.7%）、巴基斯坦（10.2%）、俄罗斯（8.5%）、越南（12.1%）和德国（11.6%）。全球 80% 以上的慢阻肺死亡发生在中低收入国家。

（三）人群分布

1. **年龄** 肺功能在 20 ～ 25 岁会达到高峰，其后随年龄增长而下降（图 3-5-1）。与衰老相关的肺部结构和功能的变化会增加个体对外界暴露因素的易感性，使老年人成为慢阻肺的高危人群。流行病学研究表明，慢阻肺患病率随着年龄增加而上升。2019 年，全球 60 ～ 64 岁、65 ～ 69 岁、70 ～ 74 岁和 75 ～ 79 岁人群慢阻肺的患病率分别为 15.8%、19.5%、23.4% 和 27.8%。

2. **性别** 男性慢阻肺患病率显著高于女性，可能主要与吸烟率有关。2019 年，全球

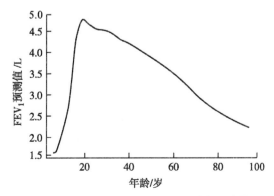

图 3-5-1　FEV_1 随年龄增加的自然变化趋势

30 岁以上男性慢阻肺的患病率为 14.1%，女性患病率为 6.5%，在各个年龄组中，男性患病率约为女性的 2 倍；全球慢阻肺共有男性 2.67 亿人，女性 1.24 亿人。

二、我国老年慢阻肺的流行特征

（一）时间分布

我国人群的慢阻肺患病率大型抽样调查最早实施于 2002—2004 年，样本来自七个省市，结果显示 40 岁以上人群患病率为 8.2%（男性 12.4%，女性 5.1%）。基于 2000—2014 年间我国各地区的研究进行的 Meta 分析估计，慢阻肺的患病率为 9.9%（男性 13.0%，女性 5.8%）。2012—2015 年在我国十个省市进行的中国成人肺部健康研究（China pulmonary health study，CPH）发现，40 岁以上人群的慢阻肺患病率为 13.7%，20 岁以上人群的患病率为 8.6%，由此估算我国现有患者人数接近 1 亿人。2014—2015 年，中国疾病预防控制中心开展的另一项全国横断面调查发现，40 岁以上人群的慢阻肺患病率为 13.6%（男性为 19.0%，女性为 8.1%）。通过历次患病率调查可以看出，近 20 年间我国的慢阻肺患病率呈上升趋势，这可能与我国人口预期寿命的延长和老年人口的增加有关。

慢阻肺是我国仅次于脑卒中和缺血性心脏病之后的第三大死因，2019 年我国有 103.7 万人死于慢阻肺，占全世界所有慢阻肺死亡人数的 31.6%，死亡率高于全球平均水平。从长期变化趋势来看，1990—2019 年间我国慢阻肺死亡人数和死亡率呈逐年下降趋势（图 3-5-2），标化死亡率从 1990 年的 217.9/10 万下降至 2019 年的 65.2/10 万，这可能与居民

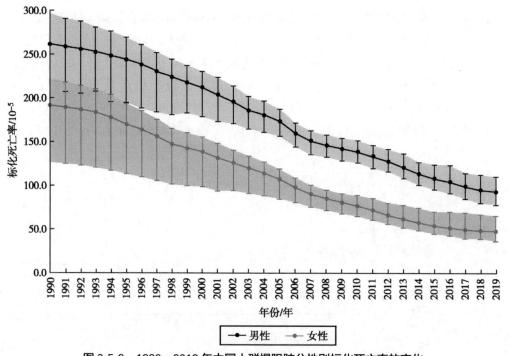

图 3-5-2　1990—2019 年中国人群慢阻肺分性别标化死亡率的变化

经济条件和营养状况改善、危险因素暴露减少，以及医疗水平提高有关。2019 年，中国因慢阻肺导致的 DALY 为 19 923 千人年，占全世界的四分之一以上。慢阻肺是导致我国 DALY 的第三大原因，仅次于脑卒中和缺血性心脏病。尽管慢阻肺所致 DALY 自 1990 年至今呈下降趋势，但主要是由于因早死所致的寿命损失年（years of life lost，YLL）下降，而 YLD 则呈上升趋势（图 3-5-3），说明慢阻肺所致伤残问题需要重点关注。

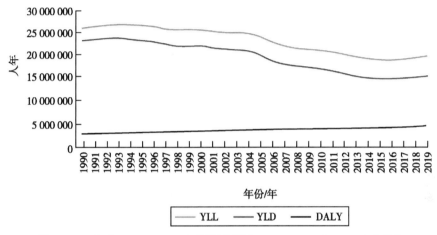

图 3-5-3　中国 1990—2019 年慢阻肺所致 DALY、YLL 和 YLD 变化趋势

慢阻肺还会导致沉重的经济负担。研究表明，住院以及相关药物治疗是慢阻肺直接医疗费用的主要组成部分；慢阻肺导致的误工和过早退休则是产生间接费用的主要原因。急性加重期住院导致的费用在慢阻肺费用中占比最大，近期在我国北京的研究表明，居民慢阻肺急性加重期的人均住院费用呈上升趋势，2017 年达到 3.1 万元，人口老龄化是导致这种趋势的重要因素之一。

（二）地区分布

从地区分布来看，我国西南部省份人群的慢阻肺患病率较高，特别是重庆市（18.7%）和四川省（25.4%）；而华中和华南地区人群患病率较低。农村人群的患病率高于城市人群。我国慢阻肺死亡率的地区分布与患病率相似，重庆市、四川省、云南省、贵州省等西南省份的慢阻肺死亡率最高，而东北和华北地区的死亡率最低；农村地区的死亡率高于城市地区。

（三）人群分布

1. **年龄**　我国慢阻肺的患病率随年龄的增加而上升，最新的 2 项横断面调查结果表明，我国 60 岁以上老年人中有超过五分之一的肺功能达到慢阻肺诊断标准（表 3-5-1）。慢阻肺的疾病负担也随着年龄逐渐增加，老年人群的负担最为严重。我国因慢阻肺死亡的人群以老年人为主，2019 年死于慢阻肺的人群中，70 岁以上的占 84.4%。

2. **性别** 与全球分布特征相同，我国慢阻肺的患病率和死亡率都是男性高于女性。2014—2015 年，我国 40 岁以上男性慢阻肺的患病率为 19.0%，女性患病率为 8.1%；70 岁以上老年男性慢阻肺的患病率为 42.3%，女性患病率为 18.5%。2019 年 GBD 数据显示，我国男性和女性慢阻肺的死亡率分别为 93.4/10 万和 48.4/10 万。

表 3-5-1　中国不同年龄人群慢阻肺患病率

单位:%(95%*CI*)

年龄 / 岁	2002—2004 年调查	2012—2015 年调查	2014—2015 年调查
20 ~ 29	—	1.4 (0.7 ~ 2.8)	—
30 ~ 39	—	3.0 (1.9 ~ 4.5)	—
40 ~ 49	2.3 (1.9 ~ 2.6)	5.1 (3.8 ~ 6.7)	6.5 (5.3 ~ 7.7)
50 ~ 59	5.0 (4.5 ~ 5.5)	11.1 (9.1 ~ 13.4)	12.7 (11.1 ~ 14.3)
60 ~ 69	11.7 (10.8 ~ 12.7)	21.2 (17.9 ~ 25.0)	21.2 (18.7 ~ 23.8)
≥ 70	20.4 (19.0 ~ 21.7)	35.5 (29.9 ~ 41.5)	29.9 (25.8 ~ 34.1)
总计	8.2 (7.9 ~ 8.6)	20 岁以上:8.6 (7.5 ~ 9.9) 40 岁以上:13.7 (12.1 ~ 15.5)	13.6 (12.0 ~ 15.2)

第二节　老年慢阻肺的危险因素

慢阻肺是一种受遗传和环境共同影响的复杂疾病，没有单一的和特异性强的明确病因。遗传因素在慢阻肺的发生和发展中扮演重要角色，并会影响成年早期肺功能最大值以及个体对有害暴露的易感性。许多环境暴露和不健康的生活方式已被证明是慢阻肺的危险因素，这些危险因素主要与吸入空气中的有害物质有关，包括吸烟、被动吸烟、室内及室外空气污染以及职业暴露等。除了呼吸系统受损，慢阻肺还涉及系统性炎症等全身变化，研究表明膳食营养、体重及体脂等因素与慢阻肺的风险之间存在关联。此外，呼吸道感染史、哮喘病史和儿童时期的肺部发育等也与慢阻肺的风险有关。不断加深对慢阻肺病因的认识是有效预防与治疗的重要基础。

一、不可改变的危险因素

肺功能和慢阻肺有家族聚集性，据家系研究和双生子研究估计，约 40% ~ 60% 的肺功能变异可由遗传解释。连锁分析发现染色体 2q 和 8p 区域与气流受限表型有关，说明存在影响慢阻肺发病风险的基因。

1. **候选基因研究**　基于一般人群的关联分析可以更加精细地定位易感基因，早期的关联研究多采用候选基因策略，关注已知的与慢阻肺致病机制相关的基因位点，例如蛋白酶 - 抗蛋白酶、氧化 - 抗氧化、炎症等通路。目前最为明确的慢阻肺易感基因是 SERPINA1，编码 α1- 抗胰蛋白酶（α1-antitrypsin，AAT），属于丝氨酸蛋白酶抑制剂家族。该基因缺陷会造成蛋白酶 - 抗蛋白酶失衡，无法对抗丝氨酸蛋白酶对肺泡壁的破坏作用，容易发展为肺气肿和慢阻肺。类似的候选基因还有基质金属蛋白酶（matrix metalloproteinase，MMP）家族基因，如 MMP12。氧化 - 抗氧化失衡机制相关的候选基因包括编码谷胱甘肽硫转移酶（glutathione S-transferases，GST）、胞外超氧化物歧化酶（superoxide dismutase，SOD）、微粒体环氧化物水解酶（microsomal epoxide hydrolase，mEH）和血红素加氧酶 1（heme oxygenase-1，HO-1）的基因，这些酶具有清除活性氧、抑制氧化应激的作用。与炎症相关的候选基因主要包括肿瘤坏死因子 α（tumor necrosis factor-α，TNFα）基因、转化生长因子 β1（transforming growth factor-beta 1，TGFβ1）基因、维生素 D 结合蛋白基因（group-specific component，GC）和白细胞介素（interleukin，IL）基因。

2. **肺功能的全基因组关联分析**　随着基因芯片技术的发展，全基因组关联分析（genome wide association study，GWAS）已成为定位复杂疾病易感基因的常用方法。最早的肺功能 GWAS 基于美国弗明翰心脏研究队列，在染色体 4q31 区域发现阳性信号。随着样本量扩大，越来越多效应微弱的单核苷酸多态性（single nucleotide polymorphism，SNP）位点得以被发现。2009 年，欧美多个中小型研究联合组成了大型协作组，总样本量达到 5 万余人，陆续发现了 *GPR126*、*ADAM19*、*AGER*、*FAM13A*、*TNS1*、*GSTCD*、*HTR4* 和 *THSD4* 等多个与肺功能有关的独立位点。英国生物银行（UK biobank，UKB）的样本量达到 50 万，使新发现的阳性位点数量成倍增加。2019 年基于 UKB 的肺功能 GWAS 共发现 279 个阳性位点，其中 139 个是新发现的位点，这些位点涉及 107 个可能的易感基因，富集于弹性纤维、纤毛形成以及细胞外基质通路。这些已发现的阳性位点总共可以解释 FEV_1/FVC 总遗传度（按 40% 计算）的 13.1%。

3. **慢阻肺患病的全基因组关联分析**　国际慢阻肺遗传学协作组（the International COPD Genetics Consortium，ICGC）整合了全世界 20 多个研究，使用统一的肺功能标准来定义慢阻肺病例和对照。2019 年，研究者结合 ICGC 和 UKB 开展了迄今为止最大规模的慢阻肺 GWAS 研究，共纳入了 257 811 名研究对象，其中包含 35 735 病例。该研究共发现了 82 个符合全基因组显著性标准的位点，其中包括 35 个新位点。结果表明，肺部的早期发育通路在慢阻肺的发展中扮演重要作用，这与以往关于肺功能表型的研究结果一致，表明遗传因素可能通过影响儿童和青少年时期的肺功能发育来影响未来的慢阻肺风险。此外，还发现细胞外基质、细胞黏着和弹性蛋白微纤维相关的基因通路，如介导细胞 - 基质相互作用的整合素家族基因（*ITGA1*、*ITGA2*、*ITGA8*）、整合素配体基因（nephronectin，*NPNT*）以及基质蛋白基因（*MFAP2*、*ADAMTSL3*）。

二、可改变的危险因素

（一）生活方式

1. **吸烟** 吸烟是慢阻肺最主要的危险因素。在 20 世纪 70 年代，英国的 Fletcher 和 Peto 通过随访研究发现，吸烟者的肺功能随年龄的增长加速下降，而早期戒烟者的肺功能下降速度减缓。这项研究揭示了成年人肺功能的发展轨迹，描绘了慢阻肺发展的自然史，并提示吸烟可能增加慢阻肺的风险。此后，大量流行病学证据表明，吸烟与慢阻肺发生风险升高有关，系统综述与 Meta 分析估计，曾经吸烟者的风险是从未吸烟者的 2.9 倍，而且吸烟开始越早，吸烟量越大，发病风险越高，并呈剂量反应关系。吸烟的致病机制主要是烟草燃烧释放有害物质进入呼吸道，引起支气管和肺泡的炎症反应。香烟烟雾还含有活性氧，会加重气道炎症。吸烟同时会破坏呼吸道防御机制，使患者更易发生感染，间接引起慢阻肺的发生及病情加重。与吸烟的致病机制类似，被动吸烟也是慢阻肺的危险因素，而且被认为是非吸烟人群和女性人群发生慢阻肺的重要原因之一。

2. **膳食与营养** 膳食营养因素在慢阻肺发病中的作用正在受到越来越多关注，这可能为预防慢阻肺提供新的视角。氧化应激是慢阻肺发生的机制之一，也是已知的膳食营养因素影响慢阻肺风险的主要通路。研究表明，抗氧化物质含量高的食物如新鲜蔬菜、水果具有保护作用，而摄入腌制肉类则是慢阻肺的危险因素。鱼类食物中的 ω-3 多不饱和脂肪酸具有调控肺部炎症反应的作用，能降低慢阻肺风险。在上述单一种类膳食研究的基础上，研究者进一步探究可以预防慢阻肺的健康膳食模式。美国一项队列研究采用主成分分析方法，发现多摄入水果、蔬菜和鱼类的膳食模式可以降低男性和女性的慢阻肺发病风险，而多摄入精制谷物、腌制红肉、甜点和炸薯条的膳食模式可增加男性发病风险。

3. **体重控制** 体重和体脂分布与多种主要慢性病密切相关，控制体重是健康生活方式的一个重要组成部分。低体重指数与慢阻肺的发病有关，流行病学证据表明，体重过低是慢阻肺的危险因素，吸烟和 BMI 对慢阻肺存在着交互作用。对于慢阻肺患者，BMI 下降与急性加重和死亡风险升高有关。腹部脂肪与全身炎症反应有关，也可能是慢阻肺的危险因素，腰围是简便、常用的反映腹部脂肪蓄积的指标。横断面研究和纵向研究均发现腰围与肺功能呈负向关联；大样本前瞻性队列研究发现，在控制 BMI 后，腰围过高者发病风险增加，提示中心型肥胖可能是慢阻肺的独立危险因素。

（二）环境暴露

1. **室内空气污染** 固体燃料燃烧会释放颗粒物、一氧化碳、氮氧化物、硫氧化物和多环芳烃等多种物质，导致室内空气污染。固体燃料的使用广泛存在于发展中国家，特别是农村地区。大量横断面研究和病例对照研究发现，使用固体燃料者的慢阻肺患病率升高。我国的前瞻性队列研究表明，使用煤或柴等固体燃料做饭和取暖是慢阻肺发病的危险因素。在我国云南的一项干预研究发现，改进农村居民的燃料种类和改善厨房通风可以有效降低慢阻肺发病风险。综合以往各类研究证据，室内空气污染被认为是比较明确的环境相关危险因素，而且是不吸烟女性发生慢阻肺的重要原因。

2. 大气污染　大气污染与慢阻肺的发病风险有关，吸入的空气污染物对支气管黏膜有刺激和细胞毒性作用。前瞻性研究发现，大气污染会影响童年和青年时期的肺功能发育，大气污染物中的颗粒物、臭氧和二氧化氮等成分会引起炎症和增加气道反应性。系统综述结果表明，长期暴露于细颗粒物和二氧化氮与慢阻肺的发病风险增加有关。我国研究证据表明，短期暴露于空气污染物与慢阻肺急性加重住院风险相关，女性和 65 岁以上老年人更为易感。

3. 职业暴露　工作过程中暴露于各种有害气体、烟雾以及粉尘也是慢阻肺的危险因素。中国和欧美的大规模调查研究都表明，职业与慢阻肺的患病率相关。纵向研究发现，在矿工、混凝土工人、纺织工人、电焊工等人群中，职业暴露与慢阻肺风险之间存在关联。动物实验发现暴露于煤尘、硅尘和二氧化硫等会引起气流受限和气管炎。据估计，14% 的慢阻肺可归因于职业暴露。

（三）基础疾病

老年慢阻肺患者往往同时患有其他基础疾病，有些合并症的发生独立于慢阻肺发生，而有些则与慢阻肺有关；此外，共同的危险因素也可能导致共患疾病。合并症会影响患者的预后，需要进行恰当的评估和管理。

1. 心血管疾病　慢阻肺和心血管疾病有一系列共同的危险因素，如吸烟、高年龄和不健康的生活方式等，气流受限本身也是多种心血管疾病的独立危险因素，因此心血管疾病是慢阻肺常见且重要的合并症，主要包括缺血性心脏病、心力衰竭、心律失常、高血压和周围血管疾病。合并心血管疾病的慢阻肺患者住院和死亡风险增加，约 40% 轻或中度慢阻肺患者死于心血管疾病。

2. 骨质疏松　骨质疏松是慢阻肺的主要合并症之一，与肺气肿、低体重指数和低去脂体重有关。慢阻肺患者骨密度较低、容易发生骨折。骨质疏松与不良健康状况和预后相关，但在临床上常诊断不足。

3. 焦虑和抑郁　焦虑和抑郁常发生于年轻患者、女性、吸烟者、低 FEV_1 者、有咳嗽症状者、圣乔治呼吸问卷得分较高者，以及有心血管疾病史者。合并焦虑和抑郁均与慢阻肺患者的不良预后结局有关。

4. 认知功能损害　慢阻肺患者中约 32% 患有认知功能损害，且不同气流受限严重程度的患者均有可能发生。合并认知功能损害的患者日常生活能力降低，健康状况下降，住院风险增加，且急性加重的住院天数增加。

5. 糖尿病　慢阻肺患者常合并代谢综合征和糖尿病，据估计，代谢综合征的患病率可达 30%。慢阻肺患者的炎症反应和激素治疗的副反应都会导致糖尿病的风险增加。糖尿病是慢阻肺进展和预后的危险因素，可能的机制包括高血糖对肺部的直接损害、炎症反应以及对细菌感染的易感性增加。

第三节 老年慢阻肺的防控策略

慢性呼吸系统疾病的防治已被列为《健康中国行动（2019—2030 年）》的重大行动之一。慢阻肺是最主要的一种慢性呼吸系统疾病，它严重影响了中老年患者的预后和生活质量。慢阻肺的预防应遵循三级预防的原则：一级预防包括对危险因素的干预，如戒烟、减少接触生物燃料及空气污染、预防职业性暴露等；二级预防包括对慢阻肺高危人群进行早期筛查，发现早期病变者，实现早发现、早诊断和早治疗；三级预防包括对慢阻肺患者进行集束化管理，进行健康教育、用药指导和戒烟干预等，以提高患者的生存质量，减缓病情的进展。

一、一级预防

（一）健康宣教

慢阻肺是一种可以预防和控制的慢性病。相比于心血管疾病、糖尿病和恶性肿瘤等慢性病，居民对慢阻肺的了解还比较少，对其流行性和危险性缺乏充分的认知。应对人群进行充分的健康宣教，强调慢阻肺的危险因素，改善不良生活习惯，减少有害暴露。

（二）控烟

控烟是预防慢阻肺的有效手段。我国现有吸烟者 3 亿以上，吸烟和二手烟暴露导致的健康危害极大。我国于 2003 年签署了《世界卫生组织烟草控制框架公约》，并于 2006 年1 月正式生效。控烟行动主要包括以下几方面：在个人和家庭层面，提倡早戒烟，创建无烟家庭，维护无烟环境。在社会层面，提倡无烟文化，开展控烟宣传；鼓励单位出台室内无烟规定，充分发挥居委会和社会组织的作用，落实控烟政策。在政府层面，实现室内公共场所、室内工作场所和公共交通工具内全面禁烟，强化监督执法；推进采取税收和价格调节等综合手段控烟；加大宣传力度，完善烟草警示内容和形式；建立完善戒烟服务体系，推广简短戒烟干预和烟草依赖疾病诊治；加强各级专业机构控烟工作，建立监测评估系统。

（三）减少空气污染暴露

吸入雾霾和化工废气等空气污染物会增加慢阻肺的发生和急性加重风险，因此个体应尽可能远离空气污染严重的区域；遇到雾霾天气或其他空气污染严重的天气应尽可能居家，减少户外活动；如不可避免进入空气污染区域，应及时佩戴口罩或其他个体防护设备。在政府层面，应大力开展大气污染治理，改善空气质量。2013 年"大气十条"实施以来，我国颗粒物、二氧化硫和一氧化碳浓度显著下降（图 3-5-4），由空气污染导致的慢阻肺急性加重和死亡数显著下降。

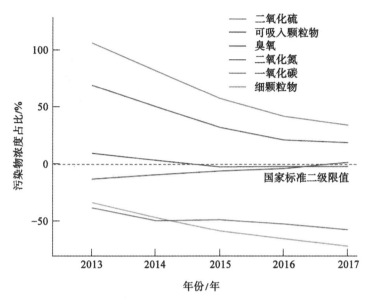

图3-5-4　2013—2017年我国74个城市6种污染物水平变化趋势

（四）减少生物燃料暴露

在发展中国家，特别是农村地区，木材、动物粪便和农作物残梗等生物燃料常被用于室内烹饪和取暖，如果通风条件不好，可能会引起室内空气污染，增加慢阻肺的风险。因此，对于老年人，尤其是已经出现肺功能衰退的患者，应尽可能减少生物燃料的接触，选择清洁能源作为替代，如天然气、沼气和电等；如果无法替换燃料，应改进炉灶，增强通风，以降低个体暴露水平。

（五）减少职业暴露

从事矿工、隧道施工、谷物运输、棉纺、造纸等工种的高危人群应加强职业保护，进入工作区域时佩戴专业防护设备，以减少有害气体或粉尘暴露量。2005年，国际劳工组织将职业性慢阻肺列入推荐职业病目录。我国在2011年发布了职业性慢阻肺诊断标准，并于2013年正式将刺激性物质致慢阻肺列入我国职业病目录。

二、二级预防

慢阻肺在老年人群中高度流行，但存在严重的诊断不足问题，且患者知晓率低。根据我国的横断面调查结果，慢阻肺患者中仅有12%既往有过肺功能诊断，仅有2.6%知晓自己患有慢阻肺。并且随着老年人的自然衰老，活动能力和身体功能自然下降，难以将慢阻肺的早期表现与正常的老年性改变区别开来，进一步降低了老年患者的疾病早期诊断率，导致错过早期干预的时机。

慢阻肺二级预防的目的是早诊断和早干预，而肺功能检查是筛查慢阻肺的有效方法。

对于出现明显症状或有危险因素暴露的高危人群则应进行肺功能筛查，在老年人群中进行慢阻肺筛查能提高早期检出率，实现早期干预，有利于远期预后，并能显著降低患者生活负担和因住院导致的额外医疗支出，同时减轻医保支付压力。当老年人出现活动后气短、呼吸困难、慢性咳嗽、咳痰等症状中的任意一个或反复下呼吸道感染，或存在下表（表3-5-2）中任一项重要的危险因素时均应考虑慢阻肺的诊断，并进一步行肺功能测定以明确诊断。老年患者的自然衰老导致生理退化，可能会导致过度诊断的情况，但与漏诊带来的风险相比，由此带来的诊断和治疗的风险是有限的。因此，建议对老年患者进行积极的干预，以期获得更好的结局。

表 3-5-2　慢阻肺的危险因素

分类	重要危险因素	可能危险因素
环境因素	吸烟、接触职业粉尘及有毒有害化学气体、接触生物燃料、长期被动吸烟、长期居住在空气污染严重地区	肺发育不良、低出生体重、婴幼儿时期反复下呼吸道感染
宿主因素	α1-抗胰蛋白酶缺乏	气道高反应性、直系亲属慢阻肺家族史

我国《"十四五"国民健康规划》提出，要实施慢性病综合防控策略，提升呼吸系统疾病早期筛查和干预能力。根据"健康中国行动"目标，到 2022 年和 2030 年，40 岁及以上居民慢阻肺知晓率应分别达到 15% 以上和 30% 以上；40 岁及以上人群或慢性呼吸系统疾病高危人群要每年检查肺功能 1 次。为实现这一目标，社会和政府将采取以下行动：将肺功能检查纳入 40 岁及以上人群的常规体检内容；推行高危人群首诊测量肺功能，发现疑似慢阻肺患者及时提供转诊服务；落实分级诊疗制度，为慢阻肺高危人群提供筛查干预、诊断、治疗等全程防治和管理服务，提高基层慢阻肺早诊早治率。

三、三级预防

三级预防是对已确诊慢阻肺的患者，采取积极有效的临床措施，以及各种干预和功能训练，减轻当前症状，促进功能恢复，改善病人的生活质量；减缓疾病进展，预防合并症和后遗症的发生，降低急性加重特别是再住院风险。

（一）老年慢阻肺患者稳定期管理

基于全面评估的老年慢阻肺循环管理模式如图 3-5-5 所示，不仅重视慢阻肺疾病的影响，同时将患者作为整体，建立包括合并症在内的多学科评估的循环管理模式。

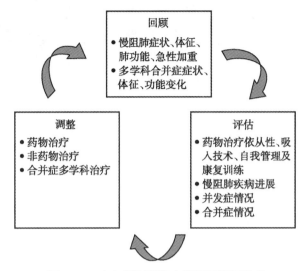

图 3-5-5　老年慢阻肺稳定期循环管理模式

1. **稳定期**　老年慢阻肺稳定期的药物治疗应遵循个体化治疗原则：综合考虑疾病严重程度、急性加重的风险、合并症、肝肾功能、药物副作用、药物可及性和治疗费用、患者对药物的治疗反应、吸入装置的性能、患者对吸入装置的偏好等，权衡利弊风险，制订个体化治疗方案（图 3-5-6）。我国慢阻肺稳定期常用吸入治疗的药物见表 3-5-3。老年患者肝肾功能减退，常合并有慢性基础疾病，易出现药物不良反应，需要特别关注。

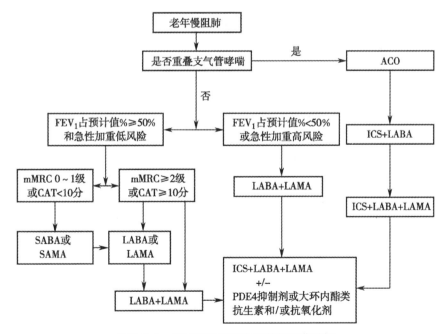

图 3-5-6　老年慢阻肺稳定期药物治疗选择

表 3-5-3　慢阻肺稳定期常用吸入治疗药物汇总

药物名称	吸入剂类型	起效时间 /min	维持时间 /h	雾化制剂
β₂ 受体激动剂				
短效 β₂ 受体激动剂（SABA）				
左旋沙丁胺醇	压力定量气雾剂	1 ~ 3	6 ~ 8	√
沙丁胺醇	压力定量气雾剂	1 ~ 3	4 ~ 6	√
特布他林	压力定量气雾剂	1 ~ 3	4 ~ 6	√
长效 β₂ 受体激动剂（LABA）				
茚达特罗	干粉吸入剂	< 5	24	
抗胆碱能药物				
短效抗胆碱能药物（SAMA）				
异丙托溴铵	压力定量气雾剂	5	6 ~ 8	√
长效抗胆碱能药物（LAMA）				
噻托溴铵	干粉吸入剂，软雾吸入剂	< 30	24	
格隆溴铵	干粉吸入剂	< 5	24	
LABA+LAMA				
福莫特罗 / 格隆溴铵	压力定量气雾剂	< 5	12	
茚达特罗 / 格隆溴铵	干粉吸入剂	< 5	24	
维兰特罗 / 乌镁溴铵	干粉吸入剂	5 ~ 15	24	
奥达特罗 / 噻托溴铵	软雾吸入剂	< 5	24	
LABA+ 吸入性糖皮质激素（ICS）				
福莫特罗 / 布地奈德	干粉吸入剂	1 ~ 3	12	
福莫特罗 / 倍氯米松	压力定量气雾剂	1 ~ 3	12	
沙美特罗 / 氟替卡松	压力定量气雾剂，干粉吸入剂	15 ~ 30	12	
维兰特罗 / 糠酸氟替卡松	干粉吸入剂	16 ~ 17	24	
ICS+LABA+LAMA				
布地奈德 / 富马酸福莫特罗 / 格隆溴铵	压力定量气雾剂	< 5	12	
糠酸氟替卡松 / 维兰特罗 / 乌镁溴铵	干粉吸入剂	6 ~ 10	24	

2. **健康教育**　健康宣教是慢性病管理模式中的重要环节，通过激励、指导患者积极参与、适应并培养技能，提高患者自我疾病管理能力，从而改善治疗依从性和预后。通过提高患者对自身疾病的管理能力从而改善治疗的依从性和预后。老年人对慢阻肺疾病的知晓率较低，应格外重视老年人的健康教育。

3. **戒烟**　干预戒烟是延缓肺功能下降与慢阻肺病情进展的重要干预措施，尤其对于老年慢阻肺患者，应该强烈建议所有吸烟患者戒烟，并采取循证证据支持的戒烟干预措施。建议采取"5A"戒烟干预方案，并将其纳入日常诊疗过程。"5A"包括：①询问（ask）并记录所有患者的吸烟情况；②告知（advise）所有吸烟者必须戒烟；③评估（assess）吸烟者的戒烟意愿；④提供戒烟帮助（assist），包括药物治疗和心理行为干预；⑤安排（arrange）随访，关注患者吸烟状态变化，督导戒烟，并解决其在戒烟过程中遇到的障碍。目前我国临床戒烟指南推荐的一线戒烟药物包括尼古丁替代疗法（nicotine replacement therapy，NRT）、盐酸安非他酮缓释片及酒石酸伐尼克兰。药物治疗和心理行为干预相结合可以进一步提高戒烟的成功率。

4. **合并症的评估与治疗**　老年慢阻肺的病程中易伴发多种疾病，如心血管疾病（包括周围血管疾病）、骨骼肌功能障碍、骨质疏松症、焦虑抑郁、睡眠呼吸暂停综合征、恶性肿瘤、代谢综合征、糖尿病、胃食管反流等。慢阻肺与合并症都应遵循各自疾病的诊断治疗原则，但也要考虑药物之间的相互作用，尤其对于肝肾功能减退的老年患者，应通过调整剂量、监测药物浓度、更换药物等措施，尽量避免可能出现的副作用。

5. **疫苗接种**　呼吸道感染是慢阻肺急性加重的主要诱因。慢阻肺患者定期接种疫苗可预防急性加重、严重并发症的发生和降低病死率，因此推荐65岁以上的老年患者每年接种流感疫苗，每5年接种肺炎球菌疫苗。指南推荐的肺炎球菌疫苗包括13价肺炎球菌结合疫苗（13-valent pneumococcal conjugate vaccine，PCV13）和23价肺炎球菌多糖疫苗（23-valent pneumococcal polysaccharide vaccine，PPSV23）。对于从未接种百白破疫苗的慢阻肺患者，建议补接种。

6. **氧疗**　对有氧疗指征的稳定期慢阻肺患者，应给予长期氧疗。长期氧疗（每日 >15小时）可增加慢性呼吸衰竭伴严重静息低氧血症患者的存活率，尤其对于合并心血管疾病的老年患者。

7. **营养支持**　由于反复感染、焦虑、缺氧等因素，老年慢阻肺患者长期处于应激和高分解代谢状态，会加剧能量消耗，故老年慢阻肺患者应当积极预防营养不良，可多摄入高蛋白、低碳水化合物食物，并适度摄入脂肪。

8. **远程智能监控**　远程智能监控在慢阻肺管理中扮演重要角色，对老年慢阻肺患者居家管理可能更具优势。文献报道远程智能监控主要在以下情况发挥作用：日常活动中持续监控，以便早期发现病情恶化和危及生命的事件，及时处理，降低住院率；在家中治疗病情轻度恶化的患者；监控氧疗；监控运动锻炼。此外，借助远程智能监控，能够更好地指导、支持和促进老年慢阻肺患者的自我管理，提高治疗的依从性。

9. **呼吸康复治疗**　呼吸康复是在全面评估的基础上，为患者提供个体化的综合干预措施，目的是改善慢性呼吸疾病患者的生理及心理状况，促进其长期保持健康行为。呼吸康复的内容包括：患者的评估；建立长期治疗与随访计划；运动锻炼和呼吸锻炼方案；健康教育；营养支持和社会心理支持等。肺康复训练内容包括呼吸训练、排痰训练和运动训练等方面，其中，规律的运动训练是呼吸康复的基石。

（二）患者出院后集束化管理

慢阻肺患者出院后如果没有得到恰当的管理，可能会在短期内复发并再次住院，约20%的慢阻肺住院患者会在出院30天内再次住院。短期再住院会加重患者的经济负担并导致不良的预后结局。在美国和部分欧洲国家，慢阻肺患者的30天再住院率呈下降趋势，而我国的慢阻肺再住院率尚未得到有效控制，可能的原因包括患者依从性差，自我管理效能低，以及部分基层社区卫生工作者的慢阻肺治疗水平有限等，实现患者出院后的全程规范化管理十分重要。

集束化管理是一种新型患者管理模式，由一系列基于循证证据的干预措施组成一个集束（care bundle），为某种疾病的患者提供高质量的综合医疗服务。集束化管理最早是在美国提出的，应用于危重症患者的治疗。2012年，英国研究者基于指南和文献证据，设计出了慢阻肺患者出院后集束化管理方案，包含6个项目。实施集束化管理后，慢阻肺患者的30天再住院率下降。到目前为止，全世界已有多种慢阻肺出院后的集束化管理包，其干预措施的数量及内容各不相同，没有统一标准。比较常见的干预措施包括：吸入药物技术指导、自我管理教育、个体化的自我管理方案、肺康复治疗、安排门诊随访和戒烟干预等。我国关于慢阻肺出院后集束化管理的研究证据比较有限，未来还需进一步研究和推广，通过规范化的出院后综合管理来预防急性加重的复发。

（三）慢阻肺常用评估量表

1. **症状评估** 可采用改良版英国医学研究委员会（modified British medical research council，mMRC）呼吸困难问卷（表3-5-4）对呼吸困难严重程度进行评估，或采用慢阻肺患者自我评估测试（COPD assessment test，CAT）（表3-5-5）进行综合症状评估。GOLD 2021指南中建议使用临床慢阻肺问卷（clinical COPD questionnaire score，CCQ）进行综合症状评估（表3-5-6）。

表3-5-4　改良版英国医学研究委员会呼吸困难问卷

呼吸困难评价等级	呼吸困难严重程度
0级	只有在剧烈活动时才感到呼吸困难
1级	在平地快步行走或步行爬小坡时出现气短
2级	由于气短，平地行走时比同龄人慢或需要停下来休息
3级	在平地行走100m左右或数分钟后需要停下来喘气
4级	因严重呼吸困难以至于不能离开家，或在穿衣服、脱衣服时出现呼吸困难

表 3-5-5　慢阻肺患者自我评估测试

序号	自身情况	评分	自身情况
1	我从不咳嗽	0 1 2 3 4 5	我总是咳嗽
2	我肺里一点痰都没有	0 1 2 3 4 5	我有很多痰
3	我一点也没有胸闷的感觉	0 1 2 3 4 5	我有很严重的胸闷感觉
4	当我在爬坡或爬一层楼梯时没有喘不过气的感觉	0 1 2 3 4 5	当我上坡或爬 1 层楼时,会感觉严重喘不上气
5	我在家里的任何活动都不受到慢阻肺的影响	0 1 2 3 4 5	我在家里的任何活动都很受慢阻肺的影响
6	尽管有肺病我仍有信心外出	0 1 2 3 4 5	因为我有肺病,我没有信心外出
7	我睡得好	0 1 2 3 4 5	因为有肺病我睡得不好
8	我精力旺盛	0 1 2 3 4 5	我一点精力都没有

注:数字 0 ~ 5 表现严重程度,请标记最能反映您当时情况的选项,并在数字上打√,每个问题只能标记 1 个选项。

表 3-5-6　临床慢阻肺问卷

平均来说,在过去 1 周(24 小时)里,你大约有多少时间感到:	从不	几乎没有	偶尔有	有一些	经常	极经常	几乎所有时间
1. 在休息时气短	0	1	2	3	4	5	6
2. 在干体力活时气短	0	1	2	3	4	5	6
3. 担心得感冒或呼吸情况越来越差	0	1	2	3	4	5	6
4. 因你的呼吸问题感到抑郁(情绪低落)	0	1	2	3	4	5	6
一般来说,在过去 1 周(24 小时)里,你大约有多少时候:							
5. 有咳嗽	0	1	2	3	4	5	6
6. 有痰	0	1	2	3	4	5	6
平均来说,在过去 1 周(24 小时)里,因你的呼吸问题,做下列活动时受限制程度如何?	完全没有限制	很轻微限制	轻微限制	中等限制	很受限制	非常受限制	完全受限制或无法做
7. 强体力活动(如爬楼梯、匆忙行动、进行体育活动)	0	1	2	3	4	5	6
8. 中等程度的体力活动(如走路、做家务、提东西)	0	1	2	3	4	5	6
9. 家里的日常活动(如穿衣服、洗漱)	0	1	2	3	4	5	6
10. 社会活动(如谈话、与孩子在一起、探亲访友)	0	1	2	3	4	5	6

2. **运动耐力测试**　6分钟步行试验（six-minute walk test，6MWT）

3. **自我管理能力评估**　慢阻肺自我管理问卷（COPD self-management scale，CSMS）

4. **生活质量评估**　圣乔治呼吸问卷（St. George's Respiratory Questionnaire，SGRQ）

5. **焦虑、抑郁评估**　汉密尔顿抑郁量表（Hamilton Depression Scale，HAMD）、汉密尔顿焦虑量表（Hamilton Anxiety Scale，HAMA）、医院焦虑抑郁情绪量表（Hospital Anxiety and Depression Scale，HAD）

（梁立荣）

参考文献

[1] 钟南山，刘又宁. 呼吸病学[M]. 2版. 北京：人民卫生出版社，2012：543-553.

[2] 中国老年医学学会呼吸病学分会慢性阻塞性肺疾病学组，中国老年慢性阻塞性肺疾病临床诊治实践指南[J]. 中华结核和呼吸杂志,2020,43(2): 100-119.

[3] 中华医学会呼吸病学分会慢性阻塞性肺疾病学组，中国医师协会呼吸医师分会慢性阻塞性肺疾病工作委员会. 慢性阻塞性肺疾病诊治指南[J]. 中华结核和呼吸杂志, 2021, 44(3): 170-205.

[4] 包鹤龄，方利文，王临虹. 1990—2014年中国40岁及以上人群慢性阻塞性肺疾病患病率Meta分析[J]. 中华流行病学杂志, 2016, 37(1): 119-124.

[5] 龙政，刘威，齐金蕾，等. 1990—2019年中国慢性呼吸系统疾病死亡情况及变化趋势[J]. 中华流行病学杂志, 2022, 43(1): 14-21.

[6] Global initiative for chronic obstructive lung disease. Global strategy for prevention, diagnosis and management of COPD (2022 report) [EB/OL].(2021.11.15)[2022.2.28]. https://goldcopd.org/2022-gold-reports-2/.

[7] QUANJER P H, STANOJEVIC S, COLE T J, et al. Multi-ethnic reference values for spirometry for the 3-95-yr age range: the global lung function 2012 equations[J]. Eur Respir J, 2012, 40(6): 1324-1343.

[8] FANG L, GAO P, BAO H, et al. Chronic obstructive pulmonary disease in China: a nationwide prevalence study[J]. Lancet Respir Med, 2018, 6(6): 421-430.

[9] WANG C, XU J, YANG L, et al. Prevalence and risk factors of chronic obstructive pulmonary disease in China: a national cross-sectional study[J]. Lancet, 2018, 391(10131): 1706-1717.

[10] ZHOU M, WANG H, ZHU J, et al. Cause-specific mortality for 240 causes in China during 1990-2013: a systematic subnational analysis for the Global Burden of Disease Study 2013[J]. Lancet, 2016, 387(10015): 251-272.

[11] ZHU B, WANG Y, MING J, et al. Disease burden of COPD in China: a systematic review[J]. Int J Chron Obstruct Pulmon Dis, 2018, 13(4): 1353-1364.

[12] LI J, QIN C, LV J, et al. Solid fuel use and incident COPD in Chinese adults: findings from the China

Kadoorie Biobank[J]. Environ Health Perspect, 2019, 127(5): 57008.

[13] LIANG L, CAI Y, BARRATT B, et al. Associations between daily air quality and hospitalisations for acute exacerbation of chronic obstructive pulmonary disease in Beijing, 2013-17: an ecological analysis[J]. Lancet Planet Health, 2019, 3(6): e270-e279.

[14] SHRINE N, GUYATT A L, ERZURUMLUOGLU A M, et al. New genetic signals for lung function highlight pathways and chronic obstructive pulmonary disease associations across multiple ancestries[J]. Nat Genet, 2019, 51(3): 481-493.

[15] GUIRGUIS-BLAKE J M, SENGER C A, WEBBER E M, et al. Screening for chronic obstructive pulmonary disease: evidence report and systematic review for the US preventive services task force[J]. JAMA, 2016, 315(13): 1378-1393.

老年肿瘤

恶性肿瘤是影响老年人群生命健康的最重要的疾病之一。随着人口老龄化的逐步加剧和预期寿命的延长，老年肿瘤疾病的负担以及由此带来的社会和经济负担日益凸显。与其他人群相比，老年肿瘤发病的病因更为复杂，其发病通常是基于多种危险因素的长期累积。此外，随着年龄的增长，生理功能下降，老年肿瘤患者常伴随共病、虚弱和功能状态下降，从而造成诊疗效果和生存结局较差。本章节重点介绍了老年肿瘤的流行特征、危险因素及防治策略 3 个部分，阐述了老年肿瘤负担现状及变化趋势、肿瘤患者的生存情况、各癌种的主要危险因素、防控策略以及老年肿瘤诊疗方面重点关注的问题。

第一节　老年肿瘤的流行特征

一、老年肿瘤发病及死亡特征

肿瘤等慢性非传染性疾病与年龄关系密切。癌症的发病率及死亡率随年龄增长呈上升趋势，60 岁以上老年人是癌症患者的主要人群。全球癌症瞭望（the global cancer observatory，GCO）数据显示，2020 年全球 60 岁以上老年肿瘤新发病例约 1 236 万例，死亡 710 万人，分别占全人群发病及死亡病例的 64% 和 71%。全球老年肿瘤发病负担最高的地区是北美和欧洲，老年肿瘤合计发病率超过 1 500/10 万；老年肿瘤死亡负担最高的是中国和西欧国家，老年肿瘤死亡率合计超过 840/10 万人。

《2019 中国肿瘤登记年报》数据显示，2016 年我国 60 岁以上老年肿瘤发病率为997.54/10 万，其中老年男性发病率为 1 252.90/10 万，老年女性发病率为 746.43/10 万；老年肿瘤死亡率为 728.92/10 万，其中老年男性死亡率为 959/10 万，老年女性死亡率为511.67/10 万。在我国，老年男性最为常见的癌种是肺癌、胃癌、结直肠癌、肝癌、食管癌、前列腺癌及膀胱癌，老年女性最为常见的癌种是肺癌、结直肠癌、乳腺癌、胃癌、肝癌、食管癌、胰腺癌及宫颈癌；老年男性患者死亡率最高的是肺癌、胃癌、肝癌、食管癌、胰腺癌、结直肠癌、前列腺癌及膀胱癌，老年女性患者死亡率最高的是肺癌、胃癌、肝癌、结直肠癌、食管癌、乳腺癌及胰腺癌，见表 3-6-1。

表 3-6-1　我国 2016 年 60 岁以上老年人主要恶性肿瘤发病率及死亡率

单位:1/10 万

癌种	顺位	发病率[*]	死亡率[*]
肺癌	1	249.24	214.63
胃癌	2	120.00	96.36
结直肠癌	3	113.05	62.34
肝癌	4	91.47	84.56
食管癌	5	85.20	68.88
乳腺癌	6	72.97	27.40
前列腺癌	7	60.36	26.96
胰腺癌	8	30.11	27.38
宫颈癌	9	26.20	13.97
膀胱癌	10	25.44	12.41

注:[*]发病率及死亡率是指 60 岁以上人群发病及死亡粗率,是通过 60 岁以上发病及死亡人数除以 60 岁以上人口数求得。

(一)肺癌

肺癌在我国全人群中普遍高发,也是老年人群发病及死亡负担最高的癌种。2016 年我国老年人群肺癌发病率为 249.24/10 万,死亡率为 214.63/10 万。近年来,我国老年男性肺癌的发病率呈下降趋势,而老年女性发病率呈上升趋势,老年女性肺癌的死亡率呈现下降趋势。从部分登记地区上报的数据来看,我国肺癌的主要病理类型为腺癌,其次是鳞状细胞癌及小细胞癌。

从年龄分布来看,肺癌的发病率及死亡率随着年龄增长呈明显上升趋势。40 岁以前肺癌发病及死亡水平较低,40 岁以后呈快速上升趋势,发病率在 80～84 岁人群中达到高峰,死亡率在 85 岁以上人群达到高峰。从性别分布来看,各年龄别发病率及死亡率男性明显高于女性。在我国,肺癌的疾病负担呈现一定的地区差异性,城市地区的肺癌发病率高于农村地区,东部地区高于中西部地区。在七大行政区中,女性发病率及死亡率在东北地区最高,西北地区最低;男性发病率及死亡率最高的分别是西南地区和华中地区,而西北地区男性发病率及死亡率均最低。

全球老年肺癌的新发病例为 168 万,死亡 142 万,居癌症发病及死亡谱首位。从全球地区分布来看,中国是老年肺癌发病及死亡负担最高的国家,老年肺癌居哈萨克斯坦、土耳其、利比亚等 33 个国家癌症发病谱的首位,居北美洲、亚洲、欧洲、非洲及大洋洲的 93 个国家死亡谱的首位。

（二）胃癌

胃癌是我国最常见的消化系统肿瘤，在老年人群中的发病率及死亡率仅次于肺癌。2016年，我国老年人群胃癌发病率为120/10万，死亡率为96.36/10万。近年来，我国不同年龄人群中的胃癌发病率及死亡率均呈现明显下降趋势。从部分登记地区上报的数据来看，我国胃癌的贲门部位病例最多，其次是幽门窦、胃体、胃底、胃小弯、交搭跨越、幽门及胃大弯。腺癌是最主要的病理类型，其次是鳞状细胞癌、其他类型、类癌及鳞腺癌。

从年龄分布来看，胃癌的发病率及死亡率随年龄增长呈明显上升趋势。40岁以前胃癌的发病及死亡水平较低，40岁以后快速上升，男女发病率均在80～84岁人群中达到高峰，男性死亡率在80～84岁年龄组达到高峰，女性死亡率在85岁以后达到高峰。从性别分布来看，男性各年龄别发病率及死亡率明显高于女性。我国胃癌的疾病负担呈现一定的地区差异性：农村胃癌的发病率及死亡率均高于城市；中部地区发病率及死亡率最高，其次是东部地区，西部地区最低；七大行政区中，西北地区胃癌发病及死亡负担最高，华南地区最低。

2020年，全球老年胃癌的新发病例为78.6万，死亡病例为57.7万，分别居全癌谱发病及死亡的第6位和第3位。从区域分布来看，胃癌高发于亚洲及拉丁美洲；在伊朗、阿富汗及乌兹别克斯坦等7个西亚国家，老年胃癌的发病率居全癌谱首位。在北美、欧洲及大洋洲等地区的发病及死亡负担较低。

（三）食管癌

我国老年食管癌居癌症发病谱第5位，死亡谱第4位。2016年，我国老年食管癌发病率为85.2/10万，死亡率为68.88/10万。近年来，我国食管癌发病率及死亡率在不同年龄组中均呈现明显下降趋势。我国食管癌病例主要发生部位是食管中段，其次是食管上段和食管下段，交搭跨越的病例较少。我国大多数食管癌病理类型为鳞状细胞癌，腺癌及腺鳞癌病例较少。

从年龄分布来看，食管癌的发病率及死亡率随年龄增长呈明显上升趋势。40岁以前食管癌的发病率及死亡率水平较低，40岁以后快速上升，发病率在80～84岁年龄组达到高峰，男性的死亡率在80～84岁年龄组达到高峰，女性的死亡率在85岁以后达到高峰。从性别分布来看，男性各年龄别发病率及死亡率明显高于女性。我国胃癌的疾病负担呈现明显地区差异性，农村食管癌发病率及死亡率均高于城市；男性发病率及死亡率在西部地区最高，中部地区最低，女性发病率及死亡率在中部地区最高，发病率在东部地区最低，死亡率在西部地区最低。七大行政区中，男性发病率在西部地区最高，华南地区最低，死亡率在华东地区最高，华南地区最低；女性发病率及死亡率在华中地区最高，东北地区最低。

2020年，全球新发的老年食管癌病例为42.2万，死亡病例为39.6万。从区域分布来看，老年食管癌高发于亚洲东部和非洲南部地区，蒙古国和中国是老年食管癌发病及死亡负担最高的国家；非洲北部、东南亚、西亚和南美洲北部的老年食管癌发病率较低。

（四）肝癌

肝癌的发病率居我国老年人群癌谱的第 4 位，死亡谱的第 3 位。2016 年我国老年人群的肝癌发病率为 91.47/10 万，死亡率 84.56/10 万。近年来，我国不同年龄人群中肝癌的发病及死亡负担均呈现明显下降趋势。

从年龄分布来看，肝癌的发病率及死亡率呈明显的性别及年龄差异。男性、女性发病率分别自 30～34 岁和 40～44 岁年龄组开始呈上升趋势，至 80～84 岁年龄组达到高峰，男性年龄别峰值发病率为女性的 1.74 倍。男性及女性死亡率分别自 30～34 岁和 45～49 岁年龄组开始上升，至 85 岁以上年龄组达到高峰，男性峰值死亡率为女性的 1.71 倍。我国肝癌的发病率及死亡率呈现地域差异：农村地区肝癌发病率和死亡率均高于城市地区；西部地区高于中部及东部地区；七大行政区中，华南地区的发病率最高，其次为东北地区和西南地区，华北地区最低，死亡率的地区分布与发病率基本一致。

2020 年，全球新发老年肝癌病例为 56.5 万，死亡病例为 52.7 万，分别居全球老年癌症发病及死亡顺位第 6 位和第 4 位。从区域分布来看，老年肝癌的发病及死亡分布较为一致，高发于东亚、东南亚及非洲的部分地区；蒙古国、埃及和泰国是老年肝癌发病及死亡负担最高的国家。

（五）结直肠癌

结直肠癌的发病率居我国老年人群癌谱的第 3 位，死亡谱的第 5 位。2016 年，我国老年人群结直肠癌发病率为 113.05/10 万，死亡率为 62.34/10 万。近年来，我国老年人群中结直肠癌的发病率呈明显上升趋势，老年男性的死亡率呈上升趋势。我国结直肠癌病例的主要发生部位是乙状结肠，其次是升结肠、横结肠和降结肠。

从年龄分布来看，结直肠癌的发病率及死亡率均随年龄增长呈现上升趋势，40～44 岁后明显上升，发病率在 80～84 岁人群中达到高峰，死亡率在 85 岁以上人群中达到高峰。在不同年龄组人群中，男性的发病率及死亡率均高于女性。我国结直肠癌的发病率及死亡率呈现地域差异：城市地区结直肠癌发病率及死亡率均高于农村地区；东部地区发病率及死亡率均高于中部及西部地区；七大行政区中，发病率最高的是华南地区，最低的是西北地区，男性死亡率在东北地区最高，西北地区最低，女性死亡率在华南地区最高，华北地区最低。

2020 年全球老年结直肠癌的新发病例为 140.3 万，死亡病例为 74.8 万，在发病及死亡负担方面仅次于肺癌。从区域分布来看，老年结直肠癌高发于欧洲、北美和大洋洲等地区，其中挪威、丹麦和荷兰是发病率最高的国家；死亡率较高的地区是亚洲北部、欧洲以及南美洲南部，其中克罗地亚、斯洛文尼亚和匈牙利是老年结直肠癌死亡率最高的国家。

二、老年肿瘤生存情况

五年生存率是反映一个地区或一类人群肿瘤防治效果的重要指标。2017 年，国务院印发了《中国防治慢性病中长期规划（2017—2025 年）》，其中将总体癌症五年生存率作为一项主要指标，要求在基线 30.9% 的基础上，到 2020 年提高 5%，到 2025 年提高10%。2019 年，《国务院关于实施健康中国行动的意见》进一步表示，到 2022 年和 2030年，总体癌症五年生存率分别不低于 43.3% 和 46.6%。随着我国人口老龄化程度不断加深，癌症患者中的老年人群比重也在不断上升，其生存率也越来越受到重视。

2018 年，国家癌症中心发布的五年生存率数据显示，全人群总体癌症五年相对生存率为 40.5%。从区域分布来看，城市地区的总体癌症生存率显著高于农村地区。从性别差异来看，女性的总体癌症生存率约为男性的 1.5 倍。从主要癌种的生存情况来看，甲状腺癌和乳腺癌的生存率最高，分别为 84.3% 和 82.0%；生存率最低的是胰腺癌和肝癌，仅为7.2% 和 12.1%。对比之下，65 ~ 74 岁人群总体癌症五年相对生存率为 38.3%。75 岁及以上人群生存情况不容乐观，仅为 24.0%，远低于总体水平，且生存率随年龄的增长显著下降。从老年人群负担较重的几个癌种来看，肝癌和肺癌生存情况最差，其次是食管癌和胃癌。尤其是 75 岁及以上人群，大部分癌种的生存率都显著低于全人群水平，其中肺癌的生存率仅为全人群的 41.6%，食管癌的生存率仅为 54.0%。

近年来，全人群总体癌症五年相对生存率显著提高，从 2003—2005 年的 30.9% 提高到了 2012—2015 年的 40.5%，城乡生存率的差距也在不断缩小。主要癌种的生存率都有不同程度提升，特别是宫颈癌、甲状腺癌和子宫癌的生存率分别提高了 27.6%、26.8% 和22.0%。65 ~ 74 岁人群生存率也显著提升，与 2003—2005 年相比提升了近 10 个百分点。然而 75 岁及以上人群的生存率几乎没有改善，其中宫颈癌、肝癌和肺癌还有略微下降。

国际上，美国全人群的癌症五年相对生存率为 67.7%，65 岁及以上人群为 59.8%。日本为 64.1%，其中女性为 66.9%，男性为 62.0%。与发达国家相比，我国的癌症生存率还是偏低，究其原因主要有两个方面：一是我国癌症的预后较差，初诊病例临床中晚期较多，整体诊疗水平与发达国家相比还存在差距；二是我国很多地区癌症筛查的早诊率和早治率不高，人民群众的防癌意识不足，基层专业人员对早期病变或癌前病变的诊断能力不足。从不同癌种来看，与美国差距最大的是前列腺癌，五年相对生存率相差超过 30%，其他差距较大的癌种有甲状腺癌、子宫癌、乳腺癌、肝癌和结直肠癌；仅有食管癌和胃癌高于美国。从变化趋势来看，日本的总体癌症五年相对生存率从 1993—1996 年的 53.2% 提高到了 2009—2011 年的 64.1%，美国从 20 世纪 70 年代中期的 49% 提高到了 2011—2017年的 68%。尽管我国的癌症生存率在稳步提升，但与发达国家相比，还存在较大的差距。

总的来说，在过去的十年中，中国全人群主要癌种的五年相对生存率均有不同程度的提高，然而老年人群特别是高龄人群的癌症生存状况仍然较差，其生存率与发达国家存在较大差距，特别是膀胱癌、乳腺癌、肝癌和结直肠癌。因此，我们要继续贯彻实施癌症防治行动，提倡早筛查、早诊断和早治疗，降低癌症发病率和死亡率，提高患者的生存质量；特别是老年人群的癌症筛查不容忽视，应积极推动制定适合我国老年人群的筛查方案，提高老年患者的癌症生存率。

第二节　老年肿瘤的危险因素

一、不可改变的危险因素

（一）遗传因素

老年肿瘤的发生与遗传因素密切相关。肿瘤作为一种多基因遗传易感性疾病，发生往往存在家族聚集现象，至少有 20 多种恶性肿瘤属于遗传疾病，能够在家族之间世代相传。对恶性肿瘤与遗传因素的双生子研究发现，虽然不同肿瘤与遗传因素的关联强弱存在差异，但肿瘤的总体遗传度约为 33%，遗传因素在肿瘤的发生中扮演着重要角色。例如约有 1/4 的卵巢癌与遗传因素有关；乳腺癌患者的直系亲属患癌概率比一般女性高 3 倍左右，BRCA1/2 突变基因与乳腺癌的发病密切相关。此外，前列腺癌、子宫内膜癌、结直肠癌、鼻咽癌等疾病也都具有较高的遗传易感性。

（二）性别

由于生理上的差异，男性和女性的肿瘤负担分布存在着差异。总体而言，男性恶性肿瘤的发病率相较女性高约 20%。除去只发生于各自特异性器官的恶性肿瘤外（如男性的前列腺癌和睾丸癌，女性的卵巢癌、宫颈癌、子宫内膜癌），在共发类型的恶性肿瘤中，疾病负担也存在性别差异。超过 90% 的喉癌发生在男性身上，一方面由于喉作为男性性激素的靶器官，过高的血清睾酮水平可能促进癌细胞生长；另一方面也与男性更多吸烟、饮酒等不良生活习惯相关。甲状腺癌在女性中的发病率约为男性的 6 倍，这与女性体内较高的雌激素水平有着密不可分的关系。

二、可改变的危险因素

（一）行为因素

1. **吸烟**　吸烟是恶性肿瘤最重要的危险因素之一，全球约有 1/4 的恶性肿瘤发病与吸烟相关，我国约有 18.1% 的恶性肿瘤死亡可归因于吸烟（男性 26.4%，女性 4.0%）。其中，吸烟是肺癌的首要危险因素，约有 56.8% 的男性和 12.5% 的女性肺癌死亡由吸烟造成。除此之外，吸烟还与多种癌症的死亡有关，喉癌、口腔癌、膀胱癌和食管癌分别约有 29.4%、26.4%、25.2% 和 15.3% 的死亡可归因于吸烟。此外，被动吸烟的致癌风险也不容忽视，在中国从不吸烟的人群中，约有 8.9% 的肺癌死亡可归因于被动吸烟，其中女性由被动吸烟导致肺癌死亡的占比更是高达 21.3%。烟草中所含有的多环芳香烃类化合物和亚硝胺均有很强的致癌活性，可通过多种机制导致支气管上皮细胞 DNA 损伤，激活癌基因并使抑癌基因失活，进而导致癌变发生。大量的剂量 - 反应关系的证据支持吸烟与癌症之间存在因果关系，随着烟草消耗量及频率的增加，癌症风险随之升高。

2. **饮酒**　饮酒是与恶性肿瘤相关的重要危险因素。已有证据表明，任何类型的酒精饮品，都能够增加口腔癌、食管癌、结直肠癌、胃癌、肝癌及乳腺癌等多种疾病的风险。在中国，大约有 35.2% 的男性和 6.6% 的女性口腔癌死亡是由饮酒引起的，约有 26.0% 的男性和 5.2% 的女性食管癌死亡是由饮酒引起的。酒精饮品的致癌性主要来源于乙醇，较高的乙醇消耗量通过增加活性氧的产生来诱发氧化应激，而活性氧具有潜在的遗传毒性。同时，乙醇进入人体内生成的代谢中间产物乙醛能够破坏 DNA 的合成和修复，导致致癌级联反应的发生。此外，长期饮酒者可能存在不同程度的肝功能受损，这影响了吸收和利用营养素的能力，导致许多微量营养素摄入量的不足，如叶酸的缺乏会影响 DNA 的合成和修复，从而增加恶性肿瘤的发病风险。饮酒与恶性肿瘤的发病及死亡风险同样存在一定的剂量 - 反应关系，随着酒精摄入量及饮酒频率的增加，癌症风险也随之升高。

3. **体力活动**　体力活动不足是结直肠癌、乳腺癌和子宫内膜癌等多种恶性肿瘤的重要危险因素。在中国，约有 16.8% 的结直肠癌与体力活动不足有关，女性中约有 8.8% 的子宫内膜癌与体力活动不足有关。研究表明，一定强度的体力活动能够改善包括内分泌、免疫和代谢等多个过程，从而降低恶性肿瘤的发病风险。例如充足的体力活动能够有效改善循环雌激素水平，有助于降低乳腺癌的发病风险；充足的体力活动对人体的免疫调节作用，能够改善先天性和获得性免疫反应，促进肿瘤监测，降低患癌风险；此外，一定强度的有氧运动还可以减少氧化应激，增强人体的 DNA 修复机制，减少恶性肿瘤的发生。

（二）膳食因素

膳食因素与恶性肿瘤关系密切。良好的膳食习惯具有预防肿瘤发生的潜在作用，膳食摄入引起癌症死亡的比例随着年龄的增加而升高。例如谷物中含有的纤维素能够促进肠蠕动，缩短致癌物在肠道停留时间，减少对肠道的不良刺激；水果和蔬菜中富含的维生素 C 和维生素 E 能够限制体内过氧化物及环氧化物的生成，阻断致癌性亚硝基化合物的合成，提高机体免疫力；牛奶和奶酪等乳制品中的酪蛋白和乳糖可以增加钙的生物利用度，中和肠道中胆酸毒性，因此，这些营养物质摄入不足会增加癌症风险。我国男性约有 30% 的鼻咽癌、口腔癌和喉癌死亡与蔬菜摄入不足相关，约有 25% 的鼻咽癌、口腔癌和喉癌死亡与水果摄入不足相关，在女性中由蔬菜摄入不足导致鼻咽癌、口腔癌和喉癌死亡的比例甚至接近 40%；男性中约有 16.6% 和 12.7% 的结直肠癌死亡分别与膳食钙和膳食纤维摄入不足有关，女性中这一比例更高，分别达到 17.8% 和 14.2%。

除去营养物质的摄入不足，一些膳食因素摄入过多同样会导致癌症风险升高。例如，红肉、加工肉和腌制类食物等摄入过多导致结直肠癌和胃癌等上消化道癌症的风险升高。我国约有 4.4% 的男性结直肠癌死亡与红肉摄入过多有关，约有 3.6% 的胃癌死亡与腌制类蔬菜摄入过多有关，女性中因二者导致的结直肠癌和胃癌死亡的比例也分别达到 3.3% 和 3.7%。这可能由于肉制品长时间暴露在高温下或烧烤烹饪中，导致杂环胺和多环芳烃的形成，这两种物质都与癌症的发展相关。此外，红肉中富含的血红素铁可以促进致癌性亚硝基化合物的合成，并通过脂类过氧化形成具有细胞毒性的醛类化合物，增加细胞突变负荷，加速癌症的发生。摄入过多的盐腌蔬菜和咸鱼等腌制类食物，容易损伤胃黏膜，导致炎症和萎缩，增加胃癌风险。

（三）代谢因素

1. **超重和肥胖**　通过人体测量指标如体质量指数和腰围进行评估所定义的超重和肥胖状态是恶性肿瘤的重要危险因素之一。我国由超重肥胖导致的肝癌、肾癌和胆囊癌死亡，男性分别约占 10.3%、9.8%、7.9%，女性分别约占 13.0%、11.9%、10.9%。此外，食管癌、胃癌、胰腺癌、结直肠癌和绝经后乳腺癌等许多恶性肿瘤风险增加也与超重或肥胖相关。总体来讲，肥胖人群常出现胰岛素抵抗，由于肝脏等组织的胰岛素受体不敏感，代偿性分泌过多胰岛素，过量的胰岛素通过多种途径促进肠道细胞增殖；同时肥胖人群体内含有较多脂肪细胞，脂肪细胞携带较多的炎症因子增加炎症损伤，这些都会增加诱发肿瘤的风险。具体到不同癌症种类而言，超重肥胖能够促进食管反流病及炎症的发生，长期的慢性炎症导致食管黏膜的病理性改变，出现细胞不典型增生，进一步发展可能增加食管腺癌和胃贲门癌的风险。在绝经后妇女中，超重或肥胖者通过脂肪组织内雄激素向雌激素的转化，维持高水平的雌激素循环，抵抗卵巢雌激素释放水平的下降，从而导致更高的乳腺癌风险。此外，肥胖也会增加包括高血压在内的代谢综合征风险，这与肝癌和肾癌等恶性肿瘤的发病密切相关。

2. **糖尿病**　作为最常见的代谢性疾病之一，糖尿病（尤其是 2 型糖尿病）也与多种恶性肿瘤的发生发展密切相关。我国男性肝癌、胰腺癌和结直肠癌死亡病例中分别约有10.9%、7.6% 和 4.5% 与糖尿病相关，女性子宫体癌、肝癌、乳腺癌和结直肠癌死亡病例中分别约有 16.4%、8.8%、7.0% 和 5.5% 与糖尿病相关。糖尿病所引发的高血糖及胰岛素抵抗是导致癌症的主要原因。高血糖作为能量来源促进肿瘤细胞的生长，胰岛素抵抗则通过代偿性分泌过多胰岛素，促进肠道细胞增殖，增加诱发肿瘤的风险。糖尿病还会导致机体的细胞免疫功能受损，这为肿瘤细胞的侵袭创造了有利条件。此外，作为与恶性肿瘤有着诸多共同危险因素的慢性病，糖尿病所伴随的高脂饮食、吸烟、饮酒和超重肥胖等不良生活习惯也增加了恶性肿瘤的发病及死亡风险。

（四）环境因素

与恶性肿瘤发生相关的环境危险因素主要来源于室内或室外空气污染和职业暴露。$PM_{2.5}$ 是最具代表性的空气污染物之一，中国约有 14% 的肺癌死亡与 $PM_{2.5}$ 暴露相关，可能是由于暴露的可吸入颗粒物（如 $PM_{2.5}$），与呼吸系统中的活性氧产生协同作用和氧化应激，增加了肺部炎症介质的生成，促进了肺癌的发生。更有研究指出，长期暴露于高浓度的 $PM_{2.5}$ 对老年人的影响更大，与 65 岁以下的人相比，65 岁以上的老年人肺癌发病和死亡风险分别增加 3.3 倍和 3.8 倍，这可能与老年人呼吸道防御能力的降低有关。此外，汽车尾气产生的氮氧化物、高温烹饪及煤炭等化石燃料燃烧产生的多环芳烃，以及砷、镍和铬等重金属都会增加肺癌的发生风险。

此外，环境中的放射性元素氡，目前已被世界卫生组织认定为一级致癌物，通常来自土壤、建筑材料或电离辐射。氡通过释放放射性粒子破坏肺内正常细胞。美国环境保护署指出，氡暴露可能是仅次于吸烟的第二大肺癌原因，美国每年约有 2 万人的肺癌死亡与氡相关。长期暴露于氡中会增加癌症发生的风险，在我国，当环境中氡元素的浓度大于 100Bq/m³ 时，肺癌的相对风险增加 13%。

（五）感染因素

慢性感染是某些特定恶性肿瘤的主要危险因素。幽门螺杆菌（helicobacter pylori，Hp）感染是胃癌最重要的危险因素，75%~90% 的胃腺癌发病与幽门螺杆菌感染有关。最新的研究结果指出，中国每年有近 80% 的非贲门胃癌和超 60% 的贲门胃癌病例归因于幽门螺杆菌的感染，与非感染人群相比，幽门螺杆菌感染的人群发生非贲门胃癌风险增加 6 倍，发生贲门胃癌风险增加 3 倍。幽门螺杆菌通过引起机体组织损伤，诱发慢性胃炎及胃溃疡，进一步发展为萎缩性胃炎、胃肠上皮化生，最终诱发胃癌。最新一项针对中国人群超过 26 年随访的随机对照试验证实，幽门螺杆菌根除治疗能够显著降低胃癌的长期发病风险，可使无癌前病变的个体胃癌发病风险降低 63%。乙型肝炎病毒（hepatitis B virus，HBV）感染是肝细胞癌最重要的危险因素，我国 55.6% 的男性和 46.5% 的女性肝癌发生与乙型肝炎病毒感染相关，随着新生儿乙肝疫苗免疫被纳入国家免疫规划，乙肝病毒的感染率下降，肝细胞癌的发病率也随之降低。人乳头瘤病毒（human papilloma virus，HPV）感染是宫颈癌最主要的危险因素，目前与生殖感染密切相关的人乳头瘤病毒基因型有 40 余种，90% 以上的宫颈癌与高危型 HPV（16 型、18 型）感染相关，HPV 疫苗的接种能够有效降低宫颈癌的发病风险。同时，全球约有 12%~39% 的食管鳞状细胞癌与 HPV 感染相关，尤其是高危型 HPV 感染与食管癌风险更为密切。EB 病毒（epstein-barr virus，EBV）与鼻咽癌的发生关系密切，虽然鼻咽癌在大多数国家发病率较低，但在东南亚、北非等一些国家和我国华南等高发地区，90% 以上的鼻咽癌发生都与 EBV 感染相关，目前 EBV 抗体检测是最常用的鼻咽癌筛查手段。

第三节　老年肿瘤的防控策略

一、一级预防

随着医学的发展和完善，人们对恶性肿瘤的认识更加全面，对其发生、发展及相关危险因素方面都开展了深入研究，逐渐从只关注疾病本身转向关注危险因素，强调对可调节的危险因素进行预防。一级预防又称病因预防，是根据在恶性肿瘤尚未发生时，针对病因或危险因素采取措施，增强防癌能力，预防或推迟恶性肿瘤的发生或恶化。实现一级预防可以采取多类措施，如改变不良生活行为方式、合理膳食、改善环境、控制感染等。

（一）改变不良生活行为方式

吸烟与肺癌之间的联系已被许多流行病学研究所证实，并且各个国家的控烟政策也显出应有的效果。相关研究显示，在中国，自20世纪80年代以来，香烟消费大幅增加，如今成年男性中约四分之一的癌症是由吸烟引起的，这预示着中国存在巨大的烟草相关风险。推广控烟政策对于预防相关癌症意义重大，主要包括推广个人戒烟，合理创造无烟环境，通过相应惩罚措施及健康宣讲改善吸烟现状。美国从20世纪60年代开始实施了一系列严格的控烟政策，导致肺癌发病率和死亡率显著下降。韩国的情况类似，从1992年到2016年，韩国的吸烟流行率几乎下降了一半，反映出老年男性肺癌发病率的不断下降。中国开展针对控烟的防治工作相对较晚，2006年第十届全国人民代表大会正式批准《世界卫生组织烟草控制框架公约》，进而禁止在中国使用自动售烟机，逐渐加强对烟草的控制。2011年中国通过了《公共场所卫生管理条例实施细则》，并于同年5月1日，正式施行禁烟令，明确禁止在室内公共场所吸烟。相关研究结果显示，与2010年相比，2015年餐馆和政府大楼等公共场所的吸烟及二手烟暴露比例均显著下降。这表明随着政策的实施，中国居民的吸烟和二手烟暴露情况明显得到改善。过量饮酒同样是与多种癌症相关的不良行为习惯，在许多国家饮酒都是一个公共卫生问题，有研究证明肝癌、胃癌、食管癌、结直肠癌等多种癌症可能都与每天30g以上的酒精摄入相关。同吸烟一样，针对过量饮酒的现象，也需要通过加强宣教和制定醉酒惩戒措施等方法改善该不良习惯的养成。部分婚育因素也对宫颈癌和乳腺癌等恶性肿瘤产生影响，应提倡通过避免过早性生活和过多的性伴侣，注意性卫生，提高性意识，来降低癌症风险。

（二）合理膳食

由于膳食中富含各类物质，不合理的饮食习惯一直以来都被认为影响多种恶性肿瘤的发生及发展。合理膳食无疑能够帮助更好地预防恶性肿瘤的发生，包括增加蔬菜和水果的摄入，增加小麦和玉米等全谷物膳食摄入，增加豆类和花生等富含膳食纤维摄入，不食用发霉食物，并在存在黄曲霉毒素污染风险的地区提供安全储存食物的措施，减少烟熏、加工肉和红肉等摄入，减少泡菜、咸鱼和咸肉等腌制食物摄入，减少高脂食物摄入，注意避免摄入过热食物和不规律饮食等不良习惯的形成。

（三）保护及改善环境

流行病学研究显示，环境因素在恶性肿瘤中起着重要作用，如紫外线辐射是皮肤癌及黑色素瘤的重要风险因素，大气污染与肺癌发病密切相关等。对于工人个体而言，应加强健康宣传，为特定职业环境下的工人安排定期体检；针对暴露环境，应对已明确的致癌剂，制定环境浓度标准，降低环境污染浓度超标情况，从根本上降低工人与职业危险因素的接触。

（四）控制感染

感染因素与恶性肿瘤同样密切相关，如乙型肝炎病毒感染与原发性肝癌密切相关，HPV 感染与宫颈癌相关等。针对已有疫苗研发上市的感染因素，应在人群中大力推广建立免疫接种，同时避免暴露接触。

二、二级预防

肿瘤的二级预防即肿瘤的早期发现、早期诊断和早期治疗，以提高治愈率和生存率，降低死亡率。通过简便可行的筛查和早期诊断，对高危人群进行预防性筛检，积极治疗癌前病变，阻断癌变的发生。减轻癌症负担一直是党和政府关注的重点内容。癌症筛查与早诊早治工作的有序开展和稳步前进，与各地政府的高度重视密切相关。2016 年，由中共中央和国务院共同印发并实施的《"健康中国 2030"规划纲要》，明确了提高癌症筛查和早诊早治水平的重要性。2019 年，《健康中国行动——癌症防治实施方案（2019—2022年）》正式推行，将"早诊早治推广行动"作为八大行动之一，要求加快推进癌症早期筛查和早诊早治。

中国目前的筛查项目已覆盖了 8 个高发癌种，包括世界卫生组织推荐的结直肠癌、宫颈癌、乳腺癌和肺癌以及我国特异性高发的胃癌、食管癌、肝癌和口腔癌。为提高癌症的早诊率、治疗率以及癌症患者的生存率，在中央转移支付的支持下，我国陆续开展四项国家重大公共卫生专项服务。2005 年，中国财政部和卫生部将农村癌症早诊早治项目纳入中央补助地方专项，逐步将食管癌、结直肠癌、肝癌、鼻咽癌、胃癌和肺癌纳入免费筛查范围，目前已覆盖 31 个省，252 个项目点。2007 年启动的淮河流域癌症早诊早治项目，对沿淮四省（河南省、江苏省、安徽省和山东省）32 个县（区）的食管癌、胃癌和肝癌高危人群提供免费筛查。乳腺癌和宫颈癌是危害女性健康的两大主要原因，2009 年国家启动妇女"两癌"筛查工作，在农村地区开展女性乳腺癌和宫颈癌的筛查，目前已覆盖31 个省（区、市），1 437 个县（区）。2012 年启动城市癌症早诊早治项目，在全国多个省份的城市高危人群中开展肺癌、乳腺癌、结直肠癌、上消化道癌和肝癌五大类癌症的免费筛查和早诊早治，目前已覆盖 26 个省，60 多个地区。此外，各省也在地方财政的支持下，针对当地高发癌种开展了多个筛查项目，如湖南省 2019 年启动的口腔癌筛查项目和浙江省 2020 年启动的重点人群结直肠癌筛查项目等。随着筛查覆盖范围逐步扩大，早期癌的检出率逐渐提升，我国癌症患者的五年生存率得到有效提高，生存质量也不断改善。

当前，癌症患者中 60 岁以上的老年人群占主体。随着预期寿命的延长和人口老龄化程度的不断加深，在未来几十年里，老年癌症患者人数将急剧增长。然而，我国目前实行的人群筛查只覆盖了部分低龄老年人，农村癌症早诊早治项目的上消化道癌（食管癌和胃癌）针对 40～69 岁人群，结直肠癌针对 40～74 岁人群，肝癌针对 35～64 岁人群，城市癌症早诊早治项目针对城市地区 40～69 岁（2016 年起年龄上限扩至 74 岁）人群，妇女"两癌"筛查针对 35～59 岁农村妇女（2012 年起延长至 64 岁）。近年来，前列腺癌发病率和死亡率迅速增长，其中 60 岁以上人群的发病构成比超过 90%，前列腺癌已逐渐成为负担最重的老年男性恶性肿瘤之一。美国的监测数据显示，临床局限性前列腺癌患者在接受标准化治疗后五年生存率接近 100%，而转移性前列腺癌患者五年生存率仅为 30%。因此，对高风险人群进行前列腺癌筛查，发现早期前列腺癌患者并予以规范化治疗，是改善我国前列腺癌患者预后的重要手段。然而，当前我国前列腺癌的筛查主要来自以医院为基础的机会性筛查，尚无以人群为基础的大规模筛查项目，以及民众对于前列腺癌及其筛查的认知程度低等现状，前列腺癌的筛查与早诊早治工作效果不佳。

过去数十年，在我国政府的大力推动和支持下，癌症筛查和早诊、早治工作取得了显著成效，主要癌种的生存率都有明显提高。但我国癌症的二级预防形势依然较为严峻，随着人口预期寿命的延长、人口老龄化进程的加快，老年人的肿瘤负担日益加重，老年癌症患者的生存率仍然处于较低水平。因此，迫切需要关注我国老年人群癌症早诊早治问题，推动制定针对老年人群的癌症筛查策略。

三、临床治疗及三级预防

（一）临床治疗

1. **老年肿瘤患者临床治疗现状**　手术、放疗、化疗和分子靶向药物治疗是治疗恶性肿瘤的四大主要手段。随着免疫治疗的异军突起，目前免疫治疗也逐渐成为肿瘤治疗的重要手段。其中手术和放疗为局部治疗，化疗、分子靶向药物治疗和免疫治疗为全身治疗。除上述常见的抗肿瘤治疗手段外，还有内分泌治疗、生物治疗等全身治疗，介入治疗、微波治疗、超声热疗、冷冻治疗等局部治疗手段。

由于对老年肿瘤患者的疾病认识不足，对老年患者的综合评估不足，对治疗相关副反应的预防及诊疗不足，目前老年肿瘤患者治疗不足和过度治疗并存。

（1）对因治疗不足：年龄不是肿瘤治疗的限制因素，上述抗肿瘤相关治疗手段都可以用于老年人。在临床上，老年肿瘤患者对因治疗不足很常见，具体原因如下：认为老年人岁数大了，肿瘤是"绝症"，治疗意义不大；担心老人承受不了癌症的事实，尤其是晚期肿瘤的事实，选择一开始就隐瞒病情，只是对症治疗，放弃对因治疗；害怕老人承受不了放化疗的副作用而主动放弃对因治疗。

（2）治疗过度：对于晚期老年肿瘤患者而言，抗肿瘤治疗无法延长生存时间和改善生活质量；对于合并严重营养不良的老年肿瘤患者而言，抗肿瘤治疗可能会加重骨髓抑制风险、引起严重胃肠道反应及电解质紊乱；对于心肺功能严重不全的老年肿瘤患者而言，放化疗或免疫治疗可能引起放射性肺炎或免疫性肺炎而危及生命。上述不合理的对因治疗均可视为过度治疗。

2. **老年肿瘤患者的临床治疗原则**　肿瘤治疗是一种综合治疗，中晚期肿瘤需要联合多种抗肿瘤方法才能取得最佳疗效；肿瘤治疗是个体化治疗，根据不同的个体特点制订最适宜的治疗方案；肿瘤治疗是精准治疗，可以细化到分子病理和基因层面，选择精准的靶向治疗等手段达到副作用最小和疗效最佳；肿瘤治疗要遵从客观的发展规律，而不是仅仅按照家属的意愿进行治疗。

（1）老年肿瘤患者外科治疗的特点：老年肿瘤患者的手术风险大，康复慢。因高龄合并心肺功能减退，手术风险增加，老年人机体恢复缓慢，术后康复时间延长，伤口愈合缓慢，对于合并糖尿病的老年患者容易继发伤口感染、伤口迁延不愈等影响进一步抗肿瘤治疗。针对上述特点，术前应组织多学科会诊，由麻醉科、ICU、外科及内科等专家慎重评估手术的风险及获益，术后加强营养支持治疗和康复锻炼，密切监测血压、血糖、体温等生命体征的变化，警惕术后并发症的发生。

（2）老年肿瘤患者化疗的特点：对身体状况良好，无器官功能障碍的老年患者，以坚持标准化疗为宜。对有轻度器官功能障碍者，可以采用单药化疗或标准化疗方案适当减量的原则进行化疗。化疗前要全面细致地完善心功能、肺功能、肝肾功能、血常规等相关基础检查，详细慎重地评估患者化疗的风险和获益，制定对心肺功能损伤较轻、副作用相对较小的化疗方案。根据患者的化疗耐受情况，可以适当减少化疗总周期数，可适当延长化疗间隔时间，待化疗副作用完全恢复后再开始下一周期的化疗。化疗期间要全程营养支持治疗，并密切监测血常规、肝肾功能、心电图、心肺功能等检查，如有化疗相关不良反应发生，及时积极对症支持治疗。对于高龄老年人要慎重选择化疗，因为高龄带来的器官功能退化，使患者应对化疗相关副反应的能力严重下降，化疗疗效收益可能会小于不良反应带来的伤害。

（3）老年肿瘤患者放疗的特点：老年肿瘤患者放疗的副作用大，耐受性差，常规放疗剂量容易出现放疗相关的不良反应，如严重的放射性肺炎、放射性肠炎等。一旦发生，恢复期较长，治疗难度大，疾病容易迅速恶化，往往需要终止放疗。因此，老年肿瘤患者的放疗要比常规放疗剂量酌情减少，照射野酌情缩小，并在放疗全程密切监测耐受情况，有异常早期预警，及时处理。

（4）老年肿瘤患者靶向治疗的特点：老年肿瘤患者靶向治疗的副作用隐匿，容易被自身疾病如高血压、糖尿病等掩盖，不易早期识别，临床上需引起高度重视和警惕，需动态监测血压、血糖、肝肾功能、尿蛋白等相关指标，及时降血压和保肝等对症支持治疗，必要时减量或停用靶向治疗。

（5）老年肿瘤患者免疫治疗的特点：年龄不是老年肿瘤患者免疫治疗的限制因素。和非老年患者一样，在决定免疫治疗前，要充分且全面评估患者的心脏功能、肺功能、肝肾功能、内分泌功能、甲状腺功能等，如上述各脏器功能良好并且病情需要，即便高龄，仍可以尝试免疫治疗。对于耐受欠佳的老年肿瘤患者而言，治疗周期可适当延长，根据耐受做适时调整，治疗间隔不必拘泥于14天或21天。治疗过程中，严密监测病情变化，因老年人功能恢复缓慢，对免疫相关的不良反应耐受差，因此一旦发生不良反应，一定要更早干预和更积极治疗。

（二）症状管理

老年肿瘤患者由于自身合并症较多，往往存在高血压、糖尿病、冠心病、心功能不全、肝功能不全或肾功能不全等多种慢性病，症状表现复杂，需要全面、细致和专业的综合评估。对于提高老年肿瘤患者生活质量而言，改善心理状态、积极控制癌痛、改善营养状态等方面的症状控制就显得极为迫切和重要。以下将从老年肿瘤患者的心理干预、癌痛治疗、营养治疗和护理等方面进行详细阐述。

1. **心理干预**　老年肿瘤患者是一类特殊的肿瘤患者群体，具有如下特点：面临年迈和患癌的双重压力，身体状况恶化，生理功能减退，易产生自卑感、无价值感，情绪悲观、绝望；心理承受能力脆弱，过度关注自身，不信任周围人员，易敏感、多疑；害怕孤独和寂寞，盼家人陪伴，易出现心理依赖和行为退化，渴望得到全面关注，情感脆弱，事事依赖他人；难以耐受疾病和挫折，性格固执、刻板，不遵从医嘱，不配合照护人员；自尊心强，渴望被他人尊重与认同，疾病认知不全，心理应激反应大，长期焦虑抑郁；治疗周期长，经济负担大，负面情绪明显，生存质量降低。

需要积极关注老年肿瘤患者心理需求，及时给予患者心理安慰和支持，建立护患、医患之间的信任，促进疾病的康复，并根据患者文化程度、性格和社会相关背景给予个性化的护理。针对老年肿瘤患者的心理特征和疾病特点实施心理护理，要通过细心观察，谈心深入了解，掌握不同患者不同的心理需要。于孤独者，予温暖和关怀；于焦虑者，予解释疏导；于抑郁者，予劝慰开导；于悲观者，予信心鼓励等。

（1）肿瘤患者的心理干预：肿瘤患者一旦诊断明确，应逐步让患者本人了解自己的病情。长期隐瞒病情使患者产生猜疑，反而对治疗不利，患者甚至可能会不配合治疗。患者知情后一般要经过"恐惧休克期""否认怀疑期""愤怒沮丧期""接受适应期""角色期"五个阶段。在前四个不同的阶段，医务人员和家属应共同做好患者的心理疏导工作，每个人经历的时间不等，多在1周左右。一旦进入"角色期"，患者便会产生强烈的求生欲望。此时，患者渴求了解肿瘤治疗的信息，希望得到减轻肿瘤治疗副作用的指导以及疾病护理的知识。

（2）对患者家属的心理干预：患者确诊之后，首先告知的往往是家属。因此，医务人员首先要对家属进行心理干预，使家属正视现实，接受现实。

2. **癌痛治疗**　老年肿瘤患者疼痛有如下特点：发病隐匿，常被误诊；合并症多，容易被忽视；认知和感觉受损，不愿及时主诉疼痛，不易获得周围人信任；因担心药物成瘾、过量和不良反应，不愿使用镇痛药物，尤其是强阿片类药物。

癌痛治疗前需要进行全面评估。尤其要进行癌痛分级，建议选择数字评分量表或视觉模拟评分量表进行疼痛分级。

癌痛的治疗包括以下内容。

（1）癌痛治疗原则：以口服药物治疗为主，三阶梯镇痛治疗，按时给药，注重细节，注重个体化治疗。

（2）癌痛治疗药物选择

1）给药途径：口服给药途径是最简单、经济、灵活的给药方法。对于中重度癌痛患者，首选口服阿片类药物。如果患者存在严重的恶心、呕吐或吞咽困难以及肠梗阻等特殊情况，可考虑采用其他给药途径，如经皮肤黏膜给药、静脉给药、直肠给药等。

2）三阶梯镇痛原则：针对不同的癌痛分级选择不同的药物，通常使用疼痛数字评定量表（numeric rating scale，NRS）。

轻度疼痛（NRS<4分）：选用非甾体抗炎药（NSAID）为主，如布洛芬、对乙酰氨基酚等；中度疼痛（NRS 4~6分）：以阿片类药物为主，包括弱阿片类药物（曲马多、可待因）或低剂量强阿片类药物，可联合适量的NSAID药物；重度疼痛（NRS≥7分）：选择强阿片类药物（如吗啡、羟考酮及芬太尼）或联合选用NSAID、辅助镇痛药物（普瑞巴林、加巴喷丁等）。如大剂量强阿片类药物仍无法控制疼痛，可考虑到有条件的医院实施介入镇痛技术。

3）预防药物相关不良反应：老年人的癌痛治疗需密切观察药物副作用。长期服用NSAID药物会引起胃肠功能不全、消化道出血、凝血障碍及肝肾功能受损等不良反应。阿片类药物常见的副作用是便秘，年迈会加重便秘。建议治疗的同时开始预防便秘，从饮食和培养良好的排便习惯入手，必要时可采用药物防治。

3. **营养治疗**　老年肿瘤患者比中青年患者更容易发生营养不良，主要原因有以下几点：①精神因素，以高龄患者尤为突出，因压力过大，精神紧张，情绪低落，食欲下降，进食少而造成营养不良；②肿瘤代谢产物，肿瘤扩散和恶化产生代谢产物入血，使机体出现分解代谢；③治疗相关的营养不良，如消化道肿瘤术后胃肠道的消化吸收功能受影响；放化疗相关性消化道反应，如恶心、呕吐，导致营养不良等；④与年龄有关的肌肉减少症及胃肠功能减退，会加重老年肿瘤患者的营养不良发生。

营养不良可直接或间接地延误甚至是终止患者的治疗，降低治疗效果，缩短生存时间。规范的营养治疗可减轻抗肿瘤治疗副反应、减少术后并发症的发生率、加快术后恢复速度、缩短住院时间、提高生活质量、降低治疗费用等。

营养治疗前需先进行营养筛查与评估，常用量表包括微型营养评定简表（mini-nutritional assessment short-form，MNA-SF）、营养风险筛查2002（nutrition risk screening 2002，NRS 2002）、患者参与的主观全面评定（patient-generated subjective global assessment，PG-SGA）等。在此基础上，还需要进行病史、膳食史、药物治疗史、人体成分分析、人体测量、实验室检查、器械检查、社会经济状况、宗教信仰等方面的评估。详细评估后，可制定相应的营养治疗方案。

营养干预手段包括营养教育、肠内营养（口服营养补充、管饲营养）以及肠外营养（补充性肠外营养、全肠外营养）。营养治疗方案的制定基于营养状况评估的结果，决定营养配方的选择、配方中各种营养素含量、营养配方输注方式、输注速度等。

4. **护理**　老年肿瘤患者不但兼具老年人的特点，也兼具肿瘤患者的特点，因此他们的病情更加复杂。要遵循老年患者的管理模式，进行全面的老年综合评估，同时结合肿瘤相关评估，从而更好地应对抗肿瘤治疗及康复管理。

（1）主要评估内容

1）躯体功能状态评估：①日常生活活动能力的评估；②平衡与步态评估；③跌倒风险评估。

2）营养状态评估：目前临床上提倡应用量表式筛查评估方法，包括 NRS 2002、MNA-SF 等。

3）精神和心理状态以及睡眠障碍评估：包括认知功能、谵妄、焦虑、抑郁等评估。

老年人认知障碍包括轻度认知功能损害（mild cognitive impairment，MCI）和痴呆。目前国外应用广泛的认知筛查量表为常用简易精神状态检查（mini mental status examination，MMSE）和简易智力状态评估量表（Mini-Cog）。

老年人睡眠障碍的评估方法主要包括临床评估、量表评估等。临床评估包括具体的失眠表现形式、作息规律、睡眠相关的症状和失眠对日间功能的影响、用药史及可能存在的物质依赖情况，进行体格检查和精神心理状态评估等。量表评估推荐匹兹堡睡眠质量指数量表（Pittsburgh sleep quality index，PSQI），但门诊或社区服务可用阿森斯失眠量表（athens insomnia scale，AIS）。

4）衰弱评估：目前关于衰弱的评估方法尚无统一标准，较常用的有美国 Fried 等提出的衰弱模型，加拿大 Rockwood 和 Mitniski 提出的衰弱指数，国际老年营养和保健学会提出的衰弱筛查量表（the frail scale）和临床衰弱量表（clinical frailty scale，CFS）等。所有衰弱评估手段不适用于依赖辅具、不能步行 4 米、跌倒高风险、严重的心力衰竭、恶病质、严重残疾患者。

5）肌少症评估：亚洲共识推荐测定肌力（握力测定）和肌功能（日常步行速度测定）作为肌少症的筛选检测。应用双能 X 射线吸收法（dual energy X-ray absorptiometry，DXA）或生物电阻抗分析法（bioelectrical impedance analysis，BIA）进行肌量测定。

6）疼痛评估：老年人的疼痛评估需详细询问疼痛病史和进行体格检查，回顾疼痛的位置、强度、加重及缓解因素，是否影响情绪和睡眠；疼痛部位是否感觉异常、痛觉超敏、感觉减退、麻木等。老年性疼痛的评估包括视觉模拟法（visual analog scale，VAS）和数字分级评分法（numerical rating scale，NRS）。

7）共病评估：共病是指老年人同时存在 2 种或 2 种以上慢性疾病。推荐使用老年累积疾病评估量表（cumulative illness rating scale for geriatrics，CIRS-G）可对各系统疾病的类型和级别进行评估。

8）多重用药评估：目前多重用药的诊断标准尚未达成共识，当前标准通常是将应用 5 种及以上药品视为多重用药。推荐使用 2015 年美国老年医学会颁布的《老年人不恰当用药 Beers 标准》和 2017 年中华医学会、中国药学会发布的《中国老年人潜在不适当用药目录》，评估老年人潜在的不恰当用药。

9）口腔问题评估：检查患者牙齿脱落、假牙的情况，检查缺牙情况，评估假牙佩戴的舒适性，评估有无影响进食。口腔评估重点在于口腔问题是否影响进食、情绪、营养摄入等。

10）尿失禁评估：采用国际尿失禁咨询委员会尿失禁问卷简表（international consultation on incontinence questionnaire-short form，ICIQ-SF）评估尿失禁的发生概率和尿失禁对患者的影响程度。

11）压疮评估：压疮危险评估的内容主要分为量表评估和皮肤状况评估两个方面。外压疮预防指南推荐使用 Braden 量表作为压疮危险的量表评估和识别工具。

12）社会支持评估：社会支持评定量表（social support rating scale，SSRS）被广泛使用，更适合于我国人群，适合于神志清楚且认知良好的老年人。

（2）老年肿瘤患者关键护理建议

1）防止老年肿瘤患者跌倒：高跌倒风险的老年患者，应进行下列护理：①需全程陪护；②教其使用床头铃，一旦出现异常情况，及时使用床头铃；③保持室内和卫生间的干燥，穿防滑鞋而非拖鞋，裤子不可过长，以免跌倒；④如果出现头晕、心悸或眼花的情况，应躺在床上不要动；⑤对于容易掉下床的老年人，床沿要安装护栏；⑥一旦发生跌倒，及时告知医生，不要隐瞒，由医生明确有无骨折，有骨折立即处理，避免加重病情。

2）防止老年肿瘤患者误吸：老年患者咽喉黏膜萎缩，咽喉肌能力减弱，易发生吞咽困难，发生误吸，继而诱发肺部感染，严重时危及生命。加强患者误吸安全管理尤为重要，应进行如下护理：①确保进食环境整洁舒适，嘱患者放松紧张情绪；②进食后半小时不能平卧，要保持坐位，以免食物反流；③若进食过程中呛咳，应立刻停止进食，帮助患者将食物取出；④食物需易嚼、好消化，避免黏稠、干硬，避免过烫或过凉，以35～40℃为宜，确保食物可口，色香味俱全，可增进食欲、促进吞咽反射；⑤进食前后保持口腔清洁，避免口腔感染；⑥喂食者保持态度良好，不可催促或强迫患者进食，喂食速度不宜过快，以便充分咀嚼，从而降低误吸发生概率；⑦及时识别误吸，若患者意识清醒，应鼓励并引导其咳嗽，若出现气道梗阻，应及时去除梗阻物。如梗阻较深，必要时行气管插管或手术切开。

3）预防老年肿瘤患者的血栓形成：发生血栓存在如下高危原因。肿瘤本身的分泌物导致，如组织因子和黏蛋白等，有证据显示脑胶质瘤因分泌组织因子导致其发生血栓的风险较胃癌、胰腺癌和肺癌等更高；某些肿瘤细胞诱发血小板聚集；肿瘤新生成的血管区别于正常血管，导致大量肿瘤代谢产物进入血管，激活凝血系统；肿瘤患者的治疗因素，如经手术创伤及后期的卧床休养，放化疗损伤内皮细胞，甲地孕酮等的激素治疗，中心静脉置管均会增加肿瘤患者发生血栓的风险；长期卧床、脓毒血症、肿瘤压迫导致血流缓慢及血液黏度增加，进一步增加其风险。针对血栓预防护理方面应做到以下几点。

一般护理：为患者创造安静、舒适、整洁的休养环境，保持适宜的湿度和温度，注意保暖，室温应保持在25℃左右，以利于静脉回流，防止室温过低致血管痉挛。

早期活动：经常变换体位，清醒的患者可鼓励其主动运动，术后抬高下肢，促进静脉回流，主要是膝关节的伸屈运动及足踝关节的主动和被动运动，术后6小时内可被动按摩下肢腓肠肌和比目鱼肌，防止小腿肌肉长时间受压。

饮食护理：给予清淡低脂富含纤维素饮食，避免高胆固醇饮食，少吃含脂肪高的食品，以降低血液黏度。鼓励患者多饮水，每日饮水量 2 000～3 000ml，以稀释血液，降低血液黏稠度。

给药护理： 遵医嘱给予抗凝及解痉药物，如潘生丁、小剂量的肝素等。严密观察术后有无皮肤黏膜出血征象，有无血尿、便血现象。

健康教育： 在患者入院时、入院中及出院前均反复强调预防血栓的重要性，初次宣教时可对老年肿瘤患者详细讲解容易发生血栓的病因、危险因素及后果；讲解术后早期局部活动的重要性，指导患者正确的活动方法；讲解血栓形成的常见症状，告知患者如有不适应及时通知医生和护士。

4）帮助老年肿瘤患者克服信息鸿沟：信息技术的快速发展、移动互联网的迅速普及，均深刻改变公众的生产和生活方式。众多社会公共服务实行网上办公，足不出户就能办理，但一部分老年人因不会上网，不会使用智能手机而困难重重，无法享受到智能化服务的便利，反而出现信息鸿沟，影响了老年肿瘤患者心理和生活。帮助他们克服信息鸿沟，也是社会及陪护人员的一项重要工作。

政策引领： 完善适合老年人的公共服务体系，继续贯彻落实《关于切实解决老年人运用智能技术困难的实施方案》。支持保留一定比例的传统服务渠道，尤其在老年人出行、就医、消费、文娱、办事等高频事项和服务场景。

科技助力： 扩大适合老年人的智能产品供给，智能化场景的使用步骤、操作界面设计兼顾老年人的体验，如"长辈模式"等。

培训帮扶： 鼓励亲友、村社区、老年协会、志愿者为老年人运用智能产品提供帮助，让老年人共享信息化发展成果。

信息化支持： 亲友、陪护及照看者要理解并重视老年人的信息化需求，不能拒绝或打击老年人的学习热情，要耐心细致地讲解操作流程，尽可能让老年人也享受到信息时代的便捷。

（魏文强）

参考文献

[1] 魏于全，赫捷.肿瘤学[M].2版.北京：人民卫生出版社，2015：20-21.

[2] 魏文强.人群队列与精准预防[M].上海：上海交通大学出版社，2020：164-169.

[3] 赫捷，魏文强.2019中国肿瘤登记年报[M].北京：人民卫生出版社，2021：63-74.

[4] 中华人民共和国中央人民政府.中共中央 国务院印发《"健康中国2030"规划纲要》[EB/OL].（2016-10-25）http://www.gov.cn/xinwen/2016/10/25/content_5124174.htm.

[5] 中华人民共和国中央人民政府.国务院办公厅关于印发中国防治慢性病中长期规划（2017—2025年）的通知：国办发〔2017〕12号[EB/OL].（2017-02-14）http://www.gov.cn/zhengce/content/2017/02/14/

content_5167886.htm.

[6] 中华人民共和国中央人民政府 . 国务院关于实施健康中国行动的意见：国发〔2019〕13 号 [EB/OL].（2019-07-15）http://www.gov.cn/zhengce/content/2019-07/15/content_5409492.htm.

[7] 中华人民共和国中央人民政府 . 关于印发健康中国行动——癌症防治实施方案（2019—2022 年）的通知：国卫疾控发〔2019〕57 号 [EB/OL].（2019-11-13）http://www.gov.cn/zhengce/zhengceku/2019-11/13/content_5451694.htm.

[8] 曹毛毛，陈万青 . 坚持政府主导，推进中国癌症筛查发展 [J]. 中国肿瘤，2021，30(11)：803-805.

[9] 赫捷，陈万青，李霓，等 . 中国前列腺癌筛查与早诊早治指南（2022，北京）[J]. 中国肿瘤，2022，31(1)：1-30.

[10] GOODMAN A. HPV testing as a screen for cervical cancer[J]. BMJ，2015，350：h2372.

[11] MUCCI L A，HJELMBORG J B，HARRIS J R，et al. Familial risk and heritability of cancer among twins in Nordic countries[J].JAMA，2016，315(1)：68-76.

[12] ISLAMI F，CHEN W，YU X Q，et al. Cancer deaths and cases attributable to lifestyle factors and infections in China，2013[J]. Ann Oncol，2017，28(10)：2567-2574.

[13] ZENG H，CHEN W，ZHENG R，et al. Changing cancer survival in China during 2003-15：a pooled analysis of 17 population-based cancer registries[J]. Lancet Glob Health，2018，6(5)：e555-e567.

[14] CHEN W，XIA C，ZHENG R，et al. Disparities by province, age, and sex in site-specific cancer burden attributable to 23 potentially modifiable risk factors in China：a comparative risk assessment[J]. Lancet Glob Health，2019，7(2)：e257-e269.

[15] THAI A A，SOLOMON B J，SEQUIST L V，et al. Lung cancer[J]. Lancet，2021，398(10299)：535-554.

第七章

老年口腔疾病

老年人的口腔各组织和器官，会随着年龄的增长发生明显的增龄性改变，导致老年各种口腔疾病的发病与防治有其特殊性，如龋齿发病率高且呈多发性，牙根面龋高发；老年人的根管细小，根管治疗难度较年轻人高；老年人牙列缺损与缺失修复的口腔状况也十分复杂等。老年人在患有口腔疾病的同时，还可能患有多种全身性疾病。一些常见的全身性疾病会影响口腔病变及其治疗，如糖尿病、高血压等。此外，在就诊时，老年人的心理变化、语言交流、行动便利等也不同于年轻人，这对医护人员提出了更高的要求。老年人口腔疾病的患病率高，但老年人对口腔健康的重视程度普遍不足。了解影响老年人口腔疾病的危险因素和防控措施，对维护老年人的健康具有重大意义。本章主要围绕老年口腔疾病的流行特征、危险因素和防控策略等方面进行介绍。

第一节　老年口腔疾病的流行特征

一、牙体牙髓疾病的流行病学

牙体牙髓病指的是累及牙齿硬组织及牙髓组织的疾病。龋齿是最主要和最常见的牙体牙髓疾病，是指在以细菌为主的多种因素作用下，牙齿硬组织发生慢性和进行性破坏的一种疾病。龋齿是一种细菌感染性疾病，控制不及时可以继发牙髓炎和根尖周炎。龋齿也是人类最普遍罹患的疾病之一，世界卫生组织已将其与肿瘤和心血管疾病并列为人类三大重点防治疾病。在过去的 10 年中，在全球范围内有超过 24 亿人受到龋齿的影响，70 岁以上已成为龋齿发病高峰期之一。

老年龋齿有其独有的特点，随着年龄的增加，牙龈组织逐渐退缩，口腔细菌易定植于牙颈部、邻面和根面暴露处，形成牙根面龋。纵观全球，老年人龋齿患病率超过 50%，每名老年人平均龋齿数为 1.55 颗，且呈增长的趋势。在世界范围内不同国家和城乡之间老年人龋齿的患病情况都存在显著差异。日本 60 岁以上老年人牙根面龋的患病率为 53.3%；美国 65 岁以上老年人的患龋率达 96.0%，较既往有增长趋势；澳大利亚的老年人患龋率最低，为 25.0%，也表现出增长趋势。我国第四次全国口腔健康流行病学调查结果显示，65～74 岁年龄组的患龋率高达 98.0%，牙根面龋的患病率为 61.9%，城乡差别均不明显，女性略高于男性。

老年人常伴随着思维能力减退，身体协调能力下降，饮食结构和习惯的改变，出现全身性疾病，长期服用药物等，都对口腔环境产生影响，从而增加了患龋的机会。研究发现，教育水平低、口腔卫生习惯和饮食习惯不佳和口腔保健意识不足使老年人患龋风险增加，食物嵌塞、唾液分泌减少、高糖和较少牛奶摄入与老年人牙根面龋显著相关，老年人的痴呆类型和严重程度与龋齿的患病率相关。

二、牙周疾病的流行病学

牙周病是指发生在牙周支持组织（包括牙龈、牙周膜、牙槽骨和牙骨质）的各类疾病，包括牙龈病和牙周炎两大类。失牙是未经治疗的牙周炎的最终结局。牙周病是人类最古老和最普遍的疾病之一，在世界各地发现的原始人颌骨上，均可看到不同程度的牙槽骨吸收和牙齿脱落。

大多数成年人都患有不同程度的牙周病，不同国家的牙周病患病率差异显著，如匈牙利为 54.8%，巴西为 38.6%，法国为 14.9%，肯尼亚为 70.0%，美国为 29.4%，这可能与缺乏统一的诊断标准和调查方法有关。全人群中，重度牙周炎的患病率约为 10.5% ~ 12.0%。不同地区之间差异显著，范围在 4.2% ~ 20.4%，北美、大洋洲、亚太地区、加勒比地区患病率较低，而拉丁美洲南部及热带区、撒哈拉以南的非洲东部患病率较高。在我国，不同地区报道的牙周病患病率也不尽相同，如北京市约为 50.0%，河南省为 81.1%。这与不同地区的社会经济状况相关，但也受诊断标准、样本量和调查时间等的影响。由于相关流行病学调查开展较少，目前还没有关于我国城乡地区居民牙周状况分布特点的报道。

年龄是牙周病临床表现的一个决定因素，随着年龄的增长，牙周病的患病率增高，严重程度（包括探诊深度和附着丧失）加重。

我国第四次全国口腔流行病调查结果显示，在 2005—2015 年的 10 年间，随着老年人无牙颌率的下降和存留牙数的增多，全国 65 ~ 74 岁年龄组老年人的牙周健康率明显下降，为 9.3%，农村地区的牙周健康率高于城市地区，女性高于男性。而牙龈出血和深牙周袋的检出率明显上升。牙龈出血的检出率为 82.6%，农村地区高于城市地区，男女之间没有显著差异。人均牙龈出血牙数为 11.25 颗，城乡和男女之间没有显著差异。牙石检出率为 90.3%，人均有牙石牙数为 15.57 颗，城乡差别不明显，男性高于女性。深牙周袋检出率为 14.7%，人均有 6mm 以上牙周袋牙数为 0.33 颗，明显高于 35 ~ 44 岁年龄组（6.9%，0.16 颗）。城市高于农村，男性高于女性。附着丧失 4mm 以上的检出率为 74.2%，人均牙数为 5.63 颗，明显高于 35 ~ 44 岁年龄组（33.2%，1.73 颗），农村高于城市，男性高于女性。老年男性深牙周袋和附着丧失的检出率明显高于老年女性，提示老年男性患牙周病的风险较高，这可能与我国男性吸烟频率明显高于女性有关。牙周健康指数的城乡差异并不明显，这可能与我国近年来城乡经济增长速度差异缩小有关，也与老年人对口腔健康重视程度普遍不足有关。

三、口腔黏膜病的流行病学

口腔黏膜病是指发生在口腔黏膜及软组织上的不同类型、众多种类的疾病的总称，主要包括口腔黏膜感染性疾病、口腔溃疡类疾病、变态反应性疾病、唇舌病、肉芽肿性疾病、口腔潜在恶性疾病及系统疾病的口腔表征等。

第四次全国口腔流行病调查结果显示，全国 65～74 岁年龄组的老年人口腔黏膜异常检出率为 6 455/10 万，明显高于 35～44 岁年龄组（4 195/10 万），城市高于农村，男性高于女性。其中老年人最常见的口腔黏膜异常依次为脓肿、溃疡、扁平苔藓和白斑，恶性肿瘤检出率为 23/10 万，口腔念珠菌感染检出率为 1/10 万。

复发性口腔溃疡是最常见的口腔黏膜溃疡类疾病，溃疡发作仅限于口腔，并具有周期性反复发作和自限性等特点。复发性口腔溃疡在一般人群中发病率约为 20%，女性多于男性。随着年龄的增高，复发性口腔溃疡的患病率显著下降。

口腔扁平苔藓是最常见的口腔黏膜病之一，它是一种细胞免疫介导的黏膜慢性炎症。长期糜烂的口腔扁平苔藓有潜在的恶变风险，WHO 将其列为癌前状态。口腔扁平苔藓的患病率为 0.5%～2.2%，女性高于男性，平均确诊年龄约为 55 岁。

口腔白斑是发生于口腔黏膜以白色病损为主的损害，不能诊断为其他可定义的损害，属于癌前病变或潜在恶性疾患。口腔白斑的患病率约为 2.6%，男性高于女性，大多数发生于 50 岁以上。

口腔念珠菌病是最常见的口腔黏膜感染性疾病之一，是肿瘤发生的危险因素。随着糖皮质激素等免疫抑制剂和广谱抗生素的广泛和大量应用以及艾滋病的流行，口腔念珠菌病的发病率日益增多。目前，国内尚无确切的流行病学资料。一般来说，女性患病率明显高于男性，口腔念珠菌感染各年龄段占比总体随年龄的增长呈现升高趋势，且在 41～50 岁年龄段及其后年龄段占比增长明显。其中，白念珠菌是主要致病菌，分布比例最高，热带念珠菌和其他念珠菌的比例呈现逐年上升趋势。

灼口综合征是发生在口腔黏膜，以烧灼样疼痛感觉为主的综合征，不伴有明显临床病变体征和组织病理学特征，不能诊断为其他疾病。灼口综合征的患病率为 0.7%～15.0%，女性远高于男性。随着年龄的增长患病率有增长的趋势。

四、牙列缺损、牙列缺失的流行病学

缺失牙是老年人群的常见病和多发病，研究表明，老年人群中缺失牙的人数与缺失数量均有增加。牙齿缺失，尤其是后牙缺失，会直接影响到老年人的咀嚼功能，影响正常的食物消化与吸收。2015 年全球疾病负担研究显示，我国无牙颌人数近 3 500 万，比 2005 年增长 34.6%。此外，各国口腔健康调查报告显示，全球老年人无牙颌患病率范围为

4.5%～54.8%。

第四次全国口腔流行病调查结果显示，我国65～74岁年龄组老年人群平均存留牙数为22.50颗，无牙颌率为4.5%。城市老年人群余留牙数（23.01颗）要高于农村老年人（21.96颗），而男女之间的差别并不明显。在该组年龄的人群中，47.7%有未修复的缺失牙，而有缺失牙的老年人中，仍有36.8%未进行修复。虽然数据显示，我国老年人群的无牙颌率相对于其他国家较低，但是这也可能与我国口腔医生缺乏，老年患者中存在的残根等无功能牙尚未拔除而不能被诊断为无牙颌有关。

牙列缺损或缺失在我国不同的地域可能会存在差别。有研究发现，上海市65～74岁年龄组的老年人中，79.1%的人存在牙缺失，35%的人未曾接受义齿修复，3.7%的人存在牙列缺失，低于全国流调的数据。而一项针对昆明市老年人的口腔流行病学调查研究显示，1 653名受检对象共检出牙缺失人数为1 582人，占比95.7%，其中牙列缺损为1 490人，占比90.1%，牙列缺失的老年人数为92人，占比5.6%，高于全国及上海市老年人的水平。从总体情况看，考虑到我国人口基数大，我国老年人群中存在牙齿缺失的数目仍较高，需要进一步提高缺失牙的修复率。

五、口腔颌面部肿瘤的流行病学

（一）发病率及构成比

不同国家、不同肿瘤的发病率或患病率有很大差别。2020年全球癌症统计数据显示，全球口腔癌新发病例为37.77万人，占全身恶性肿瘤患者总数的2.0%；口腔癌新增死亡17.78万人，占因恶性肿瘤死亡人数的1.8%。从世界范围看，口腔癌是世界上最常见的10种癌症之一。根据地区不同有差异，亚洲在各大洲中口腔癌的发病率最高，最高发病率主要出现在南亚和东南亚，是东南亚地区最常见的4种癌症之一。在我国，2015年口腔及咽的恶性肿瘤发病人数为4.81万人（男性3.11万人，女性1.69万人）。上海市疾病预防控制中心报告显示2010—2013年口腔及口咽恶性肿瘤新发为637例，发病率为4.49/10万人。2009—2015年湖南省口腔癌标化发病率和标化死亡率分别为3.14/10万和1.24/10万。2018年，口腔癌在湖南省肿瘤地区男性恶性肿瘤发病率排行中位居第5，标化发病率为7.58/10万。

在全身肿瘤中，良性与恶性的比例约为1：1，口腔颌面部肿瘤，如包括囊肿和瘤样病变在内，一般良性比恶性多。据国内12所口腔医学院2018年3月统计口腔颌面部肿瘤、囊肿及瘤样病变的资料分析中，恶性肿瘤104 232例（占36.2%），良性肿瘤129 664例（占45.1%），囊肿13 618例（占4.7%），瘤样病变40 232例（占14.0%）。

（二）年龄性别

大多数口腔癌患者的年龄在50～70岁之间。在大多数种族中，男性口腔癌的发病率是女性的两到三倍。据报道，性别差异可归因于男性对危险习惯（烟草和酒精）的过度沉迷，以及作为户外职业的一部分暴露在阳光下（唇癌）。有研究报告印度和泰国女性口腔癌的发病率高于男性，性别比例相反，男女比例分别为 1 : 2.00 和 1 : 1.56。这种趋势的变化可能是与由于女性吸烟比例习惯的增加，尤其是与吸烟形式的增加有关。根据从上海市疾病预防控制中心提取的发病信息，2003—2012 年，上海地区共有 3 860 例新发口腔癌患者，初次诊断的平均年龄为 64 岁，新发病例的男女性别比为 1.41 : 1.00。发病率平均年增长率为男性 3.83%，女性 2.54%。观测到中国口腔癌年龄别死亡率的趋势变化，在 40 岁以下年龄组人群中，口腔癌的死亡率呈现较低水平，在 40～65 岁年龄组人群中呈现上升趋势，而在 65 岁以上年龄组人群中上升趋势更为显著，提示我们需要为中老年人群的口腔癌防治提供更多资源。

（三）组织来源

口腔颌面部的良性肿瘤以牙源性及上皮源性肿瘤为多见，如成釉细胞瘤和多形性腺瘤等，其次为间叶组织瘤，如纤维瘤等。

口腔颌面部的恶性肿瘤以上皮组织来源最多，鳞状细胞癌占口腔癌的 90% 以上，其次为腺源性上皮癌及未分化癌，肉瘤发生于口腔颌面部者较少，主要为纤维肉瘤和骨肉瘤等。淋巴和造血组织来源的恶性肿瘤，如恶性淋巴瘤和多发性骨髓瘤等也可首发于口腔颌面部。

（四）好发部位

口腔颌面部良性肿瘤多发生于牙龈、口腔黏膜、颌骨与颜面部。口腔癌的好发部位与地区、气候、种族、生活习惯等均有关系。在我国，恶性肿瘤按发生率高低依次为舌癌、颊黏膜癌、牙龈癌、腭癌和上颌窦癌。在北美地区，口腔癌的好发部位略有不同，依次为舌癌、口底癌和牙龈癌，而唇癌和颜面皮肤癌较少见。

六、口腔颌面部外伤流行病学

口腔颌面部外伤的发生率受到多种因素影响，包括人口密度、文化背景和社会经济地位等因素。研究表明，成年男性是颌面部外伤的主要受害者。然而，随着老年人口的增加，出现颌面部创伤的老年人数量也相应增加。老年口腔颌面部创伤成为公共卫生领域一个日益受到关注的问题，这可能会导致患者心理压力增加、生活质量下降、抑郁症和创伤后应激障碍，并对日常生活产生重大的负面影响。老年口腔颌面部创伤中最常见的损伤机制是跌倒、机动车事故和遭遇袭击。跌倒在女性中更常见，而男性更容易发生与工作有关的事故。一项国际多中心研究表明，在老年口腔颌面部创伤人群中，女性患者多于男性患者，男女比例为 0.81 : 1，这可以由大多数女性的预期寿命更长来解释。

老年颌面部创伤不仅病因不同，骨折部位、严重程度和治疗方案也不同。颧骨复合体（颧骨颧弓和上颌骨）、下颌骨和眶壁分别是老年患者最常见的骨折部位。大多数下颌骨骨折是髁状突骨折，这可能是由于许多老年人的上下磨牙缺失，从而减弱了对髁突骨折起保护作用的咬合支撑。

第二节　老年口腔疾病的危险因素

一、不可改变的危险因素

（一）遗传因素

老年人群的口腔健康状况往往不佳，口腔内常多发龋齿，有重度牙周炎等，且可能与遗传因素相关。遗传因素能够改变宿主对微生物的反应，决定宿主对口腔疾病的易感性，并影响口腔疾病的严重程度。此外，遗传因素也能够直接对牙体组织、牙周组织以及口腔黏膜等产生影响，如遗传性釉质发育不全、牙齿形态异常、沟纹舌的发生等。

（二）增龄性变化及口腔功能障碍

口腔组织同全身其他组织一样，随着年龄的增长会发生一系列的变化，而这些变化也会对老年患者的口腔健康产生影响，增加某些口腔疾病的发病风险。

对于牙髓与牙本质而言，随年龄的增长，管周牙本质与继发牙本质的增加，会形成矿化程度较高的组织，牙髓中的毛细血管减少，纤维组织增加，修复能力下降。这种变化会引起根管及牙髓腔的容积缩小甚至消失，部分会发生牙髓变性、髓石、根管钙化等，增加了牙髓疾病及根尖周疾病临床治疗的难度。

牙龈会随着年龄的增长出现萎缩，导致根面的牙骨质暴露，牙间隙增大，出现牙齿敏感，食物嵌塞等问题。牙龈萎缩与牙周附着水平丧失的问题明显，临床牙冠增长，牙齿冠根比增大，严重者将引起牙齿松动，甚至脱落，严重危害老年人的牙周健康。暴露的牙根也为牙根面龋的发生提供了可能。

口腔黏膜变薄，角化减少，上皮变得光滑，弹性下降，对刺激的抵抗能力减弱，容易形成创伤性溃疡，愈合能力下降；舌背黏膜变光滑，丝状乳头消失，味蕾数量减少等可能引起老年患者的味觉异常。

唾液腺腺泡部分萎缩，间质纤维性变、脂肪细胞增多，腺体内淋巴细胞浸润，唾液分泌下降。与此同时口腔黏膜中的小腺体也因萎缩而唾液分泌减少。研究表明，老年人群的唾液成分与年轻人有差异，其唾液的缓冲能力相对下降，这些因素容易引起龋齿、口干、烧灼感甚至是疼痛感。

老年人由于牙齿磨耗增加，咬合垂直距离降低，口轮匝肌紧张减低，可导致口角区皮肤发生塌陷呈沟槽状，唾液由口角溢入沟内，口角区呈潮湿状态，利于念珠菌的生长繁殖，引起口角炎。

随着年龄的增长，老年人的牙槽骨的高度和密度都会降低。对于牙齿缺失的部位，牙槽嵴会出现明显的萎缩。随着牙槽嵴的进一步吸收，上下颌骨将进一步失去原有的形状和大小。对于牙列缺失的患者，上颌骨向上向内吸收，导致上颌骨外形逐渐缩小；而下颌骨则向下前向外吸收，引起下牙弓逐渐变大，面下 1/3 逐渐变短，使此类老年人呈现反颌的特点。

老年人的颞下颌关节也会有增龄性变化，例如髁突变细变小，表面圆钝，关节结节变平，关节盘变薄，颞下颌韧带松弛度增加等，在临床上容易发生关节脱位。

上述这些增龄性变化会增加口腔疾病的发生风险，因此老年患者的口腔疾病患病率明显高于青壮年。除了本身口腔系统的增龄性变化，老年人自身由于年龄和系统性疾病等因素，身体免疫力会下降，出现机会性感染的概率也会增大，长期佩戴义齿的老年人群的口腔念珠菌病患病率偏高。

二、可改变的危险因素

（一）系统性疾病

患有一种或多种系统性疾病是老年人群的重要特征之一。由于系统性疾病常导致身体某些重要功能下降，因此一些系统性疾病也是影响口腔健康的重要因素。例如，糖尿病是一组由多病因引起的以慢性高血糖为特征的代谢性疾病，也是目前较为公认的影响牙周健康的系统性疾病。糖尿病患者体内的一些炎症细胞活跃，炎症介质增多，而免疫调节能力下降，抗感染以及组织修复能力均有所减弱。因此在同样的牙周状况下，糖尿病患者的牙周组织更易受到各种刺激而发生炎症，修复能力减弱，从而更易产生牙周疾病。同时，牙周感染也会加重糖尿病患者的病情。此外，糖尿病患者的龋齿、牙髓炎和根尖周炎的患病率也有所增高，颌骨及颌周感染也更易发生，并可见口干和灼口综合征表现，可合并口腔念珠菌感染和口腔黏膜苔藓样损害等。对于这类患者，口腔疾病的治疗效果一定程度上与是否能够有效控制糖尿病相关。

此外，肿瘤患者接受颌面部及颈部放射治疗和 / 或化学治疗后，也会出现多种口腔病损。如放射性龋的发生，即多数牙在短期内同时患龋，病程进展快，是急性龋的一种类型。唾液腺也可出现放射性损伤，主要表现为急性肿胀，后因唾液分泌障碍而引起口干症。此外，口腔病损常出现以口腔溃疡为主的损害，伴有严重疼痛，影响进食、吞咽和说话，称为放疗化疗性口腔黏膜炎。其中，放疗引起的口腔黏膜炎又称放射治疗诱发性口腔黏膜炎（radiotherapy-induced oral mucositis，RTOM），因放射线高能辐射机体，引起组织细胞和器官的一系列反应和损害，是肿瘤放射治疗常见的严重并发症之一。软腭、口唇、颊黏膜对放射线比较敏感，反应较重，常在口炎基础上并发溃疡。而化疗引起的口腔黏膜炎又称化疗治疗诱导性口腔黏膜炎（chemotherapy-induced oral mucositis，CTOM），化疗药物缺乏选择性，不仅对肿瘤细胞有杀伤作用，对快速增殖的正常细胞也有损伤。口腔黏膜炎是肿瘤化学治疗常见的不良反应之一，会导致口腔黏膜的萎缩和破溃。

老年人群常因不慎跌倒、锐器切割等各类伤害，导致口腔颌面部外伤的发生。其中，常见的软组织损伤类型包括擦伤、挫伤、挫裂伤、撕裂伤、切割伤、烫伤、烧伤、动物咬伤、蜇伤等。老年患者往往对软组织损伤后的美观恢复要求相对不高，主要治疗目的和原则是及时止血、预防感染和促进愈合。颌面部骨折多发生在上颌骨、下颌骨和颧骨等处，常伴有软组织肿胀、出血、疼痛、张口受限、咬合异常等症状，严重的甚至影响呼吸和吞咽等功能。对于伤情严重的老年患者，应首先处理危及生命的症状，如呼吸道梗阻、出血性休克等。此外，应当考虑到老年患者往往患有全身系统性疾病，注意询问病史，积极防治原有疾病，例如糖尿病患者应当注意预防感染，心脑血管疾病患者应当注意预防心肌梗死和脑梗死等。

（二）药物因素

老年人群因疾病治疗的需求，往往需要长期服用某些药物。而其中的部分药物可引发药物性牙龈肥大（drug-induced gingival enlargement，DIGE），最常见的包括三类药物：抗癫痫药物（如苯妥英钠）、免疫抑制剂（如环孢素）以及钙通道阻滞剂（如硝苯地平、维拉帕米等）。药物性牙龈肥大往往起始于部分龈乳头，而后增生的龈乳头相互连接并向龈缘扩展，牙龈外观产生明显改变。严重者，增生的牙龈可覆盖大部或全部牙冠，严重妨碍进食，并影响美观，不利于口腔卫生的维护。但药物性牙龈增生一般不引起牙龈出血或疼痛，因而患者多无自觉症状。对于需要长期服用此类药物的患者，应在开始用药前先进行全面的口腔检查，消除一切可能引起牙龈炎症的刺激因素，积极治疗原有的牙龈炎或牙周炎，并对患者进行口腔卫生宣教。

（三）不良生活方式

部分老年人群长期保持某些不良生活方式，严重危害口腔健康，主要包括吸烟、饮酒、咀嚼槟榔等。

吸烟是多种口腔疾病的危险因素，烟草中含有多种毒性物质、致癌物亚硝基胺和成瘾的兴奋剂尼古丁等，对口腔健康危害极大。吸烟与牙周病的发生和发展密切相关，并且影响牙周病变的严重程度。吸烟者牙周病的患病风险显著高于不吸烟者，并且吸烟对牙周组织的危害程度与吸烟量成正比，吸烟次数越多，吸烟史越长，牙周病越严重。此外，吸烟对牙周病的治疗效果也有不利影响，吸烟者对非手术治疗、手术治疗和牙周组织再生治疗的疗效均较不吸烟者差，且易导致牙周病复发。吸烟还是导致多种口腔黏膜疾病发生的主要危险因素，包括口腔白斑（oral leukoplakia）、口腔红斑（oral erythroplakia）、口腔白色角化病（leukokeratosis）等。此外，吸烟也是口腔癌发生的主要危险因素，吸烟量和吸烟时间是重要的影响因素，吸烟也会显著增加口腔癌的复发风险。因此，戒烟是预防和治疗多种口腔疾病的重要内容，在口腔临床工作中，应高度重视戒烟的宣教。

饮酒是一种重要的协同因素。饮酒伴吸烟、饮酒伴咀嚼槟榔、饮酒伴口腔卫生差等，均能显著增加口腔癌的发病风险。并且饮酒量越大，发生口腔癌的危险性也越高。因此，在老年患者的口腔临床工作中，我们也应重视戒酒的宣教工作，尤其是杜绝酗酒。

我国东南部分地区，人群有咀嚼槟榔的习惯，常见的食用方法是将槟榔果与熟石灰混合并包在蒌叶中，放于口腔中，长时间咀嚼。该过程中，槟榔碱、鞣质和亚硝胺等化学刺激和槟榔粗纤维的机械刺激均对口腔黏膜产生危害。咀嚼槟榔与口腔黏膜下纤维化（oral submucous fibrosis，OSF）的发生高度相关，也是口腔癌的危险因素之一。口腔癌的发生与咀嚼槟榔的时间和槟榔在口腔的滞留时间均呈正相关，最常发生的部位是颊部。

（四）饮食习惯与营养

老年人的饮食多偏向于软糯的食物，该类食物进食后，口腔不易清洁，导致病菌代谢产酸并合成细胞外多糖。还有一些老年人习惯大量食用碳水化合物，糖类物质在口腔内存留的时间过长，牙菌斑中的致龋菌连续代谢产酸，pH值下降，使酸性产物在牙菌斑内长时间滞留，超出唾液的缓冲和调节能力，从而形成牙面脱矿的有利条件。

营养缺乏将导致牙周组织的功能降低。蛋白质的缺乏可使牙周结缔组织变性，牙槽骨疏松，还可影响抗体蛋白的合成，免疫能力下降。维生素与牙周组织胶原合成有关，它们的缺乏造成牙周组织创伤愈合困难。

（五）菌斑及菌斑菌群紊乱

口腔内牙菌斑菌群比例失调是龋齿的危险因素。

老年人由于口腔组织器官萎缩、可摘义齿修复、自理能力下降等因素导致其口腔自洁作用较差。口腔清洁不及时或不彻底，造成食物残渣堆积并导致致龋菌定植，致龋菌持续代谢和繁殖，产生酸类物质，更多的致龋菌定植，导致口腔菌群紊乱。早期龋局部变形链球菌的数量比健康部位高10倍，唾液内数量超过10^5/mL菌落形成单位，是可能致龋的危险因素。

窝沟是磨牙殆面及颊侧窝沟的形态发育变异而形成的窄而细的盲袋沟，使滞留在窝沟内的菌斑无法被清除，也是龋齿的好发部位。

菌斑持续存在，在牙面钙化形成牙石。牙石不仅为菌斑的附着提供了良好的部位，还增加了日常口腔卫生措施的难度，促使更多的牙菌斑形成。牙龈处的菌斑和坚硬粗糙的牙石会刺激牙龈，引起牙龈炎。龈下牙石通过机械作用不断加重牙周袋，牙周袋又为菌斑的沉积提供了特定的环境，并为牙石的沉积提供矿物质，进而促进牙菌斑矿化。因此，牙菌斑也是牙周病的重要促进因素。

（六）磨损

磨损是老年人牙体硬组织最常见的一种变化。根据位置不同可以分为殆面、切缘磨损和邻面磨损。

后牙殆面或前牙切缘磨损主要是由长期咀嚼食物引起，也与人的饮食习惯、有无夜磨牙症、牙齿发育钙化以及全身健康状况等因素有关。曾工作在酸性物质生产车间以及具有消化道反流病史的老年人，口腔接触到的酸性物质相对于其他人更多，加速了牙釉质脱矿，更容易发生牙体组织磨损。

后牙𬌗面或前牙切缘均匀性磨损，具有一定的生理性意义，可以降低牙尖高度，减少咬合中的侧向力量，以适应牙周组织增龄性萎缩。牙体磨损过程中，有相应的继发性牙本质、修复性牙本质的形成，并且磨损面的牙本质小管变性钙化，封闭牙本质小管口，减缓了外界刺激物作用于牙髓而引起敏感症的速度。如果磨损速度超出其牙本质的修复能力，牙本质小管口不能及时封闭，就会造成牙本质过敏，甚至牙髓炎。磨损可导致垂直距离降低，造成咀嚼无力、口颌面疼痛及口颌肌群和颞下颌关节紊乱病等症状；𬌗面形态的丧失使咀嚼过程中食物溢出受到阻碍，更容易发生食物嵌塞。

后牙𬌗面不均匀性磨损可造成薄壁弱尖，增加了咬合产生的侧向力和𬌗面咬合力分布不均匀的概率，易发生咬合创伤、牙体组织劈裂、牙隐裂等；产生的锐利牙尖对其相应颊、舌黏膜产生的机械性刺激可造成创伤性溃疡，严重而持续的刺激会导致相应黏膜的癌变。常见的前牙磨损表现为上前牙腭侧磨损，容易造成前伸𬌗创伤，严重者下前牙可咬至上前牙的腭侧牙龈，造成牙龈炎。

邻面磨损是因牙齿具有一定的生理动度，咀嚼时邻面有轻度的相互摩擦，久而久之从点接触逐渐变为面接触，邻间隙减少，增加了食物嵌塞发生的概率。

（七）牙列不齐与咬合创伤

牙列不齐多见于前牙，常出现多处菌斑滞留区，增加了菌斑清除的难度，可在唇面、邻面等产生多发龋，有的则直接对牙周组织产生损伤，导致牙周病的发生。同时，牙列不齐容易形成咬合创伤、食物嵌塞等问题，促使牙周炎的发生或加重。在咀嚼过程中，食物碎块或纤维被咬合压力楔入相邻两牙的牙间隙内，形成食物嵌塞。由于食物嵌塞的机械作用和细菌定植，食物嵌塞是导致局部重度牙周组织破坏的最常见原因。

（八）局部刺激

老年患者口腔内常常存留有局部刺激因素，对口腔系统的健康构成威胁。常见的局部刺激因素有如下几点。

1. **残根和残冠**　老年患者口腔内的残根和残冠多由龋齿未及时治疗，牙体缺损未及时修复、牙外伤等原因导致。残根和残冠存留未及时治疗或拔除，将会引起食物嵌塞、根尖周病变及牙龈炎症、颌面部间隙感染等多种问题。此外，锐利的残根和残冠的边缘可能划伤老年人的颊和舌黏膜，引起创伤性血泡或创伤性的溃疡。研究表明，锐利边缘长期的刺激将增加患者口腔癌的发病风险。如果不及时进行处理后牙区的残根和残冠，将直接影响患者的咀嚼功能；前牙区的残根和残冠则直接影响患者的美观及发音功能。

2. **不良修复体**　口腔中不良的固定修复体一般表现为边缘密合性欠佳、存在悬突、表面粗糙、形态异常、邻接关系不佳、固定桥桥体龈面形态不良等。许多研究证实，不良修复体与继发龋、牙根面龋、局限性牙周炎、深牙周袋、牙槽骨吸收、牙龈退缩等存在密切关系。引起口腔问题的主要原因是不良修复体的存在增加了牙菌斑聚集和食物嵌塞的可能性，增加了口腔清洁的难度，从而加重或加速了牙周组织和牙体组织的破坏，引发牙周炎或龋坏。如果修复体形态不良，如固定桥的龈面形态不良，容易造成牙菌斑及食物残渣滞留，引起对应部位口腔黏膜的糜烂充血。如果修复体的颊舌侧突度恢复过大，则可能导致自洁作用受限，造成牙菌斑堆积；如突度恢复不足，则食物可能直接冲击牙龈，也会造成牙龈损伤或退缩。

3. **可摘局部义齿** 可能存在设计不良、长期佩戴后不匹配等问题。设计不良的可摘修复体对口腔危害也较大，如违反原则设计的义齿卡环可能会对基牙产生不良的力矩，引起基牙的松动甚至是折断。如果义齿佩戴时间过长而不更换，可导致义齿固位不良，咀嚼效率低下，食物积存，也可能引起局部压痛、溃疡等。

（九）口腔卫生习惯不佳

不良的口腔卫生习惯会直接或间接地引起口腔疾病。对于老年人而言，常见的不良口腔卫生习惯有刷牙次数不足、刷牙方法不当、用牙签或尖锐硬物剔牙等。

良好的口腔卫生是口腔健康的基础，但刷牙次数不足、时间不足、刷牙方法不正确等问题在老年患者中较为普遍，这势必会增加口腔疾病的发病风险。第四次全国口腔流行病调查研究表明，65～74岁的人群中，有良好口腔卫生习惯的人群所占比例较低，有19.1%的老年人不能每天刷牙，仅有30.1%的老年人能每天刷牙两次及以上，仅0.8%的人每天使用牙线。不良的刷牙方法不但不能全面、有效地去除牙菌斑，还可能引起牙齿的楔状缺损，导致牙齿敏感、牙髓炎；加重牙龈退缩、牙根暴露，增加牙根面龋的发病概率。

此外，不当的剔牙方法，例如使用牙签或者尖锐的硬物，会增加牙龈损伤的风险，导致龈乳头炎、牙龈出血。长时间使用此种剔牙方式亦可引起牙龈退缩。

（十）精神神经因素

随着老龄化社会的到来，部分老年有孤独感和失落感，而精神神经因素也是老年人罹患口腔疾病的危险因素之一。研究显示，精神神经因素与老年人口腔扁平苔藓、口干综合征、灼口综合征等疾病密切相关。尤其是在绝经后的中老年妇女中，灼口综合征的患病率较高。此外，精神神经因素也是导致口腔癌发生的重要内在因素。

第三节　老年口腔疾病的防控策略

一、一级预防

（一）积极控制全身疾病

某些全身性疾病会改变身体的抵抗力，可以导致龋齿、牙周炎以及其他口腔疾病。控制全身疾病并注意日常保健，可以降低口腔疾病的发生风险。

全身营养物质缺乏，如蛋白质、维生素 A、维生素 B、维生素 C 和微量元素的缺乏，表现为口腔黏膜和牙周的变化。体弱久病卧床的老年患者，有较高的口腔疾病发病率。蛋白质缺乏时，除全身营养不良外，口腔可表现为舌质红肿、舌乳头萎缩、表面光滑，口腔黏膜水肿易损伤，易发生唇炎和唇裂，口周色素沉着，易发生口腔感染。维生素 A 缺乏时，口腔黏膜可表现为角化增强、口干、味觉改变、发生口角炎等。维生素 B 缺乏可导致口腔黏膜红肿、舌乳头消失、舌背部红肿、发生口角炎。维生素 C 缺乏在口腔表现为牙龈红肿、出血、糜烂及溃疡形成，严重者可导致牙槽骨吸收、牙齿松动和脱落。缺铁可导致舌炎、口角炎、舌质红、易发生溃疡及白色念珠菌的继发感染。这些疾病的治疗主要为全身治疗。合理的营养对于促进牙周组织的正常代谢和生理性修复是十分必要的。因此，应注意在日常饮食中补充足够的蛋白质、维生素 A、维生素 B、维生素 C 及钙、磷等营养物质。

应注意积极治疗和控制全身性疾病，如慢性消耗性疾病、营养代谢性疾病、内分泌性疾病等。牙周病的破坏性炎症过程与糖尿病相互关联，被认为是糖尿病的第 6 种并发症，糖尿病患者发生重度或难治性牙周炎的风险比非糖尿病患者增高 2～3 倍，糖尿病牙周炎患者更容易出现牙周脓肿。晚期糖基化终末产物（advanced glycation end product，AGE）与其细胞受体作用的加强是造成糖尿病患者牙周病加重的机制。白细胞趋化及吞噬功能缺陷，组织内血管基底膜的改变，胶原合成减少，骨基质形成减少以及免疫调节能力下降，使患者的抗感染能力下降，伤口愈合障碍。对糖尿病性牙周炎的治疗，首先必须了解其全身病治疗情况及病情是否已被控制，应与内科医师配合制订治疗计划，积极控制血糖，局部给予洁治、刮治、根面平整及消除牙周袋的治疗。糖尿病与牙周病之间有双向关系，有效控制牙周感染对控制糖尿病能起到很好的作用，反之亦然。对血糖控制得不好或伴有严重感染的患者，不得进行复杂的牙周治疗。

骨质疏松症是以骨量减少和骨微结构退化为特征的全身性疾病，是最常见的老年性疾病。骨质疏松除了在颌面部引起骨折外，还会影响牙齿缺失的修复。颌骨骨量减少，导致义齿固位困难，对种植体的支持力大大下降。而在治疗该疾病过程中所服用双膦酸盐类药物抑制了破骨细胞的形成并促进其凋亡，间接抑制成骨细胞活动，改变破骨细胞—成骨细胞轴平衡，导致骨循环严重抑制，对骨微损伤失去修复能力，易发生双膦酸盐相关性颌骨坏死（bisphosphonate-related osteonecrosis of the jaw，BRONJ）。同时，双膦酸盐类药物本身具有抗血管生成的特性，破坏了血管生成的能力，使颌骨长期处于血供缺乏的状态，创口愈合能力明显下降。口腔是个有菌环境，如果经历拔牙或种植体植入等侵入性有创治疗，会造成局部软组织封闭破坏，导致颌骨暴露和感染，最后进展为颌骨骨髓炎。因此，患有骨质疏松症并服用双膦酸盐类药物治疗的老年人，应慎行种植义齿修复。

老年人的血液系统疾病与口腔的关系密切，血液系统疾病包括贫血（如缺铁性贫血、溶血性贫血、再生障碍性贫血等）、出血性疾病和白血病均可在口腔有所表现。贫血可表现为口唇及牙龈苍白、水肿易发生舌炎、口角炎及白色念珠菌感染等。白血病主要表现为牙龈红肿，牙龈有出血倾向，牙周炎症及糜烂，口腔黏膜下出血性红斑等。老年人的血液系统疾病在未得到有效控制时，不宜进行口腔治疗。因此，由血液疾病引起的口腔各类表现都应先积极治疗以控制血液疾病。

（二）自我口腔保健

自我口腔保健在预防口腔疾病和维护口腔健康方面所占的地位越来越重要。我国古代《抱朴子》中就有"清晨建齿三百过者，永不摇动"的自我口腔保健方法的记载。研究表明，在专业保健、社会保健和自我保健三种类型中，自我保健是最有潜力的一个卫生保健领域，也是开展自我口腔保健的重要手段，常用的自我口腔保健方法包括漱口、刷牙和牙间隙清理。

1. **漱口** 漱口是最常用的口腔清洁方法，一般漱口用清洁水或淡盐水含漱。漱口时将少量漱口液含入口内，紧闭嘴唇，上下牙稍微张开，使液体通过牙间隙区，轻轻加压，然后鼓动两颊及唇部，使溶液能在口腔内充分的接触牙面、牙龈及黏膜表面。同时运动舌，使漱口水能自由接触牙面与牙间隙区，利用水力前后左右反复几次，冲洗滞留在口腔各处的碎屑和食物残渣，然后将漱口水吐出。为了辅助预防和控制口腔疾病，通常会加入某些药物的溶液作为漱口剂，如0.01%～0.20%的氟化钠液漱口防龋；1∶5 000高锰酸钾溶液、1∶1 000利凡诺尔溶液、1∶5 000的氯己定溶液、1∶5 000的呋喃西林溶液用来控制口腔炎症；3%硼酸溶液、复方硼砂溶液、1%过氧化氢液用来清洁、除臭等。此外，还可用1∶1 000柠檬液增加唾液的分泌，0.5%的普鲁卡因液用于含漱和止痛。应注意，漱口不能代替刷牙，虽然使用含某些药物的漱口液能抑制牙菌斑的生长，但它不能替代刷牙对牙菌斑的机械性清除作用，只能作为刷牙之外的日常口腔卫生维护的辅助手段。

2. **刷牙** 刷牙是控制牙菌斑的基本方法。刷牙的目的在于清除牙面和牙间隙的牙菌斑、软垢与食物残屑，减少口腔细菌和其他有害物质，减少牙菌斑的堆积，防止牙石的形成。但是，如果刷牙方法不适当，不但达不到刷牙的目的，反会引起各种不良后果。不适当的方法引起的软组织损伤，最常见的是牙龈组织的萎缩，引起牙体硬组织的损伤多为磨损及颈部楔状缺损，并由此而引起的牙颈部敏感。刷牙也是对牙龈的一种按摩，适当按摩牙龈可使上皮角化变厚，促进局部血液循环，增强新陈代谢。

刷牙方法很多，每一种方法都有它的特点，然而，没有一种刷牙方法能适合于所有的人。人们习惯应用的拉锯式横刷法弊病较多，但如加以改进，也可变成种较好的刷牙方法。这里主要介绍一下水平颤动拂刷法。

水平颤动拂刷法是一种有效清除龈沟内和牙面菌斑的刷牙方法。水平颤动主要是去除牙颈部及龈沟内的菌斑，拂刷主要是清除唇（颊）舌（腭）面的菌斑。具体操作要领如下所述。

（1）将刷头放置于牙颈部，刷毛指向牙根方向（上颌牙向上，下颌牙向下）与牙长轴大约呈45°角，轻微加压，使刷毛部分进入牙龈沟内，部分置于牙龈上。

（2）从后牙颊侧开始刷牙，以2～3颗牙为一组，在同一个部位用短距离水平颤动的动作，数次往返，然后将牙刷向牙冠方向转动，拂刷颊面。刷完第一个部位之后，将牙刷移至下一组 2~3 颗牙的位置重新放置，注意与前一部位保持有重叠的区域，继续刷下一个部位，按顺序刷完上下牙齿的唇（颊）面。

（3）用同样的方法刷后牙舌（腭）侧。

（4）刷上前牙的舌面时，将刷头竖放在牙面上，使前部刷毛接触龈缘，自上而下拂刷。刷下前牙舌面时，自下而上拂刷。

（5）刷咬合面时，刷毛指向咬合面，稍用力作前后短距离来回刷。

3. **牙间隙清理**　牙与牙之间的邻间隙或牙间隙最易滞留菌斑和软垢。刷牙时，刷毛难以进入邻间隙或不能完全伸入牙间隙。如果在每天刷牙的同时，能够配合使用牙线或牙间隙刷等帮助清洁牙间隙，可更有效地清除牙菌斑。

（1）牙线有助于邻面间隙或牙龈乳头处的清洁，特别对平的或凸的牙面最合适。近年来把牙线的作用与刷牙同等看待，目前在欧美各国被广泛使用。研究表明，使用牙线可更好地清除牙间隙内的食物残渣和邻面菌斑，值得提倡使用。

（2）冲牙器的出现已有 60 年，现已成为家庭常用的一种口腔清洁用具。冲牙器产生的高压水流可帮助去除牙间隙和固定修复体的组织面等部位的食物残渣和软垢。同时，冲牙器还可通过高压水流进入龈下，帮助阻断龈下菌斑的定植与繁殖。有的冲牙器带有专门的进气孔，使冲出的水柱中富含微气泡，对邻间隙和牙周袋等位置的厌氧菌起到抑制作用。冲牙器通过泵体对水加压，产生直线形或螺旋形的高压水柱，可以毫无障碍地冲刷到口腔任何部位，包括牙刷和牙线等不易触及的牙缝和牙龈深处，在餐后冲洗 1~3 分钟就可把牙缝里的食物残渣碎屑冲干净。冲牙器的高压脉冲水流产生的冲击是一种柔性的刺激，这样的水流还具有按摩牙龈的作用。

（3）牙间隙刷状似小型的试管刷，为单束毛刷，有多种大小不同的形态和型号，较小型的牙间隙刷一般会插上手柄，以便于握持使用。牙间隙刷主要用于清除刷牙时难以触及的邻面牙菌斑，还有矫正器、固定修复体、种植牙、牙周夹板以及其他常规牙刷难以触及的部位。

二、二级预防

定期口腔健康检查，即在没有口腔疾病或自己没有感觉到有口腔疾病的情况下进行口腔健康检查，而不是已明确自己有口腔疾病或症状才去就诊。

老年人群的生理功能增龄性改变、心理状态、饮食习惯等，口腔局部微生态改变、牙龈退缩、附着丧失、根面暴露和可摘义齿的使用等，均会导致口腔自洁能力与自我口腔保健维护能力下降，从而加重老年人群口腔疾病的发生率。而受衰老、慢性疾病、长期用药、沟通障碍等人群特点的影响，在口腔治疗中老年患者易出现耐受性差、疼痛敏感性高、焦虑恐惧等心理。另外，多数口腔常见病早期无症状，容易被患者忽视，如果及时发现问题并治疗处理，不仅能显著降低患者治疗中的痛苦，也能大幅减少医疗费用。因此每半年到一年进行 1 次口腔健康检查是很有必要的。一般分为以下几点。

（1）群体口腔健康检查：了解老年人群常见口腔疾病的流行状态，依据需要和可能，制定防治计划，达到"有病早治，无病预防"的目的。

（2）个体口腔健康检查：明确个体口腔健康状况，指导个体采取维护口腔健康的具体方法。

老年人群定期口腔健康检查的内容有一般检查和辅助检查，其中前者应当包括口腔检查、颌面部检查、颈部检查、颞下颌关节检查和唾液腺检查等项目，具体要求和注意事项如下所述。

（一）口腔检查

1. **口腔前庭检查**　依次检查唇、颊、牙龈黏膜、唇颊沟以及唇颊系带情况。注意有无颜色异常、瘘管、溃疡或新生物，腮腺导管乳头有无异常（红肿、溢脓等）。

2. **牙齿及咬合检查**　检查时常需结合探诊和叩诊以检查牙体硬组织、牙周和根尖周等情况，如有无龋齿、缺损、探痛、叩痛及牙齿松动等。检查张口度情况，以确定其是否张口受限，并分析影响张口运动的因素。

3. **固有口腔及口咽检查**　依次检查舌、腭、口咽、口底等部位的颜色、质地、形态和大小。注意有无溃疡、新生物和缺损畸形。注意观察舌质和舌苔变化。舌、软腭、腭垂（悬雍垂）、舌腭弓和咽腭弓的运动更具临床意义；必要时还应检查舌的味觉功能，咽侧壁、咽后壁以及腭咽闭合情况是否异常。检查口底时，应注意舌系带和下颌下腺导管开口等情况。

对唇、颊、舌、口底、颌下区的病变，可行双手口内外合诊进行检查，以便准确地了解病变的范围和性质。双合诊可以用一只手的拇指和食指进行，或双手置于病变部位的上、下或两侧进行。前者适用于唇和舌部的检查，后者则在口底和颌下检查时常用。双合诊应按"由后往前走"的顺序进行。

（二）颌面部检查

（1）表情与意识的神态检查。

（2）外形与色泽检查：观察与比较颌面部的外形，左右是否对称，比例是否协调，有无突出和凹陷。颌面部皮肤的色泽、质地和弹性变化对诊断某些疾病有重要意义。

（3）面部器官检查：面部器官（眼、耳、鼻等）与颌面部某些疾病关系密切，应同时检查。

（4）病变部位和性质。

（5）语音及听诊检查。

（三）颈部检查

1. **一般检查**　观察颈部外形、色泽、轮廓、活动度是否异常，有无肿胀、畸形、斜颈、溃疡及瘘管。

2. **淋巴结检查** 检查颌面和颈部淋巴结，对口腔颌面部炎症及肿瘤患者的诊断和治疗具有重要意义。检查时，患者取坐位，检查者应站在其右方（前或后），患者头稍低，略偏向检查侧，以使皮肤和肌肉松弛，便于触诊。检查者手指紧贴检查部位，按一定顺序，由浅入深，滑动触诊。一般的顺序为：枕部、耳后、耳前、腮腺、颊、颌下、颏下；顺胸锁乳突肌前后缘、颈前后三角，直至锁骨上凹，仔细检查颈深、浅淋巴结，颈部淋巴结的所在部位和引流方向。触诊检查淋巴结时，应注意肿大淋巴结所在的部位、大小、数目、硬度、活动度、有无压痛或波动感及与皮肤或基底部有无粘连等情况。

（四）颞颌关节检查

颞颌关节检查包括外形与关节动度检查、咀嚼肌检查、下颌运动检查等。对于颞下颌关节检查有异常者，要特别注意咬合关系检查。尤其是咬合关系是否正常、有无紊乱；覆𬌗覆盖程度及曲线是否正常；磨耗情况是否均匀一致，程度如何。此外，还应检查牙齿情况，龋齿、牙周病、牙缺失和牙倾斜、移位等，以助关节疾病的诊断和治疗。

（五）唾液腺检查

1. **一般检查** 唾液腺检查的重点是 3 对大唾液腺，但对某些疾病来说，不能忽视对小唾液腺的检查。临床上常依据唾液腺和病变所处的解剖位置及相互关系，考虑病变来自某唾液腺的可能性。唾液腺检查应采用两侧对比的方法，对两侧均有病变者，应与正常解剖形态和大小相比较。除形态以外，还应注意导管口分泌物的情况；必要时可按摩、推压腺体以增加分泌。观察和分析分泌液的色、量和质，必要时应进行实验室检查。腮腺和下颌下腺的触诊应包括腺体和导管。腮腺触诊一般以示、中、无名 3 指平触为宜，忌用手指提拉触摸。下颌下腺及舌下腺的触诊则常用双手合诊法检查。

2. **分泌功能检查**

（1）定性检查：给患者以酸性物质（临床上常以 2% 枸橼酸、维生素 C 和 1% 柠檬酸等置于舌背或舌缘），使腺体分泌反射性增加；根据腺体本身变化和分泌情况，判断腺体的分泌功能和导管的通畅程度。

（2）定量检查：正常人每日涎液总量为 1 000 ~ 1 500ml，其中 90% 为腮腺和下颌下腺所分泌，而舌下腺仅占 3% ~ 5%，小唾液腺则分泌更少。

（六）辅助检查

随着社会经济发展，医疗条件的改善和医疗水平的提高，人们预防疾病的意识不断增强，需求也更加全面和专业，辅助检查在定期口腔检查中的作用也更为重要。口腔检查所涉及的检查项目包括化验检查、X 线检查、锥形线束 CT（cone beam computed tomograph，CBCT）检查、超声检查、磁共振成像（magnetic resonance imaging，MRI）检查、放射性核素检查、涂片检查、穿刺检查和活体组织检查。

1. **化验检查** 化验检查包括临床检验、生物化学检验、细菌和血清学检验等。对口腔颌面部疾病的诊断和治疗以及对全身情况的监测有重要意义，应按常规进行。

2. **X线检查**　主要包括根尖片和曲面断层片，根尖片（小牙片）是口腔科应用最广泛和最常用的检查手段，因为它在牙的治疗前、治疗中和治疗后都有助于诊断和治疗。在治疗前，它有助于发现病变；在治疗中，它可以通过插针照相方法了解扩根情况等；在治疗后，它可以用来观察疗效等。在临床上，利用牙片可用于诊断和治疗牙齿硬组织病变、牙髓病变、尖周病变及牙周病。曲面断层片通过专门设计的口腔曲面全景摄影X线设备，将上颌骨、下颌骨、颞下颌关节、上颌窦、鼻腔及全口牙齿的影像同时显示在一张体层照片上。目前已广泛应用于临床，以便获取更为全面的口腔颌面部解剖结构信息。

3. **锥形线束CT检查**　CBCT相对常规X线片，具有更高的密度分辨率和空间分辨率，可以显示组织间0.1%~0.5%的X线吸收值差异，因而可以使软、硬组织很好地显影，并在良好的解剖图像背景上显示病变影像，可以为病变的诊断及其与周围重要组织的关系提供较准确的信息，对临床治疗方案的确定有重要指导意义。

4. **超声检查**　超声在口腔颌面部主要用于唾液腺、下颌下腺和面颈部肿块的检查，以明确是否有占位性病变，是囊性还是实性等。超声检查的优点是无痛、无创、软组织分辨力强、成像迅速以及可观察运动的脏器。目前，广泛应用的彩色超声检查，准确性更高，不仅能确定深部肿物和邻近重要血管的关系，还方便检查定位器官组织血流血供等。

5. **磁共振成像检查**　MRI属于生物磁自旋成像技术，是利用收集磁共振现象所产生的信号而重建图像的成像技术。它是一种非创伤性检查，其特点是显示的解剖结构逼真，病变同解剖结构的关系明确，能使血管显影，且具有三维图像，因而有利于病变定位。凡能被CT检出的肿瘤，亦都能被MRI检出，其软组织的对比度还优于CT，可用于颌面部炎症、囊肿、良性和恶性肿瘤，特别是颅内和舌根部肿瘤的诊断和定位，另外在颞下颌关节异常的辅助检查中也有重要意义。

6. **放射性核素检查**　放射性核素检查主要用于肿瘤的检查和诊断，亦可用于唾液腺和骨组织疾病的诊断，并作为某些临床和科研示踪的手段。例如，通过^{131}I扫描可以确定舌根肿物是不是异位甲状腺。近年来，^{99m}Tc常用于唾液腺与颌骨肿瘤的闪烁扫描检查。

7. **涂片检查**　通过获取脓液或溃疡、创面分泌物进行涂片检查，可观察和确定分泌物的性质及感染菌种，必要时还可作细菌培养及抗生素敏感试验，以指导临床用药。

8. **穿刺检查**　通过穿刺抽吸肿块内容物，了解内容物的颜色、透明度、黏稠度等性质，可以进一步协助诊断。例如，可以从血管瘤中抽出血液；从舌下腺囊肿中抽出蛋清样黏液；从脓肿中抽出脓液。必要时抽出物还应送病理或涂片检查，以进一步确定其性质。

9. **活体组织检查**　取局部组织作组织病理检查可确定病变的性质、类型及分化程度，对诊断和治疗常具有决定性意义。根据病变的部位、大小、深浅及性质，可分别采用穿刺抽吸、钳取和切取活检。

三、三级预防

对于口腔疾病的患者，应进行积极的治疗，例如治疗龋齿和根尖周病；定期牙周治疗，控制牙周炎；拔除无法保留的残根；及早修复缺失牙等。积极治疗这些疾病，恢复口腔功能，提升口腔健康状况，避免加重病情或者引起其他病变。

（一）制定切实可行的治疗目标

合理的治疗计划不仅要满足老年患者的口腔治疗需要，还要兼顾其健康状况、自理能力和经济支付能力等，也要考虑患者的认知能力、配合程度与预期寿命等。因此，单纯从口腔的角度去考虑老年患者的问题往往不能获得患者及其家属的认同，难以取得良好的治疗效果。因此，根据患者的实际情况制定现实的治疗目标，是获得良好临床治疗效果的关键。

（二）原则

针对老年口腔疾病患者这一特殊人群的特点，在制定口腔治疗方案时，应综合考虑口腔疾病状况、全身病史、口腔护理和其他日常功能以及家庭和社会支持体系等因素，诊疗过程中应遵循下列几个原则。

1. **安全**　对于老年患者口腔疾病的治疗，应首先对患者的全身状况及风险进行评估，全面综合考虑，选择合适的治疗时机和治疗方案，整个治疗的过程应注意保证老年患者的安全，必要时应进行多学科协作治疗。

2. **有效**　针对老年患者口腔疾病的具体情况，综合制定适合患者自身特点的治疗方案。治疗方案应侧重恢复老年患者的咀嚼功能，尊重患者意愿，兼顾舒适、美观和经济，提高患者的生活质量。

3. **微创**　老年患者本身就属于高危人群，在开展口腔治疗时，治疗过程需时刻遵循微创理念，操作精细精准，减少疼痛或者不适感，缩短治疗周期及每次治疗时间。

4. **健康**　对老年患者开展的口腔治疗应该有利于维护口腔健康，制作的修复体等应便于清洁，以利于老年患者牙根面龋和牙周病的防治。此外，在进行口腔治疗的过程中，应将口腔卫生宣教贯穿始终。

5. **知情同意**　对老年患者开展口腔治疗前，应取得患者的知情同意；对高龄老人或有认知功能障碍的老年患者，还应取得其直系亲属或监护人的知情同意。

6. **姑息治疗**　特殊情况下，如老年患者全身状况不佳等，对于老年患者的口腔治疗可行姑息治疗，适当恢复患者口腔的形态与功能。

（三）多学科协作治疗

对于全身疾病和口腔病较复杂、认知和功能受损的老年患者，需要进行多学科综合治疗。口腔医师在治疗口腔疾病和恢复口腔功能时，要与内科医生、神经科医生以及其他科室医生讨论患者全身疾病、用药情况和预后，协作评估患者口腔治疗的风险和耐受性。对于高风险患者，应及时调整治疗计划来改善临床治疗效果。此外，对于残障患者，特别是有严重认知功能障碍患者，口腔医生应与患者的家人及其护理人员协作，为其提供口腔护理培训，为患者提供家庭口腔护理的技能，同时提高配合实施口腔治疗计划的能力，以及观察疾病发展和转归的能力。对于中风患者，口腔医生还应与康复医生合作，制定适合患者功能和有益于恢复功能的口腔治疗和卫生维护方案，从而改善这些患者的口腔健康和生存质量。

（四）中医药治疗

早在古代，中医已经十分重视口腔保健，《内经》里就有牙齿和全身健康关系的知识记载。唐代孙思邈著《备急千金要方》中记载："每旦以一捻盐内口中，以暖水含……口齿牢密。"《素问·阴阳应象大论》中记载："脾主口……在窍为口。"《灵枢·五阅五使》中记载："口唇者，脾之官也。"脾开窍于口，其华在唇。齿为骨之余，肾主骨生髓，肾中精气充养牙齿，但先天之精需后天之精的滋养与补充，《素问·灵兰秘典论》中记载："脾胃者，仓廪之官，五味出焉。"脾胃在五行属土，位于中焦，共同承担着气血化生的重任，脾胃同为"气血生化之源"，齿赖肾精的滋养，但与脾胃存在着密切关系。

国内中医药学者基于文献、中医学理论、中医口腔临床多维度论述中医药防治口腔疾病的应用效果、应用领域及存在的问题，发现中医药在防治口腔黏膜病、牙周病、牙体牙髓病、龋齿、口腔颌面部肿瘤、唾液腺疾病、颌面部炎症、三叉神经痛等疾病中具有疗效好、副作用小、经济实惠等优势。目前对口腔疾病的中医临床诊疗方法主要包括中药内服辨证治疗、针灸与穴位贴敷治疗、经验方治疗以及食疗，并在相关领域取得良好的效果。

综上，当前老年口腔疾病的诊疗模式已经由以往的传统模式转变为"生物-心理-社会医学"模式。在诊疗过程中需要考虑老年患者的全身状况，充分评估口腔疾病治疗风险，分析老年患者的社会心理状况，并根据循证医学原则，制订个性化治疗方案，配合多学科协作治疗，从而为老年患者提供优质、舒适及合适的口腔治疗。

（李鸿波　杨　婷　刘华蔚）

参考文献

[1] 王兴. 第四次全国口腔健康流行病学调查报告 [M]. 北京：人民卫生出版社，2018:103-117.

[2] 华红. 口腔黏膜病学 [M]. 2版. 北京：北京大学医学出版社，2021:126-143,205-207.

[3] 孟焕新. 牙周病学 [M]. 5版. 北京：人民卫生出版社，2020:1-2.

[4] 刘洪臣. 老年口腔医学 [M]. 北京：人民军医出版社，2002:200-211.

[5] 陈慧美，周学东. 老年口腔医学 [M]. 成都：四川大学出版社，2001:4-11

[6] 陈谦明. 口腔黏膜病学 [M]. 5 版. 北京：人民卫生出版社，2020:53-69.

[7] 冯希平. 口腔预防医学 [M]. 7 版. 北京：人民卫生出版社，2020:123-132.

[8] 中华口腔医学会口腔修复学专业委员会. 老年患者口腔修复指南 [J]. 中华口腔医学杂志,2022,57(2): 122-127

[9] CHAN A K Y, TAMRAKAR M, JIANG C M,et al. A systematic review on caries status of older adults[J]. Int J Environ Res Public Health, 2021, 18(20):10662.

[10] CAI J, PALAMARA J, MANTON D J, et al. Status and progress of treatment methods for root caries in the last decade：a literature review[J]. Aust Dent J, 2018, 63(1)：34-54.

[11] SHRESTHA A D, VEDSTED P, KALLESTRUP P, et al. Prevalence and incidence of oral cancer in low- and middle-income countries：a scoping review[J]. Eur J Cancer Care (Engl), 2020 , 29(2)：e13207.

[12] SARODE G, MANIYAR N, SARODE S C, et al. Epidemiologic aspects of oral cancer[J]. Dis Mon, 2020, 66(12)：100988.

第四篇
常见老年综合征防控

第一章

老年认知功能障碍

随着人口老龄化程度的不断加深，老年认知功能障碍患者的数量也在迅速增长，以认知功能障碍为主要表现的老年期痴呆成为继肿瘤、心脑血管病、糖尿病之后严重影响老年人生活质量的重要疾病，给家庭和社会带来沉重负担。老年认知功能障碍相关疾病已成为老龄化社会医疗工作的重要内容。我国老年认知功能障碍患者人数多，就诊率低，治疗率低，家庭照护负担重。如何提高老年认知功能障碍患者及照护者的生活质量，预防和减少老年认知功能障碍的发生，实现健康老龄化，已成为老年医学研究的重要课题。本章主要介绍了老年认知功能障碍的概念及分类，总结了国内外老年认知功能障碍的流行病学特征，详细分析了老年认知功能障碍的危险因素，并提出了老年认知功能障碍的防治建议。全面认识老年认知功能障碍及相关疾病的流行病学特征及相关危险因素，有助于对高危人群进行风险管理，也有助于对认知功能障碍患者进行早期诊断及科学有效干预。

第一节　老年认知功能障碍的概述及流行特征

一、老年认知功能障碍概述及分类

认知是人脑接受外界信息，经过加工处理，并将其转换成内在的心理活动，从而获取知识或应用知识的过程，包括记忆、注意、语言、执行、推理、计算和视空间等方面。认知功能障碍是指上述几项认知功能中的一项或多项受损，并影响个体的日常或社会能力，包括学习、记忆、感知和解决问题的能力，而痴呆通常指两个或两个以上的认知领域受损，并可伴有人格改变和精神行为症状。轻度认知损害（mild cognitive impairment，MCI）是指记忆力或其他认知功能进行性减退，但基本不影响日常生活能力，是介于认知正常和痴呆之间的一种状态。老年认知功能障碍通常指获得性认知能力缺陷，与先天性认知损害相区别。2013 年，美国神经病学会《精神障碍诊断与统计手册（第 5 版）》（the fifth edition of the Diagnostic and Statistical Manual of Mental Disorders，DSM-5）引入了新术语"神经认知障碍"（neurocognitive disorder，NCD）以取代第 4 版中"谵妄、痴呆、健忘症和其他老年认知障碍"。2019 年，世界卫生大会批准了《国际疾病分类》（International Classification of Diseases，ICD）第 11 版（ICD-11），这使"神经认知障碍"的诊断与

DSM-5 相统一。DSM-5 定义的认知功能的 6 个主要结构域包括：复杂的注意力、执行功能、学习和记忆、知觉运动、语言和社会认知。DSM-5 将认知功能障碍划分为谵妄、轻度认知损害和重度认知障碍。其中，重度认知障碍与痴呆对应，是指获得性认知障碍已经严重到危及社会和 / 或职业功能的程度，但在 DSM-5 的 NCD 诊断标准中，任何认知领域的损伤都足以诊断 NCD，记忆领域不再具有最重要的地位。轻度与重度认知障碍的划分更注重认知损害的连续性，有助于认知障碍的早期筛查与诊断。ICD-11 保留了痴呆的定义，指出痴呆是一种获得性神经综合征，表现为个体的认知功能较先前水平的下降，伴有两个或以上的认知领域的损害（记忆障碍存在于大多数形式的痴呆中，但认知障碍并不局限于记忆障碍，还可以表现为执行功能、注意力、语言、社交认知及判断、精神运动速度、视觉知觉或视觉空间能力的损害），且认知损害不能完全归因于正常衰老，其严重程度足以显著影响个体日常生活的独立性，基于可获得的证据，可归因或推定为某种神经系统疾病或其他可能影响脑功能的情况，如创伤、感染、使用特定物质或药物、营养缺乏或接触毒素，或病因尚未确定。但认知损害不是由于当前物质滥用或戒断所致。

临床上，老年患者认知功能障碍涵盖的病种及疾病状态较多，主要分为遗传变性类和非遗传变性类疾病，前者主要包括阿尔茨海默病（Alzheimer's disease，AD）、路易体痴呆（dementia with lewy body，DLB）、帕金森病痴呆（Parkinson disease dementia，PDD）、额颞叶痴呆（frontotemporal dementia，FTD）、亨廷顿病（Huntington's disease，HD）等；后者可归因于缺血缺氧、感染、肿瘤、免疫、营养障碍、代谢、中毒、癫痫、手术与麻醉、情绪和精神障碍、药物、外伤等因素，具体可见于血管性认知损害（vascular cognitive impairment，VCI）、病毒性脑炎、人类免疫缺陷病毒感染相关神经认知障碍、克 - 雅病（Creutzfeldt-Jakob disease，CJD）、副肿瘤综合征、自身免疫性脑炎、维生素 B_{12} 缺乏、甲状腺功能减退、药物所致痴呆、中毒性脑病、颅脑外伤后等。对于痴呆来讲，AD 是最常见的痴呆，占 50% ~ 70%，血管性痴呆（vascular dementia，VaD）占 15% ~ 20%，DLB 约占 5%，PDD 占 3% ~ 5%，FTD 占 5% ~ 10%，继发性痴呆约占 6%。

二、全球老年认知功能障碍流行现状

由于生育率下降和预期寿命的延长，世界人口正在严重老龄化。随着年龄的增长，年龄相关慢性疾病的患病率和发病率都有所上升。老年认知障碍的流行病学研究主要集中于痴呆。痴呆是全世界老年人残疾和依赖他人的主要原因之一，对患者本人和护理人员产生了身体和心理上的影响，并给家庭和整个社会带来了经济负担。痴呆是全球疾病负担的第五大贡献者，2018 年全球痴呆的经济成本超过了 1 万亿美元。世界卫生组织和国际阿尔茨海默病组织将痴呆视为全球公共卫生的重点。

据估计，全球痴呆患者的数量将从 2019 年的 5 740 万例增加到 2050 年的 15 280 万例。尽管预计痴呆患者的人数将大幅增加，但在 2019—2050 年期间，男女的年龄标准化患病率保持稳定。2019 年的研究数据提示，全球痴呆女性患者多于男性（1.69 倍），预计这种模式将持续到 2050 年。痴呆的患病率随着年龄的增长而增加，85 岁之前，大约每 5 年翻一番。到 2050 年，预计全球男性 40～69 岁痴呆患病率为 0.5%，70～84 岁为 6.5%，85 岁及以上为 23.5%；预计全球女性 40～69 岁患病率为 0.6%，70～84 岁为 8.5%，85 岁及以上为 30.5%。预测各国的痴呆患者人数都会增加，但不同国家和地区存在较大差异。高收入的亚太地区和西欧的增幅较小，而北非、中东和撒哈拉以南非洲东部的增幅较大。预计病例的增长主要归因于人口增长和人口老龄化，其中人口增长对撒哈拉以南非洲的增长贡献最大，而人口老龄化对东亚的增长贡献最大。

过去几十年，流行病学在痴呆的患病率和发病率研究方面取得了重大进展，尤其是AD。由于病理诊断困难，使得 AD "确诊病例" 的识别在流行病学研究中至为重要。流行病学研究的最重要进展之一是诊断标准的不断规范。流行病学研究确定了认知功能障碍在一般人群的患病率和发病率，以及按年龄、性别和教育水平上的分布。在过去的 40 年里，许多临床试验未能确定任何可以治愈痴呆或 AD 的药物，甚至无法实质性地改变疾病过程。相比之下，来自流行病学和模拟研究的大量证据表明，针对主要可改变风险和保护因素的干预措施可能会延迟甚至阻止临床 AD 和痴呆的发作。尽管全球人口老龄化，但现有的流行病学证据表明，高收入国家的痴呆发病率正在下降。痴呆风险的大幅降低可以部分抵消老年人数量的增加。一些欧洲国家和北美报告的痴呆发病率的降低可能与更好地实施了相关慢性病的防治策略有关。在低收入和中等收入国家，血管危险因素对痴呆的贡献较高，因为这些地区的血管危险因素相关疾病（例如糖尿病、高血压和代谢综合征）的发病率较高。因此，控制包括血管危险因素在内的各种危险因素将成为减轻全球痴呆负担的强大策略。

三、我国老年认知功能障碍流行现状

中国是目前世界上人口最多的国家（逾 14 亿）之一，老年人口占 17.9%，已经逐步进入老龄化社会。在过去几十年中，许多研究重点都聚焦在中国痴呆的患病率上。2009—2015 年，6 项使用不同诊断标准的研究显示中国 MCI 的患病率为 9.7%～23.3%。MCI 的患病率随受教育程度的降低而逐渐增加，女性高于男性，农村地区高于城市地区。2013年 MCI 患病率的多区域研究显示，中国 65 岁及以上人群 MCI 总体患病率为 20.8%，城市地区为 17.9%，农村地区为 25.1%。病因亚型分析提示血管相关轻度认知损害亚型最常见（42.0%），其次是 AD 前期 MCI（29.5%）和其他因素导致的 MCI（28.5%）。

2014 年和 2019 年两项相对较大的样本研究（分别为 10 276 名和 32 552 名受试者）显示，65 岁及以上人群的痴呆患病率分别为 5.14% 和 5.6%。2018 年发表的一项对 96 项观察性研究的荟萃分析报告称，在 60 岁及以上中国人群中，痴呆的总体患病率为 5.3%，农村高于城市（1.38 倍），女性高于男性（1.65 倍）。2020 年的研究结果显示，中国痴呆的总体患病率为 6%（代表中国有 1 500 万 60 岁及以上的成年人患有痴呆），高于大多数先前的估计。患病率分布结果显示，中国南部的患病率最低，西部的患病率最高。与其他国家相比，该报告的患病率与世界大部分地区相似（5.5%～7.0%），但高于撒哈拉以南非洲（5.47%）和中欧（5.18%）的患病率，低于拉丁美洲（8.41%）和东南亚（7.64%）60岁及以上成年人患病率。在东亚国家，65岁及以上的成年人，日本的患病率为11.30%，韩国为9.20%，但是没有60岁及以上人群的数据。患病率的全球差异可以通过不同的痴呆生存时间、环境风险、遗传因素以及痴呆发病前的死亡率来解释。此外，研究方法的异质性，包括使用不同的诊断标准，也会影响结果。2016年全球疾病负担研究估计，从1990—2016年，中国的痴呆患病率增加了5.6%，而全球患病率增加了1.7%，表明中国的增长速度更快。中国痴呆患病率呈上升趋势的可能原因是人口预期寿命的延长和诊断标准的进展，导致老年人数量的增加和痴呆患者的检出率更高。

痴呆给患者及其家人带来了沉重的经济负担。根据2015年对痴呆患者的经济费用调查显示，中国痴呆患者的年总花费为1 677.4亿美元，每位患者年花费为19 144美元。痴呆费用的年总花费占国内生产总值（gross domestic product，GDP）的1.47%，而全球痴呆患者的年总花费占全球GDP的1.19%，表明中国痴呆的经济负担高于全球平均水平。

第二节　老年认知功能障碍的危险因素

一、不可干预危险因素

（一）年龄、性别、种族

衰老和痴呆的发展密切相关，年龄的增长仍然是痴呆最强的危险因素。65岁以后，直到90岁，痴呆的患病率和发病率大约每增长5～6岁翻一番，85岁及以上人群约30%可能会受到痴呆的影响。此外，约80%的痴呆病例发生在75岁及以上的人群中，即使在极高龄段（≥95岁），痴呆的患病率和发病率也会随着年龄的增长而稳步升高。在性别差异方面，患有痴呆的女性多于男性。与男性相比，女性痴呆更多的原因可能是女性预期寿命更长，女性在特定年龄段痴呆发病率更高，或者有选择性偏差。种族差异方面，痴呆的发病率可能存在一定的种族/民族差异，美国的一项研究显示，非洲裔美国人、美洲印第安人和阿拉斯加原住民的发病率最高，亚裔美国人的发病率最低，拉丁裔、太平洋岛民和白人的发病率中等。这些差异可能是由于遗传等因素造成的，种族差异与痴呆之间的关系仍需要进一步的研究。

（二）遗传因素

已发现老年性痴呆的发病与遗传因素有关，有痴呆家族史者的患病率为普通人群的3倍。相关研究最多的是AD，AD是老年期最常见的痴呆类型，约占全部老年期痴呆的50%～70%。目前已经发现三种早发型家族性常染色体显性遗传AD致病基因，分别是位于14号染色体上的早老素-1（presenilin-1，PS-1）、1号染色体上的早老素-2（presenilin-2，

PS-2）和 21 号染色体上的淀粉样前体蛋白（amyloid precursor protein，APP）基因。但早发型 AD 只占所有老年性痴呆患者的 5% 左右。对于 65 岁以上老年人群，载脂蛋白 E（apolipoprotein E，APOE）基因是晚发型 AD 的重要危险基因。APOE 是由 19 号染色体的 APOE 基因编码，该基因具有遗传多态性，具有 3 个等位基因，分别是 *ε2*、*ε3* 和 *ε4*，可组成 6 种不同的基因型，即 *APOE ε2/ε2*、*APOE ε2/ε3*、*APOE ε3/ε3*、*APOE ε2/ε4*、*APOE ε3/ε4* 和 *APOE ε4/ε4*。相对于最常见的 *APOE ε3/ε3* 基因型，携带一个 *APOE ε4* 等位基因可使发生 AD 的风险增加约 3.7 倍，携带 *APOE ε4* 等位基因纯合子可使风险增加多达 12 倍，携带单个 *APOE ε2* 等位基因可降低风险约 40%，携带纯合子 *APOE ε2* 可进一步降低风险。除增加 AD 患病风险外，APOE 基因型还影响认知障碍的发病年龄，*APOE ε4* 携带者的发病年龄较早，*APOE ε2* 携带者的发病年龄比 *APOE ε3* 纯合子晚。此外，*APOE ε4* 等位基因与高胆固醇血症和心脏病的高风险相关，但 *APOE ε4* 等位基因只能解释不到一半的晚发型 AD 发病风险。因此，其他 AD 遗传易感基因还有待发现。晚发型 AD 具有显著的遗传异质性和种族差异性。近年来，基于全基因组关联分析（genome wide association study，GWAS）、全外显子组测序（whole exome sequencing，WES）、全基因组测序（whole genome sequencing，WGS）等高通量技术的分子遗传学研究，报道了一系列与晚发型 AD 患病风险或疾病特征相关联的基因座（locus，loci）、基因和单核苷酸多态性（single nucleotide polymorphism，SNP）。

二、可干预危险因素

（一）自然环境危险因素

自然环境危险因素涉及生物性危险因素（如细菌、真菌、病毒、寄生虫等）、物理性危险因素（如噪声、电离辐射等）、化学性危险因素（如毒物、农药、废气、污水等）。已知长期接触几种重金属（如镉、铅和汞）和杀虫剂可能与 AD 的病理进程中的 β- 淀粉样蛋白（amyloid β-protein，Aβ）和磷酸化 Tau 蛋白（phosphorylated tau protein，P-tau）相关。暴露于铅、锰、有机溶剂、某些农药和慢性电离辐射可以增加 PD 的发病风险。越来越多的研究探索了自然环境与痴呆之间的关系。目前，空气污染引起了全球的广泛关注，已知空气污染与各种不良健康有关，包括呼吸系统和心血管疾病。近年来，空气污染对认知障碍的影响已成为流行病学研究的活跃领域，部分研究结果表明，环境空气污染会对认知能力产生不利影响。此外，荟萃分析显示，住宅区的高绿化度可以起到认知保护作用，而居住区接近交通主干道可能会增加认知障碍和痴呆的风险，噪声与认知障碍和痴呆风险增加的相关性不大。上述研究大多是观察性的，流行病学研究的数量仍然有限，需要更多的长期研究来证实这些发现。

（二）社会环境危险因素

社会环境危险因素包括居住条件、经济收入、教育水平、职业、家庭关系、社会关系等。有研究表明，生活在农村地区和贫困社区可能是痴呆和认知障碍的风险因素。人群的整体认知能力随着教育水平的提高而增加，较高的儿童期教育水平和高等教育水平可能会降低晚年痴呆的患病风险。尤其是在儿童期、青春期和成年早期的认知发展阶段，教育的收益是最有成效的，因为此阶段大脑的可塑性最强。荟萃分析显示，在生命早期（25岁之前）进行教育投资可能会降低与晚年认知障碍和痴呆相关的个人和社会成本，并不是因为这可以使得个体在年老时认知能力下降的程度降低，而是因为认知储备使得患者在不能独立生活之前能够承受更大程度的认知功能下降。良好的社会接触和社会文化参与被证明是认知障碍的保护性因素，有利于保持大脑的刺激，增强认知储备，释放压力，促进身心健康。荟萃分析显示社会接触对认知功能的保护性作用的结论是基本一致的，较少的社会接触会增加患痴呆的风险，较多社交接触与更好的晚年认知功能相关。好的社会接触包括保持良好的婚姻状况，与家人进行良好的交流并得到支持，与朋友有联系，参加社会团体，从事有偿工作等。而更多的社会文化参与（如看电影和去博物馆）也可以降低患痴呆的风险。

（三）行为习惯与生活方式因素

1. **营养素与饮食模式** 营养素与饮食模式对认知的影响备受关注，不健康的饮食模式被认为是老年人认知障碍的危险因素之一，而改变饮食模式有望成为预防或控制认知障碍发生或进展的方法之一。有研究表明，某些食物或营养素的摄入，如水果、蔬菜、坚果、ω-3脂肪酸、维生素C、维生素E、牛奶等，与认知障碍和痴呆的风险降低有关，但大部分研究缺乏充足的临床试验数据，结果仍存在争议。显然，没有单一的某种食物或营养素对认知功能具有独立的保护性作用。近年来，研究重点已从孤立食物或营养素对认知功能的影响转向食物或营养素组合的影响，比如对饮食模式的研究。目前，地中海饮食（mediterranean diet，MeDiet）（主张多吃蔬菜、水果、鱼、海鲜、豆类和坚果类食物，减少饱和脂肪酸、红肉和糖的摄入）和远离高血压饮食（dietary approaches to stop hypertension，DASH）对心血管健康的影响已经得到证实，并且有证据表明，坚持这些饮食模式与MCI或AD的风险降低有关，特别是两种饮食模式的结合。在实验性老年动物中，生酮饮食也可以改善认知功能。这充分说明健康的饮食习惯对老年人的认知功能有一定的保护作用，在高风险人群中，建议严格控制饮食，做好一级预防，降低老年期痴呆的发病风险。

2. **吸烟与酒精、咖啡和茶的摄入** 吸烟是非传染性疾病所致过早死亡和残疾的主要危险因素之一，吸烟可增加慢性阻塞性肺病、心血管疾病、中风和癌症的风险。由烟草公司资助的早期研究表明，由于尼古丁的影响，吸烟可能对认知功能有好处。然而，后来的许多研究，包括长期随访的纵向研究和荟萃分析均提示，吸烟是痴呆的危险因素。研究提示中年吸烟与晚年认知能力较差也有相关性，正在吸烟老年人的全因性痴呆风险增加约30%。因此，戒烟可以在一定程度上降低老年痴呆的发病风险。酒精、咖啡和茶的摄入对老年人群认知功能风险和益处的相关研究结果并不一致。有剂量-反应荟萃分析显示，饮酒与认知障碍风险之间存在非线性关系。与不饮酒者相比，低酒精摄入量（每日 <11g）所致认知障碍的发生率较低，但大量饮酒（每日 >11g）的影响不显著。此外，过量饮酒也是与死亡和残疾相关的主要危险因素之一。根据上述观察性证据，应向认知正常或轻度认知损害的老年人提供减少或停止有害饮酒的干预措施，以降低认知能力下降和痴呆的风险。咖啡摄入与认知障碍之间也存在非线性剂量依赖关系，适量咖啡饮用者（每日 <2.8 杯）比不饮用者认知障碍的风险更低，随着咖啡摄入量的增加，其对认知功能的益处变得不显著，较高的咖啡摄入量（每日 6 杯）与脑容量下降及更高的痴呆风险有关。有研究提示饮茶与认知障碍的风险呈负相关，尤其是绿茶，是认知健康的重要保护因素。有数据显示，饮茶与认知障碍的发病率呈线性关系。每天喝一杯茶可以降低 6% 的认知障碍发病率，而每天喝两杯茶可以降低 11%。但现有的研究大都是观察性的，缺乏随机对照研究，需要进一步的研究来评价风险与获益。

3. **缺乏体育活动与体育锻炼**　规律的体育锻炼能够改善老年人的整体健康状况，包括减少血管危险因素的影响，控制体重，预防骨质疏松，以及预防跌倒等。研究显示，体育锻炼可以降低认知正常的老年人的全因痴呆患病风险。体育锻炼可以增加大脑容量，并可能累积减少痴呆的风险，青壮年时期较高的身体锻炼水平预示着中年具有较低的老年痴呆患病风险；中年较高的锻炼水平可以降低晚年老年痴呆的发病风险。老年人参与适当的体育活动对认知功能有积极的影响，体育锻炼可以延缓从 MCI 到痴呆的转变，即使是老年痴呆高危基因型的人群，规律的身体锻炼也能减少老年痴呆的发病。此外，对于老年性痴呆群体，体育活动干预可以降低残疾、跌倒和神经精神症状的风险。目前，大部分研究对体育活动强度、模式和时间没有准确的界定。有研究提示中高强度的运动训练计划改善了痴呆患者的身体素质，但不会减缓轻度到中度痴呆患者的认知功能障碍。在痴呆患者的认知功能改善方面，关于体育活动对注意力、执行力和记忆力的积极影响，目前无统一意见，仍需要高质量的随机对照研究来探索和证实。神经影像学研究和干预研究已经证实了体育活动对大脑衰老和神经变性的影响，6 个月以上的规律体育活动明显优于短期体育活动。

4. **睡眠模式**　睡眠模式与认知障碍之间存在双向关系，睡眠障碍既是认知障碍的危险因素，也是认知障碍的症状之一。老年人的睡眠模式与认知功能都随着年龄的增长而发生改变。随年龄增长而下降的认知能力包括处理速度、工作记忆、长期记忆、注意力、推理和执行控制。随年龄增长而减少的睡眠特征包括总睡眠时间、慢波睡眠和快速眼动睡眠。随年龄增长而增加的睡眠特征包括入睡后觉醒时间和浅睡眠。晶体智力和入睡潜伏期随年龄的增长而略有增加。此外，老年人失眠和睡眠呼吸障碍的患病率有所增加。因此，老年人的睡眠与认知之间的关系较为复杂。睡眠持续时间和睡眠质量对老年人认知功能的影响越来越受到关注。年轻人和中年人的失眠与认知能力之间的关联已经确立，失眠对工作记忆、情景记忆和执行功能的某些方面存在影响。然而，对于健康老年人，失眠与认知表现之间的关联研究较少，部分研究表明睡眠持续时间和认知功能之间存在倒 U 形关系。极端睡眠时间（即每晚 ≤ 4 小时或 ≥ 10 小时）不仅与基线时认知功能降低有关，而且在随访评估期间与认知能力下降更快有关。倒 U 形关系表明，对于睡眠时间不足或过多的中年和老年人，应监测其认知功能。与年轻人相比，睡眠剥夺后，老年人在警惕性、视觉搜索、反应时间、单词检测、加法、字谜和物体使用方面表现出更大的恶化。睡眠呼吸障碍（sleep-related breathing disorder，SBD）的患病率随着年龄的增长而增加。SBD 和高龄均为认知功能损害的独立危险因素，两者的结合对认知功能的损害具有叠加作用。SBD 对老年人认知障碍的发展产生不利影响，特别是在注意力、执行功能和记忆领域。SBD 的长期影响也可能影响某些神经系统疾病的发生和发展。研究表明，患有 SBD 的老年人更早出现 MCI 和痴呆。患有神经系统疾病的老年人可能更容易受到 SBD 的负面认知影响，SBD 会加剧老年期痴呆患者的认知障碍。此外，睡眠障碍经常发生在 AD 和其他形式的痴呆中，有研究表明，超过 60% 的 MCI 和 AD 患者至少有 1 种临床睡眠障碍，其中失眠和阻塞性睡眠呼吸暂停（obstructive sleep apnea，OSA）最为常见。目前公认的是，睡眠对于巩固记忆和消除 AD 患者大脑中累积的过量 Aβ 和 P-Tau 相关。睡眠障碍通常发生在 AD 病理特征出现和认知能力下降之前。睡眠模式的改变可能是预测 AD 风险的生物标志物之一。研究发现睡眠障碍，包括睡眠时间过短、睡眠时间过长、失眠、OSA、昼夜节律受损和睡眠质量下降，都与临床前 AD 的相对风险增加、认知损伤和 AD 相关。睡眠障碍可能会显著增加照护者负担，影响照护者的睡眠和生活质量，并且与 AD 更高的住院风险相关。

（四）基础疾病和临床情况

1. **脑血管病** 脑血管病是老年人认知障碍的重要危险因素。由脑血管病及其危险因素导致的临床卒中或亚临床血管性相关认知障碍综合征被称为 VCI，VCI 是涉及至少 1 个认知领域受损的临床综合征，涵盖了从 MCI 到痴呆的范围，也包括合并 AD 等混合性病理所致的不同程度的认知障碍。按认知障碍的严重程度将 VCI 分为轻度 VCI 和重度 VCI（同 VaD）。我国的脑血管病负担沉重，在 65 岁以上的老年人群中，由脑血管病和血管危险因素所致的 MCI 占所有 MCI 的 42%，VaD 的患病率为 1.5%，仅次于 AD。VaD 的主要分型见于卒中后痴呆、多发性脑梗死性痴呆、皮层下缺血性血管性痴呆和混合性痴呆。既往脑卒中史和新发脑卒中都与全因性痴呆风险有关，10% 的患者在首次脑卒中前患有痴呆，10% 的患者在首次脑卒中后不久出现新的痴呆，超过 1/3 的患者在反复脑卒中后患有痴呆，脑卒中后 MCI 更为常见。脑卒中后痴呆与脑卒中的性质、严重程度和部位密切相关，短暂性脑缺血发作（transient ischemic attack，TIA）后痴呆的风险较低，对于类似严重程度的脑卒中，出血性卒中的痴呆风险可能略高于缺血性卒中。更大的梗死体积和更多的区域或皮质下小梗死与更差的认知能力和更高的痴呆风险相关。影响脑卒中后认知的关键解剖部位包括丘脑、角回和基底神经节（尾状核和苍白球）。此外，血管危险因素会增加 AD 的患病风险，有研究显示，脑卒中病史可使 AD 的风险增加 59%。许多老年痴呆患者常有血管性脑损伤病理和 AD 病理并存，脑血管病变和神经退行性病理过程可能相互作用，对认知损害具有累积效应。迄今为止，尚无针对 VaD 病理的干预药物应用于临床。

因此，重视和推广 VCI 的临床诊治规范，对于有效防治包括 VaD 和 AD 在内的老年期痴呆具有重要临床意义。

2. **心血管病** 我国心血管病的疾病负担日渐加重，心血管病占居民疾病死亡构成的 40% 以上，为我国居民的首位死因。心血管病是心脏及血管疾病总称，老年人常见的心血管病包括高血压、冠状动脉粥样硬化性心脏病、心律失常、慢性心力衰竭等。由于高血压是脑小血管病和脑卒中的危险因素，高血压通常被认为是血管性痴呆的危险因素。研究支持中年高血压与血管性痴呆的发展之间的相关性，降压治疗与后期痴呆或认知障碍的风险降低显著相关，但尚不清楚晚年高血压与血管性痴呆之间是否存在关联，尤其是当认知障碍已经存在，较低的血压对认知功能可能存在负面影响。其余心血管病导致的认知功能损害，很大程度上与大脑灌注不足相关。心肌缺血、心律失常、心功能不全均可不同程度造成心输出量下降，从而引起脑灌注不足和脑血流下降，造成神经元及神经胶质细胞一定程度上的缺血和缺氧，导致不同方面的认知功能下降。其他机制包括，心血管疾病导致动脉粥样硬化，血管内皮功能损伤，以及促进炎性因子释放等。已有的研究表明，冠心病与认知功能障碍无直接相关性。

3. **糖尿病** 尽管对糖尿病（diabetes mellitus，DM）与认知功能障碍之间的相关性的关注越来越多，但这种重视仍然落后于 DM 的其他并发症。与 1 型糖尿病（diabetes mellitus type 1，T1DM）相关老年认知功能障碍的流行病学数据相对较少，因为 T1DM 较 2 型糖尿病（diabetes mellitus type 2，T2DM）少见，且 T1DM 患者的预期寿命较正常人群缩短 10 余年。DM 的痴呆风险历史性队列研究（30 万名 T1DM 患者，180 万名 T2DM 患者）显示：T1DM 患者的痴呆风险增加 65%，T2DM 患者的风险增加 37%，这表明 T1DM 患者的风险增加幅度更大。强有力的证据表明，T2DM 会增加多发性梗死痴呆、AD 和混合型痴呆的风险。DM 是动脉粥样硬化和小血管疾病的危险因素，糖化血红蛋白每增加 1%，脑卒中的相对风险增加 1.15 倍。DM 明显增加血管性痴呆的风险，DM 与 VaD 之间相关性高于 100% ~ 160%，而 AD 约为 45% ~ 90%，即使处于 DM 前期，AD 和痴呆的风险也会增加。T2DM 还会增加 MCI 进展为痴呆的风险，与非糖尿病老年患者相比，DM 患者的认知恶化速度更快。血糖的良好控制有利于减少 T1DM 患者的认知能力下降，而对改善 T2DM 患者认知能力方面的效果较弱。因为 T2DM 患者往往合并肥胖、高血压、高血脂等其他痴呆危险因素。所以，T1DM 的最佳血糖控制以及 T2DM 的全面风险管理有助于预防或阻止 DM 患者血管疾病的进展及认知功能的下降。此外，大约 80% 的 AD 患者可能患有糖尿病或空腹血糖受损。胰岛素信号传导失调可能是 AD 发病机制中的一个重要因素。由于 T2DM 和 AD 分子和生化基础的相似性，在胰岛素抵抗谱系障碍领域的更多研究将为寻找新的治疗策略提供机会。

4. **超重与肥胖** 世界老龄人口的体重指数不断变化，超重与肥胖是一个新出现的问题。关于肥胖的定义，常用体重指数（body mass index，BMI）和腰臀比（waist-hip ratio，WHR）作为评价标准。BMI 分为以下 4 类：低体重（BMI<18.5kg/m²）、正常体重（BMI 18.5 ~ 23.9kg/m²）、超重（BMI 24.0 ~ 27.9kg/m²）和肥胖（BMI ≥ 28.0kg/m²）。男性

WHR ≥ 0.9，女性 WHR ≥ 0.85 被视为腹型肥胖。多年来，肥胖与认知障碍之间的关系尚未明朗。越来越多的证据表明，中年超重与肥胖和腹型肥胖是晚年认知功能障碍的危险因素，并已被确定为预防老年认知功能障碍的可改变危险因素之一。然而，晚年超重可能对认知功能提供了一定程度的保护，一些研究表明，与正常体重相比，超重受试者发生痴呆的风险低于正常体重受试者，超重者认知功能的下降速度较慢，肥胖受试者和体重正常受试者患痴呆的风险没有差异。超重与肥胖和认知障碍之间联系的潜在机制尚不完全清楚。中年较高的 BMI 通常与心血管和代谢风险因素有关，这些因素与认知障碍的风险增加有关。两种可能机制可以解释超重对晚年认知障碍的有益作用：由脂肪组织分泌的瘦素通过调节海马突触可塑性和 β- 淀粉样蛋白处理，可能起着认知增强剂的作用，已经发现瘦素可以改善啮齿动物的学习和记忆。

5. **其他**　还有诸多疾病状态与老年认知功能障碍相关。首先，与脑部器质性损害相关的各种疾病，包括中枢神经系统感染性、免疫性、代谢性、肿瘤性、中毒性、外伤性疾病及癫痫等，均可成为老年患者认知功能障碍的危险因素之一。感染性疾病，如病毒性脑炎后认知功能障碍、梅毒感染导致的麻痹性痴呆、蜱虫传播的森林脑炎、艾滋病毒感染相关神经认知障碍、朊蛋白感染所致的 CJD 等。中枢神经系统的免疫性疾病，如自身免疫性脑炎、多发性硬化、急性播散性脑炎、狼疮脑炎等，均会引发认知功能障碍。代谢性疾病见于肝性脑病、维生素 B_1 缺乏导致的 Wernicke 脑病、甲状腺功能减退性脑病、低血糖脑病、低钠血症性脑病等所致的认知功能障碍。肿瘤相关的认知损害见于脑转移瘤、脑膜癌病、副肿瘤综合征以及放化疗后脑损伤等。创伤性脑损伤包括脑震荡、颅骨骨折、脑水肿、脑挫裂伤或出血等也是认知损害的因素。各种原因导致的中毒性脑病均可引发认知功能障碍。癫痫发作本身、亚临床的异常脑部放电以及抗癫痫药物都可以导致认知功能障碍。其次，随着人口老龄化程度的不断加深，老年患者作为特殊的人群，因认知功能障碍的高发生率，越来越受到非神经专科领域的关注。如老年人贫血会增加全因痴呆和 MCI 的风险。老年人反复发作的胃肠道感染也与认知障碍的风险有关。作为自主神经功能障碍的重要表现，便秘与痴呆密切相关，便秘已在各种神经退行性疾病中观察到，特别是 DLB 和 PD。老年肾功能衰竭血液透析患者的认知障碍患病率在 70%～80% 之间。尽管不同年龄组的患者均可出现围手术期的神经认知障碍，但老年患者在手术与麻醉后出现认知损害与谵妄状态的比例更高，老年患者术后谵妄的发生率在 20% 到 45% 之间，术后认知障碍的发生率为 25% 左右，术后 3 个月认知障碍的发生率为 10% 左右。目前年龄相关性听力下降已成为认知功能障碍的独立危险因素之一，而大约 2/3 的 70 岁以上老年人受到听力损失的影响。老年人的精神心理因素，如重度抑郁症和精神分裂症也会导致认知功能障碍的发生，老年患者使用镇静药物和抗胆碱能药物时也应特别注意认知功能的变化。

第三节　老年认知功能障碍的防控策略

一、一级防控

控制可干预的危险因素。强有力的证据支持痴呆潜在的可改变危险因素的重要性。2020 年，有研究报告提出，改变生命周期中的 12 个风险因素可以延迟或预防 40% 的痴呆发生。目前某些国家，老年性痴呆患者的比例已开始有所下降，可能是由于教育、营养、保健和生活方式的改变，这表明可以通过预防措施来减少痴呆。这些行动在中低收入国家尤其重要，因为其痴呆发病率比高收入国家上升得更快。这是由于预期寿命的增加和某些痴呆风险因素出现频率较高，如受教育水平较低，高血压、肥胖症和听力损失的比率较高，以及糖尿病发病率的快速增长。为了应对痴呆的风险，给出了以下建议。

（1）为所有儿童和青少年提供小学和中学教育，并促进终身学习。

（2）防止头部受伤（特别是针对高风险职业）。

（3）避免暴露于有毒环境，减少暴露于空气污染。

（4）避免过量饮酒。

（5）戒烟。

（6）增加身体活动及体育锻炼。

（7）避免肥胖。

（8）提倡健康的饮食模式，如地中海式饮食。

（9）保持充足的睡眠及良好的睡眠质量。

（10）保持中晚年时积极的生活态度，重视心理健康，积极参加社会活动。

（11）为老年人提供文化娱乐场所。

（12）避免高噪声对听力的不利影响，鼓励使用助听器治疗听力损失。

（13）积极防控基础疾病，如控制高血压，减少糖尿病并控制血糖，预防心血管危险因素等。

（14）重视老年人合理用药。

二、二级防控

（一）早期识别与诊断

认知障碍往往被认为是老年人群的正常特征，通常不容易在早期被发现，只有在症状严重时才被注意到。老年人的认知功能障碍在临床上涵盖了从主观认知功能下降（subjective cognitive decline，SCD）、MCI 到痴呆的一系列疾病实体，涉及病因种类较多，部分患者的症状可逆，大多数患者如痴呆给其家庭和社会带来沉重的经济负担。鉴于此，在临床实践中早期和准确地识别及诊断认知障碍至关重要。可逆性认知功能障碍的早期识别可以使患者得到早期治疗并减轻家属的心理负担。痴呆的高风险人群可以通过改变生活方式以降低风险的策略来寻求早期干预。痴呆的早期诊断是为患者提供适当护理、采取安全预防措施和预测未来护理的先决条件。这些策略可以帮助降低医疗保健系统的成本。

（二）注重多学科参与

鉴于目前没有药物可以阻止痴呆的进展，因此不建议对健康老年人进行过度筛查以识别痴呆的前驱期，也不推荐对 SCD 和 MCI 进行过度诊断及过度治疗，因为部分 SCD 或 MCI 者永远不会进展为痴呆，其中一部分甚至可能恢复正常的认知功能。早期诊断认知功能障碍的关键是及时发现认知功能损害的迹象，并预知认知功能障碍的危险因素。由于导致认知功能障碍的病因繁多，相关病种可涉及神经内科、肾脏内科、内分泌科、消化内科、呼吸内科、血液内科、心血管内科、老年医学科、心理科、精神科等，因此需要多学科参与识别与诊断，应提高各学科对老年认知功能障碍相关疾病的认识，做到正确识别。对于临床遇到的认知功能障碍患者，首先进行初步评估，以确认是否存在认知障碍，确认病史和家族史，筛查患者是否存在导致认知障碍的疾病因素，是否有使用任何可能导致认知障碍的药物，然后进行血常规检测，排除潜在可逆的导致认知障碍的原因，该环节可以由非专科医师进行。初步评估之后，转诊神经及精神专家，进行进一步的认知功能、日常生活功能、分子生物学及影像学评估，以作出病因学诊断，最后在适当的情况下启动药物和非药物治疗。

三、三级防控

（一）常见的药物及非药物干预措施

1. **药物干预**　痴呆的药物治疗主要是延缓痴呆进程以及改善患者和照护者的生活质量，主要包括改善认知症状、改善脑循环与代谢和改善精神行为症状 3 类药物。胆碱酯酶抑制剂在改善轻度至中度 AD 患者、VCI 患者、PDD 患者以及 DLB 患者的认知和日常生活能力方面具有一定的作用。兴奋性氨基酸 N- 甲基 -D- 天冬氨酸受体拮抗剂（N-methyl-D-aspartate receptor antagonist）美金刚可以联合或单独用于中度和重度 AD 患者。抗抑郁药 5- 羟色胺选择性重摄取抑制剂（serotonin-selective reuptake inhibitor，SSRI）可以对额颞叶痴呆的行为及精神症状产生益处，但不会伴随认知功能改善。非典型性抗精神病药物利培酮和奥氮平有助于减少 AD 患者的攻击性。利培酮虽可以改善精神症状，但会增加中风和其他不良后果的风险。改善脑循环与代谢药物主要用于 VCI 的治疗。抗 tau、抗 Aβ 和抗炎类药物治疗 AD 继续受到关注，部分学者认为在症状前干预是必要的，尤其是靶向抑制 Aβ 的产生，但目前没有证据表明有效。

2. **非药物干预**　由于药物治疗认知功能障碍的效果有限，近年来非药物治疗（non-drug treatment，NDT）备受关注，相关研究证据显著增加。目前，将 NDT 定义为"与患者或护理人员一起进行的任何基于理论的、非化学的、集中的和可复制的干预措施"。NDT 可以有效地管理临床症状，并可能在痴呆的一级预防和二级预防中发挥重要作用。NDT 的优点是容易被接受，不良反应小，以及可以与药物治疗相结合。此外，NDT 可适用于多种原因所致认知障碍及认知障碍的不同临床阶段，包括 MCI 及轻中重度痴呆，也可用于认知未受损的痴呆高风险的老年人，这对于改善认知功能障碍老年人群生活质量具有重要意义。NDT 涵盖了多样化和广泛的干预类别，包括认知干预、体育锻炼、饮食疗法、光疗法、心理干预、音乐疗法、动物辅助疗法、多感官环境刺激等，可单独或联合多种 NDT 一起使用，旨在从多个维度改善认知障碍患者的认知功能、日常活动能力、神经精神症状及生活质量。在改善认知功能方面，认知干预是药物治疗最有力的替代和补充，包括认知刺激（cognitive stimulation，CS）、认知训练（cognitive training，CT）、认知康复（cognitive rehabilitation，CR），旨在解决认知不同方面的问题。CS 对于改善轻中度老年痴呆患者认知功能和生活质量的积极作用已经得到研究证实，CT 可改善痴呆患者的认知功能和生活质量，可能有助于减少 MCI 患者认知功能的恶化，尽管认知训练有效性的证据质量低且不一致。此外，荟萃分析调查了不同 NDT 对认知功能、日常活动能力、神经精神症状及生活质量的疗效。研究表明，NDT 可有效改善患者日常生活能力，亚组分析显示，音乐疗法对整体神经精神行为症状显示出有益影响，光疗法对抑郁状态具有有益影响，体育锻炼干预可能对痴呆患者的日常生活活动能力有显著益处，但证据质量较低。心理干预可以减轻痴呆患者的抑郁和焦虑症状。

（二）关注老年认知功能障碍患者的家庭照护

老年认知功能障碍患者表现为进行性认知功能损害和晚期精神行为症状，最终生活无法自理，这不仅严重影响了患者的生活质量，也给家庭和社会带来了沉重负担。大多数家庭仍选择居家照护患者（在中低收入国家，94% 的痴呆患者是在家中得到照顾的），且照护者多为非正式护理人员（主要是家庭成员，少数是朋友和邻居），而且大多数的照护者未接受过相关培训。由于照护的性质，照护居家痴呆老年人被公认为是一项极具挑战性的工作。照护者需要 24 小时不间断地看护老年人，除了痴呆老年人的日常活动的护理之外，各种并发症如尿失禁、跌倒、营养不良、髋关节骨折、压疮等会加重痴呆老年人的照护需求。痴呆护理人员还需要处理不可预测的神经精神行为症状，如妄想、攻击性行为、情绪障碍、睡眠节律紊乱等，所有这些都是令人痛苦的，也是最具挑战性的。因此，相比其他残疾和非痴呆的照护者，痴呆老年人照护者会出现更多的身心健康问题，幸福感降低，生活质量下降，社会参与时间减少。据估计，20%～50% 的家庭照护者由于照护负担重而发生抑郁，这个比例是普通人群的 2～3 倍。研究表明，照护负担与照护者缺乏教育支持、照护技能及应对策略，维持痴呆老年人日常生活活动需要花费的时间以及缺乏支持等因素呈正相关。

因此，重视认知障碍老年人的照护工作，对痴呆老年人照护者进行相关护理技能培训，提供照护者心理支持及心理干预，建立照护者联盟，增加社会关注与支持，对于提高认知障碍老年人及其照护者的生活质量具有重要意义。照护者良好的照护技能不仅有利于延缓患者的疾病进展，降低患者再入院率及医疗经济负担，而且有助于提高照护者及患者的生活满意度。

（贾建军　孙彬彬）

参考文献

[1] Estimation of the global prevalence of dementia in 2019 and forecasted prevalence in 2050: an analysis for the global burden of disease study 2019[J]. Lancet Public Health，2022,7(2):e105-e125.

[2] JIA L, QUAN M, FU Y, et al. Dementia in China: epidemiology, clinical management, and research advances[J]. Lancet Neurol，2020,19(1):81-92.

[3] REIMAN E M, ARBOLEDA-VELASQUEZ J F, QUIROZ Y T, et al. Exceptionally low likelihood of Alzheimer's dementia in APOE2 homozygotes from a 5,000-person neuropathological study[J]. Nat Commun，2020,11(1):667.

[4] ZHAO Y L, QU Y, OU Y N, et al. Environmental factors and risks of cognitive impairment and dementia: A systematic review and meta-analysis[J]. Ageing Res Rev, 2021,72(12):101504.

[5] DOMINGUEZ L J, VERONESE N, VERNUCCIO L, et al. Nutrition, physical activity, and other lifestyle factors in the prevention of cognitive decline and dementia[J]. Nutrients，2021,13(11):4080.

[6] DEAL J A, POWER M C, PALTA P, et al. Relationship of cigarette smoking and time of quitting with incident dementia and cognitive decline[J]. J Am Geriatr Soc, 2020,68(2):337-345.

[7] RAN L S, LIU W H, FANG Y Y, et al. Alcohol, coffee and tea intake and the risk of cognitive deficits: a dose-response meta-analysis[J]. Epidemiol Psychiatr Sci, 2021,30(e13):1-8.

[8] LAW C K, LAM F M, CHUNG R C, et al. Physical exercise attenuates cognitive decline and reduces behavioural problems in people with mild cognitive impairment and dementia: a systematic review[J]. J Physiother, 2020,66(1):9-18.

[9] MA Y, LIANG L, ZHENG F, et al. Association between sleep duration and cognitive decline[J]. JAMA Netw Open, 2020,3(9):e2013573.

[10] SMOLINA K, WOTTON C J, GOLDACRE M J. Risk of dementia in patients hospitalised with type 1 and type 2 diabetes in England, 1998-2011: a retrospective national record linkage cohort study[J]. Diabetologia, 2015,58(5):942-950.

[11] VAN ZWIETEN A, WONG G, RUOSPO M, et al. Prevalence and patterns of cognitive impairment in adult hemodialysis patients: the COGNITIVE-HD study[J]. Nephrol Dial Transplant, 2018，33(7):1197-1206.

[12] TASBIHGOU S R, ABSALOM A R. Postoperative neurocognitive disorders[J]. Korean J Anesthesiol, 2021,74(1):15-22.

[13] LIVINGSTON G, HUNTLEY J, SOMMERLAD A, et al. Dementia prevention, intervention, and care: 2020 report of the Lancet Commission[J]. Lancet, 2020,396(10248):413-446.

[14] NA R, YANG J H, YEOM Y, et al. A systematic review and meta-analysis of nonpharmacological interventions for moderate to severe dementia[J]. Psychiatry Investig, 2019,16(5):325-335.

[15] SHEEHAN O C, HALEY W E, HOWARD V J, et al. Stress, burden, and well-being in dementia and nondementia caregivers: insights from the caregiving transitions study[J]. Gerontologist, 2021,61(5):670-679.

老年衰弱

进行科学的评估和早期干预，可以有效地提高健康、活力的老年人口比例，充分发挥老年人独特的经验和智力优势，在保护老年人口健康权益的同时，最大限度地减轻因老年人失能、残疾和过早死亡所带来的社会医疗和经济负担。因此，有效识别体弱或体弱风险的老年人是老年卫生保健的基石。然而，由于不同的老年个体，即使年龄相同，在生理、心理和功能指标等方面的衰老水平也存在较大差异，因此需要寻找年龄以外的客观衰老评价指标。作为一种与衰老相关的常见老年综合征，衰弱具有生理储备下降、机体应激易损性增加、修复能力减退的特征，可增加老年人跌倒、失能和死亡的风险，较年龄更能客观度量老年个体的衰老水平。本章主要介绍了衰弱的概念、临床表现、常用评价工具和流行病学特征，并描述了衰弱可能的发生机制、危险因素和防控策略。全面认识老年衰弱，有助于通过对衰弱的早期识别和干预进行高危老年人群的健康风险管理，对衰弱该单一前驱状态的积极干预，可以部分逆转衰弱状态，有效降低衰弱导致的多种后续不良健康风险，减轻医疗系统和社会、家庭的负担，高度契合了我国"健康老龄化"战略需求。

第一节　老年衰弱的概述及流行特征

一、定义

开展老年保健的前提是识别体弱或有体弱风险的老年人，并根据需要进行评估和积极干预，其中有关衰弱（frailty）的评估是目前较为公认的综合评判标准。虽然老年医学工作者早已在工作过程中注意到了老年人随着年龄增长而出现衰弱状态，但对衰弱进行定义以及定义的应用还是经历了相当长的一段时间。在 20 世纪 70 到 80 年代，衰弱已出现在一些老年医学文献中，被认为与老年人的健康恢复能力欠佳有关；到 20 世纪 80 年代后期，衰弱与失能和共病密切关联，被用以识别身体机能脆弱的老年群体；而目前，衰弱、失能和共病已被认为是不同的概念，三者关系密切、互相影响并存在一定的重叠，但相对独立。

世界卫生组织（World Health Organization，WHO）目前已明确了衰弱的概念，即为老年人由于衰老引起的生理储备和多器官系统功能的下降，导致机体易损性增加、抗日常或急性应激能力减退的非特异性状态。衰弱的老年人经历较小外界刺激即可导致一系列临床不良事件的发生。基于这一概念框架，近 20 年来，多种衰弱临床定义和评估工具陆续被开发，其中应用最广泛的两种是 Fried 衰弱表型和 Rockwood 累积缺陷衰弱指数。

（一）衰弱表型

Fried 等将衰弱定义为一种临床综合征，具有明显的不良表型，与生理储备减少、对应激的高度脆弱性以及不良健康结果（包括死亡）的风险升高有关，即衰弱表型（frailty phenotype，FP）或生理性衰弱（physical frailty，PF）。作为一种不同于现有疾病和残疾的状态，这种表型与多种生理系统的累积下降，特别是应激反应、新陈代谢和肌肉骨骼系统的改变，而导致的独特病理生理状态以及潜在的生物学变化有关。衰弱表型的许多临床症状和体征是相关的，可以统一为一个与能量和储备减少有关的衰弱循环（图 4-2-1）。基于此，衰弱表型由以下 5 个核心特征来综合定义：握力下降、行走速度下降、体力活动下降、疲乏和不明原因的体重减轻。

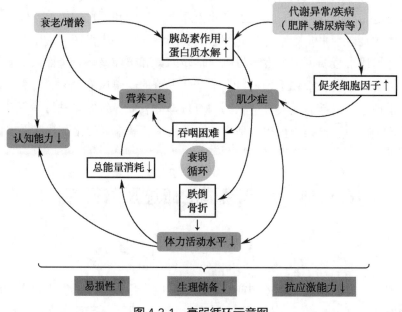

图 4-2-1　衰弱循环示意图

资料来源：HAZZARD W R, BLASS J P, ETTINGER W H, et al. Principles of Geriatric Medicine and Gerontology [M]. 4th Ed. New York: McGraw-Hill, 1998:1387–1402.

（二）衰弱指数

Rockwood 等将衰弱定义为一个健康缺陷不断累积而引起的危险状态，其特征是导致脆弱性升高的生理、心理和功能储备下降（包括体能、认知、生理健康等）的一种多维综合征。因此，我们构建了衰弱指数（frailty index，FI），利用与年龄相关的缺陷累积程度来衡量衰弱程度。衰弱指数是个体存在的躯体、心理和社会指标缺陷的数量得分与所有指标的总得分之比，范围在 0 ~ 1 之间，0 表示没有出现所纳入的缺陷。衰弱指数并不试图区分衰弱与残疾或共病，并可以包括后两者和相关缺陷指标，因此目前也被认为是评估人体衰老的良好标志物。衰弱表型和衰弱指数虽然均涉及相同的术语，都可预测老年人死亡率和住院风险，但它们所代表的衰老理论、病因和措施等均有所不同。

（三）其他衰弱模型

其他关于衰弱的定义和评估方法包括国际老年营养和保健学会提出的 FRAIL 量表、欧洲 SHARE-FI 指数、意大利 CSBA 指数、骨质疏松性骨折研究中提出的 SOF 指数、日本学者提出的 Kihon 检查量表、临床衰弱量表、Groningen 衰弱指示工具等。

衰弱的临床评估标准仍需学术界进行深入探讨，我国的研究者也正在构建适合中国人和国情的衰弱评估工具。由于衰弱也类似于老年医学中的其他概念，如"内环境稳态""生理储备""内在能力"等，因此需要在未来的老年医学研究中阐明衰弱的特点和与其他概念的区别。其中，目前 WHO 在提出的"内在能力"概念主要关注运动、活力、认知、心理和感官五个方面，这与衰弱的多维综合征定义存在高度重合。

二、流行病学现状

由于对衰弱的定义和评估方法不同，现有的流行病学研究中对衰弱患病率的报道并不完全一致。目前全世界 50 岁及以上的社区居民中，由衰弱表型定义的衰弱患病率为 12% 左右，衰弱前期患病率为 46%；而由 FI 定义的衰弱患病率较衰弱表型高 1 倍左右。女性衰弱的患病率高于男性，并且随着年龄的增长呈现上升趋势。就地区而言，患病率由高到低分别为非洲（22%）、拉丁美洲和加勒比地区（19%）、亚洲（12%）、大洋洲（12%）、北美洲（10%）和欧洲（8%）。

2020 年包含 51 万余人的中国慢性病前瞻性研究（China kadoorie biobank，CKB），以 28 项缺陷指标构建了衰弱指数，发现我国 30 ~ 79 岁人群中，衰弱患病率为 3.1%，衰弱前期患病率为 40.0%。在 45 ~ 79 岁年龄段，女性平均 FI 和衰弱患病率均高于男性。平均 FI 和衰弱患病率都随着年龄的增长而增加，衰弱患病率从小于 50 岁人群的 0.8% 增加到 50 ~ 64 岁人群的 3.5%，再增加至 65 岁及以上人群的 8.9%。此外，在受教育水平低、每日重度饮酒（摄入酒精 ≥ 60g/d）或非每日饮酒、低体力活动、体重过轻或超重、较少摄入新鲜水果的人群中，衰弱和衰弱前期的患病率较高。

衰弱是一个动态发展的过程，其恶化比改善更为常见，并可能导致更高的残疾、跌倒、住院和死亡风险。有荟萃研究表明，相对健康老人，衰弱老人的死亡风险是其 1.8 ~ 2.3 倍，丧失日常生活能力风险是其 1.6 ~ 2.0 倍，住院风险是其 1.2 ~ 1.8 倍，而跌倒和骨折风险是其 1.2 ~ 2.8 倍。

三、临床表现

（一）衰弱的分型

1. **原发性衰弱** 衰弱是由身体随年龄增长引起的生理性老化的结果，不直接与某种疾病相关。

2. **继发性衰弱** 衰弱是继发于癌症、心脑血管疾病、结核病和其他疾病，是慢性疾病的晚期表现。

（二）衰弱的分期

从健康到衰弱，一般来说可分为健康期（robust）、衰弱前期（pre-frail）和衰弱期（frailty）。衰弱表型将五种不良状态中的 1～2 种定义为衰弱前期，3 种及以上为衰弱；而衰弱指数评分认为 FI 在 0.12～0.25 之间为衰弱前期，0.25 及以上为衰弱期，在其上发展而来的临床衰弱量表进一步按照老年人功能情况分为九个等级（表 4-2-1）。

表 4-2-1 临床衰弱量表（CFS-09）

衰弱等级	具体测量
非常健康（等级 1）	身体强壮、积极活跃、精力充沛、充满活力，定期进行体育锻炼，处于该年龄段最健康的状态
健康（等级 2）	无明显的疾病症状，但不如等级 1 健康，经常进行体育锻炼，偶尔非常活跃，如季节性的活动
维持健康（等级 3）	存在的健康缺陷能被控制，除常规行走外，无定期的体育锻炼
脆弱易损伤（等级 4）	日常生活不需他人帮助，但身体的某些症状会限制日常活动，常见的主诉为白天"行动缓慢"和感到疲乏
轻度衰弱（等级 5）	行动明显缓慢，需要协助进行工具性日常生活活动（IADL），如去银行、乘公交车、干重的家务活、用药，轻度衰弱会进一步削弱患者独自在外购物、行走、备餐和干家务活的能力
中度衰弱（等级 6）	所有的室外活动均需要帮助，在室内上下楼梯和洗澡需要帮助，可能还需要协助穿衣服（在一定程度上）
严重衰弱（等级 7）	个人生活完全不能自理，但身体状态较稳定，在一段时间内没有死亡的危险（<6 个月）
非常严重的衰弱（等级 8）	生活完全不能自理，接近生命的终点，已不能从任何疾病中恢复
终末期（等级 9）	接近生命终点，生存期 <6 个月的垂危患者，除此之外无明显衰弱的迹象

老年人可以在衰弱类别之间动态转换。一方面，衰弱前期由于机体生理功能储备的下降，虽然没有衰弱的临床表现，但在面对应激状态时容易进一步恶化至衰弱期；另一方

面，对衰弱的老年人进行积极干预，可部分逆转衰弱状态，有效降低衰弱导致的失能、摔倒和死亡等健康风险。

（三）衰弱的表现

1. **非特异性表现**　包括极度疲劳、不明原因的体重减轻和频繁感染。

2. **跌倒**　平衡障碍和步态紊乱是衰弱的主要特征，也是跌倒的重要危险因素。在更严重的衰弱状态下，老年人可能会自发跌倒，并对心理健康产生影响。

3. **谵妄**　谵妄（有时称为急性精神错乱）的特征是快速发作的精神错乱和意识受损。精神错乱与大脑功能的完整性降低有关，并与不良后果独立相关。大约有 30% 的住院老年人会出现精神错乱，在接受长期护理的患者中，精神错乱患病率估计为 15%。

4. **波动性失能**　波动性失能是指衰弱患者的基本日常生活活动（basic activities of daily living，BADL）能力和工具性日常生活活动（instrumental activities of daily living，IADL）能力不稳定，交替出现功能独立和需要专业护理的两种状态。

四、评估方式及工具

对于 70 岁及以上的老年人，或在一年中体重下降超过 5% 的人，应定期使用经过验证的测量工具来筛查衰弱。虽然目前存在许多此类评估工具，但是它们的分类和预测能力差异很大。可靠的衰弱模型，应该能准确识别衰弱并预测患者结果，而且使用简单、经过充分验证并考虑到特定临床的优先级、资源和目标环境，且为开发衰弱的可操作性评估工具提供科学依据，为干预措施的制定与实施提供理论框架。以下为部分常用的评估工具。

（一）Fried 衰弱表型

Fried 衰弱表型又称衰弱综合征评估标准或心血管健康研究（cardiovascular health study，CHS）指数。Fried 等在加拿大心血管健康研究的基础上，提出通过 5 个变量来确定衰弱表型：握力下降、行走速度下降、体力活动下降、疲乏和不明原因的体重减轻（表4-2-2）。衰弱表型可以反映一种与人体机能稳态相关的临床综合征的严重程度，非常适合在临床环境中识别衰弱，可作为临床结局的前驱状态，并适用于预测养老机构和医院等临床环境中的死亡率、失能、跌倒、日常生活能力受损住院和手术风险。

表 4-2-2　Fried 衰弱评估方法

序号	检测项目	男性	女性
1	体重	过去 1 年中,体重意外下降 >10 磅(4.5kg)或 >5.0%	
2	行走时间(4.57m)	身高 ≤ 173cm：≥ 7s	身高 ≤ 159cm：≥ 7s
		身高 > 173cm：≥ 6s	身高 > 159cm：≥ 6s

续表

序号	检测项目	男性	女性
3	握力 /kg	BMI $\leq$ 24.0kg/m^2 : $\leq$ 29.0	BMI $\leq$ 23.0kg/m^2 : $\leq$ 17.0
		BMI 24.1 ~ 26.0kg/m^2 : $\leq$ 30.0	BMI 23.1 ~ 26.0kg/m^2 : $\leq$ 17.3
		BMI 26.1 ~ 28.0kg/m^2 : $\leq$ 30.0	BMI 26.1 ~ 29.0kg/m^2 : $\leq$ 18.0
		BMI > 28.0kg/m^2 : $\leq$ 32.0	BMI > 29.0kg/m^2 : $\leq$ 21.0
4	体力活动(MLTA)	< 383kcal/ 周(约散步 2.5h)	< 270kcal/ 周(约散步 2h)
5	疲乏	流行病学调查用抑郁自评量表(CES-D)的任一问题得 2 ~ 3 分	
		在过去 1 周内,您有多少天出现了以下现象	
		(1)我感觉做每一件事都需要经过努力	
		(2)我不能向前行走	
		0 分:<1d;1 分:1 ~ 2d;2 分:3 ~ 4d;3 分:>4d	

注:体重指数(BMI);明达休闲时间活动问卷(MLTA);散步 60min 约消耗 150kcal 能量;具备表中 5 条中 3 条及以上被诊断为衰弱综合征;不足 3 条为衰弱前期;0 条为无衰弱健康老年人。

但该工具并没有评估老年人的神经系统健康状态,如帕金森病史、卒中史、中重度认知功能障碍(简易智力状态检查量表得分 < 18 分)、阿尔茨海默病和抑郁状况等,也没有纳入包括失能、社会环境和营养因素等其他重要的系统功能障碍的变量。因此,一些学者提出了如格罗宁根衰弱评估量表(Groningen frailty indicator)、爱特蒙特衰弱量表(Edmonton frail scale)等改进型衰弱表型评价量表。

(二)衰弱指数

衰弱指数认为衰弱是一种与年龄相关的动态状态,最初是基于危险累积理论,用于调查加拿大老年人口痴呆的流行病学和疾病负担的模型,注重个体健康缺陷的累计数量,将多种复杂的健康信息整合成单一指标,突破了单一变量描述功能状态的局限性,可更好地评估老年个体的整体健康状况。构建的变量主要包括疾病、症状、身体和认知功能障碍、残疾、社会心理风险因素、实验室检查异常等。FI 表示老年人在以上变量中存在的健康缺陷变量与所有变量的比率,在实际应用中,通常使用 30 ~ 70 个健康缺陷,范围在 0 ~ 1之间。缺陷越多,人衰弱的可能性越大。

衰弱指数的一个主要优点是它可以从老年综合评估(comprehensive geriatric assessment,CGA)收集的数据中获得,也可以从常规诊疗的电子病历中自动导出。衰弱指数涉及包括身体功能、多种疾病、认知和社会心理因素等多项指标,在反映健康功能状态和变化、健康服务需求、公共卫生管理和干预方面具有重要应用价值。与 Fried 衰弱表型一样,它也可以表示老年人的生理年龄,掌握死亡风险,并预测残疾、入住疗养院、功能下降、手术风险和住院情况,对中等和严重衰弱的老人,连续性的衰弱指数的鉴别力要优于衰弱表型。然而该模型的评测需要专业的老年医学专家制定评估计划，并由专业的人员实施具体的评估，比较耗时，限制了其在临床的大范围应用。

（三）其他衰弱测量和筛选工具

1. **衰弱**（fatigue, resistance, ambulation, illness and loss of weight index，FRAIL）**量表** 国际营养与衰老学会（The International Academy Nutrition and Aging，IANA）提出了一种包含衰弱指数和 Fried 衰弱表型元素的混合度量——FRAIL 量表。FRAIL 量表包括 5 项：疲劳感、阻力感（上一层楼梯即感到困难）、行动自由度下降（不能走 1 个街区）、多种疾病共存（≥ 5 个）、体重下降（1 年内体重下降 >5%）。FRAIL 量表显示出与 FI 和衰弱表型相似的预测准确性，并被推荐用于临床实践。

2. **衰弱快速筛查问卷**（frailty screening questionnaire，FSQ） FSQ 是目前唯一为中国老年人研发的生理衰弱评估工具。FSQ 基于 Fried 标准的自我报告调查问卷，包括步速减慢、肌力减弱、低体能、疲乏感和体重下降等 5 个方面，总分≥ 3 分为衰弱。在中国健康与养老追踪调查（China health and retirement longitudinal study，CHARLS）中，FSQ 与衰弱表型的相关性良好；在北京健康老龄化多维纵向研究（Beijing Longitudinal Study of Aging，BLSA）人群中，发现 FSQ 作为预测老年人死亡风险的快速筛查工具是有效的。

3. **其他自我报告式衰弱评估工具** 包括衰弱不伴失能工具（Frailty Non-Disabled Instrument，FiND）、Tilburg 衰弱量表、格罗宁根衰弱量表、Sherbrooke 邮政问卷、老年人自主能力维护综合能力研究项目 -7、骨质疏松性骨折研究指数（study of osteoporotic fractures，SOF）、起立行走试验（timed-up-and-go，TUG）、简易机体功能评估（short physical performance battery，SPPB）、Kihon 检查表等。

（四）评估方法的选择

评估方法的选择需要根据特定项目的研究目标和背景以及所使用的衰弱的临床定义来决定。衰弱评估工具主要有 8 种用途：不良健康后果的风险评估（占所有用途的 31%）、衰弱的病因学研究（22%）、方法学研究（14%）、生物标志物研究（12%）、研究纳入 / 排除标准（10%）、患病率估算（5%）、临床决策（2%）和干预措施（2%）。上述所有衰弱评估工具可分为两类，用于发现病例的工具和用于综合评估的工具。作为快速筛查目标人群并为其提供干预的更好解决方案，有研究提出了衰弱评估两步法模型。第一步是在基本卫生保健中，使用快速衰弱筛查工具（如 FRAIL 量表），可以在短时间内快速发现病例，可以轻松实施，无须设备和特殊培训即可检测所有个体的衰弱状态；第二步可针对第一步筛查中的对象，使用较复杂和全面的衰弱评估工具来深入探明衰弱的具体表现，并制定应对策略。

需要注意的是，某些工具可能更适合特定的研究目的，例如 FRAIL 量表作为临床快速筛查工具，衰弱指数作为电子病历系统中衰弱受试者的评估工具，生理衰弱表型可作为研究衰弱与多种疾病或失能关联的工具等。

第二节　老年衰弱的发生机制和危险因素

一、衰弱的发生机制

衰弱的病理生理学基础是多系统的生理功能失调，在每个系统中独立发生的功能失调会在系统之间通过反馈回路进行相互作用，构成一种复杂动力系统的功能失调。这个复杂动力系统主要包括了代谢、肌肉骨骼、应激反应系统、下丘脑 - 垂体 - 肾上腺轴（hypothalamic-pituitary-adrenal axis，HPA）、免疫系统和自主神经系统，其功能失调可能与分子 / 细胞水平上与衰老相关的生物学变化相关，包括线粒体功能障碍、细胞间通信改变和细胞衰老等（图 4-2-2）。

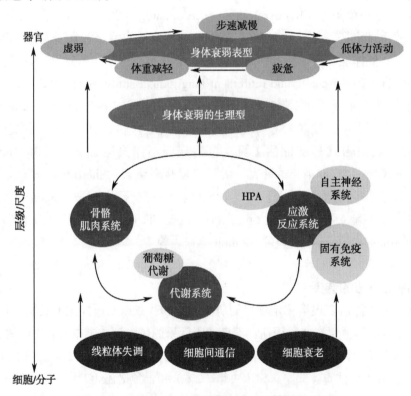

图 4-2-2　生理失调和衰弱的多层次生物学驱动因素

资料来源：FRIED L P, COHEN A A, XUE Q L, et al. The physical frailty syndrome as a transition from homeostatic symphony to cacophony [J]. Nat Aging, 2021, 1(1): 36-46.

（一）细胞衰老

与外部环境相关的氧化应激引起的细胞 DNA 损伤和端粒功能失调可以诱发细胞衰老。一般来说，衰老细胞处于不可逆的生长停滞阶段，但同时对细胞凋亡具有一定的抵抗力，其主要特征之一是产生大量的多种生物活性物质，属于衰老相关分泌表型（senescence-associated secretory phenotype，SASP）的一部分。其主要成分包括炎症细胞因子、趋化因子、生长因子和蛋白酶。SASP 可以通过破坏细胞结构和功能来加速细胞衰老，同时建立慢性炎症环境，影响体内环境稳态，促进体内其他健康细胞的衰老。

（二）线粒体功能障碍

已有研究认为，与线粒体功能障碍相关的特征与人体的生理衰弱密切相关。线粒体在氧化磷酸化过程中，除了可以产生 ATP 以提供能量用于细胞活动外，还可以产生活性氧（reactive oxygen species，ROS），如果不能迅速中和，会损害线粒体的结构，受损的线粒体会随着年龄增长而不断积累并产生恶性循环，该循环会影响线粒体效率，导致细胞产能下降。研究发现，与健康老人相比，衰弱老人在运动过程中，其骨骼肌细胞的线粒体持续产能能力会以更快的速度下降，这说明衰弱老人的线粒体功能障碍比健康老人更明显。

（三）代谢系统异常

新陈代谢是与能量生成相关的复杂的化学反应网络，机体需要维持其正常功能和运转。多种代谢因素可能在衰弱的发生发展中起作用，包括线粒体功能、营养、能量动态平衡和饮食生活方式等。代谢异常会导致衰弱受试者出现体重和能量下降，也会导致肌肉力量的丧失。

（四）肌肉骨骼系统失调

肌少症（sarcopenia）被定义为骨骼肌质量和力量的进行性丧失，并且被认为是衰弱的关键表型之一。肌肉力量的丧失可能比肌肉质量的变化更重要。在正常情况下，肌肉的形成、代谢和萎缩是由大脑、内分泌系统和免疫系统协调完成的，并受营养因素和身体活动量的影响。脆弱患者的神经系统、内分泌和免疫系统的异常，可能破坏协调，加速肌少症的发展。

（五）应激反应系统失调

1. **下丘脑 - 垂体 - 肾上腺轴**　大脑通过 HPA 轴与内分泌系统相联系，人体的激素水平会随老化和疾病而发生异常，如生长激素、胰岛素样生长因子 -1（insulin-like growth factor 1，IGF-1）、雌二醇、睾酮、脱氢表雄酮（dehydroepiandrosterone，DHEA）的减少，以及皮质醇的增多，均在衰弱的发生中起重要作用。

2. **免疫系统**　免疫系统老化或免疫衰老（immunosenescence）的主要特征是适应性免疫在衰老过程中发生一系列变化，包括胸腺和骨髓淋巴细胞生成减少、抗原受体库减少、发育和信号转导改变等。上述变化导致体液免疫和细胞免疫受损，使外部应激源可能无法得到充分控制，从而持续存在，导致免疫系统长期受到慢性刺激，增加促炎因子，如白细胞介素 -6（interleukin-6，IL-6）、肿瘤坏死因子 α（tumor necrosis factor-α，TNFα）、C 反应蛋白（c-reactive protein，CRP）、纤维蛋白原、凝血因子Ⅷ和趋化因子 CXCL-10 等的循环水平，这种低度慢性炎症状态被称为炎症性衰老（inflammaging）。上述几种炎症因子均被发现与衰弱的发生直接相关。

此外，慢性炎症状态也是常见慢性疾病，如糖尿病、慢性肾病、贫血、慢性阻塞性肺疾病、抑郁症和阿尔茨海默病等的重要危险因素，而多种慢性疾病共存与衰弱密切相关，可以被视为互为原因和结果。

3. **自主神经系统**　自主神经系统（autonomic nervous system，ANS）是外周神经系统的一部分，调节内脏和血管平滑肌、心肌和腺体的活动，在维持生理功能的体内平衡方面起着至关重要的作用，当人处于应激状态时，这种作用会更加明显。衰弱的老人可表现出进行性 ANS 稳态失调，如直立性低血压的核心发病机制是 ANS 功能障碍，研究发现直立性低血压患者的衰弱患病率更高，提示 ANS 失调与衰弱间存在密切关联。

二、衰弱的危险因素

（一）遗传因素

目前已有若干全基因组关联分析（genome-wide association studies，GWAS）发现多种基因与衰弱相关，如参与炎症途径的 *IL-18* 基因，参与肌肉功能衰退的胰岛素样生长因子 -2（IGF-2）基因、与 HPA 相关的糖皮质激素受体基因 *R22/23EK*，参与脂蛋白调节的 *LRP1*、*ApoE* 基因，参与细胞凋亡的 *CREBBP*、*KAT2B* 基因，参与内稳态维持的 *MTR*、*FN1* 基因和以及线粒体 DNA 等。

除了基因之外，人们发现表观遗传也与衰弱密切相关。有研究发现老年人群体中以 DNA 甲基化估算得出的年龄加速（DNA 甲基化年龄与实足年龄之差）与衰弱之间存在关联，随着年龄加速度增加，衰弱缺陷的积累也显著增加。考虑到表观遗传与衰弱均存在可逆性和可干预性，或存在特定表观遗传特征可以指示衰弱的早期预防方向。

（二）人口学因素

年龄和性别与衰弱显著相关。衰弱的患病率随年龄的增长而增加，女性患病率远高于男性。在欧洲健康老龄化和退休调查（Survey of Health, Ageing and Retirement in Europe，SHARE）中，在所有年龄段，女性的平均衰弱指数都高于男性；在低收入和高收入国家中，年龄每增加一岁，平均衰弱指数分别增加 3.5% 和 2.8%。

（三）躯体疾病

躯体疾病是衰弱的重要危险因素之一，慢性疾病和感染与衰弱的患病率和发病率呈显著相关。冠心病、脑卒中、血管疾病、骨折、慢性阻塞性肺疾病、糖尿病、恶性肿瘤、肾功能衰竭以及手术等都会促进衰弱的发生。艾滋病患者的衰弱患病率也远高于健康人。

（四）环境因素

1. **自然环境**　空气污染可以通过诱发炎症反应、氧化应激、激素变化以及遗传和表观遗传变化，进而产生不良的健康效应。目前认为空气污染可能会破坏人体内环境稳态的维持途径。这种稳态平衡的变化可以驱动老年人病理性衰老的产生。虽然目前有部分横断面研究发现包括细颗粒物在内的空气污染物与老人衰弱患病呈正向关联，但为了确定污染对衰弱发病以及与社会、生物、生理和临床特征的关联性，还需要进行更多研究。

2. **社会环境**　社会因素，包括社会活动、社会支持、社会网络和独居等，与衰弱之间也存在明显关联。已有的系统回顾和荟萃分析显示，独居与衰弱之间存在显著关联，尤其是在男性中。但独居导致衰弱的发病机制尚不清楚，目前认为独居老年人所面临的社会孤立、孤独和抑郁的风险及其相关的不良健康问题，包括心血管疾病或认知能力下降等，可能是主要诱因。此外，独居通常被用来定义社会衰弱，有社会衰弱的老年人已被证明有更高的身体衰弱风险。

（五）生活方式因素

1. **体力活动**　缺乏体力活动极大地加剧骨骼肌的分解代谢和萎缩，导致肌球蛋白和肌动蛋白的缺乏，以及胶原蛋白和脂肪的异常积聚。此外缺乏体力活动所引起的肥胖会导致肌肉减少和脂肪量增加，同时又会导致与衰弱相关的疾病，并发展为明显的失能。在肌少症性肥胖中，脂肪细胞产生的肽会加剧炎症水平、加速肌肉萎缩和胰岛素抵抗，并进一步引发一系列病理生理事件，降低活动水平，从而加速肌肉萎缩。

2. **营养状态**　营养状态对肌少症和衰弱有显著影响，如活动减少、合成代谢抵抗、炎症、酸中毒和维生素 D 缺乏均可导致肌力下降或衰弱发生。由于能量利用率下降的恶性循环是 Fried 表型的核心机制，营养不良有可能影响到 Fried 衰弱表型中的所有五个标准。此外较低水平的血清 25- 羟基维生素 D 也与较高的衰弱风险显著相关。

老年人食欲不振和营养不良也和衰弱有关。两者不仅可以引起老年人总体能量摄入减少，还可以引起饮食多样性减少，导致蛋白质摄入量下降，加速肌少症的发生。

（六）其他因素

1. **心理**　老年人的精神和心理状态与衰弱密切相关，焦虑和抑郁等可增加衰弱的发生风险。有研究对年龄在 65～79 岁之间的、入院时没有衰弱的妇女进行了 3 年的随访，发现最严重的抑郁症状的女性衰弱的发病风险是没有抑郁症状或轻度抑郁症状的 2.2 倍。

2. **药物**　衰弱和多重用药的关联是较为复杂的。有系统综述发现了多重用药与衰弱发病存在显著关联，衰弱风险随着服用药物数量的增加而增加。某些特定的药物（如抗胆碱能药物、抗精神病药物）也被证明与衰弱及其相关致病因素有关。此外，不恰当的药物使用也可引起衰弱，如过多使用质子泵抑制剂可引起老年人维生素 B_{12} 缺乏、钙吸收减少，从而增加了骨折和死亡的风险。

第三节　老年衰弱的防控策略

如能在早期识别衰弱并给予相应的干预，可以显著减少不良结局的发生。因此，早期识别和干预衰弱是医疗保健提供者和政策制定者防控衰弱的关键。

一、衰弱的干预

（一）运动锻炼

在老年衰弱人群中，即使最衰弱的老年人也可以从任何可耐受的体力活动中获益。国际衰弱和肌肉减少症研究会议工作组（International Conference of Frailty and Sarcopenia Research，ICFSR）已基于中等质量证据，强烈建议所有衰弱老人进行结合阻抗、有氧耐力和平衡训练等多成分身体活动，其中阻抗运动包括任何利用外部阻力，例如来自哑铃（基于器械的重量训练）、液压阻力（基于水的阻力训练）、弹性治疗带和自身体重等，产生高于常规活动力量水平的体育活动。

体育活动可对机体产生多种健康效应，尤其有利于肌肉骨骼、内分泌和免疫系统的增强。大量研究表明，运动干预对衰弱的关键组成部分有明显的积极影响，包括肌肉力量和功能活动能力的下降。在临床试验中，衰弱老年人可通过一定程度的阻抗运动显著改善其肌肉力量和平衡能力，并降低残疾和跌倒风险，存在较强的剂量 - 效应关系。

要使运动计划对衰弱患者有效，需要有最低水平的运动强度和足够的时间跨度。然而，没有足够的证据来确定治疗 / 管理衰弱所需的身体活动的最佳频率、强度、时间和类型。同样，没有足够的文献来确定对衰弱管理最有效的训练模式（有氧、阻力和平衡训练）和训练组合。目前主要根据老人的个人兴趣、训练条件和目的选择运动强度、频率、方式和时长。老年人的体育活动需要在做好安全风险评估和健全的老年人保护的基础上进行，安全是基石，科学和有效是核心，个体化是关键。

（二）营养干预

有文献报道，通过使用特定的营养补充剂如乳脂球膜（milk fat globule membrane，MFGM）、蛋白质补充剂、微量营养素（如维生素 D、ω-3 脂肪酸和多种维生素）等，可能有助于控制衰弱的发展，改善体质，减少疲劳。如 Kim 等人对日本社区的 131 名 75 岁以上的衰弱老年妇女进行了一项为期 3 个月的随机试验，发现每周 2 次补充乳脂球膜并结合 60 分钟的体力活动课程可以显著减少疲劳，提高步行速度。而 Ng 等人在基于新加坡社区的 246 名 65 岁及以上衰弱或衰弱前期老人的随机试验中发现，连续 6 个月增加 20% 的能量摄入，同时补充铁、钙、叶酸、维生素 B_6、维生素 B_{12} 和维生素 D 的营养补充剂，可以显著改善衰弱状态，提高体力活动水平。"老年患者衰弱评估与干预中国专家共识"认为，健康老年人日常需要蛋白质 0.89g/（kg·d），而衰弱患者合并肌少症时需要 1.20g/（kg·d），在应激状态时需要 1.30g/（kg·d）；同时推荐当血清 25- 羟基维生素 D 水平

<100nmol/L 时可考虑给予补充，每天补充 800U 维生素 D_3 以改善下肢力量和功能。

目前，关于营养在预防和治疗衰弱中的作用的证据还有待进一步研究。首先，有的研究为观察性研究，有的使用了多管齐下的干预性试验性研究，有的使用运动和营养相结合的研究，使得很难剖析营养的作用。其次，使用的补充剂和食物通常含有一系列的营养素，限制了对单个成分影响的分析。通常，衰弱的表现是衰弱表型的一个组成部分，而不是整体衰弱程度的降低，这使得营养补充的证据基础在研究结果方面是异质的，无法推断出明确的结论，需要进一步研究。

（三）综合评估与护理

英国老年医学会认为衰弱患者护理的金标准是老年综合评估（comprehensive geriatric assessment，CGA）。CGA 是一个由多学科团队提供的多层面评估、治疗计划和定期审查，该团队通常包括医生、护士、物理治疗师、职业治疗师和社会工作者。CGA 的一个核心特征是全面的医学审查。有证据表明，在社区环境中为衰弱患者提供复杂的干预措施（包括 CGA）可以减少住院、入住养老院，并增加继续在家生活的机会。基于 CGA 的全面评估，根据老年人的个性化要求，可为衰弱的老年人实施综合的护理计划。该护理计划包括治疗肌少症、多重用药、营养不良、衰弱表现（如抑郁、贫血、低血压、甲状腺功能减退和维生素 B_{12} 缺乏症）。

（四）药物干预

关于药物干预对衰弱老年人的有效性的证据不足，因此，无法评估药物干预的益处是否超过了与其不良结局相关的风险，如不必要的副作用和疾病负担。使用抗炎药物、激素、血管紧张素转化酶抑制剂等干预衰弱时，需要根据老年人的具体情况权衡利弊。临床可根据 Beers 标准、STOPP/START 准则（screening tool of older person's prescriptions/ screening tool to alert right treatment）评估衰弱老人的用药情况，减少不合理用药。有研究发现，基于药物的策略可能仅有益于某些衰弱状况较严重的老年人，特别是患有共病的衰弱老年人。虽然药物干预是未来研究的重点，但目前，欧洲药品管理局（European Medicines Agency，EMA）和美国食品药品监督管理局（Food and Drug Administration，FDA）都未将衰弱设为可接受的药物适应证。

（五）心理干预

问题解决疗法（problem solving therapy，PST）是一种简单的循证心理治疗的形式，最初在英国开发，供初级保健专业医务人员使用，主要是指导对象如何解决与情绪相关的"此时此地"的问题，并帮助他们提高自我认同感。之前的研究表明，当 PST 被用于处理心理问题时，心理和身体健康状态均会得到改善。

目前，PST 对老年人衰弱、情绪改变和身体功能下降的干预效应还缺乏较有力的证据。在一项研究中，PST 组的受试者与非 PST 组的受试者相比，在衰弱评分方面有了改善，但这些差异并没有统计学意义，因此需要进一步研究。

二、衰弱的预防

（一）控制危险因素

由于衰弱的病因和机制尚不清楚，主要的一级预防方式是健康促进，包括鼓励健康行为，提高对衰弱风险的认识，提供降低衰弱风险的信息，戒烟，少饮酒，健康饮食，改善自然和社会环境等。政府和相关组织也需要提供相关建议和卫生服务以促进相关健康行为，并提供相关场所为老年人创造体育运动的机会。

（二）筛查

英国国家卫生与临床优化研究所（National Institute for Health and Care Excellence，NICE）建议，医疗服务提供者在处理老年人共病时，应识别老年人的衰弱状态。加拿大衰弱网络和《亚太区老年衰弱管理临床实践指南》中也建议所有老年人在共病就诊期间接受衰弱筛查。然而，目前还没有强有力证据支持常规衰弱识别可作为改善老年人群临床护理质量和降低成本效益的有效手段，主要是考虑到许多衰弱评估工具在临床实践中往往完成率较低，且检测方式较为复杂，使得在特定环境中缺乏可靠性，导致医护人员通常不清楚在何种环境中应用何种衰弱评估工具。此外，各种衰弱评估工具也无法识别同一个体或预测相同的不良结果，使得衰弱筛查变得更加复杂。因此，虽然早期衰弱识别是理想的衰弱预防策略，但需要更多的研究证据来支持这一策略的有效性，并确定最有效的衰弱评估工具。

（高　旭）

参考文献

[1] World Health Organization. WHO clinical consortium on healthy ageing: topic focus - frailty and intrinsic capacity: report of consortium meeting, 1–2 December 2016 in Geneva, Switzerland [R]. Geneva: WHO, 2017.

[2] 郝秋奎，李峻，董碧蓉，等．老年患者衰弱评估与干预中国专家共识 [J]．中华老年医学杂志，2017，36(3): 251-256.

[3] FRIED L P, COHEN A A, XUE Q L, et al. The physical frailty syndrome as a transition from homeostatic symphony to cacophony [J]. Nat Aging, 2021, 1(1): 36-46.

[4] MITNITSKI A B, MOGILNER A J, ROCKWOOD K. Accumulation of deficits as a proxy measure of aging [J]. Scientific World Journal, 2001, 1: 323-236.

[5] O'CAOIMH R, SEZGIN D, O'DONOVAN M R, et al. Prevalence of frailty in 62 countries across the world: a systematic review and meta-analysis of population-level studies [J]. Age Ageing, 2021, 50(1): 96-104.

[6] FAN J, YU C, GUO Y, et al. Frailty index and all-cause and cause-specific mortality in Chinese adults: a prospective cohort study [J]. Lancet Public Health, 2020, 5(12): e650-e660.

[7] CLEGG A, YOUNG J, ILIFFE S, et al. Frailty in elderly people [J]. Lancet, 2013, 381(9868): 752-762.

[8] BLEVE A, MOTTA F, DURANTE B, et al. Immunosenescence, inflammaging, and frailty: role of myeloid cells in age-related diseases [J]. Clin Rev Allergy Immunol, 2022: 1-22.

[9] NI LOCHLAINN M, COX N J, WILSON T, et al. Nutrition and frailty: opportunities for prevention and treatment [J]. Nutrients, 2021, 13(7) :2349.

[10] DENT E, MARTIN F C, BERGMAN H, et al. Management of frailty: opportunities, challenges, and future directions [J]. Lancet, 2019, 394(10206): 1376-1386.

老年睡眠障碍

睡眠障碍在老年人中普遍存在，且发病频率随着年龄增长而逐渐上升。长期的睡眠障碍不仅会降低老年人生活质量，还会导致其抵抗力下降，增加罹患各种疾病的风险，带来更多的疾病负担。关注老年人的睡眠障碍问题，改善睡眠质量，促进睡眠健康，已成为健康老龄化的重要内容之一。本章主要介绍了老年睡眠障碍的概念和分类，以及各类型睡眠障碍的定义和流行特征，详细描述了国内外的流行现状，总结分析了常见的危险因素，提出了各类型老年睡眠障碍的防控策略和防治措施。本章内容有助于读者加深对老年睡眠障碍的认识，同时也为预防老年人睡眠障碍的发生，减少睡眠障碍的并发症，以及有针对性地开展健康促进和健康教育提供专业信息。

第一节　老年睡眠障碍的概述及流行特征

一、老年睡眠障碍概念及分类

睡眠障碍（sleep disorders）是指个体由于各种因素的影响导致睡眠发动和维持障碍、过度睡眠障碍以及与特定睡眠阶段有关的功能障碍的总和，是老年综合征之一。对于主诉睡眠障碍的患者，可通过睡眠问卷、睡眠日记等采集病史，并结合一般体格检查及自评量表，如匹兹堡睡眠质量指数量表（Pittsburgh sleep quality index，PSQI）（总分 >7 分）、阿森斯失眠量表（Athens insomnia scale，AIS）（总分 >6 分）等即可诊断。对于难以确诊的患者，可通过实验室辅助检查（如多导睡眠图、多次睡眠潜伏时间试验等）明确诊断。根据 2014 年美国睡眠医学会（American Academy of Sleep Medicine）发布的《国际睡眠疾病分类（第 3 版）》（International Classification of Sleep Disorders Edition 3，ICSD-3），睡眠障碍可分为 7 类，每一类根据临床表现和病因又进一步分为不同的小类。

（一）失眠

失眠（insomnia）是指尽管有合适的睡眠环境，仍然对睡眠时间或睡眠质量不满意，并影响到日间社会功能的主观体验。失眠是最常见的一种睡眠障碍，可分为慢性失眠、短期失眠和其他失眠疾病 3 类：慢性失眠指每周至少出现 3 次失眠症状，且持续 3 个月及以上；短期失眠指每周至少出现 3 次失眠症状，但持续时间不足 3 个月。我国老年人失眠患病率已达到 30%，年发病率约 5%，其中 80 岁以上高龄老年人中的患病率高达 60%。

（二）睡眠呼吸障碍

睡眠呼吸障碍（sleep-related breathing disorder）是指睡眠期间出现呼吸异常，其中某些睡眠呼吸障碍在清醒期间也会存在。又分为阻塞性睡眠呼吸暂停、中枢性睡眠呼吸暂停、睡眠低通气综合征和睡眠相关低氧血症。我国 60 岁以上老年人睡眠相关呼吸障碍患病率为 20% ~ 40%。

（三）中枢性嗜睡

中枢性嗜睡（central disorder of hypersomnolence）是指在排除呼吸相关睡眠障碍、生理节律紊乱及夜间睡眠干扰等因素后，以日间睡眠增多为首要主诉的睡眠异常。包括发作性睡病、特发性嗜睡症、复发性嗜睡症、疾病状态相关性嗜睡症、药物相关性嗜睡症、睡眠不足综合征等多个睡眠障碍类型。中枢性嗜睡主要表现为白天过度嗜睡。我国 60 岁以上老年人中枢性嗜睡障碍患病率约为 10.9%。

（四）昼夜节律性睡眠障碍

昼夜节律性睡眠障碍（circadian rhythm sleep disorder）是指个体睡眠和觉醒的生物节律与所处的环境模式不协调而引起的睡眠障碍。患者的睡眠模式与被期望的睡眠模式或社会常规模式不一致，可表现为睡眠过多或睡眠不足。又分为睡眠时相延迟综合征、睡眠时相前移综合征、非 24 小时睡眠 - 觉醒节律紊乱、不规律睡眠 - 觉醒节律紊乱、轮班工作睡眠障碍、时差变化睡眠障碍。睡眠时相延迟综合征多见于中青年人，在老年人中患病率低，而其余类型更常见于老年人。其中，不规律睡眠 - 觉醒节律紊乱在患痴呆老年人中较常见，非 24 小时睡眠 - 觉醒节律紊乱在失明老年人中较常见。

（五）睡眠异态

睡眠异态（parasomnia）是一组睡眠障碍，指在睡眠中出现异常动作、行为、情绪、事件。分为非快速眼动睡眠障碍、快速眼动睡眠障碍和其他睡眠异态 3 类。睡眠异态主要发生于儿童时期，大多数可以自愈，少部分患者可持续至老年时期，因此老年人患病率较低。

（六）睡眠相关运动障碍

睡眠相关运动障碍（sleep-related movement disorder）是指睡眠过程中以躯体大组肌群重复性、刻板性、节律性动作为特征的疾病。包括下肢不宁综合征、周期性肢体运动障碍、睡眠相关性腿痉挛、睡眠相关性磨牙、睡眠相关性节律性运动障碍、入睡期脊髓固有肌阵挛。睡眠相关运动障碍在 65 岁以上老年人中发病率约为 44%，较常见的为下肢不宁综合征、周期性肢体运动障碍和睡眠相关性节律性运动障碍。

（七）其他睡眠障碍

其他睡眠障碍包括排除上述 6 种睡眠障碍后，没有明确分类标准的睡眠障碍。这类睡眠障碍或是与多个类别重叠，或是尚未收集到充足的资料将其确定为其他诊断。

二、老年睡眠障碍流行现状

睡眠障碍在老年人中普遍存在。美国的研究显示，60 岁以上老年人睡眠障碍的患病率约为 30%～40%；65 岁以上老年人中，57% 的人报告有至少 1 种睡眠障碍症状。中国的一项涉及 22 省市、包含 2 101 名 60 岁以上老年人的睡眠状况调查显示，老年人睡眠障碍的患病率约 50%。睡眠障碍的患病率随着年龄增长而增加，老年女性的患病率高于老年男性，且患病率因居住地区、种族 / 民族、教育水平、季节等因素而异。

（一）地区分布

全球多个地区老年人睡眠障碍的患病率皆较高。美国及欧洲 65 岁以上老年人睡眠障碍的患病率在 11.0%～42.0% 之间，亚洲国家 60 岁以上老年人睡眠障碍的患病率在 13.7%～46.3% 之间。我国老年人睡眠障碍存在明显地区分布差异。华中、华西和华东地区 60 岁以上老年人睡眠障碍的患病率分别为 63.3%、43.3% 和 37.2%，以华中地区最高。华南地区 60 岁以上老年人 PSQI 得分高于华西和华北地区，睡眠质量更差。居住地海拔高度与老年人睡眠状况有关，生活在高原地区的老年人比平原地区老年人睡眠障碍的患病率更高。在城乡分布上，国内外的研究结果不一致。日本的一项研究显示，与东京的老年人相比，冲绳的老年人更少受到睡眠障碍困扰，即非城市生活的老年人较少患睡眠障碍。而在国内，农村老年人睡眠障碍的患病率明显高于城市老年人，分别为 52.8% 和 41.4%；且农村老年人的日间功能障碍较城市老年人严重，睡眠质量及睡眠效率明显差于城市老年人。

（二）人群分布

1. **性别差异**　不同性别人群睡眠障碍的患病率存在差异，老年女性患病率普遍高于男性，且男女睡眠障碍的患病率的差异随着年龄的增长而增加。睡眠障碍的患病率在我国 60 岁以上的老年男性中为 49.2%，老年女性为 58.2%，我国老年女性睡眠质量更差。

2. **年龄差异**　国内外研究均显示，随着年龄增长，睡眠障碍的患病率逐渐升高。美国一项研究显示，年龄越大，失眠、嗜睡等睡眠问题患病率越高。我国老年人 60 岁、70 岁、80 岁年龄组睡眠障碍的患病率分别为 35.3%、41.5%、51.0%，睡眠障碍的患病率随年龄增高逐渐升高；睡眠质量也随着年龄增加而下降，国内 60 岁以下成年人、60 岁以上和 80 岁以上老年人 PSQI 评分逐渐升高。

3. **种族 / 民族差异** 睡眠障碍存在种族和民族差异。美国有关老年人睡眠情况的研究结果表明，与非西班牙裔白人相比，黑人的睡眠效率更低，西班牙裔白人的失眠症更严重，黑人、西班牙裔白人和亚裔的睡眠时间更短。我国云南、贵州、新疆和内蒙古等地区的研究表明，当地少数民族老年人的睡眠质量优于当地汉族老年人，睡眠障碍发生率更低。

4. **其他人群特征差异** 睡眠障碍的患病率与个体教育水平和收入水平有关，教育水平和收入水平低的人群睡眠质量更差，更可能有睡眠障碍。婚姻状况与老年人睡眠障碍相关，与已婚老年人相比，离婚、分居及从未结婚的老年人更容易发生睡眠问题，丧偶的老年人睡眠障碍的患病率更高。老年人退休前曾从事的职业类型也与睡眠障碍相关，意大利一项针对 75 岁以上老年人的调查发现，与白领职员相比，曾为工匠、商人、家庭主妇和蓝领职工的老年人更容易出现睡眠障碍，且更容易在夜间醒来，早醒和入睡困难频率更高，整体睡眠质量更差，其中蓝领职工的睡眠质量最差。

（三）时间分布

1. **长期趋势** 我国老年人的睡眠质量的长期趋势为逐渐改善。中国老年人的睡眠质量横断历史元分析（cross-temporal meta-analysis）结果显示，2001—2017 年间，以 PSQI 评定的睡眠质量总分随年代呈长期下降趋势，提示近 17 年来我国老年人的睡眠质量逐渐改善。

2. **季节性和周期性** 老年人睡眠障碍有一定季节性，夏冬两季以及季节交替时更容易出现睡眠问题，并形成夏冬季节高发，春秋季节低发的周期性变化。冬季由于日照缺乏和作息时间推迟，可引起入睡困难、日间疲乏和抑郁情绪；夏季由于气温升高，体感舒适度降低，极易使老年人酷热难眠。

3. **短期趋势** 老年人的睡眠质量短期变化主要与所处环境条件的突变和慢性病病情变化有关。例如新型冠状病毒感染疫情暴发期间，居家时间延长和白天卧床小睡时间增加等因素导致睡眠周期紊乱；高血压、糖尿病、冠心病等慢性病的症状加重也可能导致短期失眠。大部分老年人对环境和疾病适应后，睡眠质量趋于正常。

第二节　老年睡眠障碍的危险因素

一、生物学和遗传因素

（一）肌肉机能下降

随着人体自然衰老，老年人肌肉机能也随之下降。老年人睡眠时常会出现舌根及下颌关节松弛、软腭下垂等现象，导致呼吸时上气道阻力增高，引起睡眠呼吸障碍；另外，由于老年人膈肌功能减退，膈肌下移幅度和静脉回心血量改变，可直接导致夜间咳嗽、心慌憋闷等，造成老年人容易在凌晨醒来，睡眠时相前移，慢波睡眠被剥夺，睡眠节律失衡，造成不可逆的睡眠障碍。

（二）衰弱

衰弱与睡眠障碍之间相互关联、互为因果，衰弱的老年人更容易发生睡眠障碍。长期衰弱会导致睡眠节律紊乱，睡眠觉醒节律调节能力下降，造成睡眠障碍。免疫失调和免疫老化被证明是老年人衰弱引起睡眠障碍的重要机制。

（三）内分泌失调

内分泌可通过多种途径影响老年人睡眠状况。例如，人体神经递质 γ- 氨基丁酸是调控睡眠的重要物质，具有镇静、诱导睡眠和调节昼夜节律的作用。松果体通过分泌褪黑素，增加脑内 γ- 氨基丁酸含量，产生中枢抑制效应，调节睡眠觉醒周期。老年人松果体体积减小，褪黑素分泌减少，可能是快速眼动睡眠障碍的潜在原因。此外，松果体体积还可因各种生理或病理条件改变而改变，从而影响褪黑素的产生，进一步影响睡眠，如导致梦魇和睡眠肌肉无力症等。

（四）遗传因素

睡眠障碍是遗传和环境因素协调作用的结果，遗传因素对睡眠障碍的作用不可忽视。例如，昼夜节律基因会影响体内生物钟，进而影响睡眠，在与昼夜节律基因有关的睡眠障碍中，睡眠时相前移综合征在老年人中最常见。睡眠时相前移综合征，又称为睡眠－觉醒时相提前障碍，表现为过早产生困意和过早清醒，可比正常人提前 4 个小时，该病存在家族聚集性，被称为家族性睡眠－觉醒时相提前障碍。此外，与呼吸系统有关的遗传因素也可导致睡眠障碍，如 5- 羟色胺能系统相关基因与睡眠期间上气道稳定性相关，该基因的变异可导致阻塞性睡眠呼吸暂停（obstructive sleep apnea，OSA），该睡眠障碍在老年人中多发，同样存在家族聚集性。

二、慢性疾病因素

慢性疾病与睡眠障碍关系密切，它可以造成身体或心理上的不适，改变睡眠周期、睡眠习惯或行为，进而影响睡眠。我国 60 岁以上居民慢性病患病率高达 71.8%，意味着大部分老年人的睡眠质量会受到慢性病的影响。一种慢性病可能有多种影响睡眠的机制，不同慢性病影响睡眠的机制可有所交叉。

（一）心力衰竭

研究发现心力衰竭与睡眠呼吸暂停相关。心力衰竭可通过不同的机制导致睡眠呼吸暂停，包括端坐呼吸、夜间阵发性呼吸困难、不稳定的通气控制（如潮式呼吸），从而引起睡眠片段化和日间嗜睡。

（二）慢性阻塞性肺疾病

慢性阻塞性肺疾病作为老年人中常见的慢性病，主要造成睡眠相关呼吸障碍，如睡眠低通气综合征和睡眠相关低氧血症。慢性阻塞性肺疾病引起睡眠障碍的因素主要包括：咳嗽、气流受阻、气道分泌物过多和呼吸困难。

（三）癌症

在老年癌症患者中，睡眠障碍很常见，癌症患者经常出现入睡困难、睡眠片段化、总睡眠时间减少和睡眠效率低等症状。癌症引起睡眠障碍的主要因素包括：癌症相关疼痛和恐惧、焦虑和抑郁、癌症类型和阶段以及治疗副作用，如恶心、呕吐、腹泻等。

（四）骨关节炎

骨关节炎是引起老年人慢性疼痛的主要疾病，占慢性疼痛原因的 30.2%，骨关节炎疼痛症状发作会引起老人生理和心理上的不适，使其难以入睡或从睡梦中觉醒。患有骨关节炎的老人常常自我报告存在睡眠起始、睡眠长度和睡眠持续性方面的障碍。

（五）慢性肾病

慢性肾病的患病率在 60 岁以上的人群中增加，在 75 岁以后显著上升。慢性肾病引起的神经病变或肌肉病变、化学物敏感性改变和血容量增加会引起阻塞性睡眠呼吸暂停和中枢性睡眠呼吸暂停等睡眠障碍，若病程发展至终末期肾病可导致睡眠呼吸暂停恶化。

（六）夜尿症

夜尿症指夜间入睡后频繁排尿导致睡眠中断，并对生活或身心健康产生影响，需要住院治疗的一种疾病。在男性中，夜尿症多与前列腺肥大有关；在女性中，夜尿症多与膀胱不稳定及尿道阻力降低有关；此外，糖尿病、高钙血症等疾病或某些药物的使用也会导致夜尿症。老年人更容易患夜尿症，其发病率是中年人的 4 倍。夜尿症对睡眠最主要的影响是起床排尿后难以再次入睡；其次是夜尿症引起的焦虑，如对起床如厕跌倒风险的焦虑、对尿失禁的焦虑等，处于焦虑状态的老年人易辗转反侧，不容易入睡。

三、药物因素

已知许多药物会导致睡眠障碍，老年人合并多种疾病的情况是很常见的，近 1/6 老年人同时患有两种及以上慢性病，存在多重用药，这增加了因药物副作用引发睡眠障碍的可能性。因此，当评估老年人的睡眠质量时，获知其详细的用药史是必要的。

药物影响睡眠的机制可分为以下几类。

（1）通过兴奋或激活中枢神经系统干扰睡眠，如大多数选择性 5- 羟色胺受体抑制剂、皮质类固醇、茶碱、伪麻黄碱、麻黄碱和含有咖啡因的镇痛药等。患者在睡前服用这些药物，会出现兴奋、失眠、梦魇等症状，从而影响睡眠。

（2）加重某些影响睡眠的症状，如服用非甾体抗炎药、钙通道阻滞剂可能会加重心力衰竭，从而引起睡眠呼吸暂停；阿米替林和其他抗胆碱能药物可导致精神错乱或尿潴留，服此类药的患者会因谵妄或夜尿症而觉醒。

（3）除了服药会造成睡眠障碍，有的药物在停药时，也有可能会造成睡眠障碍，如抗组胺药、苯二氮䓬类药物的戒断会使下肢不宁综合征恶化。

四、精神心理因素

（一）精神疾病

精神疾病和老年睡眠障碍相互影响，互为因果。精神疾病造成睡眠障碍的机制复杂，目前主要认为与脑功能活动异常以及中枢神经递质异常导致睡眠觉醒-清醒中枢改变有关。

不同类型的精神障碍会出现不同的睡眠障碍表现。精神分裂症患者在发作期和缓解期都会出现入睡困难、浅睡多梦或间断性睡眠；抑郁症患者的睡眠障碍常以早醒为主，也可能表现为失眠；处于谵妄状态的患者睡眠节律发生紊乱，睡眠总量和睡眠深度都减少。

（二）神经系统疾病

神经退行性变性疾病是一类常见的老年性中枢神经系统疾病，会导致睡眠障碍，同时睡眠障碍也是加重神经退行性变性疾病等神经疾病的危险因素，形成恶性循环。阿尔茨海默病（Alzheimer's disease，AD）的睡眠障碍伴随痴呆全过程，各种形式的睡眠障碍都会随着疾病恶化而加重，例如OSA是痴呆的危险因素之一，OSA也会随着AD进展而加重，AD患者临床表现为夜间失眠、睡眠维持困难、日间过度嗜睡，慢波睡眠和快速眼动睡眠减少，睡眠结构改变明显；帕金森病患者睡眠障碍的临床表现为睡眠片段化，伴有频繁和长时间的觉醒以及白天嗜睡。

（三）心理应激

在经历各种心理刺激时，老年人更易出现剧烈的情绪变化，而这些心理因素也会引起睡眠障碍。负性生活事件是最常见的应激源之一，研究发现丧偶、离婚、婚姻不和谐、失业、严重躯体疾病、家庭成员患重病或突然病故等负性生活事件，会使老年人处于应激状态，引起神经内分泌的变化，甚至导致抑郁、焦虑等心境障碍，造成老年人的睡眠障碍。

五、生活方式因素

关于老年睡眠障碍已有一些相关的行为疗法，比如规律的作息，戒烟控酒和限制咖啡因的摄入，多晒太阳和多参加户外身体活动等。不规律的生活习惯会增加睡眠障碍的风险。

（一）吸烟饮酒

吸烟者的总体睡眠质量更差，表现为主观睡眠质量差、睡眠潜伏时间长和睡眠持续时间短等方面。每日吸烟次数越多，睡眠质量越容易受损，这可能是香烟中的尼古丁影响了与睡眠觉醒周期相关的神经递质的释放。此外，吸烟还会导致 OSA 等睡眠障碍。

同样，饮酒者的睡眠质量也较差。饮酒量增加与睡眠时间缩短有关（每晚 < 6 小时）。酒精能作用于中枢神经系统，干扰睡眠觉醒周期并影响与睡眠相关的激素分泌。酒精还会增加上气道阻力，降低呼吸中枢和呼吸肌的敏感性，这使得饮酒者更有可能出现睡眠呼吸暂停和睡眠期间血氧降低等情况。

（二）较低的体力活动水平

低水平的体力活动会导致老年人睡眠潜伏时间延长，睡眠质量降低。体力活动的减少会降低个体的能量消耗，影响内啡肽的分泌和体温调节，从而影响睡眠。而适当的体力活动能够缩短睡眠潜伏时间，减少睡眠药物使用从而改善老年人的睡眠质量。

（三）频繁的日间片段睡眠

频繁的日间片段睡眠会影响夜间睡眠质量，具体表现为总睡眠时间减少、睡眠效率下降和早醒等。每周白天小睡 2 ~ 3 次的人夜间睡眠效率更低。

（四）不良的饮食习惯

饮食成分可以直接影响睡眠，例如，咖啡或茶中的咖啡因通常会延长睡眠潜伏时间，减少总睡眠时间，降低睡眠效率，恶化睡眠质量，咖啡因还可通过拮抗大脑中诱导睡眠的腺苷受体来影响睡眠。膳食模式也与睡眠质量有一定关系，如地中海饮食模式与较长的睡眠时间、较少的失眠症状有关。相较北美和北欧的饮食模式，地中海饮食模式中具有抗炎作用的单不饱和脂肪比例更高，研究证实，循环系统中炎症细胞因子（如 C 反应蛋白、白细胞介素 -6 等）的升高与睡眠障碍有关。此外，睡前进食和饮水过多会导致夜尿增多，排尿后难以再次入睡。

（五）独居

独居老年人的主观幸福感更低，抑郁和焦虑水平更高，这可能是导致独居老人睡眠障碍的原因之一。

六、睡眠环境因素

老年人对睡眠环境有一定要求，易受到光照、噪声、温度、绿地面积、空气污染等环境因素的影响。

（一）觉醒前光暴露

觉醒前光暴露指起床前两小时的平均光照强度，一项针对老年人的睡眠质量的研究表明，睡眠障碍的患病率随着觉醒前光暴露时间和强度的增加而增加。觉醒前光暴露主要通过抑制褪黑素分泌，影响下丘脑视交叉上核对昼夜节律的调节作用，从而产生睡眠障碍。

（二）噪声

噪声是指影响睡眠和休息的声音，其中夜间噪声是老年人出现睡眠障碍的重要危险因素。噪声会改变老年人睡眠阶段的时长，导致深度睡眠时间缩短、轻度睡眠时间延长和快速眼动睡眠时间延长。研究表明，在 40~65dB（A）范围内，夜间噪声每增加 10dB（A），睡眠障碍会显著增加；飞机噪声每增加 10dB（A），睡眠障碍会增加到 2.0 倍；道路噪声每增加 10dB（A），睡眠障碍会增加到 2.2 倍；持续整个夜间在 63~83dB（A）范围内的交通噪声会导致入睡时间延长和睡眠中途觉醒次数增加，虽然老年人受到交通噪声干扰后与年轻人相比睡眠结构改变更不敏感，但老年人在觉醒后主观上会感受到头晕、疲倦和头痛。

（三）异常温度

睡眠环境的异常温度也会导致老年人睡眠障碍。老年人对高温气候的适应力更差，当室内温度过高时（与往年的参考温度相比，夏季室内温度高出 5℃），室内温度每升高 1℃，老年人的睡眠障碍发生率增加 24%。此外，皮肤温度也与睡眠障碍有关，研究表明老年人皮肤温度比核心体温下降 0.4℃ 的情况下，老年人夜间觉醒次数增加，深度睡眠时间减少。

（四）绿地面积减少与室外空气污染

绿地面积指居住范围周围绿色植被的覆盖面积，绿地面积是影响老年人睡眠的重要环境因素。绿地可以减少室外空气污染，改善空气质量和生活环境，提高老年人的睡眠质量，降低睡眠障碍的风险。短期空气污染暴露与老年人睡眠障碍高发有关，中国农村地区研究显示，老年人患睡眠障碍的风险随着绿地面积减少、二氧化碳浓度增加而增加，其中绿地在二氧化碳和睡眠质量之间起到中介作用。

七、社会经济状况因素

社会经济状况（socioeconomic status，SES）对老年睡眠有潜在重要影响。与老年睡眠障碍有关的 SES 因素主要有：经济发展水平、社区生活水平、家庭收入水平、受教育水平、失业状况和社会福利保障等。国内外相关研究发现，不发达地区的睡眠障碍疾病负担通常高于发达地区，而较低的 SES 是老年人睡眠障碍的危险因素。低 SES 可能会通过减少睡眠时长、增加睡眠延迟（上床到入睡的时间）和睡眠潜伏时间、扰乱入睡时间和降低睡眠质量来增加睡眠障碍的风险。

（一）收入低

研究发现，与高收入群体相比，低收入（家庭人均年收入低于 1 000 元）人群睡眠障碍的患病率更高。这些人群的睡眠质量较差，倾向于睡眠时间过长或过短（远高于或低于 7 小时），这可能是由于低收入者更难获得理想的生活条件（如住房质量和医疗保险），心理压力更大，因此睡眠障碍的风险更高。

（二）受教育程度低

睡眠障碍在低教育水平人群中较常见，高中以下学历人群睡眠质量差的概率比学历为高中以上的人群增加了 82%。教育程度低的老年人群患慢性病的风险更大，而疾病负担给老年人带来更多的心理压力和焦虑，这些都有可能导致睡眠障碍。

（三）提前退休或失业

提前退休或失业可能会增加老年人的经济负担，从而增加心理压力，影响睡眠质量。提前退休或失业的老年人也可能由于生活规律改变，体力活动和阳光照射减少，导致昼夜节律紊乱，增加睡眠障碍的风险。

（四）社区卫生管理服务水平低

社区卫生服务水平通常由社区医疗资源条件决定，较差的社区医疗难以保障居民的身心健康，生理和心理疾病负担会降低老年人生活质量，从而导致睡眠障碍。管理服务不完善的社区中，由于较差的环境管理和治安管理会影响居民的睡眠时间和睡眠质量，带来更高的睡眠障碍风险。

第三节　老年睡眠障碍的防控策略与防治措施

一、老年睡眠障碍的防控策略

睡眠障碍已得到世界各国的普遍关注。2001 年，全球睡眠和健康计划将每年 3 月 21 日定为"世界睡眠日"，以引起人们对睡眠和睡眠质量重要性的关注。2020 年美国卫生与公众服务部（U.S. Department of Health and Human Services，HHS）首次将睡眠纳入公共健康指标；美国国立卫生研究院设立美国国家睡眠障碍研究中心，定期发布国家睡眠障碍研究计划。

2019 年我国国家卫生健康委员会印发《健康中国行动（2019—2030 年）》，将失眠现患率和成人每日平均睡眠时间（小时）纳入健康中国行动指标。文件显示，2016 年中国基期全人群的失眠现患率为 15%，睡眠问题和睡眠障碍的总体患病率呈上升趋势，预计这一趋势将从 2022 年起放缓；我国成人每日平均睡眠时间基期水平为 6.5 小时，健康中国行动对此提出从 2022 年到 2030 年成人每日平均睡眠时间要保持在 7 到 8 小时的倡导性目标。

国家卫生健康委员会、工业和信息化部、民政部等多部门发布多个与睡眠健康相关的政策，积极推动睡眠健康相关工作。

（1）普及睡眠卫生教育，传播健康睡眠理念。国家卫生健康委员会于 2020 年在《对十三届全国人大三次会议第 2018 号建议的答复》中提出以下与睡眠卫生教育相关的工作计划：一是建立完善国家健康科普专家库和资源库，及时发布内容准确、科学权威的健康信息；二是开展形式多样的睡眠卫生教育宣传活动，普及睡眠相关的医学知识和健康理念，加深公众对健康睡眠的认识和了解，提升居民睡眠卫生素养。

（2）促进睡眠医学发展，构建标准化诊疗体系。《对十三届全国人大三次会议第 2018 号建议的答复》还提出要继续支持睡眠学科发展，鼓励医疗机构视情设立睡眠障碍门诊，以病人为中心，提供多学科综合诊疗。国家卫生健康委员会于 2022 年对全国人大代表提出的《关于加快睡眠医学发展的建议》作出答复，也强调要积极加强睡眠医学相关专业人才的培养，完善睡眠医学研究体系，创建新型诊疗模式，加强转化医学研究。

（3）重视推进智慧医疗及健康产业发展。工业和信息化部、民政部、国家卫生健康委员会于 2021 年联合印发《智慧健康养老产业发展行动计划（2021—2025 年）》，提出要推动智慧健康养老新技术研发，拓展智慧健康养老产品供给（如睡眠监测仪等），推动智能产品适老化设计，拓展智慧养老场景，提升养老服务能力，丰富智慧健康服务，提升健康管理能力。

二、老年睡眠障碍的预防措施

（一）一级（病因）预防

一级预防又称病因预防，旨在老年人睡眠障碍的发病初期，对致病因素（生物因素、心理因素、社会因素等）采取根本预防措施，是老年人睡眠障碍预防保健的最终目标。

1. 睡眠卫生健康教育和健康促进

（1）社区老年人：由卫生行政主管部门牵头，各级卫生部门负责，社区落实，做好社区内老年人睡眠卫生的健康宣教工作，鼓励老年人养成良好的生活习惯和睡眠习惯，可以减少影响睡眠驱动力和导致觉醒增加的行为，可有效改善老年人的睡眠质量，预防睡眠障碍的发生。

（2）老年住院患者：医院睡眠相关科室可组织医师或护士为院内住院患者提供睡眠卫生宣教和睡眠健康管理。病房内实行专业护士（管床护士）负责制，由分管护士向患者及家属讲解睡眠障碍的相关知识，有计划地开展集体教育和个体教育，使他们认识到睡眠在机体活动中的作用，以及如何才能促进睡眠等问题；进行长期随访跟踪和健康指导，定期评估睡眠状况，建立睡眠健康档案。

（3）社会老年人：还可以通过媒体广告、卡片、小册子等方法向社会广大老年人群体宣传睡眠障碍的有关知识；也可以鼓励提倡睡眠有关协会积极开展宣教科普，如中国医师协会睡眠医学专业委员会自 2014 年 7 月成立以来，坚持广泛开展科普活动，提高包括社会老年群体在内的广大群众对睡眠与健康关系的认识，为提升我国基层医生对睡眠疾病的诊疗水平发挥了重要作用。

2. 针对病因或危险因素采取预防措施早期发现并调整这些危险因素以促进老年人睡眠卫生健康，对预防老年人睡眠障碍有着重大意义

（1）对可能影响睡眠的各种疾病进行治疗：如老年人患有神经精神疾病（如脑血管病、周期性肢体运动障碍、夜间肌肉痉挛、AD、谵妄、帕金森病、抑郁症、心理性失眠、生理性失眠、睡眠呼吸暂停等）、全身性疾病（如心力衰竭、慢性阻塞性肺气肿、夜尿症、疼痛、肝肾疾病、甲状腺功能改变、酒精依赖、夜间阵发性呼吸困难等）等影响睡眠质量的疾病，应早期发现并进行治疗，要尽量将患者的病情控制平稳，避免导致睡眠障碍的继发。

（2）养成良好的睡眠卫生习惯和作息：睡眠质量关系到人的健康和生活质量，提高睡眠质量和健康的主要途径之一是养成良好的睡眠卫生习惯。老年人由于退行性病变，神经系统功能的适应性明显降低，对睡眠时间改变及时差的耐受性较差，不良的睡眠习惯和作息、不适的睡眠环境或睡眠环境的变化均可影响老年人的正常睡眠。

1）睡眠作息：人的身体和时钟一样，有一定的规律，医学上称生物钟。保证一定的睡眠节律和时长能促进老年人的睡眠质量，对预防睡眠障碍有重大意义。很多老年人不注意作息规律，有时候很早入睡，有时候又有熬夜的行为，作息不规律使身体不能稳定形成条件反射，生物钟紊乱睡眠质量就会下降。因此，老年人平时应该做到早睡早起，每天规律睡眠，可以让身体适应下来，条件反射建立后同样可以让老年人睡眠时间充足一些，达到促进健康的效果。另外，老年人睡眠时间控制在七个小时左右便能够满足身体需求，达到促进健康的目的。

2）睡眠环境：随着年龄的增长，老年人体内激素水平逐渐不稳定，对不良睡眠环境比年轻人更敏感，因此，睡眠环境因素也与老年人睡眠障碍的发生紧密相关。应保持卧室黑暗和安静，避免较强的光线刺激、过大的噪声干扰、室内温度过高或过低。

3）调整枕头的软硬度和高度：枕头的软硬度和高度与头颈肌肉的压力和头部的血液供给有关，从而影响老年人的睡眠舒适度和质量。因此，应选择符合老年人生理要求的枕头，软硬度适中、稍有弹性、高度以 10～15cm 为宜，满足这些要求的枕头可使面部、颈部的肌肉放松，有利于老年人睡眠。

（3）形成健康的生活习惯

1）定期锻炼：适当的有氧运动可以提高入睡能力。一项荟萃分析表明，短期和长期运动通过增加慢波睡眠和总睡眠时间以及减少睡眠潜伏时间，对睡眠质量有益处。建议在早晨或下午早些时候进行锻炼，而不是在晚上，因为有证据表明，睡前体温升高会干扰夜间睡眠时体温的自然下降。

2）睡前饮食习惯：避免睡前的不良饮食习惯有助于睡眠。例如，睡前避免过度饮酒、吸烟、饮用含咖啡因的饮料等会影响中枢神经系统兴奋性的行为；避免睡前4小时内进食，因为进食会促进胰岛素的释放，而这个过程可以改变昼夜节律或身体的睡眠觉醒周期，食物也可以发出大脑清醒的信号，干扰老年人入睡的能力。老年人可在平日三餐适量吃一些有助于睡眠的食物，如牛奶、鸡蛋、干豆、水果、燕麦或鱼肉等，可以促进大脑分泌血清素，使肌肉放松，镇静安眠；酸奶等富含钙的食物与血清素有协同作用；含镁量较高的香蕉、燕麦片、茄子、西红柿和芹菜，以及含褪黑素的樱桃也有助于睡眠。

3）睡前温水洗脚：每天睡前用温水洗脚，一方面可以促进全身血液循环，使足部血管缓慢扩张，血液增加，从而减少供给头部的血流量，"抑制性"神经传导物质分泌增加，对大脑皮质产生抑制作用，使大脑皮质的兴奋性降低，起到催眠作用；另一方面，可以保持脚部清洁卫生，减少脚病，减轻下肢水肿，使全身感觉舒适。

（4）注重老年人心理健康：除躯体疾病和上述行为习惯外，心理因素也是导致睡眠障碍发生的一个常见因素。其中焦虑、抑郁和心理障碍与睡眠障碍的关系最为密切，以上疾病均以引起睡眠障碍或以睡眠障碍为首发症状。社区可以定期对老年人进行精神心理评估，主要通过功能性量表测试，包括焦虑自评量表（self-rating anxiety scale，SAS）和老年抑郁量表（the geriatric depression sale，GDS）。通过自评问卷回答，初步定性分析老年人情绪状态，以了解其是否存在睡眠问题所致抑郁。社区和老人的家属都应关注老人的心理健康，消除紧张、抑郁等不良情绪；对于问卷自评阳性的老人，社区应严格登记在册，相关人员应正确引导其情绪，鼓励其及时向专业心理咨询寻求帮助，并做好随访记录。

（二）二级（"三早"）预防

二级预防（secondary prevention）的重点是早期发现、早期诊断、早期治疗，并争取疾病缓解后有良好的预后，防止复发。由于许多睡眠障碍具有慢性或亚急性起病，症状隐匿，临床表现缺乏明确特征性等特点，往往失去及时干预的机会。因此，除了遵循以上有助于促进老年睡眠健康的措施之外，及时识别、诊断和治疗睡眠障碍也是防治工作中极其重要的环节。

1. **睡眠相关知识宣教**　向公众广泛宣传睡眠障碍的有关知识，提高人们早期识别睡眠障碍的能力。同时，要提高人们对睡眠障碍的重视，做到及时就医，早期干预，把疾病控制在萌芽状态。

2. **睡眠障碍筛查**　社区等基层机构可定期对老年人进行问卷筛查，通过PSQI、睡眠行为与睡眠质量评定（sleep behavior and quality scale，SBQS）等相关量表评估老年人的睡眠行为，早期筛查出睡眠障碍患者或高危人群，实施规范化管理，及时给予建议或实施干预措施，提高老年人的睡眠健康水平，预防睡眠障碍。PSQI量表由美国匹兹堡大学精神科医生 Buysse 博士等人于 1989 年编制。该量表适用于睡眠障碍和精神障碍患者对睡眠质量的评价，也适用于普通人群对睡眠质量的评估。通过询问测试者近 1 个月的睡眠情况，评价其睡眠质量，总分为 0~21 分，得分越高，表示睡眠障碍越严重。分界值为 5 分，灵敏度为 89.5%，特异度为 86.5%。SBQS 量表为刘贤臣等参考国内外有关资料自行编制的国内第一份综合评定成年人睡眠行为和睡眠质量的量表，内容涉及睡眠行为习惯、睡眠质量、睡眠障碍、催眠类药物应用以及就医行为等多个方面。

3. **设立睡眠障碍专病门诊** 在综合医院内设立睡眠科，为公众提供方便、更易接受的睡眠障碍就诊环境和条件；做好联络、会诊和专科咨询，帮助非睡眠科医师及早发现和治疗睡眠障碍患者；社区内也可定时邀请睡眠相关专家会诊，及时解答社区老年人的睡眠问题，并识别出睡眠障碍的可疑患者。

（三）三级（临床）预防

老年人睡眠障碍三级预防（tertiary prevention）的要点是尽可能改善患者的睡眠质量，最大限度地维持和恢复患者生理、心理和社会功能，提高老年人的生活质量。对确诊的睡眠障碍患者，应指导患者及其家属及时就诊，接受合理、系统的非药物/药物或心理治疗，争取使疾病达到完全缓解。社区医院或医院门诊应提供相应的指导，使患者了解睡眠障碍的原因，逐渐学会避免这些危险因素，重建规律的、高质量的睡眠模式。治疗以非药物治疗为主，其中认知行为疗法和睡眠限制治疗有循证医学证据，可以改善老年人的睡眠障碍，详见老年睡眠障碍的治疗措施部分。

三、老年睡眠障碍的治疗措施

睡眠障碍的治疗原则应先寻找睡眠障碍的病因，并积极治疗引起睡眠障碍的原发疾病。当无法有效治疗原发疾病或解决原发疾病所致的睡眠障碍问题时，应针对特定的睡眠障碍进行治疗。

（一）失眠

失眠的治疗可分为非药物治疗和药物治疗。由于药物清除半衰期较长，不良反应的潜在风险较高，老年人应优先考虑非药物治疗，然后再选择药物治疗。

1. **非药物治疗** 非药物治疗包括认知行为疗法（cognitive behavioral therapy for insomnia，CBT-I）、放松技术和正念干预等方法，其中 CBT-I 是治疗失眠的最有效和最全面的非药物方法，是老年人失眠的一线治疗方法，它结合了认知疗法、行为干预和睡眠卫生教育，包括刺激控制治疗、睡眠限制治疗、认知重建、放松疗法和睡眠卫生教育等方法。

2. **药物疗法** 目前临床治疗失眠的药物主要有苯二氮䓬类受体激动剂、非苯二氮䓬类镇静剂、褪黑素受体激动剂、抗精神病药物及具有催眠效应的抗抑郁药物等。苯二氮䓬类药物是治疗失眠的主要药物，老年人睡眠障碍要选用对代谢影响较少和半衰期相对较短的苯二氮䓬类催眠药，如替马西泮和阿普唑仑。1型组胺受体阻滞剂具有抗胆碱能作用，老年人应避免使用这些药物，如氯苯那敏和苯海拉明。

（二）睡眠相关呼吸障碍

1. **阻塞性睡眠呼吸暂停**（obstructive sleep apnea，OSA） OSA目前尚无有效的药物治疗方法，有效的非药物治疗方法主要包括鼻腔持续气道正压通气（positive airway pressure，PAP）、口腔矫治器、体位治疗、手术治疗和减重等方法。PAP是症状型OSA患者的主要治疗方法。对于不能耐受PAP治疗的患者，替代选择包括口腔矫治器、体位治疗或手术治疗。口腔矫治器对大多数患者来说不如PAP有效，特别是对重度OSA患者，故口腔矫治器主要适用于轻度到中度的OSA患者。体位治疗仅适用于体位性OSA患者（通常指非仰卧睡眠时呼吸暂停低通气指数至少比仰卧睡眠时低50%）。

2. **中枢性睡眠呼吸暂停**（central sleep apnea，CSA） CSA的初步治疗应为积极治疗原发病，如心脏病、肾衰、脑卒中、高碳酸血症等。目前可用于CSA的治疗包括气道正压或无创通气、氧气、膈神经刺激器或药物（如乙酰唑胺、茶碱等），治疗方法的选择取决于血气变化、通气控制和多导睡眠图观察到的呼吸紊乱类型。对于伴有正常碳酸血症和通气不稳定的CSA患者，建议采用自适应伺服通气；对于CSA伴有高碳酸血症或快动眼睡眠呼吸不足的患者，建议采用无创通气。对于不能耐受PAP治疗或尽管使用PAP治疗仍有持续性CSA的患者，可通过手术植入膈神经刺激器，刺激膈神经，引起膈肌收缩。

3. **睡眠低通气综合征**（sleep hypoventilation syndrome，SHS） 通气支持是睡眠低通气综合征治疗的一个重要方面。肥胖低通气综合征（obesity hypoventilation syndrome，OHS）是最常见的睡眠低通气综合征，可用持续气道正压通气和无创通气改善临床症状和生活质量。先天性中枢低通气综合征（congenital central hypoventilation syndrome，CCHS）是一种罕见的终身疾病，目前尚无根治性治疗方法，患者可通过气管切开正压通气、无创正压通气或膈肌起搏等方法获得终身通气支持。

（三）中枢性嗜睡

1. **发作性睡病** 发作性睡病（narcolepsy）目前还没有可治愈的方法，其治疗方法可分为非药物治疗和药物治疗，治疗的主要目的都是减轻患者症状以改善生活质量。非药物治疗包括定时午睡、饮食调整、睡眠卫生等方法。莫达非尼、阿莫达非尼等药物可改善觉醒症状，是发作性睡病药物治疗中的一线治疗方法；羟丁酸钠、文拉法辛等可以减少猝倒发作；羟丁酸钠等可治疗夜间睡眠紊乱、睡眠瘫痪和睡眠相关幻觉等症状。

2. **特发性嗜睡症** 特发性嗜睡症（idiopathic hypersomnia，IH）目前尚无治愈方法，其治疗重点在于对其症状的管理，尤其是日间过度嗜睡症状。目前，羟丁酸钠是美国FDA批准的用于治疗IH的第一种也是唯一一种药物。此外，莫达非尼、羟丁酸钠和精神兴奋药等几种药物被超说明书用药处方（off-label）用于IH的治疗。

（四）昼夜节律性睡眠障碍（circadian rhythm sleep disorder，CRSD）

CRSD 的治疗目标是协调内源性生物钟和外源性环境，光疗和褪黑素是其常用的治疗方法。大多数睡眠时相延迟综合征患者都是青壮年和青少年，光疗和褪黑素可以使这类患者昼夜节律的相位提前。睡眠时相前移综合征更常发生在老年人身上，光疗和褪黑素疗法可以延迟这类患者的昼夜节律，如在夜间使用光疗（尤其是在睡前 2 小时内）和晨间注射外源性褪黑素。非 24 小时睡眠 - 觉醒节律紊乱在盲人中更为常见，其治疗与视力是否正常有关。非 24 小时睡眠 - 觉醒节律紊乱盲人患者可采用定时褪黑素或褪黑素受体激动剂（如他司美琼）治疗；视力正常患者还可采用光疗等其他治疗选择。不规律睡眠 - 觉醒节律紊乱除可使用褪黑素和光疗外，还可以采用行为干预治疗方法，目前老年患者的最佳治疗方案是光疗。

（五）睡眠异态（parasomnias）

目前的治疗方法通常取决于睡眠异态的类型。环境改造是睡眠异态治疗的一个关键部分，目的是避免患者因睡眠异态而自伤，如床垫紧邻地板，移走卧室内的尖锐刀具，并将卧室分开，以防止床伴受伤等。

1. **快速眼动睡眠障碍**（rapid eye movement sleep disorder） 快速眼动睡眠障碍的治疗包括提供安全的睡眠环境和药物治疗（如褪黑激素和氯硝西泮）。快速眼动睡眠障碍的药物治疗中，褪黑素的耐受性良好，不良反应最少；氯硝西泮可能会加剧阻塞性睡眠呼吸暂停和认知障碍，其在老年患者中的使用受到限制。

2. **非快速眼动睡眠障碍**（non-rapid eye movement sleep disorder） 非快速眼动睡眠障碍的治疗与睡眠相关行为和临床症状的严重程度有关。对于具有简单行为（如安静行走）非快速眼动睡眠障碍患者，通常不需要治疗，因为这些行为是良性的，不会对患者或家人 / 同居者构成风险。而对于具有复杂和危险行为（如暴力或性相关行为）的患者，第一线的干预措施是提供安全、睡眠卫生和压力管理方面的建议。对于临床症状较严重的患者，包括发作强度和频率不断增加，具有复杂和危险行为，以及因夜间行为而遭受日间功能严重损害的患者，可能还需要药物和 / 或心理治疗来控制症状。

（六）睡眠相关运动障碍

目前的国际治疗指南仅针对少数睡眠相关运动障碍类型，如下肢不宁综合征。下肢不宁综合征的治疗主要包括非药物治疗和药物治疗，目前的治疗重点主要是减轻疾病症状。非药物治疗包括定期体育锻炼、磁或电刺激技术、针灸、生活方式干预（光线疗法和认知行为疗法等）、避免恶化因素（如缺铁和白酒），以及睡眠卫生建议等。药物治疗包括铁制剂、多巴胺激动剂、α2δ 配体和阿片类药物，一般建议从使用小剂量的多巴胺激动剂或 α2δ 配体开始治疗。

（吴娴波　周　锐）

参考文献

[1] SUDHANSU C. Sleep disorders medicine[M]. 4th ed. New York: Springer, 2017: 46-47.

[2] 董碧蓉 . 新概念老年医学 [M]. 北京：北京大学医学出版社 , 2015: 275-284.

[3] AVIDAN A Y，ALESSI C A. Geriatric sleep medicine[M]. New York: Informa Healthcare USA, Inc. 2008: 89-112.

[4] 国家卫生计生委统计信息中心 . 2013 第五次国家卫生服务调查分析报告 [M]. 北京：中国协和医科大学出版社 , 2015: 95-100.

[5] PANDI-PERUMAL S R, MONTI J M, MONJAN A A. Principles and practice of geriatric sleep medicine[M]. New York: Cambridge University Press, 2009: 227-332.

[6] 赵忠新 . 睡眠医学 [M]. 北京：人民卫生出版社，2016: 245-258.

[7] DA SILVA R M, AFONSO P, FONSECA M, et al. Comparing sleep quality in institutionalized and non-institutionalized elderly individuals[J]. Aging Ment Health 2020, 24 (9), 1452-1458.

[8] LAN L, SUN Y, WYON D P, et al. Pilot study of the effects of ventilation and ventilation noise on sleep quality in the young and elderly[J]. Indoor Air, 2021,31(6)：2226-2238.

[9] TANG M, LI D, LIEW Z, et al. The association of short-term effects of air pollution and sleep disorders among elderly residents in China[J]. Sci Total Environ, 2020,708：134846.

[10] TROTTI L M. Idiopathic hypersomnia：does first to approval mean first-line treatment? [J]. Lancet Neurol, 2022,21(1)：25-26.

[11] LU L, WANG S B, RAO W, et al. The prevalence of sleep disturbances and sleep quality in older Chinese adults：a comprehensive meta-analysis [J]. Behavioral Sleep Medicine, 2019,17(6)：683-697.

[12] LIBAN S N, TAMAE K M. What central sleep apnea in adults?[J]. Am J Respir Crit Care Med, 2021,203(7)：18-19.

[13] GOTTLIEB D J, PUNJABI N M. Diagnosis and management of obstructive sleep apnea：a review [J]. JAMA, 2020,323(14)：1389-1400.

[14] AHN S, LOBO J M, LOGAN J G, et al. A scoping review of racial/ethnic disparities in sleep[J]. Sleep Med, 2021,81：169-179.

[15] MANCONI M, GARCIA-BORREGUERO D, SCHORMAIR B, et al. Restless legs syndrome[J]. Nat Rev Dis Primers, 2021,7(1)：80.

第四章

老年慢性疼痛

在未来 30 年里，我们面临着老年人口的巨大增长，这带来了慢性疼痛患病率的增加。慢性疼痛是老年常见的综合征之一，影响老年人的情绪、睡眠、身体功能和社会交往，甚至导致失能和衰弱，明显降低了老年人的生活质量，已经成为影响人类健康的主要问题之一。老年人疼痛规范化管理的需求越来越迫切，提升医务人员对疼痛的认知水平和干预能力，对社会和国家都具有积极意义。本章分述了慢性疼痛的定义和流行特征、老年慢性疼痛的危险因素及其防控策略。

第一节　老年慢性疼痛的概述及流行特征

一、慢性疼痛的定义

世界卫生组织已将疼痛确定为除血压、呼吸、脉搏和体温之外的"第五大生命体征"。疼痛正受到越来越多的重视和关注。其定义已更新为：疼痛是一种主观感受，由实际或潜在的组织损伤引起的一种令人不愉快的感觉和情感经历。包括了感觉、情感、认知和社会关系层面的痛苦体验。

慢性疼痛（chronic pain）：慢性疼痛的时间界限说法不一，多数将没有明显组织损伤，或者由组织损伤及疾病引起的疼痛超过了损伤愈合时间或病程，超过 3 个月的疼痛定义为慢性疼痛。

二、慢性疼痛的机制

1. **伤害感受器过度兴奋**　脊髓背角细胞释放神经递质，产生逆向动作电位（由神经传至感受器）。神经末端释放 P 物质和神经生长因子，增加伤害感受器兴奋性，增强外周痛觉信号向中枢的传递。

2. **受损神经异位电活动**　神经损伤可能在残端形成神经瘤状结构，轴突运输的正常通道受到破坏，轴浆和其他活性物质被无序地堆积在残端而形成神经瘤，可在无外部刺激的条件下产生高频放电，导致痛觉过敏和感觉异常。

3. **痛觉离子通道和受体异常** 离子通道和受体发生异常变化。神经轴突的钠离子、钾离子和钙离子通道可能发生异常表达和异位分布，大量的异位和自发的非编码传入放电，导致痛觉过敏和感觉异常。

4. **中枢神经系统重构** 慢性疼痛的"疼痛记忆"表现为损伤治愈后疼痛信号依然持续存在。这种"疼痛记忆"的病理基础是中枢神经系统重构。

三、疼痛的分类与性质

疼痛分为功能性疼痛和病理性疼痛，其机制与分类见图 4-4-1。

1. **功能性疼痛** 功能性疼痛是每个人一生中都会经历的感受伤害性疼痛。例如：骨骼肌的紧张性疼痛，如紧张性头痛、痉挛、肌筋膜性疼痛；内脏肌紧张性的疼痛，如胀痛

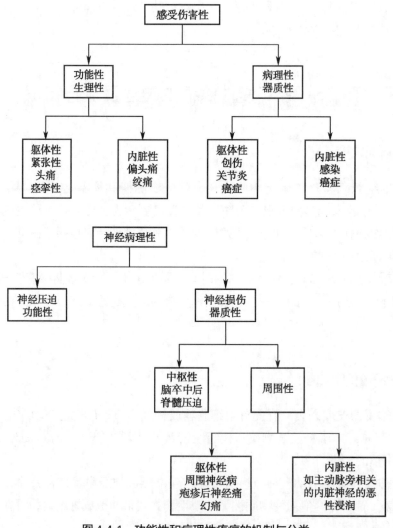

图 4-4-1 功能性和病理性疼痛的机制与分类

和绞痛。筋膜疼痛是与筋膜扳机点有关的特殊形式的痉挛性疼痛。这类疼痛最常见于胸段束带和颈部的肌肉，对躯体虚弱和焦虑的病人可能更为严重。

2. **病理性疼痛**　按疼痛的形成机制可分为：伤害感受性疼痛、神经病理性疼痛。

（1）感受伤害性疼痛：与组织的扭伤或损伤，进而激活感受器有关；是感觉神经（躯体或内脏）正常的功能反应。伤害感受器存在于皮肤、内脏、肌肉和结缔组织中。伤害感受性疼痛是指伤害感受器受到有害刺激引起的反应（如创伤、炎症和感染），疼痛的感知与组织损伤有关。伤害感受性疼痛可被分为躯体性和内脏性疼痛。被描述为尖锐、搏动和压力样的疼痛可能是躯体伤害性疼痛，常发生于外科手术后或骨转移。

（2）神经病理性疼痛：正常情况下，疼痛冲动由神经末梢产生，神经纤维负责传递冲动。当神经纤维受损或神经系统因创伤或疾病发生异常改变时，也会产生自发的冲动，引起的痛感会投射到神经起源部位，称为神经病理性疼痛。神经病理性疼痛与神经压迫或损伤有关，是感觉神经（躯体或内脏）异常的功能性反应。若疼痛部位处于异常感觉或缺乏感觉的区域，该疼痛一般都是神经病理性的。周围或中枢神经系统损伤可导致神经性疼痛。常常表现为刺痛、烧灼样疼、放电样痛、枪击样疼痛、麻木痛等，包括脑转移癌、脊椎转移压迫脊髓引起的疼痛，手术后伤口疼痛、放化疗导致的不良反应等。

四、老年慢性疼痛流行特征和临床不良结局

疼痛是老年人最常见的疾病之一，国外研究表明，独立居住在社区的老年人中，慢性疼痛的发生率为 25%～76%，需要护理人员照顾的老年人慢性疼痛的发生率高达 83%～93%。一项国外的社区调查显示，慢性疼痛的老年人中，只有 5% 的老年人为单纯一种疼痛，33% 的老年人同时具有两种疼痛，高达 62% 的老年人同时具有 3 种类型的慢性疼痛，其中以骨骼肌肉疼痛最为常见，发生率高达 83%。按疼痛发生部位及发病机制，老年人慢性疼痛以肌肉软组织疼痛、骨关节疼痛和神经痛较为常见。对大多数老年人来说，慢性疼痛是最常见的病症，也是老年人最多的主诉，是严重降低老年人群生活质量的一类常见疾病。据文献报道，持续性疼痛状态的发生率随年龄增长而明显增加，老年人退休和丧偶后生活状态的改变会导致发生率进一步增加，女性的发生率高于男性。慢性疼痛对老年人的心理影响较急性疼痛更大，常导致失眠、情绪低落、食欲下降、活动受限、社交丧失，严重者则表现出明显的焦虑、抑郁，甚至自杀。老年人慢性疼痛以颈肩腰腿痛最多见，好发于腰背部、下肢、大关节（如膝关节、肩关节）等。随着肿瘤治疗技术的不断进步，越来越多的老年患者带瘤生存。控制不佳的癌性疼痛也是严重影响老年人生活质量的慢性疼痛之一，持续的严重癌性疼痛会明显缩短患者的生存期。老年人群对家庭关爱和社交需求的渴望，以及对自我价值的重新认同都可表现为躯体化症状，其中最常见的就为慢性持续性疼痛。

在美国的一项电话调查发现，约 1/5（18%）的美国老年人定期服用止痛药（每周几次或更多），其中 63% 的人服用处方止痛药超过 6 个月。老年人更有可能患有关节炎、骨

骼和关节紊乱、背部问题和其他慢性疾病。这项调查还发现，定期服用止痛药的患者中，45%的患者在过去五年里曾去看过3名或更多的疼痛医生，其中79%是初级保健医生。先前的研究表明，25%～50%的社区老年人遭受着严重的疼痛问题。疼痛在养老院的居民中也很常见。据估计，45%～80%的老人有治疗不足的严重疼痛。对社区居民和疗养院人口的研究发现，老年人往往有多种疼痛的病因，这可能与老年患者通常有多种医疗问题（疾病和老年综合征）有关。

老年人慢性疼痛的临床不良结局是多方面的。抑郁、焦虑、社交能力减弱、睡眠障碍、行走障碍、医疗保健利用率和成本的增加都被发现与老年人的疼痛有关。许多其他情况可能会因疼痛而恶化，如步态障碍、康复缓慢和多种药物的不良反应。

第二节　老年慢性疼痛的危险因素

一、病因

慢性疼痛经常由于一些持续存在的病因导致，如炎症、损伤、肿瘤、退行性变等，如下所述。

（1）骨关节退行性变和慢性损伤，如原发性骨质疏松、颈椎病、肩周炎、腰椎间盘突出、腰椎椎管狭窄症、压缩性骨折、股骨头坏死和膝关节骨关节炎，这类疾病占社区老人慢性疼痛的50%以上。

（2）肌肉和筋膜炎性痛，如风湿性多肌痛和肌筋膜疼痛综合征。

（3）神经病理性疼痛，如三叉神经痛、带状疱疹后神经痛、糖尿病性周围神经痛、脑卒中后中枢神经痛、坐骨神经痛等。

（4）老年人是癌症高发人群，肿瘤的局部浸润、压迫和转移均可以引起癌性疼痛。

（5）血管性疾病，如缺血性肠病、缺血性心脏病（冠心病）、动脉硬化性闭塞症和下肢深静脉血栓形成。

（6）炎症与结石，如慢性胃炎、慢性胰腺炎、类风湿关节炎、胆石症、尿路结石、痛风等。

二、危险因素

老年人的情绪问题是慢性疼痛加重的危险因素，如焦虑是老年人最常见的精神障碍。与年轻人相比，老年人的惊恐障碍和社交恐惧症较为少见。广泛性焦虑障碍和继发于躯体疾病的焦虑障碍是老年人最常见的。常继发于躯体疾病、与健康相关的生活质量下降、抑郁、药物的不良反应及戒断反应。在常用的筛查Zung焦虑自评量表中，其中第7个问题为"我因为头痛、颈痛和背痛而苦恼"，故提出"整体疼痛"的概念，慢性疼痛，并非仅仅单纯地源自生理性或者疼痛感受器的刺激，而是牵涉人类生活经历的各个层面，包括：情绪、认知、行为、人格、灵性及社会关系，等等。所以，这些各方面的因素都可称为是老年人慢性疼痛的危险因素，见表4-4-1。

表 4-4-1　慢性疼痛发展相关的因素

类别	慢性疼痛发展相关的因素
人口统计学	年龄、性别、种族和文化背景、社会经济背景、就业状况和职业因素
生活行为及方式	吸烟、含有酒精的饮品、体育活动、膳食营养、日晒和维生素 D
临床	共病、心理健康、外科术后、超重和睡眠障碍
其他	对疼痛的态度和理念

第三节　老年慢性疼痛的防控策略

一、疼痛的评估

疼痛需要多维度的评估，规范化的疼痛评估是合理有效进行镇痛治疗的前提。年龄、性别、遗传、社会心理和文化都会影响疼痛和镇痛效果。因此详尽和多维度的疼痛评估是至关重要的，而且评估也是适当的治疗计划的开始。部分疼痛先出现，部分是同时并发的疼痛。通过询问患者开始找出疼痛部位和持续时间（表4-4-2），当患者持续述说疼痛时，医生应思考疼痛的原因，疼痛发生的可能机制，这就需要进行多维度的疼痛评估。

表 4-4-2　SOCRATES 疼痛评估方法

疼痛评估的要素	疼痛评估的内容
部位（site，S）	疼痛具体在什么部位?
开始（onset，O）	疼痛是从什么时候开始的?
特征 / 性质（characteristics，C）	疼痛的感觉像什么? 是刀割还是烧灼?
放射性（radiation，R）	疼痛是否扩散 / 放射到任何其他部位?
相关症状（associated symptoms，A）	是否有与疼痛相关的任何其他症状?
时间因素（temporal factors，T）	是所有时间都疼痛,还是有时疼痛有时好转?
加重 / 缓解因素（exacerbating/alleviating factors，E）	什么原因使得疼痛加重 / 好转?
程度（severity，S）	疼痛到底有多严重? 疼痛对你的生活质量有多大的影响?

疼痛强度评估方法包括以下几种。

1. **数字分级评分法（NRS法）** 数字分级法用0～10代表不同程度的疼痛，0为无痛，10为严重疼痛。应该询问患者：你的疼痛有多严重？或让患者自己圈出一个最能代表自身疼痛程度的数字。此方法在国际上较为通用。1～3分为轻度疼痛，4～6分为中度疼痛，7～10分为重度疼痛。

2. **根据主诉疼痛的程度分级法（VRS法）** 让病人根据自身感受说出，即语言描述评分法，这种方法病人容易理解，但不够精确。

0级：无疼痛。

Ⅰ级（轻度）：有疼痛但可忍受，生活正常，睡眠无干扰。

Ⅱ级（中度）：疼痛明显，不能忍受，要求服用镇痛药物，睡眠受干扰。

Ⅲ级（重度）：疼痛剧烈，不能忍受，需用镇痛药物，睡眠受严重干扰可伴自主神经紊乱或被动体位。

3. **视觉模拟法（visual analogue scale，VAS）** 画一条长线（一般长为10厘米），一端代表无痛，另一端代表剧痛，让患者在线上最能反映自己疼痛程度之处画一交叉线。评估者根据患者画×的位置估计患者的疼痛程度。部分病人，包括老年人和文化水平低的病人使用此评分法可能有困难，但大多数人可以在训练后使用。

4. **疼痛测量尺评估法** 用一把刻有0～10之间刻度的游尺，叫作"疼痛测量尺"。医生要先向患者解释清楚。0的一端表示无痛，另一端10是剧痛；而中间的部分代表不同程度的疼痛。病人需要做的就是根据自身感觉移动游标，而医生可以看到游尺上的具体数字。

5. **Wong-Baker 面部表情量表** 适用于交流困难的患者，如儿童、老年人或不能用言语准确表达的患者。但这种方法易受情绪、文化、教育程度、环境等因素的影响，应结合具体情况使用。Wong-Baker 面部表情量表的临床评估同 NRS 法（图 4-4-2）。

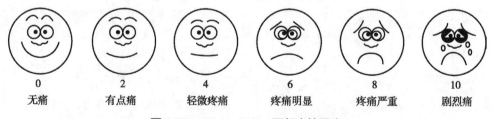

图 4-4-2　Wong-Baker 面部表情量表

6. **晚期/重度痴呆病人疼痛评估量表** 有重度认知功能障碍和无法交流的老年患者的疼痛评估很困难，只能通过观察临床表现来评估疼痛程度，采用行为疼痛评估工具，经汉化适用于痴呆患者的评估工具晚期/重度痴呆病人疼痛评估量表（Chinese pain assessment in advanced dementia scale，C-PAINAD），见表 4-4-3。

表 4-4-3　晚期 / 重度痴呆病人疼痛评估量表

项目	0分	1分	2分	总分
呼吸,与发声没有相关	正常	偶尔用力呼吸、短暂过度换气	大声用力呼吸、长时间过度换气、Cheyne-Stokes 呼吸	
不适的发声	没有	偶尔呻吟、声音低而表达不适或不满	重复大叫、大声呻吟、哭泣	
脸部表情	没有表情或微笑	忧伤、害怕、皱眉	愁眉苦脸、鬼脸怪相	
身体语言	放松	紧绷、不适的动作、坐立不安、烦躁	僵硬、紧握拳、膝屈曲、推开或拉着别人、攻击别人	
可安抚性	无需安抚	可用声音或触摸安抚或通过分散注意力安抚	无法安抚或分散注意力也不能安抚	
总分				

注:5 个与疼痛相关的项目,每个项目 0 ~ 2 分,最高 10 分,观察时长 5 分钟,同时记录当时状态,0 分为无痛,10 分为最痛。

二、疼痛的治疗

老年慢性疼痛的治疗目标应注重通过减轻疼痛来维持躯体功能和生活质量。老年慢性疼痛的治疗应多采用综合手段,即药物治疗联合非药物治疗。

(一)疼痛的药物治疗

根据患者疼痛的性质、程度、正在接受的治疗等情况,合理地选择镇痛药物和辅助镇痛药物,个体化调整药物的剂量、给药频率,采用简单步骤,使用阶梯式的方法来选择镇痛药物,在适当时间,选用适当药物和剂量。WHO 提出了癌症疼痛三阶梯治疗基本原则(图 4-4-3)。

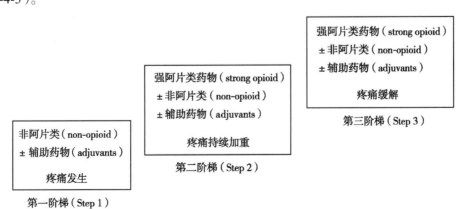

图 4-4-3　世界卫生组织癌症疼痛三阶梯治疗基本原则

1. 不同机制、类型疼痛的用药

（1）感受伤害性疼痛：多由肿瘤、缺氧、炎症引起内脏器官病变造成。用药一般采用以下组合，阿片类药物 ± 辅助性镇痛药（抗抑郁药、抗惊厥药）± 非阿片类药物。

（2）神经病理性疼痛：用药一般采用以下组合，阿片类药物 ± 辅助镇痛药（抗惊厥药、抗抑郁药、皮质激素）± 非阿片类药物。

2. 阿片类药物 阿片类药物是中重度疼痛治疗的首选药物。WHO 已提出将吗啡作为治疗中重度癌性疼痛的基本镇痛方法，因为吗啡药效强、价格便宜以及研究比较深入，可以随时根据症状增加剂量，而且可以通过多种途径给药，满足不同的临床情况。目前，临床上常用于癌性疼痛治疗的短效阿片类药物为吗啡即释片，长效阿片类药物为吗啡缓释片、羟考酮缓释片。阿片类镇痛药的疗效及安全性存在较大个体差异，需要逐渐调整剂量。

（1）吗啡：普通剂型吗啡镇痛仅能维持镇痛 2～4 小时，需反复给药，副作用大，成瘾性大。目前临床上最常用的是吗啡控释片（美施康定），这是一种长效阿片类药物，对缓解剧烈疼痛和难以消除的慢性疼痛特别有效，口服释药速率恒定，不受食物、pH 值和胃肠蠕动影响，不仅副作用小，而且成瘾性也小。随着癌性疼痛程度的增加，每次剂量可随时增加，直至疼痛得到有效缓解。癌性疼痛患者对吗啡的心理依赖较为罕见，但是对心理依赖仍应重视，即使患者有应用强阿片类药物的临床指征时，仍然需要对患者的现在和过去的药物滥用史保持谨慎。

（2）其他的阿片类药物：如芬太尼透皮贴剂，芬太尼是高效阿片类镇痛药，药效和吗啡相近，除镇痛作用外，还能降低心率，抑制呼吸，减少平滑肌蠕动等。芬太尼透皮贴剂的特点是能够以一个恒定的速率透过皮肤发挥药理作用，对皮肤的刺激性很小。第一次使用后，预计 6～12 小时后血清中可测到有效浓度，12～24 小时达到相对稳态，适应中到重度慢性疼痛。另外芬太尼有多种黏膜吸收的制剂可供选择，可经口腔或鼻腔黏膜给药，用于处理癌症相关的突发性疼痛，但是价格远远高于口服的阿片类药物，一般情况下不考虑作为镇痛的一线药物，除非不能耐受口服药物的或者不能口服药物的患者。

3. 阿片类药物不良反应防治措施 阿片类药物相关不良反应包括便秘、恶心、呕吐、瘙痒、肌阵挛、谵妄和困倦。阿片类药物的耐受剂量在不同时间和不同患者之间差异很大。耐受特定剂量的能力取决于疼痛对阿片类药物的反应程度、先前阿片类药物接触史、滴定时调整剂量的速度、合并用药和肾功能，见表 4-4-4。

表 4-4-4　阿片类药物的不良反应和处理

不良反应	处理
恶心呕吐	考虑使用吩噻嗪类衍生物(丙氯拉嗪)10mg 口服 q6h. 氟哌啶醇 0.5～1mg 口服 q6～8h. 甲氧氯普胺 10～15mg 口服 t.i.d./q.i.d. 考虑加用 5- 羟色胺拮抗剂(格雷司琼 2mg 口服 q.d.，昂丹司琼 8mg 口服 t.i.d.)

不良反应	处理
恶心呕吐	地塞米松 1.5mg 口服 b.i.d. 奥氮平 2.5 ~ 5mg 多潘立酮 10mg t.i.d. 如果恶心 / 呕吐持续,考虑阿片类药物更换或通过其他镇痛措施以减少阿片类药物剂量 确保排便通畅
皮肤瘙痒	持续滴注纳洛酮每小时 0.25μg/kg,最大可调整至每小时 1μg/kg,以减轻瘙痒且不减弱镇痛效果 非药物治疗(止痒剂,皮肤干燥可使用凡士林等润肤剂) 盐酸西替利嗪 10mg q.d. 昂丹司琼 4 ~ 8mg b.i.d. 异丙嗪 12.5 ~ 25mg 苯海拉明 25 ~ 50mg t.i.d. 如果对症治疗失败,考虑换用另一种阿片类药物
嗜睡	减少阿片类药物剂量 回顾其他镇静药物使用情况 阿片类药物轮替
肌阵挛	阿片类药物轮替 地西泮 2mg bid./t.i.d. 氯硝西泮 0.5 ~ 1mg b.i.d. 丹曲洛林 25mg 每晚一次(常用 75mg b.i.d.) 巴氯芬 5mg t.i.d.(可加量至 100mg 分次给予)
谵妄	考虑使用非阿片类镇痛药以减少阿片类药物的剂量 使用氟哌啶醇 0.5 ~ 2mg q4h./q6h. 利培酮 0.25 ~ 0.5mg q.d./b.i.d. 氟哌啶醇 3 ~ 5mg/d(每晚或持续皮下注射) 奥氮平 2.5 ~ 5mg q6h./q8h. 地西泮 2 ~ 5mg t.i.d.(如需皮下持续注射可使用咪达唑仑) 排除了谵妄的其他可能原因,考虑降低当前阿片类药物的剂量或考虑改变阿片类药物
便秘	维持足够的液体和膳食纤维摄入 如果条件允许,可适当锻炼 排除肠梗阻 乳果糖 30 ~ 60ml q.d. 比沙可啶 2 ~ 3 片 q.d. 灌肠剂或中药灌肠 软化大便或刺激肠道蠕动(如聚乙二醇散或番泻叶) 如果泻药治疗效果不佳,应考虑外周作用的 μ- 阿片受体拮抗剂(PAMORA),如甲基纳曲酮和纳洛沙戈。也可以考虑使用其他药物,包括鲁比前列酮。这些药物不得用于已知或疑似机械性肠梗阻、最近进行过肠手术或由于穿孔风险潜在增加而影响胃肠腔完整性的其他疾病患者 对于难治性慢性便秘,考虑将阿片类药物换为芬太尼透皮贴剂 考虑其他干预措施

不良反应	处理
呼吸抑制	减少阿片类药物剂量 增加阿片类药物给药间隔 密切监测 纳洛酮 0.4mg/ml+9ml 生理盐水，缓慢静脉注射，每 30 ~ 60 秒给予 1 ~ 2ml，直至观察到症状改善直至症状改善
尿潴留	诱导自行排尿（流水诱导法、膀胱区按摩等） 留置尿管

注：q6h.，每 6 小时 1 次；q.d.，每日 1 次；b.i.d.，每日 2 次；t.i.d.，每日 3 次。

4. 非阿片类药物 非阿片类药物是治疗轻度癌性疼痛的首选药物，不同非阿片类药物有相似的作用机制，具有镇痛和抗炎作用，除用于缓解轻度疼痛，也与阿片类药物联合用于缓解中、重度疼痛。

常用的非阿片类药物包括以下几种。

（1）对乙酰氨基酚：由人工合成作用于中枢的非阿片类解热镇痛药物，抑制环氧化酶 2（COX-2）合成。有镇痛作用，但无抗炎作用，日限制剂量为 2g/d，按常规剂量服用时一般不会刺激胃黏膜，肝功能正常者建议 650mg q4h. 或 1g q6h.；长期使用需 <3g/d，为避免肝毒性，慎用对乙酰氨基酚，或不适用阿片类 - 对乙酰氨基酚复方制剂。但是对乙酰氨基酚一般不损伤胃黏膜，有消化性溃疡的患者对此药有较好的耐受性。

（2）非甾体类抗炎药（nonsteroidal antiinflammatory drugs，NSAIDs）：抑制环氧合酶（cyclooxygenase，COX）的生成，COX 是花生四烯酸代谢链中所需的一种酶，COX 同时引起组织和炎性前列腺素的生成。此类药物具有止痛和抗炎作用，无耐药性及依赖性。NSAIDs 常见不良反应包括消化道溃疡、消化道出血、肝肾功能损伤和心脏毒性等。有些情况可使药物的上消化道毒性增加，使用前需要评估用药风险。通常建议随餐口服，NSAIDs 应避免用于末期心力衰竭患者、高血压患者、心脏病患者和肝肾功能损害患者，NSAIDs 会引起上述疾病的恶化。常用的药物有布洛芬、双氯芬酸、吲哚美辛、塞来昔布、尼美舒利等。低剂量布洛芬（≤ 1 200mg/24h）是各种情况下的首选药物。当患者无法口服药物时，可给予直肠给药。如应用此类药物已达到限制性的用量时，应更换为阿片类镇痛药物。

5. 辅助镇痛药物 辅助镇痛用药可用于癌性疼痛三阶梯治疗的任何一个阶段，能够治疗特殊类型疼痛，增加主要镇痛药物效果，减少镇痛药物剂量，减轻副作用。

常用的辅助镇痛药物包括以下几种，见表 4-4-5。

（1）抗惊厥药物：加巴喷丁、普瑞巴林为钙通道调节剂，可减少谷氨酸、去甲肾上腺素和 P 物质释放而镇痛，并抑制痛觉过敏和中枢敏化，可用于辅助治疗癌性神经病理性疼痛，适于神经损伤所致的撕裂样、放电样疼痛及烧灼痛等。老年人和体弱患者需缓慢滴定，肾功能不全者需进行剂量调整。

（2）抗抑郁药：主要镇痛作用模式与作为下行疼痛调节系统一部分的神经通路内突触的单胺类的作用可能有关，去甲肾上腺素再摄取抑制似乎是最重要的作用，但是5-羟色胺和多巴胺在镇痛中可能也起到作用。抗抑郁药物在慢性疼痛人群中得到广泛研究，证实了这些药物可用作多用途止痛药。对于接受阿片类药物治疗的晚期疾病患者，抗抑郁药物主要用于治疗神经病理性疼痛，也可用于中枢性或外周神经损伤所致的麻木样痛和烧灼样痛，该类药物也可以改善心情和改善睡眠。

（3）糖皮质激素：糖皮质激素可以通过抑制炎性反应和减少血管通透性减轻肿瘤周围组织肿胀从而产生镇痛作用。常用于缓解疼痛、恶心、厌食等不适症状，可提高整体生存质量，大量临床经验表明，糖皮质激素对于多种类型疼痛有作用，包括神经病理性疼痛和骨痛、肠梗阻所致疼痛、淋巴水肿所致疼痛，以及颅内压增高所致头痛。优选地塞米松用于治疗癌症相关疼痛，由于地塞米松半衰期长且盐皮质激素作用相对较弱，泼尼松和甲泼尼松也是可以选择的药物。

（4）双膦酸盐类药物：癌症患者高钙血症和骨相关事件治疗的标准药物之一。它不是一种疼痛缓解治疗的替代性方案。可有效缓解实体瘤和多发性黑色素瘤骨转移所带来的骨痛。阿仑膦酸、唑来膦酸、伊班膦酸等双膦酸盐类药物，可以抑制破骨细胞对骨小梁的溶解和破坏，阻止肿瘤转移引起的溶骨型病变，减少骨吸收、减轻骨痛，并能增强骨转移灶对放疗的敏感性。

表 4-4-5　常用辅助镇痛用药

辅助镇痛药物	用法用量
糖皮质激素	地塞米松 16 ~ 96mg 口服 / 静脉 泼尼松 40 ~ 100mg 口服
双膦酸盐	唑来膦酸 4mg,稀释后静脉滴注,每 3 ~ 4 周给药 1 次 帕米膦酸二钠 90mg 每 3 ~ 4 周给药 1 次
三环类抗抑郁药	阿米替林 12.5 ~ 25mg 口服,每晚 1 次,逐步增至最佳治疗剂量,可能发生抗胆碱能副作用,如过度镇静、口干、尿潴留等
选择性 5- 羟色胺再摄取抑制药	度洛西汀,初始剂量每天 30 ~ 60mg,可增加至 60 ~ 120mg/d
肌肉松弛药	巴氯芬 5mg tid. 按需每隔 3 天增加 5mg,最大 75mg/d
抗惊厥药	加巴喷丁初始剂量每晚 100 ~ 300mg 口服,逐步增量至 300 ~ 600mg,每日 3 次,最大剂量为 3 600mg/d 普瑞巴林 75 ~ 150mg,每日 2 ~ 3 次,最大剂量 600mg/d

（二）疼痛的非药物治疗

非药物治疗有助于减少药物治疗的风险和不良反应。非药物治疗包括物理治疗和辅助疗法、心理干预治疗、中医以及手术治疗等。

1. **微创介入治疗** 是指在现代影像学设备的引导下，采用以穿刺为主的方式阻断各级神经元的神经传导，或者通过降低肿瘤活性、稳定结构和改善功能进而缓解疼痛的治疗技术。适用于经过规范的药物治疗后仍不缓解的顽固性疼痛，不能耐受药物不良反应的患者。

目前常用的微创介入镇痛技术包括以下几种。

（1）周围神经阻滞/射频：最常用于胸壁疼痛时肋间神经阻滞/射频，其次也可用于头颈、上肢、骶髂等部位的疼痛。

（2）腹腔神经丛阻滞术：是目前公认的缓解胰腺癌或其他恶性肿瘤，如胃癌、肝癌、胆管癌、食管癌等，缓解上腹及背部疼痛的有效方法。

（3）上腹下神经丛阻滞术：是治疗盆腔恶性肿瘤晚期癌性疼痛的常用方法，如直肠癌、乙状结肠癌、膀胱癌、卵巢癌、子宫内膜癌、宫颈癌等所致的盆腔内脏痛。

（4）经皮椎体成形术/椎体后凸成形术：经皮椎体成形术是通过穿刺针向椎体内注入骨水泥，以增加骨质强度和稳定性，并缓解疼痛。适用于溶骨性骨转移、椎体压缩性骨折，以及椎体结构不稳而无法外科手术时。有助于椎体结构稳定恢复，缓解活动性爆发痛。

2. **物理治疗** 物理治疗是考虑不同的健康状态，运用物理的方法来促进、维持和恢复生理、心理和社会层面的幸福状态。理疗师作为多学科团队的一部分运用以患者为中心的方法进行物理治疗。物理治疗（包括声、光、电、热、磁等）可以起到缓解疼痛程度和限制疼痛范围的作用，对于慢性炎症性疼痛，可以明显缩短疼痛病程，改善炎症反应，促进炎性物质的吸收。

三、疼痛的预防

老年慢性疼痛的预防，主要是避免罹患会遗留慢性疼痛的疾病和老年综合征。疾病重在早期发现早期诊断，为早期治疗取得先机，所以老年人规律的健康查体尤为重要。其中老年综合征中的营养不良、肌少症和衰弱与老年慢性疼痛关联密切，所以及时发现营养不良风险并干预，而且老年人的康复运动对改善肌少症、衰弱有积极的帮助。

1. **预防营养不良** 营养不良包括营养不足和营养过剩。在高龄老人和住院老年患者中，以营养不良多见。营养过剩表现为超重，进而肥胖，在青年和中老年时期较多见。营养不良与衰弱、功能减退和急性病恢复有密切关系。老年慢性疼痛在营养不足和营养过剩的老年人群中常见，营养过剩进而肥胖超重的老年人会负重关节的疼痛，如髋关节和膝关节等。营养不良多属于营养不足，表现为能量-蛋白质缺乏或微营养素缺乏。预防营养不良，需要对老年人进行营养筛查、评估、诊断和干预流程，继而改善不良临床结局，如住院日延长、急性病恢复期延长、术后并发症增加、再入院率增加等。例如：慢性胰腺炎可以引起营养不良，胰腺的外分泌和/或内分泌功能障碍会出现显著的腹痛，但是营养不良患者却没有得到充分的认识和纠正。这些患者可以通过口服营养补充和胰酶补充剂来管理，更需要肠内营养，在极少数情况下需要肠外营养。营养不良会导致肌少症，进而衰弱，使独立生活能力下降，故预防营养不良，可减少老年人慢性疼痛的发生。

2. 预防肌少症 肌少症（sarcopenia）不但要有肌肉质量（muscle mass）减少，同时还要存在肌力（muscle strength）和 / 或躯体功能（physical performance）的下降。肌少症的危害包括体重减轻、抵抗力下降、功能丧失、骨折、跌倒、生活质量下降，特别是老年人的慢性疼痛。骨骼肌减少症和慢性肌肉骨骼疼痛（chronic musculoskeletal pain，CMP）在老年人群中很常见，有一些机制已经被提出来解释骨骼肌减少症和疼痛之间的关系。关节的传入输入的增加可能会减少对相关骨骼肌的传出运动输出，从而导致肌肉无力和萎缩。疼痛本身是积极参与运动的一个障碍，会导致肌肉质量的损失。此外，骨骼肌的强度和完整性在关节对齐中起着重要的作用；它的虚弱可能导致关节半脱位、退变和疼痛。这两种情况都增加了促炎细胞因子，如白细胞介素 -1（IL-1）、白细胞介素 -6（IL-6）和肿瘤坏死因子 -α（TNF-α），并协同作用促进肌肉质量和功能的丧失。虽然基因和生活方式的因素可以加速削弱肌肉和使肌肉向功能残障和残疾，但包括营养支持和运动锻炼在内的干预措施可以减缓或者逆转这些过程。因此，为了预防或延缓肌少症的发生，我们的干预措施是在青年和成年时期最大限度地增加肌肉，中年时尽量保持肌肉，老年时减少肌肉损失。

3. 自我管理

（1）疼痛教育：是通过传授给患者与其病情相对应的经验和知识，让患者学会如何应对疼痛的一种方法。疼痛教育对患者的情绪、应对能力等均有改善作用，从而对患者的疼痛自我管理和后期康复治疗带来积极影响。国内外老年人的疼痛教育不足，专门针对老年人群疼痛教育的实证研究报道非常有限。原因一方面在于医疗机构及医护人员对慢性疼痛缺乏足够的重视，另一方面在于老年人面对慢性疼痛的态度。有研究显示，老年疼痛患者普遍认为疼痛不可避免，宁愿忍受疼痛或用自己的方法处理疼痛，也不愿意寻求医疗解决方案。疼痛教育不足给国内外老年人的慢性疼痛管理带来了障碍。国外调查显示，老年人不愿意报告疼痛，部分老年人不愿服用止痛药或服用低于处方剂量的止痛药，导致疼痛治疗不足。对疼痛和治疗的认识不足，以及对用药的错误观念，都会影响疼痛治疗的结果。疼痛得不到缓解会给患者的身心健康带来一系列的负面影响，如生活质量和日常活动能力的降低、抑郁、睡眠障碍、逃避社交、体力活动减少，甚至是失能或残疾。因此，国内多位学者均认为应加强疼痛相关的健康教育。

（2）疼痛日记：随着生物 - 心理 - 社会医学模式的发展，对患者疼痛态度和信念的研究越来越受到重视，特别是对疼痛所带来的恐惧感和恐动症。恐动症指因持续疼痛导致患者产生一种非理性对身体活动的过度恐惧，进而导致其对痛苦伤害的易感性增强，甚至会有再次受伤的危险。伴有恐动症的患者往往会回避他们认为会产生再次受伤危险的身体活动。

澳大利亚国家处方服务中心（National Prescribing Service MedicineWise）的《疼痛日记（2013 版）》，内容包括记录疼痛强度（视觉模拟评分法分别记录平静下和活动后疼痛水平）、疼痛部位、疼痛性质、疼痛发生时间、疼痛是否转移、是否需要使用镇痛药物、疼痛加重的因素、疼痛减轻的因素和疼痛对生活的影响。指导患者记录疼痛日记的方法，并向患者强调记录的重要性。记录疼痛日记简单易行，且客观真实。此外，还可以动态观察患者日常疼痛变化的规律，清楚地显示患者疼痛强度、疼痛部位及疼痛对生活方面的影响等改变。而且，当患者看到疼痛对自己生活带来的影响越来越小时，他们会产生积极的信念。依托于疼痛日记的个性化疼痛指导在每天晨间查房时进行，护士根据患者日记反映的情况进行相应的疼痛教育，这样反复加深患者对教育内容的印象，进而使患者掌握应对疼痛的方法，降低患者的恐动症及日常活动和工作中的恐惧回避信念。疼痛日记可以辅助管理患者的疼痛。

（葛 楠）

参考文献

[1] 刘晓红，陈彪 . 老年医学 [M]. 3 版 . 北京：人民卫生出版社，2020：142-150.

[2] 刘晓红，朱鸣雷 . 老年医学速查手册 [M]. 2 版 . 北京：人民卫生出版社，2019：132-142.

[3] 纪泉，易端，王建业，等 . 老年患者慢性肌肉骨骼疼痛管理中国专家共识（2019)[J]. 中华老年医学杂志，2019，38(5)：500-507.

[4] 中华医学会骨科学分会关节外科学组 . 骨关节炎诊疗指南（2018 年版）[J]. 中华骨科杂志，2018，38(12)：705-715.

[5] 李夏卉，李继平，杨帆 . 老年人慢性疼痛健康教育研究进展 [J]. 上海护理，2020，20(12)：49-52.

[6] 刘丽丽，王维宁 . 疼痛日记对腰椎间盘突出症患者恐动症和恐惧回避信念的影响 [J]. 护理学杂志：外科版，2015，30(5)：25-28.

[7] MILLS S，NICOLSON K，SMITH B.Chronic pain: a review of its epidemiology and associated factors in population-based studies [J]. British Journal of Anaesthesia，2019，123(2): e273-e283.

[8] FANCOURT D，STEPTOE A. Physical and psychosocial factors in the prevention of chronic pain in older age[J]. The Journal of Pain，2018，19(12)：1385-1391.

[9] PATRICIA SCHOFIELD. The assessment of pain in older people：UK national guidelines[J]. Age Ageing，2018，47(suppl 1)：i1-i22.

[10] Scottish Intercollegiate Guidelines Network (SIGN). Management of chronic pain（A national clinical guideline）[EB/OL].（2013-12-20）[2022-09-09]. https://www.sign.ac.uk/our-guidelines/management-of-chronic-pain/.

[11] O'BRIEN S J, OMER E. Chronic pancreatitis and nutrition therapy[J].Nutrition in clinical practice，2019，

34（Suppl 1）：S13-S26.

[12] SIT R W S, ZHANG D, WANG B，et al. Sarcopenia and chronic musculoskeletal pain in 729 community-dwelling chinese older adults with multimorbidity[J]. Journal of the American Medical Directors Association，2019，20(10)：1349-1350.

老年抑郁症

抑郁症是老年人最常见的精神疾病之一，临床表现为持续的情绪低落、兴趣丧失和精力缺乏等。随着老年人的日益增多，老年抑郁症的患病人数亦逐年上升。根据 WHO 2018年的数据，全球 65 岁及以上老年人的抑郁症患病率为 15.0%。2015 年中国健康与养老追踪调查数据显示，我国老年人的抑郁症患病率达 37.5%。抑郁症常和其他心理问题或疾病并存，也是糖尿病、高血压和脑卒中等疾病发生和死亡的重要危险因素。WHO 预测 2030年抑郁症将成为全球疾病负担第 1 位的疾病。因此，识别抑郁症的高危人群，了解影响老年人抑郁症的危险因素和防控措施对维护老年人身心健康有重要意义。本章从老年抑郁症的流行特征入手，分别介绍了老年抑郁症在国外和国内的三间分布特征，并系统梳理了老年抑郁症的不可改变和可改变的影响因素，最后从一级预防、二级预防和三级预防 3 个方面阐述了如何开展老年抑郁症的防控策略。

第一节 老年抑郁症的概述及流行特征

一、全球老年抑郁症的流行特征

（一）时间分布

老年人是抑郁症的主要患病群体。有关抑郁症流行和发病率的全球趋势研究显示，随着时间的推移，老年人抑郁症的发病率呈逐年上升趋势。目前缺乏对老年人抑郁症长期趋势的研究，全球疾病负担（global burden of disease，GBD）关于全人群的长期趋势分析表明，每年抑郁症新发人数已经从 1990 年的 1.72 亿上升到 2017 年的 2.58 亿，上升幅度达49.9%。美国、韩国和瑞典等国家开展的老年人抑郁症长期趋势研究也发现一致的结果。其中瑞典地区 75 岁及以上老年人研究发现 1976 到 2006 年期间轻度抑郁症患病率呈现大幅增长，男性从 3.7% 增加到 12.4%，女性从 5.6% 增加到 19.1%。

（二）地区分布

老年抑郁症的流行特征在不同国家和区域间存在差异。欧洲研究相对较多，多国抑郁症流行情况研究结果表明，德国、英国、荷兰、比利时和阿尔巴尼亚等国家老年人的患病率均较高，达 16.0% 至 40.0%；而冰岛、捷克和立陶宛等国家的患病率均低于 10.0%。美洲地区的患病率相对较低，拉丁美洲和加拿大的患病率分别为 8.1% 和 5.5%。亚洲的老年人抑郁症的患病率较高，韩国和日本的患病率分别为 27.8% 和 25.8%。

（三）人群分布

1. **年龄** 2015 年 GBD 数据表明，全球 60 岁及以上的老年人群中抑郁症的患病比例高达约 7.0%。抑郁症的患病率总体上随着年龄的增长呈上升趋势，但在老年人中有所下降（图 4-5-1）。但局部地区研究表明，老年人的抑郁症患病率仍然存在随年龄增长而增加的趋势，欧洲 27 国研究发现，75 岁及以上老年人的抑郁症的患病率为 11.6%，高于 60 ~ 74 岁组的 5.9%；韩国 85 岁及以上老年人抑郁症的患病率为 38.6%，高于 80 ~ 84 岁组的 32.5%、75 ~ 79 岁组的 32.1%、70 ~ 74 岁组的 26.7% 和 65 ~ 69 岁组的 22.1%。

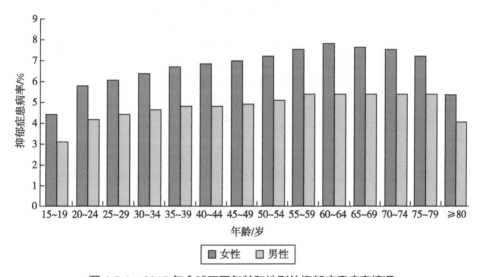

图 4-5-1 2015 年全球不同年龄和性别的抑郁症患病率情况

2. **性别** 2019 年 GBD 研究表明，不同年龄组中女性的抑郁症患病率、伤残调整寿命年（disability-adjusted life year，DALY）均高于男性（图 4-5-1 和图 4-5-2）。欧洲和拉丁美洲等地区也发现相同的规律，欧洲 27 国 75 岁及以上老年女性抑郁症的患病率为 14.0%，显著高于男性的 8.1%；拉丁美洲七大城市的 60 岁及以上老年人的跨国调查显示，女性的抑郁症患病率也均显著高于男性，百分比差值范围在 0.9% ~ 4.6%。

3. **民族 / 种族** 抑郁症流行情况在不同民族 / 种族老年人中存在差异。美国多民族 / 种族 65 岁及以上老年人研究发现日本人抑郁症的患病率最低，为 6.3%；其次是非西班牙白人（9.0%）、中国人和韩国人（10.9%）、菲律宾人（13.3%）、亚裔印第安人（16.1%）、黑人 / 非裔美国人（16.2%）、越南人（17.6%）、美洲印第安人或阿拉斯加原住民（18.6%）等；夏威夷原住民 / 太平洋岛民的患病率最高，为 21.4%。

4. **其他** 抑郁症流行情况在不同受教育程度、收入、职业和家庭状况等特征的老年

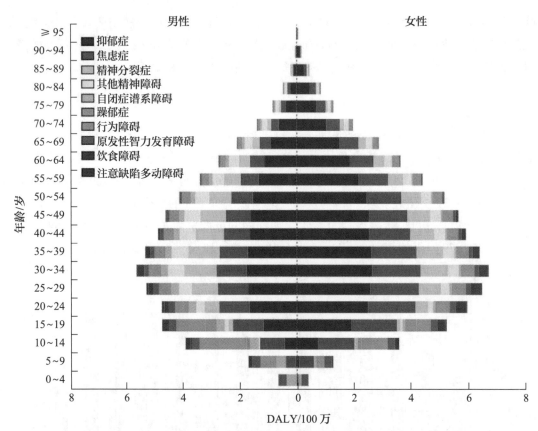

图4-5-2 2019年不同心理健康程度、性别和年龄人群的全球 DALY 分布

人中也存在差异。例如，韩国 65 岁及以上老年人研究显示，未接受教育老年人的抑郁症患病率为 39.6%，远高于接受 1～6 年教育（27.8%）及接受 7 年以上教育（15.5%）的老年人。受教育程度较高的老年人的抑郁症患病率较低，可能是由于受教育程度高的老年人心理韧性和承压能力更强，拥有更好的社会资源和经济条件等。有工作、与家人同住老年人的抑郁症患病率较低，可能与更多的沟通交流有关。此外，重大的突发事件如地震、新型冠状病毒感染（COVID-19）等传染病流行等也可能造成老年人抑郁症患病风险增加，如 2011 年 3 月日本东部发生了大型地震和海啸，灾难发生后 65 岁及以上老年人抑郁症的患病率比发生前增加了 11.1%，而随访 5 年后存活老年人中，超过一半的人发生了抑郁症。

二、我国老年抑郁症的流行特征

（一）时间分布

长期趋势研究结果表明，中国老年人抑郁症的患病率近年来有逐渐上升趋势。基于 GBD 数据分析发现，2017 年中国 65 岁及以上老年人的抑郁症患病率高于 1990 年（图 4-5-3）。中国健康与退休纵向研究 2013 年和 2015 年的数据也发现一致的趋势，60 岁及以上老年人的患病率由 35.8% 上升至 37.5%。

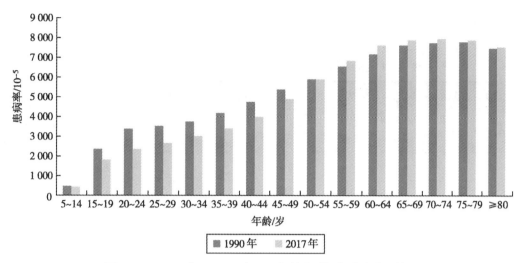

图 4-5-3　1990 年和 2017 年不同年龄人群抑郁症患病率情况

（二）地区分布

由于生活条件、卫生状况、受教育程度、人口密度、交通条件、工业水平和自然环境等状况不同，我国各个地区抑郁症患病情况存在差异。2013 年中国健康与养老追踪调查表明，我国乡村 60 岁及以上老年人的抑郁症患病率较城市地区高，分别为 30.0% 和 16.4%。在多项局部地区研究中，老年人抑郁症的患病率存在较大差异：新疆维吾尔自治区、江苏南通市和湖南长沙市 60 岁及以上的老年人抑郁症的患病率分别为 10.6%、16.1% 和 33.5%，辽宁沈阳市 65 岁及以上社区无认知功能损伤的老年人抑郁症的患病率为 27.1%。

（三）人群分布

1. **年龄**　随着年龄的增长，中国老年人抑郁症的患病率呈现上升趋势，该趋势在 1990 年和 2017 年两个不同时间点的人群中一致（图 4-5-3）。中国老年人心理健康调查显示，2007 年中国有超过 39.0% 的 60 岁及以上的老年人报告患有抑郁症，而在 80 岁及以上的老年人中，抑郁症的患病率约达 45.0%。高龄老年人抑郁症的患病率较高，其可能原因是人口的老龄化和老年人共病特征增加了抑郁症的患病风险。中国香港地区研究也发现一致的趋势，80 岁及以上的老年人抑郁症的患病率为 31.0%，高于 70 ~ 79 岁组（22.4%）和 60 ~ 69 岁组（19.1%）。

2. **性别**　抑郁症的流行情况在不同性别老年人中存在差异，女性高于男性。基于流行病学研究中心抑郁量表（center for epidemiological studies-depression scale，CES-D），中国健康与养老追踪调查 2013 年数据显示 45 岁及以上的男性和女性抑郁症的患病率分别为 25.5% 和 37.5%（表 4-5-1），不同年龄组女性抑郁症的患病率普遍高于男性；老年健康生物标志物队列研究（healthy ageing and biomarkers cohort study，HABCS）2017 年数据也提示存在相同的流行规律，发现我国 65 岁及以上老年男性和女性抑郁症的患病率分别为

11.5% 和 18.5%。

表 4-5-1 不同性别与年龄研究对象抑郁症患病率及其评分特征

年龄组 /岁	男性			女性			总计		
	病例数	评分 $(\bar{x} \pm s)$/分	评分 ≥ 10 比例 /%	病例数	评分 $(\bar{x} \pm s)$/分	评分 ≥ 10 比例 /%	病例数	评分 $(\bar{x} \pm s)$/分	评分 ≥ 10 比例 /%
45 ~ 49	524	7.2 ± 4.3	24.4	879	8.6 ± 4.9	34.1	1 403	8.1 ± 4.8	30.5
50 ~ 54	1 407	7.4 ± 4.2	27.1	1 792	8.7 ± 4.8	37.3	3 199	8.1 ± 4.6	32.8
55 ~ 59	1 272	7.2 ± 4.5	25.5	1 336	8.7 ± 5.1	38.1	2 608	8.0 ± 5.0	31.9
60 ~ 64	1 536	7.1 ± 4.5	25.7	1 727	8.9 ± 5.3	39.7	3 263	8.2 ± 5.2	33.1
65 ~ 69	1 288	7.0 ± 4.6	25.2	1 196	9.0 ± 5.5	39.6	2 484	8.1 ± 5.0	32.6
70 ~ 74	795	7.2 ± 4.9	26.3	811	8.9 ± 5.5	38.8	1 606	8.0 ± 5.3	32.2
≥ 75	959	6.8 ± 4.4	23.7	896	8.0 ± 5.0	32.0	1 855	7.4 ± 4.7	27.7
合计	7 781	7.1 ± 4.5	25.5	8 637	8.7 ± 5.2	37.5	16 418	8.0 ± 5.0	31.9

3. **其他** 老年人的抑郁症患病率在不同民族之间存在差异。例如，一项在四川开展的横断面研究显示，彝族、羌族和维吾尔族的老年人抑郁症患病率高于汉族，这可能与长期接触的自然环境和社会环境等有关。离退休老年人的抑郁症患病率高于其他老年人，其可能是因为老年人无法适应离退休后生活节奏和重心的变化，从而产生较大的心理压力。此外，地震和传染病流行等重大事件也可能造成老年人抑郁症的患病率增加，如 2008 年汶川地震后老年人遭受亲属遇难、经济损失和睡眠障碍等多种问题困扰，抑郁症患病人数显著增加；新型冠状病毒感染疫情期间，南京市低风险地区接受长时间全封闭管理的老年人抑郁症的患病率为 29.7%，明显高于非疫情期间我国抑郁症的平均患病率 6.0%，也显著高于我国既往研究的生活在城市中老年人抑郁症的患病率。

第二节　老年抑郁症的危险因素

一、不可改变的危险因素

（一）遗传因素

抑郁症的发生与遗传因素密切相关。抑郁症在普通人群中的患病率低于患者的一级亲属，而且患病的风险与血缘关系的密切程度呈正相关。抑郁症的发病年龄越早，遗传倾向越大。双胞胎和寄养子研究发现，双胞胎抑郁症患病风险高于寄养子，双胞胎患抑郁症的时间越早，抑郁症的遗传风险越高。临床试验和遗传学研究发现，$GSK3\beta$ 基因与抑郁症患病风险有关联，且这种关联在女性群体中更加明显，携带该种基因的女性个体患此病的风险是男性的两倍，而且更有可能表现出抑郁症病程长、发病时间早、症状更严重的现象。

（二）人口社会学特征

抑郁症的流行特征表现出明显的地区差异，这可能与我国不同地理区域间的社会经济特征差异存在关联。一些特定的社会经济因素，如大量的农村人口向城市迁移，也可能会引发抑郁症。失业、未婚、离异或丧偶等也是导致抑郁症的患病风险增高的重要因素。

二、可改变的危险因素

（一）生命早期经历

生命早期的个人经历是引起抑郁症的主要危险因素之一。在早期生活中经历过童年虐待、创伤等破坏性事件，会对个人产生长期影响。童年时期的酗酒、吸毒、不良的社会关系以及低受教育程度等因素可能会进一步导致日后的心理健康状况不佳，成为抑郁症的危险因素。创伤性的童年经历也可能会产生持久的心理生物学变化，例如下丘脑 - 垂体 - 肾上腺轴紊乱，持续影响终身的心理健康。

（二）重大事件

重大事件作为一种应激因素，可造成个体的心理平衡失调，促进抑郁症的发生和加重。地震等重大自然灾害可能造成老年人遭受亲属遇难、健康损害和经济损失等问题，导致他们心理负担增加、焦虑、睡眠障碍等，从而增加抑郁症的发生风险。此外，老年人作为传染病的易感人群，患病风险高且预后较一般成人更差，重大传染病流行不仅加剧老年人身体功能下降，还可能从社会服务、社交和经济水平等多个维度来影响老年人抑郁症的发生，如新型冠状病毒感染大流行期间，老年人经受社会孤立、丧亲、家庭经济收入下降和医疗服务受限等问题，且全封闭管理等措施也一定程度上加重老年人的心理负担，减少老年人沟通交流的渠道和机会，导致抑郁症的患病风险增加。

（三）生活方式因素

1. **膳食** 膳食习惯是影响抑郁症发生的重要因素之一，不健康或低质量的膳食会增加抑郁症的发生风险，这在男性群体中尤为明显。而优质的膳食模式（如地中海膳食）有利于降低抑郁症的患病风险，这可能是由于地中海膳食模式中富含水果和蔬菜、鱼、全谷类、坚果、橄榄油和较少的红肉或加工肉，可减少机体炎症过程并提高抗氧化水平，减少氧化应激，进而降低抑郁症的发生风险。此外，喝茶、补充维生素 D 等膳食习惯也可以预防和改善抑郁症。抑郁症和营养不良往往是相互影响的，抑郁症可导致老年人食欲降低，引发营养不良，而营养不良则会加剧老年人的精神症状问题。

2. **睡眠** 睡眠质量是抑郁症发生和预后的影响因素之一。睡眠习惯的改变会影响到老年人参与社交和娱乐活动的意愿，这可能不利于其心理健康，增加抑郁症的患病风险。睡眠时长在 6 ~ 9 小时的老年人比睡眠时长更短或更长的老年人具有更低的精神疾病发病率，生活质量更好。抑郁症患者失眠情况较为普遍，提高睡眠质量不仅有利于降低老年抑郁症的发生风险，还有利于改善其预后状态。

3. **身体活动** 经常进行身体活动可以降低老年人的抑郁水平，可能的机制包括：①增加儿茶酚胺的释放，如 5- 羟色胺、去甲肾上腺素和多巴胺及内啡肽，从而增加老年人的幸福感，缓解抑郁症；②提高老年人对生活的满意度和减少孤独感，对改善他们的生活质量起着积极作用。

身体活动缺乏、久坐等生活习惯会降低最大有氧能力、肌肉力量、运动反应和整体功能能力，导致日常生活能力下降，进一步影响老年人的生活质量，增加老年人患抑郁症的风险。与积极的主动久坐行为相比（如办公、开会），被动久坐行为带来的负面情绪状态更有可能增加患抑郁症的风险。因此积极主动的久坐行为和进行轻度活动或中度到剧烈活动代替被动久坐可能有利于降低老年人的抑郁风险。

4. **吸烟** 与不吸烟的老年人相比，重度吸烟者以及短期和中期戒烟者更容易患抑郁症。戒烟后出现抑郁症的可能性会随着戒烟时间的延长而下降；重度吸烟者出现抑郁症的可能性是不吸烟者的 1.2 倍；与从不吸烟的人相比，短期戒烟者和中期戒烟者患抑郁症的概率分别增加了 30% 和 22%。吸烟在饮食习惯不健康的老年群体中更为普遍，两者可能共同影响抑郁症的发生。

5. **饮酒** 饮酒频率也与抑郁症具有一定关联。适度饮酒可能有利于降低抑郁症的风险，而过度饮酒或酗酒则可能增加抑郁症的风险。健康状况不佳可能在饮酒频率与老年人抑郁症之间起到中介作用，老年人健康状况不佳时生理状态的变化会明显增加了老年人对酒精的敏感性，降低了对酒精的耐受性，从而导致抑郁症的发生风险增高。

（四）社会支持

随着老年人年龄的增长及其伴随的疾病和功能状态变化，其人际关系需求也会发生变化。当老年人功能下降时，他们可能会变得更加依赖他人，打破周围关系中现有的平衡，产生压力和不适。对于某些特定的产生压力的因素，例如功能衰退或丧失，残疾，以及失去伴侣或其他亲密的人等，在老年人中更为普遍，并对老年抑郁症的发生有重要的影响。中国 31 省的精神疾病监测数据显示，与已婚或同居的人相比，分居、丧偶或离异的人抑郁症的患病率较高。在经历了不可避免的社会关系损失后，寻求社会关系的恢复是老年人的一项主要发展任务，如果无法完成这项任务，可能会引起抑郁症。社会脱离理论同样认为社会参与度较低的老年人更容易患抑郁症。

（五）功能状态

1. **认知功能** 抑郁症与认知功能损伤存在双向关联，抑郁症可以影响认知功能损伤的发生，而认知功能损伤也会影响抑郁症的发生和发展。认知功能损伤多涉及额叶和颞叶损伤，进而表现为记忆和执行力下降，智力衰退，导致思维和行为迟缓，从而进一步加重老年人抑郁症程度，导致认知功能损伤者的抑郁症患病率比正常人群高。然而也有研究表明，抑郁症患者常伴有认知功能损伤，抑郁症严重的老年人在情景记忆、精神状态和整体认知方面的认知功能水平均有明显下降。

2. **日常生活活动能力**　日常生活活动能力严重受限是老年人抑郁的重要危险因素，主要体现在以下几个方面：①老年人在家中进行日常生活活动的能力较差，需要家人或其他人的长期照顾。长期护理可能导致老年人和照顾者之间的关系紧张，直接影响到老年人社交网络的建立和维护，容易诱发抑郁症；②老年人在长期护理的过程中可能会产生负面的想法和判断，形成心理负担；另外，老年人可能因为身体机能的衰退需要应对压力而增加患抑郁症的风险；③ ADL 受损会影响老年人与外部世界的接触，他人排斥、未能履行社会角色、缺乏身份认同或社会参与行为等会使老年人产生无助感和心理负担，增加抑郁患病风险；④ ADL 受损和抑郁症可能有共同的荷尔蒙和新陈代谢途径：抑郁症与较高的皮质醇水平有关，而体力活动可以通过上调糖皮质激素受体调节皮质醇水平。因此，预防或减少 ADL 受损可能会对患有抑郁症的老年人的医疗保健产生积极的影响。

3. **性格**　性格与抑郁症的发生也有密切的关系，包括追求完美、神经质、不自信的性格等。例如，神经质通常被认为是与抑郁症风险联系最紧密的因素之一，有研究显示神经质的水平增加与抑郁症患病风险增加有关。这可能是因为两者受到共同基因的影响，即影响神经质的遗传因素和影响抑郁症的遗传因素之间存在大量重叠。

4. **肥胖**　不同肥胖类型与抑郁症患病风险的关联存在差异。与代谢健康的非肥胖人群相比，代谢不良型肥胖人群的抑郁症患病风险增加 30.0% ~ 83.0%，代谢不良型非肥胖人群的抑郁症患病风险增加 19.0% ~ 60.0%，而代谢健康型肥胖人群的抑郁风险没有增加。

5. **感官功能**　随年龄增加而产生感官功能障碍与老年人抑郁症患病率的增加有关。国内外研究结果表明，听力损失和视力损失等躯体健康风险因素已被证实是老年人抑郁症的重要影响因素。专门针对听力损失老年人的研究表明，听力损失与单相抑郁有关，有22.0% 的患者随着时间的推移经历了偶发抑郁症。关于视力损失与抑郁症的研究尚不充分，但据推测，其与听力损失相似，视力损失与老年抑郁症的出现密切相关，并随着时间的推移对抑郁症的影响逐渐增加。纵向研究表明，患有视力和听力双重感觉丧失的人比单一感觉丧失的人更容易患有重度抑郁症。

（六）疾病

疾病对于老年抑郁症的重大影响是无可争议的。有冠心病、脑卒中、糖尿病或短暂性脑缺血发作病史或服用更多药物的老年人患抑郁症的风险更高。其中，慢性病是老年抑郁的重要风险因素之一。例如，一项在中国东部的四城市多中心横断面研究表明抑郁症患者更可能存在多病共存现象。抑郁症可能是某些身体疾病或药物治疗的结果，反映了一个生物介导的过程，如脑卒中和帕金森病所涉及的大脑结构和神经化学变化可导致抑郁。疾病及其特定症状也会带来一些不利的社会心理和生理变化，例如丧失功能、负面的身体形象、认同感丧失、疼痛和无助感等，这些会增加抑郁症的发生风险。还值得注意的是，抑郁的一些症状，尤其是低能量水平和睡眠问题等健康症状，也可能是躯体疾病的表现。因此，有时很难将身体疾病造成的"单纯"情绪后果与抑郁症区分开来，尤其是对于患有多种躯体疾病的老年人。根据精神病学标准，只有在排除所有症状都是由某种躯体疾病或是服用某种药物后导致的前提下，才能判断为抑郁症。因此，在评估老年人是否患有抑郁时，必须考虑是"单纯"的身体疾病造成的还是真实患有抑郁症。

第三节　老年抑郁症的防控策略

老年抑郁症的预防分为三级，一级预防是指抑郁症的病因学预防，二级预防着重于早发现、早诊断和早治疗，三级预防旨在改善老年抑郁症患者的生命质量和预后。

一、一级预防

一级预防主要通过高危人群策略和全人群策略达到显著降低老年抑郁症发生风险的目的。高危人群策略是针对高危人群进行预防，即寻找潜在的老年抑郁症高危人群并采取干预措施。例如，有明显抑郁症家族史者、早期童年经历受创者、老年无用感者、经历传染病或地震等重大事件者，在其早期表现出情绪低落、意志力活动减退前进行心理干预或开展预防性治疗。全人群策略是针对整个老年人口的预防性干预，具体措施如下。

（一）个体层面

合理膳食，老年人应该注意日常健康饮食，避免摄入刺激性食物，保证膳食多样性，多食用高钙以及蛋白类食品，补充维生素，维持健康体重。戒烟，避免过度饮酒或酗酒。积极参与社会活动，与家人同住，主动与家人和朋友沟通交流，参与社会公益活动。开展身体锻炼，保证充足的身体活动，避免久坐，特别是被动久坐。积极治疗疾病，进行高血压、糖尿病、心血管病和癌症等疾病治疗。

（二）家庭和社会层面

提供生命早期健康保障，关注童年期间心理健康发展，避免故意伤害、饥饿或父母离异等负性事件发生。提供社会参与平台，为老年人创造更多的休闲娱乐和社会贡献的机会。加强防治知识宣传，利用影视、媒体等多种渠道，拍摄制作专业权威且通俗易懂的抑郁症防治科普宣传片，普遍提升公众对抑郁症的关注；充分发挥专家队伍的作用，深入学校、企业、社区、机关等开展抑郁症相关的公益讲座；在公共场所设置或播放抑郁症公益广告，在各社区健康教育活动室（卫生服务中心）为居民提供科普宣传资料。

二、二级预防

二级预防又称三早预防，是指在疾病早期症状尚不明显或难以觉察时，通过有效的筛查手段发现抑郁症患病人群，并对老年人采取及时规范的治疗和干预措施，达到早发现、早诊断、早治疗的目的。

（一）开展筛查评估

医疗卫生机构使用抑郁症筛查量表，开展抑郁症筛查，通过建立微信公众号、App 客户端等形式，为公众提供线上线下抑郁症测评、评分说明和诊疗建议等。各类体检中心将情绪状态评估纳入体检项目中，供体检人员选用。基层医疗卫生机构结合实际工作开展重点人群心理健康评估。对发现疑似抑郁症患者，建议其到精神卫生医疗机构就诊。精神专科医院结合各类主题日、传统节日宣传活动等，组织开展抑郁症筛查。综合医院提供自助式抑郁症测评设备或公布测评微信公众号，供就诊患者开展自助式心理健康状况测评。

（二）提高诊断水平

二级预防要求各级医疗卫生机构规范并持续开展抑郁症防治等相关知识的培训。加大对非精神专科医院医师的培训，提高其识别抑郁症的能力，并及时转诊。推动综合医院与精神卫生医疗机构开展联合门诊或远程会诊。妇幼保健院、中医院应开设精神（心理）科。基层医疗卫生机构借助医联体等服务形式，与精神卫生医疗机构建立紧密的协作机制。基层医疗卫生机构要将抑郁症防治知识纳入社区医生继续教育必修课程，使社区卫生服务中心（乡镇卫生院）全科医生有筛查识别抑郁症的能力。精神卫生医疗机构依托医联体，将专家服务下沉至基层，为社区（村）抑郁症患者提供科学诊断，制定治疗方案。精神卫生医疗机构为疑难抑郁症患者开辟诊疗绿色通道并及时收治。对社工和护理人员开展抑郁症照护与家属辅导技能培训。

（三）及时治疗

抑郁症复发率高达 50%～85%，抗抑郁治疗的关键是需要彻底消除临床症状，减少复发风险。整个治疗过程涵盖急性期治疗控制症状、巩固期治疗预防复燃、维持期治疗预防复发。针对具体患者情况，可选择药物治疗、心理治疗和生物物理治疗等不同的方案，其中药物治疗为常用的推荐方案。指南推荐的一线抗抑郁药物包括五羟色胺再摄取剂（如氟西汀、帕罗西汀、艾司西酞普兰等）、五羟色胺和去甲肾上腺素再摄取剂（如文拉法辛等）、去甲肾上腺素和特异性五羟色胺抗抑郁药（如米氮平）等。考虑到中国的情况，在一定程度上也推荐使用中药中草药（如舒肝解郁胶囊和圣约翰草等）治疗轻度至中度抑郁症。因为抑郁症的发生和复发与社会心理因素密切相关，因此常有必要单独采用心理治疗或将其与药物治疗合用。心理治疗对于轻中度抑郁症的治疗与抗抑郁药疗效相仿，但对于重度抑郁症发作往往不能单独使用，需要在药物治疗基础上联合使用。常用的方法包括支持性心理疗法、认知疗法、行为治疗、动力心理学治疗、人际心理治疗以及婚姻和家庭治疗等。生物物理疗法也被逐步证实能够改善和治疗抑郁症，常用的包括改良电抽搐治疗、经颅磁刺激治疗、迷走神经刺激治疗和深部脑刺激治疗等。除上述疗法外，光照治疗、针灸和阅读疗法等也作为辅助疗法在临床中开始使用。

三、三级预防

三级预防旨在对老年抑郁症患者进行疾病和自杀风险管理，减少抑郁症对老年患者机体功能和生命质量的影响，避免功能障碍发生，提高患者整体生存质量和预后。

规范的治疗能够很大程度上缓解抑郁症症状、预防复发，但患有抑郁症的老年人常伴有不同程度的认知功能水平下降和其他健康问题，因此实现三级预防更重要的目标是减少并发症的发生和改善患者生命质量。主要预防措施包括以下几点：①生活方式管理，如经常锻炼、保持良好的睡眠、减少咖啡摄入、远离烟酒和其他有害物质等，定期对患者的整体生命质量予以评估，询问患者最困扰他们的情况，确定如何调整他们现有的生活活动和娱乐；②家属健康教育，在治疗过程中与患者家属建立密切的合作关系，努力让家属参与进来，最大限度调动患者支持系统，包括对其宣教抑郁症是一种疾病、自杀风险的评估、药物的规范使用原则、非药物的干预手段、抑郁症可能复发和复发预防的相关知识等，借此让患者得到最全面的干预；③药物安全性管理，患者在用药期间应定期监测血常规（是有无白细胞减少）、血生化（有无肝功能、血脂或尿酸异常等）、电解质、心电图和甲状腺功能等状态，避免对健康造成不良损害；④自杀风险管理，抑郁症是导致自杀的最常见精神疾病，主动询问自杀想法不会引发自杀行为，却往往可以减轻患者的焦虑，让患者感觉得到了理解。医生应主动评估患者自杀观念和企图，患者计划或准备实施自杀的进度，自杀手段的可用性和致命性，患者实施自杀计划的坚决程度。及时告知患者的监护人自杀的风险，了解患者对自杀结果的实际顾虑，并提供干预因素的建议，以阻止患者自杀的发生。

随着我国进入快速老龄化和高龄化阶段，老年抑郁症患者群体规模不断增大，严重影响着老年人群的身体健康和生活质量。但老年抑郁症的诊断常常比较困难，因为病人本身无法识别，同时经常伴有明显的躯体症状，常被误诊为躯体疾病。考虑到当前新型冠状病毒感染的流行对生活各方面造成的影响，其对人群心理健康影响将持久且深远，多维度的社会挑战可能会加剧老年人对新型冠状病毒感染疫情带来的社会心理后果的易感性。应系统地进行卫生保健工作人员培训、建立和完善抑郁相关的诊治规范，基于社区等基本卫生保健机构为老年人提供有效的初级精神保健需求和服务，调动家庭成员力量开展老年人抑郁症的预防和诊治工作。对老年抑郁症患者开展定期功能、疾病状态和卫生需求评估，为老年人提供差异化的基本照护和长期护理服务等需求，并向护理人员提供教育、培训和支持。

（施小明　周锦辉）

参考文献

[1] 杨展，陈饶，胡晓，等. 中国城乡老年人抑郁症状及其影响因素差异的分析 [J]. 中华流行病学杂志，2017，38（8）：1088-1093.

[2] 康琪，吕跃斌，魏源，等. 中国 8 个长寿地区 65 岁及以上老年人抑郁症状影响因素分析 [J]. 中华流行病学杂志，2020，41(1)：20-24.

[3] WHO. Depression and other common mental disorders[R]. (2017-01-03) [2022-07-22]. https://www.who.int/publications/i/item/depression-global-health-estimates.

[4] GBD 2019 Mental Disorders Collaborators. Global, regional, and national burden of 12 mental disorders in 204 countries and territories, 1990—2019: a systematic analysis for the global burden of disease study 2019[J]. Lancet Psychiatry，2022, 9(2)：137-150.

[5] MORENO-AGOSTINO D, WU Y T, DASKALOPOULOU C, et al. Global trends in the prevalence and incidence of depression: a systematic review and meta-analysis[J]. J Affect Disord，2021, 281：235-243.

[6] WIBERG P, WAERN M, BILLSTEDT E, et al. Secular trends in the prevalence of dementia and depression in Swedish septuagenarians 1976-2006[J]. Psychol Med，2013, 43(12)：2627-2634.

[7] ARIAS-DE LA TORRE J, VILAGUT G, RONALDSON A, et al. Prevalence and variability of current depressive disorder in 27 European countries: a population-based study[J]. Lancet Public Health，2021, 6(10)：e729-e738.

[8] TURUBA R, PIRKLE C, BELANGER E, et al. Assessing the relationship between multimorbidity and depression in older men and women: the International Mobility in Aging Study (IMIAS)[J]. Aging Ment Health，2020, 24(5)：747-757.

[9] RUIZ M A, BEENACKERS M A, DOIRON D, et al. Gender, marital and educational inequalities in mid-to late-life depressive symptoms: cross-cohort variation and moderation by urbanicity degree[J]. J Epidemiol Community Health，2021, 75(5):442-449.

[10] KINO S, AIDA J, KONDO K, et al. Long-term trends in mental health disorders after the 2011 great east Japan earthquake and tsunami[J]. JAMA Netw Open，2020, 3(8):e2013437.

[11] BAI R, DONG W, PENG Q, et al. Trends in depression incidence in China, 1990-2019[J]. J Affect Disord，2022, 296：291-297.

[12] TANG X, QI S, ZHANG H, et al. Prevalence of depressive symptoms and its related factors among China's older adults in 2016[J]. J Affect Disord，2021, 292：95-101.

[13] MOORE K, HUGHES C F, WARD M, et al. Diet, nutrition and the ageing brain: current evidence and new directions[J]. Proc Nutr Soc，2018, 77(2)：152-163.

[14] ALAVI N M, KHADEMALHOSEINI S, VAKILI Z, et al. Effect of vitamin D supplementation on depression in elderly patients: a randomized clinical trial[J]. Clin Nutr，2019, 38(5)：2065-2070.

[15] XIE Y, MA M, WU W, et al. Factors associated with depressive symptoms among the elderly in China: structural equation model[J]. Int Psychogeriatr，2021, 33(2)：157-167.

老年跌倒

跌倒是老年人群中最常见伤害性事件，属老年综合征范畴。跌倒可能导致老年人丧失行动和独立生活能力，导致各种并发症甚至死亡，有些老人可能需要长期照护，严重影响老年人的生活质量和生命健康。跌倒及其引起的一系列健康问题给个人、家庭和社会带来了沉重负担。年龄增长是老年人容易发生跌倒重要危险因素，增龄带来的生理功能减退，导致身体各部位协调性和稳定性下降，同时老年人在感官和认知方面也会出现老化，因此，老年人发生跌倒危险性增高。我国已步入老龄化社会，老年人因跌倒而受重伤甚至死亡风险较大，老年人跌倒已经成为备受关注的公共卫生问题。本章将介绍老年跌倒的定义、流行特征及危险因素，并介绍国际上常用老年人跌倒风险评估方法，以及预防老年人跌倒策略与措施。

第一节 老年跌倒的概述及流行特征

一、老年跌倒的定义

跌倒（fall）是指突发、不自主、非故意体位改变，倒在地上或更低平面上。按照国际疾病分类（ICD-10）跌倒分类，跌倒包括以下两类：①从一个平面至另一个平面的跌落；②同一平面的跌倒。跌倒是老年人群发生伤害最主要类型。老年跌倒（fall in older adults）即在老年人群中发生跌倒事件。老年跌倒不是随机事件，而是一种健康问题或患病状态，是身体生理功能下降和身体老化过程反映，是一些急慢性疾病非特异性表现，同时也是"衰老"造成伤害和导致老年人致残或致死主要原因之一。

二、老年跌倒流行特征与疾病负担

2021 年世界卫生组织（WHO）估计，每年发生 68.4 万致命跌伤，使之成为仅次于道路交通伤害的第二大非故意伤害死亡原因。80% 以上与跌倒有关的死亡发生在低收入和中等收入国家，其中，西太平洋区域和东南亚区域占 60%。在世界范围内，跌倒发生率随着年龄增加而升高，在 60 岁及以上人群中跌倒是最普遍的伤害类型，65 岁以上的老年人跌倒风险最高，其中，每年至少有 1/3 会发生跌倒，且半数以上老年人会再次发生跌倒，80 岁以上人群中达到 50%，85 岁以上的白种男性死亡率最高（> 180/10 万人），90 岁以上老年人跌倒后造成的功能损伤和残疾最为严重。

40% ~ 60% 老年人跌倒可导致不同程度损伤，10% ~ 15% 会发生骨折或其他严重损伤。跌倒相关伤害是导致 40% 老年人接受长期照护的原因，因跌倒而致残的老年人，随后需要长期照护和进收容机构可能性极大。此外，跌倒相关伤害所造成经济成本巨大。在芬兰和澳大利亚，每例跌伤 65 岁及以上老年人平均卫生系统费用分别为 3 611 美元和 1 049 美元；2019 年美国因跌倒产生医疗费用超过 500 亿美元，到 2030 年 65 岁及以上的老年人因跌倒产生医疗费用估计可达 740 亿美元。

2019 年底数据显示，中国 65 岁及以上老年人口已达 1.76 亿，占总人口的 12.6%，其中有跌倒史男性为 21% ~ 23%，女性为 43% ~ 44%。跌倒是中国 65 岁及以上老年人因伤害死亡首位原因。2019 年，我国 65 岁及以上老年人口跌倒死亡率为 67.74/10 万，2020 年，60 岁及以上老年人年龄标准化跌倒死亡率为 10.44/10 万，这意味着平均每天有 285 名老年人因跌倒死亡。老年跌倒造成的疾病负担在近 30 年间增长超过 200%，这与我国的人口老龄化趋势密切相关。跌倒是我国 60 岁以上老年人因伤害就诊第一位原因，是影响 65 岁老年人伤残调整寿命年（disability adjusted life year，DALY）第一位伤害原因。

我国老年人跌倒在老年女性中的发生率和死亡率更高，但是对老年男性疾病负担影响更大，老年男性跌倒导致寿命损失年（years of potential life lost，YLL）占 DALY 的比例为 46.89%，高于老年女性所占的比例（39.26%）。随着年龄增长，因跌倒造成死亡数和疾病负担逐渐增加。老年人跌倒死亡率在 70 岁以上人群中更高，并且随着年龄增长而急剧升高。80 岁以上的高龄老年人占 60 岁以上年龄组中与跌倒有关死亡人数 56.07%，并且最大年龄组（≥ 85 岁）死亡率和年度百分比变化（annual percent changes，APCs）最高。就地区分布来看，城市和农村老年人跌倒死亡率分别为 64.48/10 万和 69.44/10 万，农村略高于城市。有研究显示，我国老年人跌倒发生率约为 18.3%，每年大约 5 000 万老年人会发生 1 次或多次跌倒，直接医疗费用超过 50 亿元人民币，疾病负担可达 160 亿 ~ 800 亿元。

三、老年跌倒危害

跌倒是威胁老年人健康最重要危险因素之一。老年跌倒，轻者可引发身体不适，重者可产生各种损伤，甚至导致残疾或死亡等严重后果。老年跌倒往往表现为并发症多、预后差、病残率高和死亡率高的特点，不仅影响患者的生活质量，而且显著增加了医疗成本，消耗了大量的社会资源，已成为当今各国不得不面对的世界性公共卫生问题。

大多数跌倒都会造成某种程度伤害，是老年人群持续性疼痛、功能损害、残疾和死亡最重要原因。跌倒通常会造成诸如挫伤或擦伤等轻度软组织损伤，10% ~ 15% 老人会发生股骨、手臂、肋骨、髋部等部位骨折或其他严重损伤，5% ~ 10% 会造成头部创伤积血、脱位和扭伤、软组织损伤、撞伤和撕裂等其他严重外伤。老年跌倒损伤中最严重的是髋骨骨折，其致死率最高。髋骨骨折可引发严重的健康问题和生活质量下降，其中半数老人无法恢复原有独立生活能力和居住状态，并且可能因经历长期卧床或伤残肢体活动受限导致肌肉萎缩、骨质疏松、关节挛缩，并伴有功能状态持续下降，进而引发压疮（又称褥疮）、直立性低血压、肺部感染、血栓性静脉炎和栓塞等一系列继发损害。

老年人一旦发生骨折，常常诱发情绪低落、急躁、执拗、冷漠、忧虑、失去信心等负面情绪。由于担心再次跌倒，60% 老人存在活动中度受限，15% 老人活动重度受限。据统计，半数以上发生过髋部骨折老人存在跌倒恐惧症（fear of falling，FOF），造成"跌倒→丧失信心→不敢活动→衰弱→更易跌倒"恶性循环，甚至卧床不起，使原有认知障碍者症状加重，给老年人带来极大的心理创伤。骨折本身虽然并不致命，但老年人所具有基础疾病与多系统并发症往往是造成高病死率主要原因。跌倒事件所致并发症是 65 岁以上老人伤害事件死亡首要原因，同时在老年人群死因谱中位居第五。

第二节　老年跌倒的危险因素

当一个人失去重心，并且没有足够、有效的或者没有能力去重新保持平衡的时候，就会跌倒。大多数跌倒并非真正的意外或衰老必然结果，通常是个体内部因素（年龄相关身体功能衰退、急性疾病、服用药物）、姿势控制困难因素（环境、位置改变、身体活动）以及起介导作用因素（冒险行为、潜在活动水平）之间复杂相互作用结果。目前普遍认为，老年跌倒通常是多个因素综合作用结果，而不是由单一因素造成。据 WHO 报告，跌倒主要是由生物因素、行为因素、环境因素和社会经济学四大因素之间相互影响发生。很多研究将这些影响因素分为自身因素（内在因素）和环境因素（外在因素），另有文献报告中国老年人跌倒危险因素有 132 种之多，本节将跌倒危险因素分为以下六大类来介绍。

一、生理因素

1. **年龄与性别因素**　跌倒与老年人年龄和性别相关。随着年龄增加，老年机体各器官功能衰退，反应迟钝，动态平衡控制能力降低，更容易发生跌倒。其中女性发生跌倒风险高于男性，这可能与女性绝经后雌激素水平下降，导致骨质疏松有一定关系。

2. **步态和平衡功能**　步态和平衡功能是人体神经、肌肉及骨骼应对外界环境变化综合体现。与年轻人相比，老年人步态基本特点是下肢肌肉收缩力下降，踝关节和膝关节屈曲动作缓慢，伸髋不充分，导致行走缓慢、步幅变短，行走不连续，脚不能抬高到合适的高度。此外，老年人神经中枢控制能力和自我感知能力下降，反应变得迟钝且反应时间延长，平衡能力和协同运动能力亦随之降低。这些因素导致老年人较难控制自己的姿态，并且姿态失衡后再恢复平衡能力下降，易致老年人发生跌倒。

3. **感觉系统**　老年人常表现为视力、视觉分辨率、视觉空间/深度感及视敏度下降，触觉下降，传导性听力损失，老年性耳聋，以及踝关节躯体震动感和踝反射和趾关节位置觉下降，这些表现均可导致平衡能力降低。

4. **血压调节** 血压调节是成功保持直立姿势一个重要因素。老年人对低血压刺激敏感性降低，往往不能对体位改变、进餐或急性疾病等引起低血压进行调节，这容易导致脑灌注不足，引起跌倒或晕厥，这种情况在本身合并脑灌注不足脑血管疾病老年人中更加明显。另外，老年人体内含水量较少，这使老年人在急性疾病、应用利尿剂和天气炎热时脱水风险增加，可引起直立性低血压和跌倒。

二、病理因素

与老年跌倒相关疾病较多，任何能导致步态不稳、平衡障碍、肌肉功能减弱、晕厥前期状态、引起晕厥急慢性疾病及心律失常等，都可能导致跌倒发生。目前认为，可导致老年人发生跌倒的疾病主要包括以下几个类型。

1. **神经系统疾病** 如帕金森病、阿尔茨海默病、癫痫、椎动脉供血不足、脑血管意外、小脑病变、外周神经病变等。

2. **心血管疾病** 如急性心肌梗死、直立性低血压、心律失常等。

3. **影响视力眼部疾病** 如白内障、青光眼、黄斑变性、偏盲等。

4. **影响运动与平衡骨科疾病** 如骨性关节炎、风湿病、骨质疏松、足部疾病、颈椎病、肌力减退、肢体残缺等。

5. **其他相关疾病** 如贫血、虚弱、脱水、低氧血症、电解质紊乱等。

三、药物因素

药物是最容易改变的跌倒危险因素之一，不仅是药品种类，服用处方药品数量（超过4种药物）和药物剂量改变都与跌倒发生有关。老年人对药物耐受性与敏感性不同于青壮年，易发生药物不良反应，从而导致跌倒发生。治疗精神系统疾病药物与跌倒密切相关，如镇静药、催眠药、抗抑郁药等均可影响中枢神经系统的功能，造成老年人平衡功能障碍。巴比妥类可使老年人发生夜间和次晨跌倒；长效苯二氮䓬类（硝西泮等）通过损害神经性运动功能而致跌倒；长效降糖药可引发低血糖而诱发跌倒。服用抗高血压药、抗心律失常药以及治疗糖尿病药物等均会对中枢神经系统产生影响，使老年跌倒风险增大。如直立性低血压患者，在服用镇静类、抗抑郁类及降压药后，更易诱发头晕而跌倒。另外，服用药物种类越多，发生跌倒风险也越大。目前，导致跌倒主要药物包括：精神类药物，如抗抑郁药、抗焦虑药、催眠药、抗惊厥药、镇静剂；心血管药物，如降压药、利尿剂、血管扩张剂；其他药物，如降糖药、非甾体抗炎药、止痛剂、多巴胺类、抗帕金森药物等。

四、心理因素

影响老年人跌倒心理因素，主要有跌倒恐惧、抑郁和认知功能障碍等。目前公认的跌倒危险因素（如认知障碍、行走缓慢、平衡差、反应时间增加和虚弱等）都与老年抑郁症状有关，其中，与抑郁症发作最相关症状（如精神运动迟缓、步态缓慢、认知处理缓慢和活动水平低下），都可能导致跌倒，抑郁症与发生跌倒早已形成一种潜在关联，从而最终会引发FOF，即形成"跌倒→丧失信心→更易跌倒"。FOF是指在进行某项活动时为了避免跌倒而出现的自我效能或信心降低。已有研究表明，即使从未发生过跌倒老年人，也会有跌倒恐惧心理，其患病率从20%到85%不等。跌倒恐惧最初被认为是一种跌倒后综合征，现已成为老年跌倒独立影响因素。跌倒和害怕跌倒互为因果，老年人由于害怕跌倒而减少户外活动，缺乏运动锻炼，造成肌肉力量等身体功能下降，从而增加了跌倒风险，跌倒又加重FOF，形成恶性循环。

需要注意，与从未发生过跌倒老年人相较，有跌倒史老年人再次发生跌倒风险更高，这在很大程度上，是由于跌倒加重了老年人FOF。沮丧、抑郁、焦虑、情绪不佳、害怕跌倒心理状态，以及由此导致老年人与社会疏离，均会增加老年人跌倒危险性。此外，老年人自我评价能力过高也是造成跌倒危险因素之一，个性固执和独立性较强的老年人容易忽视跌倒各种危险因素而引发跌倒。

五、社会因素

长期以来，老年人跌倒的危险因素大多仅关注身体机能下降相关因素，近年来虽然注意到了心理因素，但是社会层面的作用却被忽视了。社会因素往往是多维的，主要涵盖个人的社会条件和经济状况以及社会能力相关因素，通常情况下，这并不是导致老年跌倒的直接原因，但却是与老年人跌倒风险有关的宏观、深层次的原因。老年人跌倒相关社会危险因素主要包括教育文化水平、收入情况、卫生保健水平、居住条件、是否独居、社会互助是否缺乏、社会服务和资源充足性、医疗服务可及性等。目前我国老龄化程度严重，老年人社会参与度、家庭支持度及经济状况等方面形势严峻，极易导致老年人社会衰弱（social vulnerability，SV）发生。SV指个体持续处于丧失一种或多种满足基本社会需求的重要资源的状态，包括社会资源、社会行为和活动以及自我管理能力三个方面，这些都会影响个体的社会需求，是衰弱的重要维度之一，目前在国内并未被广泛关注。SV是促进衰弱发生发展的辅助因素之一，与身体衰弱相比，SV与老年人抑郁症状发生率有更强的关联性。有研究表明，社会衰弱是老年认知障碍的独立危险因素，可与身体衰弱与认知衰弱同时发生，并进一步促进认知和身体功能下降，导致老年人跌倒发生。老年人可能因社会变迁、职位调整、婚姻状态改变、家庭关系异常、经济收入低下等社会因素，引发社会衰弱。因此，准确识别老年人社会衰弱问题，关注老年人社会需求，对老年人跌倒预防与控制至关重要。

六、环境因素

50%老年人跌倒与外周环境密切相关。常见环境因素包含室内和室外环境因素。

1. 室内环境因素 光线不充足、地面湿滑、不平坦、物品摆放杂乱、通道有障碍物、液体溅出、床和家具高度不合适、卫生间没有防滑垫和扶手、穿着过长或不便于行动的服饰等都是引发室内跌倒危险因素。

2. 室外环境因素 道路崎岖不平坦，道路湿滑，地面铺装不合理，缺乏扶手或公共休息区，在人群密集、摩肩接踵的地方活动等，都可能增加老年人跌倒风险。天气状况南北差异，也可能与老年人跌倒风险有关，如北方冰雪天气，南方特有的回南天，都可能增加老年人跌倒风险。

另外，老年人是否独居，以及与社会交往和联系程度，都会影响老年人跌倒发生率。环境危险性高低与老年人残疾程度和环境熟悉程度有关。大多数老年人跌倒是发生在危险性相对较低的日常活动中，如站立、行走、上下床、如厕、沐浴等，只有少数跌倒是发生在危险性较高的活动中，如搬重物、爬高等，因为一般在从事此类活动时，老人会更谨慎，因而从主观上减少跌倒发生。

第三节　老年跌倒的风险评估

作为老年综合征之一，跌倒是老年人伤害和死亡首要原因，且跌倒发生及其引起的一系列问题，会给个人、家庭和社会带来巨大的经济负担。老年人跌倒风险评估能够有效地促进跌倒相关预防和干预措施实施。老年综合评估（comprehensive geriatric assessment，CGA）及干预是筛查和预防老年人跌倒核心手段，而跌倒风险评估工具的应用尤为重要。一套信度、效度和灵敏度高的跌倒风险评估工具能够准确地评估出老年人跌倒风险，达到早发现、早预防和早干预的目的。

CGA是一个从疾病情况、躯体功能状态、认知心理因素和社会支持环境等多方面评估和筛查老年综合征重要工具。通过CGA角度关注跌倒问题，可以从多方面、多维度评估老年人跌倒风险，尽可能减少不良事件发生，进而为临床判断干预措施有效性提供可靠依据。北京协和医院老年医学科是国内较早开展CGA单位之一，目前已形成具有综合评估、个体化干预的老年评估管理模式。

CGA在国外发展较早，目前已广泛用于慢性疾病管理、肿瘤患者化疗管理等领域，在提高患者生命质量、延长生存期等方面取得了良好效果。国际居民评估工具家庭护理评估量表（international resident assessment instrument for home care，InterRAI Home Care）能有效评估并识别老年人的功能状态及健康情况。该评估工具目前已被多国广泛采纳和应用。

跌倒风险评估核心是全面筛查，目前国内外还没有全面筛查统一规范和标准，国内大多数研究采用的是单项评估量表组合。在选择评估工具时，应充分考虑适用人群特征及评估目的等因素，详见表 4-6-1。

表 4-6-1　常用跌倒风险评估方法和工具汇总表

评价方向	评估量表 / 工具	特征说明
肌力和平衡能力相关的评估	"起立 - 行走" 计时测试（time up and go test，TUGT）	侧重于评估活动能力，是预测社区老年人跌倒风险的最佳工具之一
	Berg 平衡量表（berg balance scale，BBS）	主要衡量平衡功能，测试项目较多，评估耗时较长
	Tinetii 平衡与步态量表（Tinetti performance oriented mobility assessment，Tinetti POMA）	包括平衡和步态测试两部分，其中轻推试验为 Tinetti POMA 的特有项目
	简短功能量表（short physical performance battery，SPPB）	简单易行，操作方便快捷，可用于我国老年住院患者跌倒风险筛查
基本日常生活能力评估	日常生活能力评定量表（activity of daily living scale，ADL）	由躯体生活自理表及工具性日常生活活动量表组成，主要适用于评定被试者的日常生活能力
跌倒效能（信心）评估	跌倒效能量表（falls-efficacy scale，FES）	以室内活动为测评内容，适用于衰弱和身体活动不便的老年人
	修正版跌倒效能量表（modified-falls efficacy scale，MFES）	侧重对跌倒效能的影响，间接反映跌倒恐惧程度
	国际跌倒效能量表（fall efficacy scale international，FES-I）	强调自我效能，适合评估社区老年人日常生活活动信心
社区老年人跌倒危险评估	居家跌倒风险筛查工具（home falls and accidents screening tool，HOME FAST）	适用于社区老年人居家环境跌倒风险筛查
	社区老年人跌倒危险评估工具（falls risk for older people in the community screening tool，FROP-Com）	适用于社区大规模人群筛查
老年住院患者跌倒风险评估	Morse 跌倒量表（Morse Fall Scale，MFS）	对跌倒风险患者可根据风险分级进行分层管理，适用于包括急诊及长期照护等不同类型的临床病房
	托马斯跌倒风险评估工具（St. Thomas's risk assessment tool in falling elderly inpatients，STRATIFY）	适用于初筛住院患者跌倒风险

续表

评价方向	评估量表/工具	特征说明
老年住院患者跌倒风险评估	约翰霍普金斯跌倒风险评估量表（Johns Hopkins fall risk assessment tool，JHFRAT）	评估分为两个部分，符合第一部分的情况时直接评估风险等级，有效节约了评估时间
	Hendrich Ⅱ跌倒风险评估量表（Hendrich Ⅱ fall risks model，HFRM）	更适合在急症照护病房使用，具有良好的评定者间信度和重测信度
	跌倒风险评估工具（fall risk assessment tool，FRAT）	在亚急性照护病房和护理院等康复机构进行跌倒管理
跌倒检测技术（fall detection technologies）	基于计算机视觉、场景和可穿戴式设备传感器（computer vision-based，scenario-based and wearable device-based sensors）	高新科技的应用为跌倒风险评估带来了变革和创新，提供了新的思路和方向

本节将从社区老年人跌倒风险评估与住院老年人跌倒评估两个方面分别介绍，无论是从何角度出发，跌倒筛查及躯体功能评估等内容都是适用，因为住院老年患者的跌倒评估建立在社区老年人跌倒风险评估基础之上。

一、社区老年跌倒风险评估

1. **跌倒筛查，询问老年人跌倒病史**　根据 2010 年美国老年医学会（AGS）和英国老年医学会（BGS）关于跌倒评估建议，所有老年人应该每年进行跌倒筛查。初筛可以提问"你最近一年有过跌倒吗？你因为严重跌倒而住院吗？你走路或爬楼有不稳吗？"，任一回答阳性均应进行评估。对于老年人跌倒病史询问，可遵循"SPLATT"口诀：包含症状（symptoms）、前次跌倒病史（prior falls）、跌倒地点（location）、跌倒时从事的活动（activity during falls）、跌倒时间点或停留于地面时间（time of day the falls occurred）和跌倒所造成的伤害（trauma or injury resulted from the falls）。

2. **基于跌倒史，选择评估标准**

（1）平衡能力与生理功能评估：若有一次跌倒，首先进行步态平衡评估，包括 TUGT、BBS 或 Tinetii POMA 等；若步态平衡评估阳性，则进一步进行全面评估，包括跌倒病史、跌倒内在与外在风险因素、体格检查及相关理化检查等，以及认知功能、ADL及跌倒信心评估。若 1 年中有 2 次或以上跌倒或主诉步态平衡问题或因跌倒住院，则立即进行全面评估。不推荐对无跌倒病史或无步态不稳老年人进行全面评估。在机体平衡、步态等躯体功能评估方面，TUGT、Tinetti POMA、BBS、SPPB 等均是跌倒风险评估的常见工具。

1）TUGT：要求受试者从椅子上站起，以正常步速行走 3m 后转身返回椅子并坐下，记录整个过程所花费时间，如用时 ≥ 12 秒则提示被试对象存在较高的跌倒风险。TUGT 的测试时间只需 2 ~ 3 分钟，适合社区老年人跌倒风险筛查。

2）Tinetti POMA：包括日常生活综合活动平衡测试 10 项及步态测试 8 项，满分 28 分；19 ~ 24 分提示平衡功能障碍，<19 分提示存在跌倒高风险。该测试耗时约 10 ~ 15 分钟，且个别条目老年人难以理解。

3）BBS：目前广泛用于神经系统疾病（如脑卒中、帕金森等）患者或健康老年人。该量表评估内容包括日常活动 14 个项目，总分 56 分，得分 ≤ 45 分提示存在较高跌倒风险。BBS 灵敏度和特异度良好，但测试耗时约 20 分钟，限制了其适用范围。

4）SPPB：由美国国立卫生研究院下属国家老龄问题研究所开发，用于评测下肢肌力、平衡、行走等综合功能，包括 3 个部分：5 次坐起、串联站立（包括双脚平行并拢站立、一只脚脚跟与另一只脚大脚趾侧边靠拢站立、一只脚脚跟与另一只脚大脚趾顶端靠拢站立）和 8 英尺（2.44m）行走。满分为 12 分，得分越高身体能力越好。SPPB 简单易行，快捷易操作。

（2）日常生活活动（activity of daily living，ADL）量表：ADL 量表是由 Sidney Katz 于 1963 年提出，包括一个人为了满足日常生活的需要每天所进行的必要活动，反映了人们在家庭（或医疗机构内）和在社区中最基本的能力。由躯体生活自理量表（physical self-maintenance scale，PSMS）和工具性日常生活活动量表（instrumental activities of daily living scale，IADL）组成。主要用于评定被测试者日常生活能力，也称为 Barthel 指数。其中，PSMS 包括自己吃饭、穿衣、梳洗、上厕所、洗澡、室内走动 6 项；IADL 包括自己乘车、购物、做家务、洗衣、做饭、打电话、理财、服药 8 项。

（3）跌倒自我效能（信心）评估工具：跌倒效能量表（falls-efficacy scale，FES）以室内活动为测评内容，适用于衰弱和身体活动不便的老年人；修正版跌倒效能量表（modified-falls efficacy scale，MFES）、国际跌倒效能量表（fall efficacy scale international，FES-I）适合评估社区老年人对日常生活活动信心。以上几种是常用老年人跌倒相关评定量表，经多项研究证实，这些量表具有良好的信度、效度，有良好跌倒风险预测能力，能稳定和有效地评价老年人跌倒自我效能。

（4）跌倒相关环境安全评估：居家跌倒风险筛查工具（home falls and accidents screening tool，HOME FAST）对老年人跌倒相关环境安全性进行评估，可有效降低跌倒风险，为环境适老化改善提供重要依据。HOME FAST 是一个针对社区居家老年人跌倒风险筛查工具，包含了 25 个条目，涵盖了老年人家庭环境因素和躯体功能因素两个方面，每个条目采用二级评分法，有或没有（或不适用），得分范围 0 ~ 25 分，得分越低提示居家跌倒风险越大，<12 分提示存在跌倒高风险。

（5）社区老年人跌倒危险评估工具（falls risk for older people in the community screening tool，FROP-Com） 2008 年澳大利亚国家老年医学研究所研制，包括 13 个条目：跌倒史、服用药物情况、慢性病种数、感觉缺失、穿戴（如鞋子）合适情况、认知状态、大小便自控能力、营养状况、居家环境、日常生活活动、功能性行为、平衡和步态 / 身体活动。当临界值选为 18 分时，敏感度和特异度分别为 71.3% 和 56.1%。研究认为，该评估工具在预测社区老人跌倒方面优于 TUGT 和功能性前伸测试（functional reach test，FRT），是专用于社区老年人跌倒危险评估工具。

二、住院老年人跌倒风险评估

对于住院老年人，尽管 2013 年更新的英国国家卫生与保健研究（NICE）指南建议，对所有 >65 岁住院老年人均应进行全面跌倒风险评估，并提供社区全面评估资料（如若存在），而不是使用简单预测效果不理想的筛查量表。但在繁忙的临床实践中，患者入院后通常由护士使用量表进行简单筛查，鉴别跌倒高风险人群，以便及时加强护理防止跌倒，必要时全面评估，可在患者情况变化时重新筛查。下面介绍几种国际上常用且较为成熟的住院老年患者跌倒风险评估量表：

1. Morse 跌倒量表（Morse Fall Scale，MFS） 主要评估跌倒内在因素，包括过去三个月跌倒史、一个以上的医学诊断、药物治疗、使用助行器、步态和认知状况六项内容，总分 125 分，得分越高，表明研究对象跌倒风险越高。该量表主要应用于住院患者跌倒风险筛查，其 ROC 曲线下面积、预测敏感度和特异度均较高，且评估过程只需 2 ~ 3min，能实现快速评估。

2. 托马斯跌倒风险评估工具（St. Thomas's risk assessment tool in falling elderly inpatients，STRATIFY） 该工具主要用于住院患者跌倒风险筛查，内容包括患者在入院时已发生跌倒、躁动不安、影响日常功能活动的视力障碍、频繁如厕、活动无耐力等五项内容，每项 1 分或 0 分，总分 ≥ 2 分时提示跌倒风险较高。STRATIFY 适用于住院患者跌倒风险初步筛查，其特异度为 68% ~ 88%，灵敏度为 92% ~ 93%，但该量表内部一致性较低，使用时建议对个别条目进行修订。

3. 约翰霍普金斯跌倒风险评估量表（Johns Hopkins fall risk assessment tool，JHFRAT） 该量表由美国约翰霍普金斯医院研究小组开发，包括两个部分，第一部分为跌倒风险快速分类；第二部分评估包括年龄、跌倒史、排泄、躯体活动、认知功能、服药史、身体携带管路情况等 7 项。若患者不符合第一部分任何一项，则进入第二部分继续评估。量表总分为 35 分，评分 ≤ 5 分表示跌倒风险较低，6 ~ 13 分表示存在中度跌倒风险，评分 ≥ 14 分表示跌倒风险较高。该量表适用于老年住院患者，目前国内尚未见其灵敏度和特异度相关报道。

4. Hendrich Ⅱ 跌倒风险评估量表（Hendrich Ⅱ fall risk model，HFRM） 2003 年 Hendrich 等专为老年住院患者研发跌倒风险评估量表，包含有 8 个条目：性别、意识模糊 / 行为冲动 / 定向力障碍、头晕 / 眩晕、排泄方式改变、抑郁状态、服用苯二氮䓬类药物、服用抗癫痫类药物、起立 - 行走测试（TUGT），总分为 16 分，≥ 5 分提示存在跌倒高危风险。量表评估耗时 3 ~ 5 分钟。国外研究显示 HFRM 相比 MFS 更适用于老年住院患者。

中文版 HFRM 用于老年住院患者，具有良好评定者间信度和重测信度。该量表条目中包含了 2 项特殊药物使用，考虑到了影响跌倒外在因素，且 TUGT 测试能够直观反映患者移动能力及体能情况，相比 MFS 中需要护士根据主观判断评估患者步态情况，HFRM 判断更精准。

5. **跌倒风险评估工具**（fall risk assessment tool，FRAT） 在澳大利亚广泛使用于亚急性照护病房和护理院等康复机构进行跌倒管理。FRAT 由半岛跌倒健康预防服务中心（Peninsula Health Falls Prevention Service）于 1999 年研制，共包含 3 个表，分别为：筛查跌倒风险状况（包含近一年跌倒史、药物、精神心理、认知 4 个条目，可作为跌倒筛查量表）；跌倒风险因素列表清单（包含环境因素在内）；行动计划（根据前面两个表检查结果而制定）。

三、跌倒检测技术

跌倒检测技术（fall detection technologies）主要利用基于计算机视觉、场景和可穿戴式设备传感器（computer vision-based，scenario-based and wearable device-based sensors），实现网络化、自动化数据采集，完成跌倒风险实时监测和评估。基于可穿戴式设备方法是将采集人体运动学数据所需传感器设备，穿戴在使用者身体某个部位上，通过对采集到人体数据进行分析处理，来判断是否发生了跌倒。如近期，某品牌发布新一代智能手表产品，就已经增加了"跌倒检测"功能，利用两个新感应器提供的动作信息，来分析手腕移动轨迹和冲击加速度，来判断用户是否发生跌倒，进而启动求救功能。目前，跌倒检测通常是在实验中模拟，受到其信息有效性限制，很难将模拟跌倒事件检测结果，推广到实际更为复杂场景中。但是高新科技的应用改变了传统单纯利用量表或平衡测试设备来进行跌倒风险评估方式，为老年人跌倒风险评估开辟了新的道路，为将来的研究提供了新的思路和方向。

由于跌倒风险多维性，目前尚没有"理想"的单一工具适合在任何情况下使用并得出最佳评估结果。为了最大限度地提高跌倒可预测性，可以结合使用两种或两种以上方法进行评估。使用跌倒风险评估工具主要目的不是减少跌倒，而是识别高风险和低风险个体，并且由医疗保健专业人员进行直接和深入分析，以确定预防跌倒最有效干预措施。常用跌倒风险评估方法和工具简介见表 4-6-1。

第四节　预防老年跌倒的策略与措施

老年跌倒可能带来严重的健康问题，导致老年人失去自主生活能力、出现慢性疼痛和造成生活质量下降。随着人口老龄化程度加重，老年跌倒的问题越来越严重，同时老年跌倒引发健康问题会消耗大量的医疗资源。因此，采取有效的预防策略与措施尤为重要。预防老年跌倒应按照三级预防策略，重点预防跌倒发生，从源头上减少跌倒，同时，积极实施跌倒后救治和康复，降低跌倒损伤严重程度，其措施制定和选择应基于循证原则。

依据老年综合评估结果，对老年人采取适当干预措施才能真正让老年人群获益。老年跌倒是多重危险因素叠加积累效应，干预措施也应具有多样性，常常包括运动、药物、环境和健康教育干预等手段。基于老年跌倒危险因素复杂性与多维性，本节主要从个体、家庭、社区、医院及社会 5 个层面来介绍如何预防老年跌倒。

一、个体

1. **合理行动，适当助行**　老年人应了解自己的身体状况，有初步自我评估能力，合理安排自己的生活起居和安全活动范围。上下楼梯要扶扶手；转身与头部转动，动作宜慢不宜快；使用坐式便器而不用蹲式便器；睡前少饮水，夜间利用床旁便器；清醒后不宜马上起床，站起前先坐半分钟；避免过度饮酒，步态不稳老人应当使用手杖、助行器、轮椅等行走辅助器，应使用髋部保护装置及避免长时间卧床报警装置等。日常生活中也应使用其他生活辅助器，如加长鞋拔、淋浴室扶手、淋浴用椅、防滑垫、防滑鞋、取物器和滑行车等。行动困难、有残障疾患或因其他因素导致肢体失能的老年人，尤其是失能严重者，不可冒险做能力不可及之事，要寻求身边的人帮助。

2. **强身健体，合理膳食**　老年人应注意均衡营养，适当增加蛋白质摄入，保证户外日照时间；加强体育锻炼，增强肌力，防止骨钙流失，改善身体平衡及步态。体育锻炼强度因人而异，老年人应选择适合自己锻炼方式，如一些中等强度负重、慢跑，或中国传统文化如太极拳、八段锦等。

3. **合理用药，规范治疗**　多种药物均可影响神志、精神、视觉、步态、平衡、血压等，从而增加跌倒发生率。老年人应慎用药物，如利尿剂、四环素、异烟肼、抗癌药、泼尼松等均可影响骨质代谢。应该指导老年人合理用药，不随意加减药，了解药物相关不良反应，避免同时服用多种药物。对服用镇静剂、安眠药的老年人，劝其不要在未完全清醒的情况下下床活动。另外，老年人自行服药需遵医嘱，需要注意，未经医生评估，老年人不可盲目补充维生素 D 及钙剂。总之，老年人应在医生指导下合理用药，进行疾病规范治疗。

二、家庭

1. **居家安全**　由于家庭是老年人最重要的活动场所，因此构建安全的室内居家照护环境十分重要。不良居家环境与跌倒高发生率相关，研究表明，不同程度失能老人室内跌倒多发地点不同：轻度失能老人的跌倒主要发生在卫生间（28.0%）；中度失能老人跌倒主要发生在客厅（43.5%）；重度失能老人跌倒则主要发生在卧室（50.0%）。可见，对家庭环境评估和改造是一种低成本、高效益和高回报干预措施。完善居家安全，可有效减少跌倒人数和跌倒发生率。对跌倒预防性干预，应侧重于精准家庭环境改造，可根据老人的失能程度对居家环境进行针对性改善和优化，具体可参考居家危险因素评估工具（Home Fall Hazards Assessments），主要涉及室内灯光、地面、卫生间、厨房、客厅、卧室、楼梯、台阶、老人的衣服和鞋子及住房外周评估和建议等内容。

2. **家庭成员健康教育**　家庭成员（包括家庭保健员）要接受防跌倒健康知识培训，主要内容有老年人综合评估和跌倒风险评估、防跌倒干预等，并可制定适宜家庭防跌倒措施与跌倒后照料计划。其中，特别强调，减轻老年人跌倒损伤专业培训，是减少继发伤害以及防止再次或多次发生跌倒重要措施。

3. **家庭心理支持**　老年人是需要持续关爱的特殊群体，家人的照护与心理支持，是老年人抗抑郁、减轻跌倒恐惧有力支撑。功能良好的婚姻和家庭关系，可以给人带来自信，更多的支持和保护。功能缺失的家庭关系，尤其是那些负面的、充满矛盾冲突的关系，则会带来完全相反效果。在丧失某些功能时，家庭成员会提供直接或者间接的帮助。例如，配偶或是密友死亡，子女与其他家人应给予更多的陪伴。

三、社区

我国老人养老方式目前主要为居家养老，随着空巢老人数量逐年递增，老人跌倒已成为社区中一个重要的安全问题。目前，关于社区疾病防控的介绍，往往涵盖了预防老年人跌倒的内容，可见，社区预防对老年人跌倒的重要性及复杂性。本文基于老年人跌倒的三级预防及全人群和高危人群策略，主要围绕提高老年人防跌倒意识，增强老年人活动能力，减轻老年人跌倒恐惧，培养老年人的科学防跌倒行为习惯等方面来介绍，内容包括健康教育、运动锻炼、环境改善、管理用药、家庭访视等，具体措施如下。

1. **社区全人群策略**　老年人防跌倒不应局限于老年人群，而是应超出老年高危人群范畴，在整个人群中进行预防，从而降低社区内全人群对跌倒危险因素暴露水平，通过全人群健康促进，预防跌倒发生。全人群防控策略，将老年人家属、照护者、社区工作者、物业部门工作人员等与老年人跌倒预防相关人员全部纳入，让社区老年人整体受益。

2. **筛选高危人群，纳入社区健康管理档案**　预防社区老年人跌倒可采取"先分级，后干预"模式，即先在整个社区老年人群中进行跌倒风险筛查，根据老年人跌倒风险将其区分为高、低两个等级。对低风险等级老年人提供基本的预防跌倒服务；对高风险等级老年人，进一步明确其具体危险因素，并根据社区实际情况，提供更有针对性的防跌服务。运用跌倒风险量表，筛选出有跌倒倾向患者（如患有糖尿病、脑卒中、高血压等疾病，虚弱无力、面色苍白、偏瘫或行走时不稳、抬腿困难、步速慢，年龄 ≥ 65 岁等），掌握跌倒风险人群基本信息，建立老年人跌倒健康档案，给予重点关注，并按照跌倒风险等级定期随访管理。

3. **加强健康宣教，普及防跌倒知识**　面对越来越严重的老龄化问题，应加大对老年人健康知识宣教力度，强化对跌倒的认识，并采取有效的自我保护措施，这是预防老年跌倒最有效保障。老年人、老年人照护者及老年人健康服务人员对跌倒知识知晓情况与跌倒发生存在负相关，即知晓率越低，发生跌倒概率越大。基层社区卫生服务机构的工作人员是预防社区老年人跌倒健康教育的重要对象，也是开展社区老年防跌倒工作的重要实施者，应深入、系统地学习，以提升其防跌倒技能，进而助推社区老年人跌倒预防科学性及有效性，降低跌倒发生率。

社区可组织预防老年人跌倒知识讲座，通过设立健康教育宣传栏、发放宣教手册、播放视频等方式广泛开展健康教育。健康传播材料制作需充分考虑健康教育对象特点，根据不同的受众、主题、场景等，采用合适的健康传播材料，其制作要在遵循科学性、通俗性、实用性及适应性四原则基础上，充分考虑老年人的视觉、听觉、行为能力情况等。宜选用大字体，配图丰富，适当增加演示性内容等。

在澳大利亚开展的一项为期5年的社区预防跌倒健康教育项目，使跌倒发生率减少了22%。国内也有研究证实，健康教育可以有效提高社区老年居民防跌倒知晓率和健康行为水平，可以参照深圳"南山经验"以及石家庄市所实施的分级干预和健康指导，形成"依托社区平台，面向普通大众，实现综合防控"全新老年人跌倒干预模式。值得注意的是，有文献报道，社区健康教育中，男性低文化程度和低龄老年人群中效果较差。健康行为养成，即知晓－同化－内化是一个渐进过程，一般从易于实现的行为开始。因此，对于老年跌倒等老年健康问题，需要持续干预或采用多样化干预手段。

4. 指导合理运动，提高身体素质 合理运动不仅是一种治疗方法，而且应视为一种预防跌倒的有效措施，可以增强肌肉力量、柔韧性、平衡性、步态稳定性、灵活性和缩短反应时间，进而降低跌倒风险、跌倒相关伤害和其他与晚期肌少症相关合并症。此外，运动干预也是WHO强烈推荐的预防老年人跌倒策略，社区应在体育、残疾人联合会及医疗卫生专业人员指导下，针对老年人组织开展有效的体育锻炼和适当活动，以减少老年人跌倒发生率。结合相关研究，社区老年跌倒运动干预方法建议从力量锻炼、平衡锻炼、有氧锻炼、步态训练和功能性训练5个方面进行指导。

（1）力量锻炼：力量是影响老年人平衡能力重要因素，是平衡和稳定功能正常发挥基础。加强力量训练，尤其是下肢肌肉力量，主要包含臀部肌群（直腿后抬）、大腿前群肌（向前踢腿）、大腿后群肌（向后踢腿）、小腿前群肌（勾脚尖）、小腿后群肌（提踵）等。

（2）平衡锻炼：平衡能力是预防老年人跌倒核心因素，平衡锻炼可以增强老年人稳定性和神经肌肉控制能力，国内外专家已达成共识，平衡锻炼对于降低老年人跌倒风险的作用最为明显，应作为预防老年人跌倒运动锻炼中最重要和最核心的部分。平衡锻炼主要分为静态平衡训练（如双脚并拢站立、单脚站立、不稳定平面练习）和动态平衡训练（如身体摆动"不倒翁"练习、足跟对足尖"一字走"、侧向练习、跨步练习等）。

（3）有氧锻炼：有氧运动可以改善老年人心血管功能，合理控制体重，提高整体健康素质，主要的有氧锻炼方法有健步走、健身舞等。

（4）行走训练：正常行走是老年人正常生活和自理能力的保障。随着绝对肌力及肌肉周围韧带等辅助结构弹性下降，老年人逐渐出现行走稳定性下降、步幅缩短、足部支撑力减弱等情况。科学的步态训练主要包括跨障碍步行、步行灵活性训练（如间歇性训练，快慢走、倒退、变向走、频繁性启动和停止和持物行走）、足部保健操等。

（5）功能性训练：功能性训练主要是发展身体功能动作模式训练，从协调性、灵活性、平衡性、稳定性、核心稳定性等方面进行多关节、多平面和多本体感觉练习，使神经、肌肉和骨骼系统更适应不同年龄身体的需要。功能性训练方法主要包括太极拳、八段锦、瑜伽和舞蹈类运动。

老年人运动锻炼形式多样，还可进行规律的跑步、爬楼梯、跳绳及负重锻炼等运动，每天 30～40 分钟，每周坚持 4 小时以上。锻炼应遵循循序渐进、不超过耐受范围原则。另外，对于患有老年病及肢体功能障碍的跌倒高危人群，还应实施适宜的康复功能训练以有效预防跌倒发生。康复干预措施主要包括注意力、平衡、步态和日常生活功能训练等。

5. 指导家庭环境改善，优化社区环境　环境因素是影响老年人跌倒重要因素之一，社区环境改善主要包括家庭住宅内部环境、社区楼栋环境、室外环境、服务设施、老年人常去的公共场所环境的改善及智慧社区的创建。

（1）指导家庭住宅环境改善：社区由一个个家庭组成，两者关系密不可分。社区可以为老年人居家环境改善提供正确指引及合理化建议，并协助其完成，使老年人在居家环境内发生跌倒概率降低。具体措施可参照家庭防跌倒内容。

（2）楼栋环境及社区室外环境改善：在楼梯内跌倒是社区老年人常见现象，对于楼梯改造应注重其易识别性、防滑性和尺寸规范性，对于较高的多层住宅应安装电梯；社区内道路及活动场所无障碍设施设置，应做到人车分流规范性；配套服务设施，如日常便民服务、医疗等配套服务，能在第一时间为跌倒老人提供专业救助，最大限度降低跌倒损伤。

（3）创建智慧社区：随着科技进步，社区内监控报警系统日益完善，结合不同社区实际情况，可采用高清无死角监控、全天候监控和智能分析系统，设置全覆盖室内外无线网络（Wi-Fi 或 RFID），有条件的社区还可为老年人配备可定位、具有报警功能便携移动设备（如指环、手环等），老年人一旦发生跌倒等异常情况，便携式设备会第一时间报警至监控中心，并发送位置信息，提醒社区人员、家人进行救助。目前，我国智慧社区创建还处于试点状态，比较成功的示范社区主要集中在经济较为发达城市，如上海长宁区"孝智通"防跌倒报警系统，形成了保障独居老人安全的闭环，通过数字化赋能，丰富"嵌入式养老服务体系"智能化服务内涵，为社区居民营造颐养宜居环境。

6. 用药指导　社区应联合专业医护人员，定期对居家老年人进行随访，评估老年人用药情况，对老年人不合理用药方案进行调整，并加强宣教和用药指导，组织开展用药教育，其主要内容包括教育老年人及其照护者了解用药安全，进一步强调及帮助老年人根据医嘱规范用药。

7. 家庭访视　家庭访视是指发生在家庭环境中的访视人员与家庭之间互动过程，实现改善受访者健康状况的目标，协助他们更好地掌握社区卫生资源，提高被访视对象自理能力。通过家庭访视，发现跌倒环境隐患，评估患者跌倒行为问题，有利于制定个性化干预措施。世卫组织强调，提高防跌倒自我效能是跌倒干预的重点。在家庭访视中，重视帮助患者主动探索防跌倒途径，及时制定与之匹配的干预方案，如针对慢性病治疗，提高用药依从性，鼓励悦纳自己，激发自我效能，以强化、巩固和维持防跌倒策略。据国内外多个 Meta 分析报道，较常规社区卫生服务，家庭访视干预更显著改善防跌倒自我效能，使得平衡能力、防跌知识和行为及年人均跌倒次数均有显著改善。家庭访视成功的关键在于获取家属全面支持，赢得患者信任和配合决定了家庭访视干预效果。干预措施要个体化，重在科学、有效和简便易行；家庭访视要灵活多样，并要增加感情介入和交流。

四、医院

在医院内发生跌倒，不仅会给老年患者带来二次伤害，还会引起患者脆弱、恐惧、痛苦以及不安全感等一系列更为严重的心理创伤。此外，也会给医务工作者带来沉重压力，以及增加患者医疗负担。自 2014 年我国卫生部提出"患者安全目标"以来，各医院均将"防范和减少患者跌倒事件"提上议事日程。

1. **筛查高危患者** 医院内发生跌倒高危患者主要包括：慢性或急性认知障碍；衰弱并且存在平衡、行走、步态失调等问题；因泌尿系统问题导致经常上厕所、大便失禁或者腹泻；既往有跌倒史，害怕跌倒，抑郁，头晕及功能失调；高龄。一旦发现患者存在跌倒高风险因素，应与护理人员沟通，在患者病历和腕带上和 / 或专门为高危患者准备的房间做标记，同时采取标准预防手段，如报警铃应该放在患者触手可及处，将病床调至最低位置，房间保持清洁等；采用针对特异危险预防手段，如改善步态和身体平衡物理锻炼，要求有排泄问题患者有计划地定期如厕，给灵活性欠佳患者使用半高扶栏低床以及提供防滑鞋，针对认知障碍或精神错乱患者要加强管理。

2. **营造安全病房环境** 地面有水渍时应及时清理，随时保持干燥以防滑倒；病室应经常开窗通风便于空气对流，并应有适合的光线；病床边改变体位最多，应加强防护；厕所布局应合理，定期检查和维修坐便器、扶手、轮椅或辅助步行工具等，使其处于完好状态；合理使用行动约束装置，特别是对精神异常、无意识、躁动、癫痫、阿尔茨海默患者，应安排专人全程监护。选择最合适病床高度（患者小腿高度 1.0 ~ 1.2 倍）；离床报警器可有效降低跌倒发生率；采用精密步态分析仪测量分析步态结果，也能有效预测跌倒风险。

3. **合理用药、做好药物治疗与护理** 老年患者治疗原发病应注意合理用药，尤其是精神类药物剂量应稍减。有研究显示，减少老年患者地西泮、镇痛剂等使用剂量，可以减少跌倒和髋部骨折概率；经常提醒服用镇静安神类药物老年患者及其家属，在其半清醒状态下千万不可下床活动，并且用量需从小剂量开始，缓慢加量，同时建议老年患者起床及改变体位时动作宜缓慢；严禁多种药物甚至超剂量联合用药；经评估后骨质疏松老年患者，可适当补充维生素 D 和钙剂。家属及陪护人员应督促患者按时服药，必要时给予协助，做到及时、准确、合理用药，并避免随意增减剂量；服用利尿剂后会导致频繁如厕，尽量避免睡前 2 小时服用；降糖药应在使用胰岛素后 30 分钟内服用，注意观察其不良反应及低血糖发生，切不可随意增加剂量，坚持监测血糖，积极采取应对措施；服用降压药期间，注意体位改变时应动作缓慢，避免发生头晕，直立性低血压而致跌倒；定期管理老年患者利尿药、泻药服用情况，并向老年患者及其家属解释，督促老年患者按医嘱正确用药。

4. **缓解患者焦虑心理** 老年跌倒患者普遍存在一些共有的心理特征，如固执、依从性差、不愿意麻烦他人、高估自己的体力、性情急躁、焦虑、急于出院等。我国老年人害怕跌倒的焦虑心理高达 82.2%，在老年住院患者中焦虑更为突出。与患者及家属建立良好的医患关系，取得患者及家属配合与支持，有利于缓解患者焦虑状态。此外，还可通过鼓励老年患者积极参与各项社会活动，转移其注意力和训练大脑功能，如读书、阅读报纸等；上老年大学，学习书法、绘画等，保持老年患者对外界环境反应灵敏度，改善消极、悲观的生活态度和焦虑、抑郁心态；避免高危人群独处，若独处时懂得有效使用报警器，一旦发生意外，可随时呼救，让老年患者可及时得到救助，缓解其焦虑负担。

5. **提高患者肌力和防跌倒效能** 各种有效的功能锻炼措施均能增强肌肉力量。练习太极拳，可有效改善平衡、减少跌倒发生；探戈舞蹈，可明显提高帕金森患者运动协调性及姿态控制能力；通过髋部运动、股四头肌锻炼和脚、踝及脚趾部位训练以及应用 BIO-dex 多关节等速训练测试系统进行的重心转移训练，均能增强肌力，有效提高防跌倒效能。

6. **加强宣教，增强风险意识** 应用跌倒风险分级评估方法，识别跌倒高危场所、高危时段及高危人群。加强对高危人群和在高危场所宣传教育，严格把控高危时段，对高危人群访视应寻求家属、陪护及场所其他工作人员帮助。服用易引起头晕特殊药物、术后初期或长期卧床患者在更换体位时应遵循"卧床 30 秒、坐姿 30 秒、站立 30 秒"三步法，术后早期应避免剧烈运动，离开病区外出检查时应有家属陪同。在床旁、潮湿的卫生间、较陡的台阶等处，可采用"谨防摔倒、小心打滑、注意脚下"等标识给予提醒，起到警示作用。同时，强化对留守陪护人员宣教，提高预防跌倒风险意识。医院可开设预防跌倒知识宣传栏，并与患者签订防跌倒告知书，告知院内跌倒风险以及预防跌倒相关措施和计划；出院时，医院应向患者及其家属明确交代患者跌倒风险，避免院外跌倒发生。

7. **优化预防老年跌倒管理模式** 医院建立合理、有效预防管理模式可降低跌倒发生率，提高患者满意度，保证患者安全。国内外学者已将不同管理模式运用于跌倒预防管理中。常见的应用在医院老年跌倒管理模式主要包括以下几种。

（1）医疗失效与效应分析模式（healthcare failure mode and effect analysis，HFMEA）：注重事前预防。

（2）瑞士奶酪模型（Swiss cheese model）：重视系统因素，体现人性化管理。

（3）集束化护理模式（cluster nursing mode）：注重循证依据，科学有效。

（4）多学科协作模式（multidisciplinary collaboration model，MDT）：由多学科共同参与，可实现资源整合。

（5）基于病区综合性安全项目（comprehensive unit‐based safety program，CUSP）：致力于在医疗卫生基层单元改善患者安全文化，促进患者安全实践。

目前，美国、加拿大、英国、瑞典、荷兰，以及中国香港地区均已建立了医疗风险预警、监测和监管体系。通过各种管理模型实践，以求加强安全意识，保障患者安全。近年来，相继出现了多种管理模型，如患者 - 信息 - 标识 - 环境 - 团队合作 - 家属管理模型、评估 - 沟通 - 监测 - 患者 - 环境管理模型、多学科合作 - 领导参与 - 技术支持 - 沟通 - 文化管理模型、协同护理模式等，从护理、医疗管理层面，以及建筑设计等方面实施预防跌倒干预。此外，建立信息化安全管理平台，既能提高管理水平，也能降低住院患者跌倒率。预防跌倒是一项涉及多个因素的系统工程，但鉴于各医院条件、政策、内部文化不同，进行防跌倒管理时也需进行多方位综合考虑，可尝试将多种模式结合，通过借鉴已有经验，构建符合我国国情的跌倒预防管理模式，切实降低住院患者跌倒发生率，保证患者院内安全。

五、社会（政府社会与卫生部门）

我国《老年人跌倒干预技术指南》与 WHO 在老年跌倒预防策略中一致认为，要实现政府主导和全社会参与。政府制定政策，完善工作机制，卫生部门加强自身能力建设，实施政府主导、社会支持、卫生部门推进、多部门协作和全社会参与的预防策略。

1. **政府制定政策，完善工作机制** 老年人跌倒控制工作是一项社会系统工程。应成立多部门工作小组，制定老年人防跌工作规范，明确各部门的职责和任务。政府应设置由政府主导，卫生、科技、民政、财政、住房和城乡建设、交通运输、体育、宣传、残疾人联合会、街道、物业等相关部门及志愿者等都参与的老年人跌倒预防工作领导小组，负责组织领导、政策衔接、检查监督和考核评估，下设办公室，具体负责各项老年人跌倒预防控制工作。建立多部门合作相关工作制度和优势互补、分工协作、资源共享、相得益彰长效运行机制，协同推进健康中国战略和积极应对人口老龄化，持续增加老年健康服务供给，切实提高老年健康服务质量，不断满足老年人健康服务需求。例如，2021 年国家卫生健康委印发《关于全面加强老年健康服务工作的通知》中，强调加强失能老年人健康照护服务，其内容与老年人跌倒密切相关；再如，山东聊城"银发绿色通道"助力老年人便利出行，专门为 60 岁及以上老年人研发了"银发绿色通道"系统，通过刷脸就可以进入大厅。

2. **卫生部门加强自身能力建设，主动推进合作** 卫生部门应该充分认识其在预防老年人跌倒工作中的职责和作用，积极拓展工作局面，加强自身能力建设。卫生部门需要认识和了解开展合作领域以及开展合作所具备的条件，这对成功多部门合作至关重要。与宣传部门合作，需要利用各类新闻媒介，多渠道宣传开展老年人跌倒预防工作的目的、意义和具体预防措施等，引起社会各界对老年人跌倒关注；与社区合作，各级疾病预防控制中心和社区卫生服务机构应深入社区，为社区干预工作提供长期和有效的技术支持，并且推进健康促进工作，开展综合干预。培训社区工作人员，使他们了解老年人跌倒预防工作的具体措施要求和相关健康知识，帮助他们收集社区老年人基线数据信息，确认社区环境危险因素和高危人群，指导其制定和评估干预措施。合作开展强化执法、宣传教育、媒体倡导等项目，实现优势互补。例如，苏州市疾控中心牵头组织，在姑苏区老人中开展了针对老年人跌倒危险因素系统评估，提出改善建议，以降低危险因素暴露水平；开展建设具有完善老年人防跌倒措施示范场所。

3. 社会支持，全社会参与 预防老年人跌倒，策略与关怀并重。在埃里克森社会阶段发展理论（epigenetic principle）中，老年人的任务是整合，即把一生中各个片段进行整合并从中学习，完善自己的人生。在这个过程中，社会融合起到十分重要的作用，当老年人更加融入社会，积极地参与和奉献，与更广大的世界融合，能够应对晚年阶段的悲观与失望。社会融合是减轻老年人社会衰弱重要途径，是通过将自己和群体联系在一起，肯定个人的社会价值，从而有效避免负性应激事件策略。一般而言，老年人随着身体发生衰弱，社会衰弱也相伴出现，与社会脱离是常见现象，而这种脱离可能会导致更严重的问题。一个良好社会网络，在老年人遇到问题时，可以从中得到支持，可以帮助老年人对抗或减轻其社会衰弱。老年人社会网络是幸福感重要来源。相反，社会孤立则是导致幸福感降低甚至死亡严重危险因素。

老年人社会关系包含两个方面的内容：一方面，有一个良好的社会关系网，可以提供更多机会去融入和做出自己的贡献；另一方面，这一网络也会让人经历许多失去，受年龄因素影响，老年人可能会面临朋友死亡或残疾。可以通过以下方式帮助老年人更好地融入社会网络。

（1）参与有组织社会活动：参加健康促进讲座、参加电脑和手机使用工作坊、参与志愿者活动等。

（2）参与集体休闲活动：如打牌、打麻将、下棋、集体跳舞和唱歌等。

（3）积极的家庭角色：如照看小孩，给家人制作健康餐，与家人散步聊天等。

（4）增强社会联系：如兄弟姐妹、亲朋好友走访探望等。

（5）从事有偿工作：如鼓励及提供老年就业岗位。

通过参与有组织社交活动而建立的社交网络，可以防止压力生活事件负面影响，增加老年人照护自己健康的动力，提供相当多的陪伴机会，并赋予生活的意义；健康的社会关系可以调节和影响年龄相关应激事件，提供情感和实际支持；老年人可以从社会关系中找到增强自我效能信念，发现自我价值。此外，参与集体休闲活动越频繁的老年人，他们参与体育锻炼可能性也显著增加。参与有组织的社会活动，通过保持身体活跃和保持认知能力，可以预防老年人发生功能障碍风险，减少老年人跌倒。

六、我国老年跌倒预防所面临的困难

根据 WHO 标准，我国于 2000 年正式迈入老龄化社会，同时，我国老龄人口增长无论是基数还是速度都居世界之首。与老龄化速度相较，相应的老年人居住环境、社区环境及设施等对老年人群适应性、友好性的规划与建设尚显不足。在有关老年人跌倒不同层面预防与策略日益成熟同时，诸多问题依然存在。例如中国《老年人跌倒干预指南》中提到"社会干预措施中的社区相关组织应定期在社区中开展有针对性的健康教育"，有文献研究发现，经过对社区老年人访谈和调查，这项措施并没有很好实施；社区街道和居委会应关注社区公共环境安全，及时消除可能导致老年人跌倒环境危险因素，如道路不平，楼梯安装安全扶手，马桶旁加安全扶手，然而很多社区都存在这些安全隐患，甚至一些基层医院都没有落实这些安全措施。有专家建议，老年人跌倒干预，应该责任到具体机构及人员，上级主管也应积极监督核查落实情况。

此外，我国社会城乡差距仍然较大，不管是生活环境、医疗条件还是思想观念都存在不同程度差异，而在制定及研究老年人跌倒预防方案时，对城乡差异虽有涉及，但在落实力度及有针对性预防对策方面还有待完善。比如，目前环境评估量表均不适于农村地区。

总之，预防跌倒不仅涉及医疗卫生服务，更需要个体、家庭、社区以及全社会多方面支持参与，形成政府主导下医疗 - 社区 - 家庭多维度干预模式，全面地保障老年人生命安全，预防老年人跌倒，提高老年人生命质量，增强生命晚期幸福感。

（黄志刚　潘荣玲）

参考文献

[1] 刘震．中外老年人跌倒预防指南的对比研究 [D].南京：南京师范大学，2017.

[2] 陈峥，崔德华，张洪林，等．老年跌倒综合征 [J].中国老年学杂志，2010，30(19):2863-2866.

[3] 项丹妮，郑松柏．老年病科常用评估工具及其应用 [J].中华老年病研究电子杂志，2018，5(1):23-36.

[4] 吴红依，王建荣，程少荣，等．老年跌倒综合评估及干预研究进展 [J].上海护理，2020，20(10):38-41.

[5] 邓学文，周海滨，雷林，等．深圳市社区老年预防跌倒健康教育效果评价 [J].中国健康教育，2018，34(2)：174-176.

[6] ZHANG K, QI J, ZUO P, et al. The mortality trends of falls among the elderly adults in the mainland of China, 2013—2020: a population-based study through the national disease surveillance points system[J]. Lancet Reg Health West Pac，2021，19(1)：100336.

[7] KIM J, LEE W, LEE S H. A systematic review of the guidelines and delphi study for the multifactorial fall risk assessment of community-dwelling elderly[J]. Int J Environ Res Public Health，2020，17(17)：6097.

[8] RODRIGUES F, DOMINGOS C, MONTEIRO D, et al. A Review on aging, sarcopenia, falls, and resistance training in community-dwelling older adults[J]. Int J Environ Res Public Health，2022，19(2)：874.

[9] BET P, CASTRO P C, PONTI M A. Fall detection and fall risk assessment in older person using wearable sensors: a systematic review[J]. Int J Med Inform，2019，130(1)：103946.

[10] BET P, CASTRO P C, PONTI M A, et al. Multidimensional preventive home visit programs for community-

dwelling older adults: a systematic review and meta-analysis of randomized controlled trials[J]. J Gerontol A Biol Sci Med Sci, 2008, 63(3): 298-307.

[11] GAO M, SA Z, LI Y, et al. Does social participation reduce the risk of functional disability among older adults in China? A survival analysis using the 2005—2011 waves of the CLHLS data[J]. BMC Geriatr, 2018，18(1)：224.

[12] YUE Z, LIANG H, GAO X, et al. The association between falls and anxiety among elderly Chinese individuals: the mediating roles of functional ability and social participation[J]. J Affect Disord, 2022, 301(1)：300-306.

[13] KWAN M M, CLOSE J C, WONG A K, et al. Falls incidence, risk factors, and consequences in Chinese older people: a systematic review[J]. J Am Geriatr Soc, 2011, 59(3)：536-543.

第七章

其他老年综合征

老年综合征（geriatric syndrome，GS）一般是指描述一个或一组在老年人群中普遍发生的、由多种疾病或原因引起的、不便于明确分类为具体疾病的症状，这些症状严重影响老年人的生活质量和生活能力。常见的 GS 包括跌倒、尿失禁、痴呆、听力障碍、视力障碍、谵妄、肌少症、营养不良、疼痛、压疮、营养不良、多重用药等。GS 严重影响老年人的身心健康，产生巨额的医疗费用，消耗大量的医疗资源，是影响老年人日常生活质量和健康老龄化的主要医学问题。因此，有必要了解和掌握 GS 中各类疾病的流行概况、危险因素和防控策略，以有效预防 GS 的发生和发展，提高老年人的生活质量，降低医疗费用，节约医疗、康复和护理成本。本章主要介绍听力障碍（hearing impairment）、视力障碍（visual impairment）、营养不良（malnutrition）以及尿失禁（urinary incontinence）的流行概况、危险因素及防控策略。

第一节　听力障碍

一、听力障碍的概述及流行特征

老年性听力障碍（hearing impairment）又称年龄相关性听力损失（age-related hearing loss，ARLH），是老年人最常见的感觉缺陷，是指随着年龄的增长，由于耳蜗毛细胞和听觉神经系统的退行性变化，导致的渐进性双耳听力感音神经性聋。其临床特点为双耳对称性进行性听力下降，以高频听力障碍为主。听力障碍会影响老年人的正常言语交流，导致其长期处于交流障碍的环境中，还与多种心理及生理疾病的发生相关，比如抑郁、焦虑、认知能力下降等，严重者可导致老年性痴呆。据估计，在全球 65 岁及以上老年人中有 1/3 的人患有听力障碍，且患病率随着年龄的增长呈指数增长，从 60 岁人群的 15.4% 上升到 90 岁以上人群的 58.2%。我国第二次全国残疾人抽样调查结果显示，60 岁以上老年人患听力障碍的比例为 11.04%。《世界听力报告》指出，老年人的听力障碍是 2019 年全球伤残引起的健康寿命损失年（years lived with disability，YLD）的第三大来源。《中国听力健康报告（2021）》指出，老年人的听力障碍占我国听力残疾致残原因的首位（51.61%）。老年人的听力障碍不仅严重影响患者日常交流和生活质量，也对社会、经济造成沉重负担，因此了解老年人听力障碍的危险因素，提供及时的治疗与预防措施尤为重要。

二、听力障碍的危险因素

（一）不可干预的危险因素

老年人的听力障碍受遗传、年龄、性别、种族等不可干预因素的共同影响。遗传因素在听觉器官的衰老过程中具有重要作用，影响老年人听力障碍的发病年龄及发展速度。目前已发现核基因组改变、线粒体 DNA 基因的突变、缺失和编码区的多态性、微 RNA、氧化应激基因多态性等与老年人听力障碍的发展密切相关。听力障碍随着年龄的增长而更为频繁，因为老年人全身机体功能减退，通常伴发周围及中枢听觉系统生理结构的改变。在性别上，男性比女性更容易患听力障碍，主要与职业性质和较低的雌激素水平有关。男性会更多地参与噪声相关的活动而引起噪声性听力障碍，而女性有较高的雌激素水平，对听觉功能具有保护作用。此外，听力障碍存在种族差异。与白人相比，非裔美国老年人患听力障碍的风险较低，但是种族差异对听觉敏感性的影响还不是很清楚，猜测可能与耳蜗黑色素水平的差异有关。

（二）可干预的危险因素

1. **社会经济因素** 较低的社会经济地位，如较低的教育水平和家庭收入，也会影响老年人的听力敏感度。此外，较低的社会经济地位往往伴随着造成听力障碍的其他相关因素，比如接触过多的职业噪声、烟草等。

2. **生活方式因素** 不健康的生活方式会增加老年人听力障碍的发生风险，如吸烟、饮酒和不健康饮食。烟草的烟雾暴露会增加个体患听力障碍的风险。烟草烟雾的抗氧化机制导致血管内血小板黏稠度增加，造成内耳供血不足。其对动脉血管的硬化作用，会使内耳供血受阻。且烟草烟雾本身存在耳毒性，可直接影响听觉刺激的神经传递。酒精会使耳蜗血液供应受损，导致缺氧和缺血性损伤以及中枢听觉通路的神经变性。此外，老年人听力障碍的发生与高脂血症、动脉硬化以及体内维生素 D、铁、锌元素的缺乏等密切相关。摄入过多的脂类食物，如动物内脏、肥肉、奶油等会引起高脂血症。由于脂质代谢障碍，使内耳血液供应减少，血清和内耳组织中过氧脂质增多，导致内耳损伤，听力下降。

3. **噪声** 噪声暴露可能会导致高频听力障碍。人体在生命过程中会接触到各种环境噪声，比如交通噪声、摇滚音乐、火箭发射等，这些噪声会对耳蜗产生机械性和代谢性损伤，且具有蓄积作用。此外，年轻群体频繁使用有耳塞的小型电子设备（如 MP3 播放器），可能会导致未来出现听力障碍年轻化的现象。

4. **耳毒性药物** 老年人对药物的吸收、分布、代谢和排泄均发生改变，肝脏代谢、肾脏代谢和清除速度会明显降低。长期使用耳毒性药物（如氨基糖苷类抗生素、大环内酯类抗生素、非甾体抗炎药、袢利尿剂等）会造成毒素累积，进而损害耳神经。

（三）其他疾病

1. 高血压　长期的动脉高压状态会导致内耳血供不足，进而导致相应的听觉器官发生病理性改变，因此部分高血压的患者会出现听力障碍，且这种听力障碍会随着患者病情的恶化而加重。

2. 糖尿病　老年人群的血糖水平普遍高于年轻人，糖尿病发病后，随着时间延长，微血管及周围神经会发生病变，使得内耳血供减少，氧及能量物质供应相对减少，代谢产物堆积进一步加重，最终引起耳蜗的结构和功能发生变化，从而导致听力下降。

3. 心脑血管疾病　心血脑管疾病往往伴随动脉粥样硬化，动脉硬化或收缩导致流向耳蜗的血液减少，造成营养供应不足，听力敏感度降低，进而影响听觉神经的激活，导致听力障碍。

三、听力损失的防控策略

老年人听力障碍是听觉系统不可逆的退行性变化，目前尚无有效的疗法，因此要以预防为主。老年人听力障碍的预防分为3级，一级预防指病因学预防，二级预防着重于早发现、早诊断和早治疗，三级预防目的在于改善听力障碍患者的生命质量和预后。

（一）一级预防

1. 避免接触噪声　避免接触噪声和强声是预防老年人听力障碍最简单有效的方法。包括降低噪声，比如在收听个人音频设备时，将音量保持在80dB以下；在嘈杂的场所保护耳朵，比如与扬声设备保持一定距离，使用耳塞等；尽量减少处于嘈杂环境中的时间，比如限制使用个人音频设备的时间。

2. 防止耳或头部外伤　常见的防护措施包括骑两轮车时使用头盔；避免被拍打，特别是耳部。

3. 保持健康的生活方式　避免高脂饮食，饮食摄入均衡，并补充适当浓度的必需常量元素和微量元素。补充Omega-3脂肪酸，维生素A、维生素C、维生素E和叶酸，以及矿物质（如镁、锌和碘），戒烟戒酒，适当参加体育运动，对听觉系统都是有益的。

4. 避免使用耳毒性药物　建议老年人用药前咨询医生，进行全科医疗评估，避免服用氨基糖苷类抗生素、非甾体抗炎药等耳毒性药物。

5. 积极治疗与控制全身性疾病　老年人群应积极治疗与控制高血压、血脂异常、糖尿病、冠心病、动脉粥样硬化等全身性疾病。

（二）二级预防

老年人听力障碍的早期发现极为重要，筛查方法包括自我观察、家庭成员日常观察、医师问卷筛查、简易设备筛查及听力计筛查等。目前临床上常用的老年听力障碍筛查量表包括耳科功能损伤筛查量表（screening for otological functional impairments，SOFI）、老年力障碍量表（hearing handicap inventory for the elderly，HHIE）和听力保健干预意愿量表（hearing health care intervention readiness，HHCIR）等。此外，家庭成员在生活中可通过观察老年人看电视音量、与人交流、接听电话情况等发现其早期听觉受损症状。

（三）三级预防

1. **药物治疗**　目前尚没有有效的药物治疗老年人听力障碍，药物治疗主要是为了延缓老年人听力障碍的发病进程。抗氧化剂如α-硫辛酸和辅酶Q10，可清除体内氧自由基，减少耳蜗毛细胞的死亡，可延缓听觉系统老化进程。另外，营养神经和改善内耳微循环的药物对早期听力障碍有一定的治疗效果。中西医结合治疗也是值得推广的治疗方法。

2. **听觉辅助装置治疗**　助听器、人工中耳、电子耳蜗等听觉辅助装置发展迅速并在临床上已普遍应用。助听器的工作原理是将外源声音放大到听力障碍患者需要的程度，一般适用于药物治疗效果欠佳的患者以及轻到重度的听力障碍患者，是首选的治疗手段。在验配助听器时，需要进行专业的听力检查，结合残余听力再佩戴合适患者自己的助听器。否则，佩戴不合适的助听器会损害残余听力，加重患者听力障碍。人工中耳也是助听器的一种，主要是通过手术的方式将效应器植入中耳，适用范围比较广泛，可用于传统助听器效果欠佳或者对助听器不耐受的患者，尤其适用于全频听力下降、高频听力障碍程度较低频重的患者。人工耳蜗的工作原理是将外界声信号转换为电信号，绕过正常声音的传导途径，直接刺激听神经，一般适用于重度到极重度听力障碍的患者。

3. **新技术进展**　基因治疗和干细胞治疗是目前的新技术。基因治疗的关键是实现毛细胞再生，目前基因治疗处于动物实验阶段，有研究报道 *Math1* 基因可诱导毛细胞再生，从而提高小鼠的听阈，但由于老年人听力障碍是多基因遗传病，致病机制复杂，无法选择某一特定基因进行治疗。目前已有许多专家对干细胞移植治疗进行深入研究，干细胞治疗已成为老年人听力障碍领域主要研究方向之一。骨髓基质干细胞以其自我更新和多向分化能力被广泛应用于移植研究中。一些国内外学者在动物实验层面进行了相应的探索，取得了积极的阶段性研究成果。

第二节　视力障碍

一、视力障碍的概述及流行特征

视力障碍（visual impairment）又称视力残疾，是指由于各种原因导致的双眼视力低下或视野缩小，经各种药物、手术及其他疗法无法矫正，以致不能正常工作、学习或进行其他活动。老年人视力障碍的临床类型有白内障、老年性黄斑变性、青光眼、糖尿病性视网膜病变、视网膜静脉闭塞和老视眼。世界卫生组织估计，65～75岁和75岁以上老年人受视力障碍影响的比例分别占10%和20%左右，而严重视力受损的人群中2/3为65岁及以上老年人。在对中国 9 省开展的一项眼科疾病调查显示，在 50 岁以上的人群中，重度视力障碍的患病率为 10.8%，失明率为 2.29%。我国国家卫生健康委员会在 2016 年发布了《"十三五"全国眼健康规划（2016—2020 年）》，大力推进防盲治盲工作。尽管我国在此之前已经做了很多防盲治盲工作，且已取得了相当大的成果，但是由于预期寿命的增长，失明和视力障碍人数大幅增加，我国视力障碍情况不容乐观。视力障碍对老年人的生理、心理和社会适应等各方面均有不同程度影响，不仅增加了家庭成本负担，对社会也造成不同程度的负担。因此，了解视力障碍的危险因素，提供及时的治疗与预防措施尤为重要。

二、视力障碍的危险因素

视力障碍的危险因素分为不可干预的危险因素和可干预的危险因素，不可干预的危险因素包括遗传因素和年龄，可干预的危险因素包括社会经济因素、生活方式及相关疾病和疾病史，例如糖尿病、既往眼病史（包括眼科手术史、眼外伤史）、精神类疾病、血管疾病、慢性肾病等。

（一）不可干预的危险因素

1. **遗传因素**　老年人视力障碍的主要原因包括白内障、老年性黄斑变性、糖尿病性视网膜病变和青光眼等眼病。老年性黄斑变性被认为是一个复杂的遗传性疾病，多种基因和环境因素在发病机制中发挥作用，遗传率高达 75%；遗传变异对糖尿病性视网膜病变也有显著的影响，已经有研究证明 2 型糖尿病患者的糖尿病性视网膜病变存在家族聚集性，表明遗传因素对发生糖尿病性视网膜病变的风险有很大影响；有青光眼的家族史与原发性开角型青光眼和闭角型青光眼的发生及其严重程度也有一定的相关性。

2. **年龄**　年龄是目前公认的视力障碍影响因素，年龄越大，视力障碍的风险越高。据估计，2015 年全球失明、轻度视力障碍和中重度视力障碍的人群中，50 岁及以上人群分别占 86%、74% 和 80%，远高于 0～49 岁人群所占比例，可能的原因是随着年龄的增长，眼部器官功能不可避免地会出现生理性的衰老和退化，使视觉系统易于发生视力受损相关疾病。此外，一项纳入 288 项研究的 Meta 分析表明，50～69 岁人群和 70 岁以上人群的视力障碍患病率分别是 0～49 岁人群的 2 倍和 3 倍。

（二）可干预的危险因素

1. **社会经济因素**　研究表明，文化水平较低、经济状况较差与视力障碍存在一定的相关性。受教育程度较低的人可能对自身健康状况缺乏了解和认识，因而不太可能去进行常规视力检查；较低收入人群拥有较少的经济资源，可能会导致眼科保健服务的可及性和利用率不理想。

2. **生活方式**　烟草、酒精和高糖、高盐、高脂饮食是老年人视力障碍的重要危险因素。有研究报道，吸烟是白内障、视网膜静脉堵塞和老年性黄斑变性的危险因素。研究表明，香烟烟雾中含有大量对晶状体蛋白质有害的芳香化合物和微量金属，例如镉、铅和醛，但其致病的生物动力学和导致白内障的潜在机制仍不清晰。吸烟可以降低血浆中抗氧化营养素和酶的水平，间接影响黄斑中这些抗氧化物质的含量，使其更容易受到氧化应激的影响。此外，吸烟会直接影响黄斑色素的光密度，并减少脉络膜血管的血流量，这可能会降低黄斑防御的整体有效性。大多数研究表明吸烟会增加患青光眼的可能性，但目前的研究证据不足以推断吸烟与青光眼之间是否存在强烈的因果关系。烟草中含有尼古丁，而尼古丁可以直接损伤视神经，增加视力问题和其他眼部疾病的发生风险。一项对上海市4 190名老年人视力障碍患病率的调查显示，重度吸烟者的视力障碍患病率是不吸烟者的两倍。酒精易使结膜充血，长期酗酒容易造成局部组织营养缺乏，甚至引起B族维生素缺乏，表现为结膜干燥、视神经炎、晶状体混浊等；此外，长期饮酒过量可引起视神经受损，视力逐渐下降，甚至出现酒精性弱视。

此外，高糖、高盐、高脂食物的摄入会导致血糖和血压的波动，进而引起眼底改变，眼部微血管破裂，眼内纤维增生，视网膜脱落。

3. **膳食因素**　蛋白质、微量元素和维生素等营养素的缺乏会增加患视力障碍的风险。蛋白质是细胞的主要成分，缺少蛋白质易致视力疲劳，眼肌发生紧张而诱发近视。铬元素能促进胰岛素的生成，并参与体内的糖代谢过程。铬元素的缺乏易导致糖代谢障碍，引起眼睛晶状体和房水的渗透压改变，影响视力。锌在视网膜色素上皮层及脉络膜中含量很高，参与维生素A脱氢酶、过氧化氢酶等许多酶的活动。钙是巩膜的主要构成成分，是维持眼部肌肉和神经活动的重要元素。缺钙可致巩膜弹性降低，眼外肌和睫状肌疲劳，甚至痉挛。锡元素参与眼球肌肉收缩，瞳孔扩大和缩小，眼底辨色能力的维持，另外还能清除眼睛的过氧化物和自由基，使眼睛免受损害。维生素A、维生素B、维生素D、维生素E在维持视力过程中也有重要作用，如缺乏维生素A易致夜盲症；缺乏维生素B_2易出现不明原因的眼睛干燥、眼睑发炎、结膜炎等症状；维生素D与钙有相似作用；缺乏维生素E会降低机体的抗氧化作用，减弱治疗白内障、糖尿病视网膜病变、各种脉络膜视网膜病变、视神经萎缩等的辅助作用。

（三）其他疾病

糖尿病、既往眼病史（包括眼科手术史、眼外伤史）、精神类疾病、血管疾病、慢性肾病等会增加老年人患视力障碍的风险。

1. **糖尿病**　糖尿病是由多种病因引起，以慢性高血糖为特征的代谢性疾病。基于人群的研究表明，患有糖尿病的人易患糖尿病性视网膜病变、白内障和开角型青光眼等多种眼科疾病。糖尿病性视网膜病变是糖尿病最常见的微血管并发症之一，研究发现，患有糖尿病性视网膜病变的老年人患视力障碍的风险比没有糖尿病性视网膜病变的老年人高3.7倍。这是因为高血糖引起血管渗漏和毛细血管闭塞，随后导致视网膜缺血和血管内皮生长因子水平升高，最终导致视力障碍。因此，需要对糖尿病患者进行严格的血糖控制，这对视力障碍的预防有重大意义。

2. **既往眼病史、手术史及外伤史** 有研究表明，既往眼病史对视力障碍有明显的影响，且视力障碍患病率较高。*Burkemper* 等报道 4 582 名 50 岁及以上的美国华裔有眼病史的患者患视力障碍的可能性是无既往眼病史者的 4.2 倍；伊朗的一项横断面调查研究显示，有眼科手术史的老年人患白内障的概率约是没有眼科手术史老年人的 3 倍。原因可能是有既往眼病史、手术史及外伤史的个体，其眼部组织结构存在一定程度的损伤，后期更易患视力障碍。

3. **认知障碍、抑郁和焦虑** 认知障碍是影响老年人健康的重要因素，认知功能下降或有心理疾病的患者对自身视力下降的觉察力不够，可能不会主动寻求医疗卫生保健服务，最终导致眼睛疾病没有得到及时治疗。

4. **血管疾病** 有研究表明，视网膜静脉阻塞会导致单眼视力下降，严重时甚至下降至仅有光感。因此，通过控制血压以及一些能够降低动脉粥样硬化发生风险的预防措施可能会减少视网膜静脉阻塞的发生。

5. **慢性肾病** 除了存在不良的心血管和肾脏疾病外，慢性肾脏病患者患老年性眼病的风险更高。

三、视力障碍的防控策略

（一）一级预防

老年人视力障碍是一类可以预防的疾病，通过健康教育、倡导健康生活方式、保持积极情绪、控制视力障碍相关的高危疾病可以有效预防视力障碍的发病。

1. **健康教育** 在社区定期开展视力保健活动，提高老年人群健康意识，使其掌握自我保健技能，在日常生活中能保持健康生活方式，如尽量避免眼疲劳，不揉眼，常做眼保健操，保证充足睡眠。

2. **合理膳食** 倡导低盐、低糖、低脂饮食，戒烟限酒，多食含丰富蛋白质、钙、微量元素以及维生素 A、维生素 B、维生素 C、维生素 D 的食物，可延缓白内障的发生和发展。

3. **适量运动** 加强体育锻炼，但应避免强光刺眼，防止黄斑损伤。

4. **保持积极情绪** 在生活和家庭中应保持愉快、乐观的心情，避免情绪波动，可以培养各种兴趣爱好，如养花、养鸟、下棋、游泳等。

5. **控制其他疾病** 高血压患者初期应调控健康生活方式，3 个月后血压仍高于 140/90mmHg 可用降压药物治疗，使血压保持在 140/90mmHg 以内，可避免眼部并发症发生。糖尿病患者初期应控制饮食，控制糖摄入，加大运动量，若空腹血糖仍大于 7mmol/L，应采取降糖药物治疗。因为糖尿病是机体胰岛功能不足或缺陷，药物治疗建议最好直接用胰岛素，并根据血糖情况随时调整用量。空腹血糖控制在 8mmol/L 以下可延缓眼部并发症发生。

（二）二级预防

应开展视力筛查。建议使用 Snellen 图进行视力筛查、检查视觉敏感度，以便早期发现视力障碍患者。如果出现视物模糊，应查眼压。

（三）三级预防

1. **药物治疗** 轻度玻璃体混浊者可应用乙基吗啡眼药水、维生素 C、甲巯咪唑、普罗碘铵、透明质酸酶等药物进行治疗。应用抗衰老及抗氧化药物，可预防脉络膜血管硬化。

2. **手术治疗** 角膜混浊严重影响视力者，可以行角膜移植术；严重玻璃体混浊者，可行玻璃体切割术。已确诊为青光眼者，无论是闭角型还是开角型均应早期接受手术，以防止不可逆性视神经萎缩的发生，保护患者的残存视力。白内障发生后影响老年人视力，影响正常生活也不可怕，可以接受手术摘除白内障，并行人工晶状体置换术。手术治疗是白内障唯一复明的途径，手术时机以往多选择在成熟期。

3. **其他治疗** 中医按摩疏通经络，使气血通畅，热水泡脚，调理肾虚。屈光不正者及时配镜矫正。慎用皮质类固醇类药物，糖尿病患者合理应用口服降糖药物或胰岛素制剂控制血糖在适宜范围内。

第三节　营养不良

一、营养不良的概述及流行特征

营养不良（malnutrition），通常指由于能量、蛋白质和其他营养物质缺乏或过量引起的组织、器官在形态、构成及功能的不良反应，包括营养不足与营养过剩。营养不足常表现为体重无故下降、容易感到疲劳和困倦、肌肉无力、记忆力变差、免疫力下降、出现贫血等；营养过剩则易导致肥胖、高血压、糖尿病、心血管疾病等营养相关疾病。营养不良会影响老年人的生理健康和心理健康，还会影响老年人原发病的治疗，降低患者的生活质量，甚至影响疾病预后。《2021 年世界粮食安全和营养状况》显示，2020 年全球营养不良的人数约 7.68 亿，相当于世界人口的 10%，比 2019 年增加了大约 1.18 亿人。在 7.68 亿营养不良人口中，亚洲人口占 4.18 亿，非洲人口占 2.82 亿。我国调查数据显示，2020 年中国 65～69 岁、70～79 岁、80～89 岁和 90 岁以上老年患者营养不足发生率分别为8.91%、9.71%、13.04% 和 17.53%。老年群体超重和肥胖率较高，2020 年中国居民营养与慢性病状况报告显示，我国老年人超重率和肥胖率分别为 41.7% 和 16.7%。营养不良是常见的老年综合征之一，会造成老年人进行性生理、精神和社会障碍，容易发生疾病和不良结局，导致医疗费用增加、住院时间延长和疾病恢复缓慢，因此了解营养不良的危险因素及防控措施对患者本人、家庭和社会都有重要影响。

二、老年人营养不良的危险因素

营养不良的危险因素包括不可干预的危险因素和可干预的危险因素，不可干预的危险因素主要包括年龄，可干预的危险因素包括生活方式因素、合并疾病、多重用药以及心理问题等。

（一）不可干预的危险因素

年龄是重要的不可干预的危险因素，随着年龄的增长，牙齿松动、脱落影响食物咀嚼；嗅觉和味觉障碍导致食欲下降，且饱腹感失调、胃排空延迟；渴觉减退，引起饮水不足，严重时导致脱水；胃酸分泌不足、各种消化酶活性下降，影响食物水解和消化；肠蠕动减少，影响营养素的吸收。

（二）可干预的危险因素

1. **生活方式因素** 不健康饮食、吸烟、饮酒等不健康的生活方式是营养不良的重要危险因素。在疾病状况下老年人往往会接受一些不正确的饮食指导（甚至限食或素食）以及活动量减少或活动能力受限导致能量代谢和食物摄入量的改变，也可引起相应的各种营养不良症状。此外，吸烟会破坏体内维生素 C，可导致营养不良并产生有毒物质，而酒精会对胃黏膜造成损伤，容易使人产生饱腹感，食欲下降，影响人体对营养物质的消化和吸收；还会抑制能量代谢，容易使营养不良的情况更加严重。

2. **多重用药** 老年人的共病率高，用药的种类和基数也很广。药物几乎对所有营养素的代谢都有潜在影响，常见药物包括：抗惊厥药物，如苯巴比妥、苯妥英钠等，可能导致生物素、叶酸、钙和维生素 D 缺乏；利尿剂，可引起水和矿物质丢失；抗肿瘤药物，可能引起食欲下降。

（三）其他

1. **疾病因素** 疾病是引发老年人营养不良最主要的原因。各个系统的疾病，不论是急性还是慢性，均可通过影响机体的能量需求、摄入和代谢等环节导致营养不良。如慢性阻塞性肺疾病患者，呼吸肌做功增加，机体能量消耗增大，机体长期处于缺氧状态等原因易发生营养不良。慢性心功能不全患者，消化道淤血使得消化吸收障碍，对脂溶性维生素、钙和铁等吸收容易受损，也是高发蛋白质 - 能量营养不良的人群。

2. **心理因素** 心理因素会影响老年人营养不良的发生。多数老年人的人际交往频率会比年轻时减少，更容易产生不良的情绪状态如焦虑、忧郁、恐惧、悲哀等，进而引起交感神经兴奋，抑制胃肠蠕动和消化液的分泌，从而影响机体消化功能；老年人情绪不佳或突然受到某些精神打击时，可能会长期心情抑郁苦恼，对生活失去信心，这也会严重影响食欲而产生心理性厌食。

三、营养不良的防控策略

（一）一级预防

合理膳食是老年人营养不良一级预防最重要的方面。《中国居民膳食指南（2022 版）》提出老年人膳食指南的 4 条关键推荐：①食物品种丰富，动物性食物充足，常吃大豆制品；②鼓励共同进餐，保持良好食欲，享受食物美味；③积极户外活动，延缓肌肉衰减，保持适宜体重；④定期健康体检，测评营养状况，预防营养缺乏。此外，在老年群体中针对基础营养知识、健康生活方式、居民膳食指南、膳食宝塔等开展营养教育，有助于提高老年群体的健康素养。老年人还应保持积极的心态，多参加社交活动，家庭成员和社会也应注意对老年人的情感关怀与陪伴支持，避免他们产生消极情绪。

（二）二级预防

1. **营养风险筛查**　前欧洲肠外肠内营养学会推荐了应用于社区人群的营养不良通用筛查工具（malnutrition universal screening tool, MUST），针对住院患者的营养风险筛查 2002（nutritional risk screening 2002, NRS2002）以及主要应用于老年人的微营养评定简表（minimal nutrition assessment-short form, MNA-SF）。中华医学会肠外肠内营养学分会老年学组的老年住院患者营养支持专家共识同时推荐 NRS2002、MNA-SF 作为老年患者的筛查工具。

2. **营养评估**　经过营养风险筛查的老年人难以制订营养支持方案或不能确定是否存在营养风险时，则由营养专业人员收集老年病史、饮食史、体格检查、人体测量、实验室检查等资料，对患者的营养代谢、机体功能等进行全面检查和评估，制订营养计划。

（三）三级预防

提供临床营养支持，包括肠内营养和肠外营养。肠内营养是指具有胃肠道消化吸收功能的患者，因机体病理、生理改变或一些治疗的特殊要求，需利用口服或管饲等方式给予要素膳制剂，经胃肠道消化吸收，提供能量和营养素，以满足机体代谢需要的营养支持疗法。肠外营养是指通过肠道以外的通路，即静脉途径输注能量和各种营养素，以达到纠正或预防营养不良，维持营养平衡。其选择的基本原则为：对于胃肠道有一定消化吸收功能者，首选肠内营养，但在肠内营养无法满足机体营养需求时，可用肠外营养补足；如需要大量营养素的补充或希望在较短的时间内改善营养状况时，可选用肠外营养。

第四节　尿失禁

一、尿失禁的概述及流行特征

尿失禁（urinary incontinence）是指非意愿地排出尿液，即无意识地小便失禁，是 60

岁及以上老年人的常见疾病。2003 年国际尿控协会（International Continence Society，ICS）把尿失禁定义为一种可以得到客观证实、不自主地经尿道漏尿的现象，并由此给患者带来社会活动的不便和个人卫生方面的困扰。老年人尿失禁的主要常见类型为压力性尿失禁和急迫性尿失禁。压力性尿失禁是由于尿道括约肌松弛，在用力咳嗽、大笑、打喷嚏或举重物等腹内压骤然增加时出现尿液不自主溢出的现象。急迫性尿失禁，或过度活跃的膀胱炎综合征，涉及一系列症状，包括频率、紧迫感和尿失禁，紧接着是急性膀胱炎。有报道显示，全世界 2 500 万例尿失禁患者中，60 岁以上患者占 15% ~ 30%。我国各地报道的老年人群尿失禁患病率从 18.1% 到 55.4% 不等，这可能是由于调查对象（种族、年龄、居住地区）、调查方法和医疗条件的不同。由于很多患者对尿失禁缺乏正确认识或羞于启齿，使得尿失禁问题没有得到应有的重视，其实际患病率可能比临床统计的还高。尿失禁是老年人群中常见且最容易忽略的疾病，被认为是当今老年人的失能隐疾之一。它影响了老年患者住院期间的疾病转归，住院或居家时期的身心康复，以及生活质量，并给个人、社会和医疗经济造成沉重负担。因此了解老年人群尿失禁的危险因素，尤其是可干预的危险因素，并针对危险因素进行早期筛查和预防，针对尿失禁患者进行早期治疗，对于促进老年人身心健康、提高老年人群生活质量至关重要。

二、尿失禁的危险因素

（一）不可干预的危险因素

1. **年龄**　尿失禁好发于老年人群。老年人的下尿路功能，例如，膀胱逼尿肌收缩力、膀胱的顺应性和延迟排尿都会随着年龄的增长而逐渐下降。老年女性的尿道也会随着年龄的增长而发生萎缩，导致尿道长度缩短，从而影响到排尿功能。

2. **性别**　尿失禁还多发于女性群体。世界卫生组织数据显示，老年女性的尿失禁患病率是老年男性的两倍，女性怀孕、分娩方式、盆底器官脱落以及男性的前列腺增生等问题都会引发尿失禁症状。

3. **遗传因素**　有尿失禁家族史和出生缺陷等因素会增加患尿失禁的风险。尿失禁家族史与盆腔脏器脱垂家族史患尿失禁的可能性大，且研究发现遗传因素与压力性尿失禁有较明确的相关性，压力性尿失禁患者患病率与其直系亲属患病率显著相关。这些证据表明，遗传因素在尿失禁的发生过程中也有一定作用。

（二）可干预的危险因素

1. **生活方式因素**　不良的生活方式，例如生活作息不规律，饮酒、吸烟等，也会间接引起尿失禁症状。老年人尿失禁往往是由多种因素所致，临床上寻找并解释可能的病因，一般比较困难。由于病因难以处理，因此尿失禁可能伴随着老年人长期持续存在。

2. **多重用药**　由于老年人常合并许多其他疾病，在治疗这些疾病的过程中，常同时使用多种药物，部分药物会通过影响逼尿肌、括约肌和神经系统的功能，引起储尿和排尿障碍，从而促进老年人尿失禁的发生和发展。常见药物包括镇静催眠药（如地西泮）、乙醇和抗胆碱能药物（如抗组胺药）等。

（三）其他疾病

老年人存在多病共存的特点，例如合并糖尿病、高血压、脑卒中等疾病，会导致老年人对膀胱胀满感的反应能力变差，增加尿失禁的风险。尿路感染、代谢紊乱、过量液体摄入和精神障碍（如谵妄）、萎缩性尿道炎或阴道炎的老年人更容易出现急迫性尿失禁。其他如因关节炎、骨关节畸形、限制在床或轮椅上（脑卒中、心力衰竭、担心跌倒、精神因素）的老年人，由于身体活动受限，也可能更容易引起尿失禁。

三、尿失禁的防控策略

（一）一级预防

老年人尿失禁往往是由多种因素造成的，一旦发生可能长期伴随着老年人，所以尿失禁的一级预防尤为重要。在日常活动中，老年人应适量运动，保持心情愉悦和身体健康，养成良好健康的作息习惯和饮食习惯，并加强对老年人尿失禁的健康教育，提升老年人群的健康素养。

（二）二级预防

1. **定期进行体检**　据统计，至少有一半的老年女性尿失禁患者没有向全科医生报告。定期体检可以帮助筛查出尿失禁患者，并及时提供干预措施。

2. **对尿失禁进行全面评估**　老年人尿失禁是由多种因素造成的，因此需要进行全面的评估检测。虽然尿失禁评估可由非专科医务人员进行，但全面评估应该是医学专业人员或临床医师的责任。检查应包括心血管、腹部和神经系统，以及行动能力和认知的评估。尿失禁评估还包括液体摄入、药物、肢体和认知能力（包括行动能力）评估，以及之前的泌尿外科手术。

3. **早期诊断和治疗**　针对不同性质的尿失禁有其特定的诊断方法。例如，诊断急迫性尿失禁的一个最好的问题是："你是否有一种强烈的、突然的冲动，让你在上厕所前就漏尿了？"诊断压力性尿失禁的一个好问题是："你的尿失禁是由咳嗽、打喷嚏、举重、走路或跑步引起的吗？"除此之外，我们还需要评估患者导致尿失禁的可能原因，例如，谵妄、感染、萎缩性阴道炎、药物原因（如药物引起的尿潴留）、心理障碍（如抑郁）、尿量过多（如高血糖症）、大便阻塞，尽量保证患者在患病早期能够得到有效的治疗。

（三）三级预防

1. **非药物治疗**　针对已经明确确诊的患者，我们要采取适时有效的处置，以防病情进一步恶化。对于不同程度的尿失禁患者，其治疗和护理方式都有所不同。对于轻度尿失禁患者，非药物治疗或干预是首选的治疗方式，并且仍然是尿失禁治疗的支柱。对于尿失禁干预的主要目的是通过减少尿失禁发作的频率来提高自制力。目前非药物干预包括盆底肌训练、膀胱训练和习惯训练、定时训练或提示排尿，膀胱训练包括建议老年人遵守严格的上厕所（排尿）时间表。可以从每2个小时上1次厕所开始，但之后每次上厕所的时间间隔应该逐渐增加，以改善膀胱的控制能力。盆底肌肉训练（pelvic floor muscle training，PFMT）是为了加强肌肉控制尿道闭合的能力。它通常用于治疗压力性尿失禁，也可以帮助治疗急迫性尿失禁。

2. **药物及其他治疗**　对于重度尿失禁患者如果行为疗法收效甚微，则必须以一定药物辅助治疗，抗胆碱能药物的药物疗法是治疗急迫性尿失禁的另一种选择；然而，由于不良反应，例如头痛头晕、意识混乱、心跳加快等，这些药物不推荐用于老年人。其他治疗急迫性尿失禁的药物包括米拉贝隆和肉毒杆菌毒素。除此之外，还应定期对患者进行心理疏导，以保证患者的身心健康，积极配合治疗。

本章主要介绍了听力障碍、视力障碍、营养不良以及尿失禁等四种老年综合征，它们严重影响老年人的身心健康，产生巨额的医疗费用，消耗大量的医疗资源，对个人、家庭和社会均有不同程度的影响。随着人口老龄化进程的加快，预计未来一段时间内中国乃至世界老年综合征的发病率和患病率都将上升。老年综合征的危险因素分为不可干预的危险因素，如遗传因素、年龄和性别等，以及可干预的危险因素，包括生活方式、共存其他疾病、多重用药等，应通过倡导和改善健康的生活方式（合理膳食、适量运动、戒烟限酒、心理平衡），积极治疗其他疾病，合理用药，做到早筛查、早发现、早治疗。当出现影响日常生活的严重情况时，应积极转诊治疗，减少伤残，预防并发症，促进老年人健康老龄化，努力将功能维持在较高水平。

（张　娟　叶丽红）

参考文献

[1]　周慧芳. 听力康复指南 [M]. 北京：人民卫生出版社，2020：29-35，255-260.

[2]　李凤鸣，谢立信，朱秀安等. 中华眼科学 [M]. 3 版. 北京：人民卫生出版社，2014：1495-1496，2197-2310.

[3]　张旭东. 实用眼科学 [M]. 北京：科学出版社，2015：181-203.

[4]　孙长颢. 营养与食品卫生学 [M]. 8 版. 北京：人民卫生出版社，2017：188-190.

[5]　成蓓，曾尔亢. 老年病学 [M]. 3 版. 北京：科学出版社，2018：353-360.

[6]　于普林. 老年医学 [M]. 2 版. 北京：人民卫生出版社，2017：52-54.

[7]　World Health Organization. World report on hearing [EB/OL].（2021-03-03）[2022-02-25] http://apps.who.int/iris/handle/10665/339913.

[8] GBD 2019 Blindness and Vision Impairment Collaborators, Vision Loss Expert Group of the Global Burden of Disease Study. Causes of blindness and vision impairment in 2020 and trends over 30 years, and prevalence of avoidable blindness in relation to vision 2020: the right to sight: an analysis for the global burden of disease study[J]. The Lancet Global Health, 2021, 9(2):e144-e160.

[9] World Health Organization. Vision impairment and blindness [EB/OL]. (2021-10-14) [2022-02-25]. https://www.who.int/news-room/fact-sheets/detail/blindness-and-visual-impairment.

[10] PORTER J, JICK H. Drug-induced anaphylaxis, convulsions, deafness, and extrapyramidal symptoms[J]. Lancet, 1977, 1(8011):587-588.

[11] ROBERTS S B, SILVER R E, DAS S K, et al. Healthy Aging-Nutrition Matters: Start Early and Screen Often[J]. Advances in nutrition (Bethesda, Md.), 2021, 12(4):1438-1448.

[12] World Health Organization. Integrated care for older people (ICOPE): guidelines on community-level interventions to manage declines in intrinsic capacity: evidence profile: urinary incontinence [EB/OL]. (2021-07-02) [2022-02-25]. https://apps.who.int/iris/handle/10665/342254.

[13] World Health Organization. Integrated care for older people: guidelines on community-level interventions to manage declines in intrinsic capacity [EB/OL]. (2017-09-25) [2022-02-25]. https://apps.who.int/iris/handle/10665/258981.

第五篇
老年卫生的
研究与实践

第一章

海南百岁老人队列研究

第一节　海南百岁老人队列研究概述与设计

根据 WHO 发布的《2022 世界卫生统计报告》，2019 年中国人口预期寿命为 77.4 岁。百岁老人作为一个平均预期寿命比一般老年人群高 20 年以上的长寿群体，被普遍认为是健康老龄化的典范，因而成为当今衰老和长寿研究的趋势和热点。研究发现，百岁老人的特点是患主要年龄相关疾病的时间比一般人群更晚，带病生存时间更长，或较少患重大疾病，该发现可能为预防早期重大疾病、早衰及早死提供了宝贵的信息。目前，大多数关于百岁老人和长寿相关研究的证据来自美国、日本、丹麦和意大利等发达国家，而来自我国本土百岁老年人群的证据较少。

中国海南百岁老人队列研究（China Hainan centenarian cohort study，CHCCS）是基于社区人群的全样本前瞻性队列研究，包括问卷信息、身体测量、生物标本等数据库和生物样本资料，旨在调查海南百岁老人队列中与长寿有关的健康状况、功能状态、精神心理、卫生需求等流行病学特征及其主要影响因素，以探讨长寿及衰老的自然历程及相关机制。

一、研究设计及调查对象

调查现场选取全国百岁老人密度最高的海南省，于 2014 年 1—5 月进行研究设计并在三亚对 48 例百岁老人进行了预调查，以完善问卷及优化流程。基线调查阶段为 2014 年 6 月到 2016 年 12 月，根据海南省各市（县）民政部门及老龄工作委员会提供的 2014 年百岁老人名单（当年共计百岁老人 1 811 例），以基线调查阶段中在世且可根据地址联系到本人或家属的海南省 18 市（县）1 473 名百岁老人作为研究对象。

1. **入选标准**　①为调查地区的常住居民户口且通过年龄核验达到 100 岁及以上者；②自愿参加该研究并签署知情同意书；③神志清楚，能配合完成问卷访谈、健康查体及抽血检查。

2. **排除标准**　①个人身份资料不全或年龄核对中身份证与户口信息不符或未满 100 岁者；②家属或本人拒绝接受调查、体检或生物样本采集者。基线调查阶段结束时，268 人去世，203 人拒访，1 002 人同意参加本研究，应答率为 83.2%，见表 5-1-1。

表 5-1-1　海南百岁老人的分布情况

地名	百岁老人登记人数 / 人	已联系到人数 / 人	同意参加调查人数 / 人
北部			
临高县	231	189	158
海口市	327	281	202
澄迈县	202	154	95
儋州市	202	122	47
中部			
五指山市	15	15	14
白沙县	15	12	9
定安县	49	43	30
屯昌县	31	28	21
琼中县	17	14	12
保亭县	17	14	11
东部			
万宁市	173	147	83
琼海市	66	61	55
文昌市	182	155	82
西部			
昌江县	45	44	41
东方市	46	42	39
乐东县	81	61	42
南部			
三亚市	48	43	38
陵水县	64	48	23
合计	1 811	1 473	1 002

二、调查内容

百岁老人调查内容主要包括基线调查的问卷访谈、体格检查、生物标本的采集和实验室检查，见表 5-1-2。

问卷部分由接受过调查培训、说海南当地方言的护士在参与者的住所或附近的诊所进行一对一访谈调查，主要内容包括一般社会人口学资料、个人及家族疾病史、老年综合征、心理健康状况、生活方式及习惯、家庭和社会支持、医疗卫生服务 7 个问题模块，其中，步态、疼痛、营养、躯体功能、生活质量、认知、抑郁以及睡眠等内容采用国际通用标准量表进行数据采集和评估。

体格检查主要包括人体测量学指标，静息血压、心率、心电图、全身超声检查、听力及视力检查、口腔检查和妇科检查（仅女性）。生物标本主要采集血液标本、口腔黏膜标本、粪便标本和宫颈涂片（仅女性）。检测项目包括血常规、血生化、性腺功能、骨代谢、免疫、肿瘤标志物等。整个检查过程由平均从业时间为 5 年的心内科、消化内科、超声科、耳鼻喉科、口腔科、妇产科等专科医护人员组成的多学科团队共同完成。完成基线调查全部内容大约需要 45 分钟。

表 5-1-2　中国海南百岁老人队列研究基线数据收集的内容

组成	内容
面对面访谈	
社会人口学	婚姻状况、职业、文化程度、家庭构成等
躯体状况	无意识的体重减轻、视力和听力、日常生活活动和工具性日常生活活动(activity of daily living, ADL; instrumental activity of daily living, IADL)
认知功能	简易精神状况量表(mini-mental state examination, MMSE)
心理健康	老年抑郁量表(geriatric depression scale 15, GDS-15)、世界卫生组织五项身心健康指标(World Health Organization 5 well-being index)
行为	吸烟和被动吸烟、酒精摄入、茶摄入、体育活动、性生活等
饮食习惯	11 项半定量食物频率问卷
睡眠质量	匹兹堡睡眠质量指数量表(Pittsburgh sleep quality index, PSQI)
生活质量	欧洲五维量表(EuroQol five dimensions questionnaire, EQ-5D)、视觉模拟量表(EuroQol visual analogue scale, EQ-VAS)
家庭信息	家庭结构、家庭和谐程度、家族病史等
社会支持 / 社会关系	补贴、社交网络、社交活动、陪伴、互惠等
环境	饮用水供应、职业暴露、被动吸烟暴露、烹饪和取暖燃料使用
经济状况	以前和当前的收入
卫生服务利用	门诊、急诊、住院、医疗保险等
生育史	初潮年龄、月经史、妊娠史、激素替代治疗史

组成	内容
医学/临床检查	
健康状况	医疗病史和手术史、共病、药物治疗
人体测量指标	体重、身高、半胯距、腰围、臀围、大腿围、小腿围、肱二头肌围
跌倒情况	跌倒史、地点和结果
疼痛	视觉模拟量表（visual analogue scale，VAS）
躯体功能	起立行走计时试验、站立、握力
体检	静息血压、心率、心肺听诊、视力和听力敏锐度、踝关节水肿、关节运动、脊柱形态、颈部、腋窝和腹股沟淋巴结
心电图	12导联心电图
超声检查	颈动脉、甲状腺、心脏、胸膜、内脏、脐周脂肪、股骨、小腿超声检查
牙科检查	牙齿数量、口腔清洁程度、牙周病
生物样本	
血液分析	空腹验血和DNA采样
唾液DNA	唾液的产生、成分以及DNA
毛发分析	微量元素检测
粪便检查	粪便形态学，通过16S rRNA序列和全基因组序列分析检测肠道菌群
妇科检查	液基薄层细胞学检查（thinprep cytologic test，TCT）

随访调查从基线调查2年后启动，随访频率为每两年1次，包括生存状况、新发疾病、主要死因和迁移等内容。随访信息主要来自政府数据（民政部门常规工作报告中提取随访信息）和研究对象（电话随访获取信息），两种渠道相互补充，最终的患病及死因通过医保或公安系统进行核验。

三、研究优势

海南省是中国百岁老人密度最高，同时长寿指数也最高的省份。2014年8月27日，海南岛被国际人口老龄化与长寿专家委员会授予"世界长寿岛"称号。此外，由于其相对独立的海岛环境，移民比例较低，大多数百岁老人都是原著居民，一生都生活在当地相对稳定的自然环境里，该群体也为长寿相关的遗传研究提供了稳定的基因库。CHCCS采用了多学科合作调查法，从人口社会学、生活习惯、饮食结构、疾病谱、心理精神状态、医学影像指标、生物标志物、基因等诸多层面描述性观察和研究了百岁老年人群特征。

目前，CHCCS 是我国乃至亚洲最大样本的长寿人群数据库，提供了大量的长寿人群数据样本，抢救性采集其珍稀的生物样本资源，为长寿、衰老及健康老龄化研究提供了多学科交叉的技术平台和研究基地。

第二节　海南百岁老人队列主要研究结果

通过对 CHCCS 研究数据进行挖掘分析，国内学者完成的诸多成果已陆续发表。成果主要来自中国人民解放军总医院第二医学中心的何耀团队和中国人民解放军总医院海南医院的赵亚力团队。本章节主要介绍百岁老人健康指标、生活方式、生活质量、老年综合征等相关研究结果。

一、海南百岁老人基本特征

基线研究纳入的 1 002 名海南百岁老人中，女性 822 名（82.0%），男性 180 名（18.0%）。年龄中位数为 102 岁，100～104 岁者有 795 人，105～109 岁者有 176 人，≥110 岁者有 31 人，女性平均年龄较高。汉族占比 88.1%，丧偶（83.4%）和文盲（91.3%）的比例较高，有 86.1% 的百岁老人与家人同住。海南省北部地区的百岁老人所占比例最高，为 49.0%。96.5% 的百岁老人不吸烟，超过 85.0% 的百岁老人不饮酒，且无体力活动。

二、健康指标特征

（一）血压指标分布

百岁老人收缩压（systolic blood pressure，SBP）、舒张压（diastolic blood pressure，DBP）以及脉压（pulse pressure，PP）的中位数（上、下四分位数）分别为 152.00（137.00，167.00）mmHg、76.00（67.50，82.00）mmHg 和 77.00（64.00，88.00）mmHg。百岁老人总体高血压患病率为 71.9%，远高于成年人和其他年龄段老年人的平均水平。1 级高血压、2 级高血压和 3 级高血压的患病率分别为 38.1%、21.6% 和 12.2%，单纯性收缩期高血压的患病率为 60.1%，百岁老人高血压患病率女性高于男性。

多因素 logistic 回归模型显示，在百岁老人中，以男性人群为对照组，女性人群的高血压患病 OR 值为 1.624（95%CI：1.155～2.283）；以东部人群为对照组，北部和中部人群的高血压患病 OR 值分别为 0.625（95%CI：0.434～0.901）和 0.586（95%CI：0.346～0.993）。

（二）血脂指标分布

百岁老人血脂谱总体处于较低水平，总胆固醇（total cholesterol，TC）、甘油三酯

（triglyceride，TG）、高密度脂蛋白（high density lipoprotein cholesterol，HDL-C）和低密度脂蛋白（low density liproprotein cholesterol，LDL-C）的中位数（上、下四分位数）分别为 4.60（4.05，5.25）mmol/L、1.05（0.80，1.38）mmol/L、2.77（2.30，3.24）mmol/L 和 1.41（1.18，1.65）mmol/L。总体血脂异常患病率 19.1%，高 TC 血症、高 TG 血症、混合型高脂血症和低 HDL-C 血症的患病率分别为 7.0%、3.4%、0.8% 和 10.9%；女性血脂谱水平显著高于男性。

男性百岁老人的低 HDL-C 血症患病率显著高于女性；高 TG 血症和低 HDL-C 血症的患病率随着体质量指数升高而升高；独居 / 养老机构的百岁老人血脂异常率高于与家人同住的百岁老人；在海南省西部地区总血脂异常和低 HDL-C 血症的患病率最高；吸烟人群的低 HDL-C 血症患病率更高，无体力活动的百岁老人低 HDL-C 血症患病率最高。

多因素 logistic 回归模型结果显示，在百岁老人中，与低体重相比，体重正常与超重均为血脂异常的危险因素，吸烟同样为血脂异常的危险因素，西部人群比东部人群具有更高的血脂异常患病风险。

（三）血糖指标分布

共有 95 名百岁老人患有糖尿病，患病率为 9.5%，低于国际其他百岁老人研究和国内成年人及其他年龄组老年人的患病水平。其中，仅有 1 名百岁老人既往诊断有糖尿病史，94 名为本次调查空腹血糖（fasting plasma glucose，FPG）≥ 7.0mmol/L 新诊断糖尿病。男性和女性的患病率分别为 9.4% 和 9.5%。百岁老人 FPG 为（5.12 ± 1.44）mmol/L。男性和女性空腹血糖分别为（5.19 ± 1.31）mmol/L 和（5.09 ± 1.47）mmol/L。22.1% 的百岁老人 FPG 集中在 5.00 ~ 6.00mmol/L。空腹血糖 5.00 ~ 6.00mmol/L 的比例男性（28.9%）高于女性（20.6%）。110 岁及以上人群空腹血糖 ≥ 7.00mmol/L 的比例达 12.9%。共有 81 名百岁老人患有空腹血糖受损，患病率为 8.1%。男性和女性分别为 11.1% 和 7.4%。

多因素 logistic 回归模型结果显示，在百岁老人中，TG 和腹型肥胖是患糖尿病的影响因素。

（四）贫血相关检测指标分布

在百岁老人中，血红蛋白（hemoglobin，Hb）浓度、红细胞（red blood cell，RBC）计数和血细胞比容（hematocrit，HCT）的中位数（上、下四分位数）分别为 116.0（105.0，124.0）g/L、4.0（3.7，4.4）× 10^{12}/L 和 0.37（0.34，0.39）L/L。

百岁老人的贫血患病率远高于普通人群，为 68.5%。患病率男性（76.1%）高于女性（66.8%）。严重贫血患病率为 19.6%（男性为 16.1%，女性为 20.3%）。正常红细胞性贫血是最常见的亚型（75.7%），其次是小红细胞性贫血（15.5%）和大红细胞性贫血（8.9%）。

多因素 logistic 回归模型显示，在百岁老人中，肾功能下降是贫血发生的危险因素，这一关联在汉族和糖尿病人群中尤为显著，这一研究结果提示在评估或治疗百岁老人贫血的同时，应关注肾功能下降的发生。

（五）肥胖相关指标分布

本队列研究所调查百岁老人的腰围（waist circumference，WC）、小腿围（calf circumference，CC）分别为（75.27±8.79）cm 和（24.73±3.67）cm。BMI、腰高比（waist-to-height ratio，WHtR）和腰围-小腿围比（waist-to-calf ratio，WCR）分别为（18.11±3.22）kg/m^2、（0.52±0.07）和（3.08±0.41），腰臀比（waist-to-hip ratio，WHR）的中位数（四分位数间距）为 0.89（0.09）。

（六）肾功能指标分布

通过基于中国人群改良后的肾病饮食改进（modification of diet in renal disease，MDRD）方程计算估计肾小球滤过率（estimated glomerular filtration rate，eGFR）。CHCCS 百岁老人的 eGFR 为（75.46±27.59）ml/（min·1.73m^2）。

多元线性回归模型显示，在百岁老人中，DBP 与估计肾小球滤过率之间存在正向关系，而年龄、吸烟、腰围、SBP 以及甘油三酯水平与估计肾小球滤过率呈负相关，表明降低甘油三酯水平可能在预防心血管疾病的同时，也能起到保护肾功能的作用。另有研究表明，血清磷、骨代谢生化指标（包括骨钙素、1 型胶原氨基端前肽和 β- 胶原特殊序列）以及甲状旁腺激素等矿物质代谢指标水平与估计肾小球滤过率呈负相关。

三、生活方式及生活质量特征

（一）饮食及营养特征

所有百岁老人中，94.6% 的人有规律地饮食。这一比例在年龄在 110 岁及以上的老人中更高（96.8%）。53.4% 的百岁老人每餐都吃到八分饱，80.4% 的百岁老人坚持一天三餐，但 90.3% 的 110 岁及以上老人每日两餐。百岁老人以喝水为主（89.5%），70% 的百岁老人每天饮水量为 500～1 000ml。有 19.5% 的百岁老人偏好甜食，但没有人喜欢油炸食品。

88.7% 的百岁老人每天吃蔬菜，98.4% 的人每天吃米饭为主的食物，52.7% 的人很少吃面条，超过半数的老人很少吃鸡蛋、乳制品、豆类、坚果或家禽，56.2% 的人每周吃 1 次以上的水果，14% 的人每天吃水果，分别有 65.4% 和 32.6% 的百岁老人每天主要食用红肉和海鲜。大多数百岁老人（91.8%）在过去五年中没有改变自己的喜好。

百岁老人的血清25-羟基维生素 D 浓度为（22.7±9.5）μg/L，其中男性为（27.8±10.9）μg/L，女性为（21.6±8.7）μg/L。百岁老人维生素 D 缺乏率为 39.9%。多因素 logistic 回归分析显示，女性、常住城市、较低的体重指数、较高的甲状旁腺激素水平、不吃鱼和较少的日照时间都是维生素 D 缺乏的危险因素，提示改善膳食多样性对保持良好的营养状态有着积极作用。

百岁老人的血清白蛋白水平为（38.43±3.99）g/L。当通过微营养量表（mini nutritional assessment short-form，MNA-SF）评估营养状况时，在百岁老人中，MNA-SF 的平均得分为（9.23±3.06）分。营养不良208人（20.8%），营养不良高危671人（67.0%），营养正常者（MNA-SF ≥ 12）有123人（12.3%）。多因素logistic回归模型结果显示，在百岁老人中，与一日两餐相比，一日三餐是营养状况的保护因素。

（二）健康相关生活质量

使用EQ-VAS（得分1~20）和采用日本基于事件权衡模型的积分换算表计算后的EQ-5D（得分-0.11~1）评估百岁老人的健康相关生活质量（health-related quality of life，HRQoL）。百岁老人中，EQ-5D得分的中位数为0.68，VAS得分水平为（61.60±15.56）分。样本中873名百岁老人（143名男性和730名女性）EQ-5D得分<1，健康相关生活质量受损率为87.13%。男性百岁老人的EQ-5D和EQ-VAS得分高于女性百岁老人。

多元线性回归模型显示，在百岁老人中，血清白蛋白、TC、HDL-C、LDL-C、WC、BMI、WHtR、CC与EQ-VAS得分之间存在正向关系，TC、TG、LDL-C、HDL-C、MNA-SF量表得分与EQ-5D得分之间存在正向关系，而WCR以及血清同型半胱氨酸水平与EQ-5D得分呈负相关。这表明，控制中心性肥胖水平可提升健康相关生活质量。先前在中国人群中开展的研究表明，高脂血症与较低的EQ-5D得分之间存在显著的相关性，与目前研究结果相反，原因可能是百岁老人群体已经克服了早逝和血脂异常相关的疾病，这仍需进一步验证。另有研究表明，在海南百岁老人中，GDS-15得分的升高与生活质量受损显著相关，并且关联在没有合并慢性共病的百岁老人中更加明显。

（三）日常生活活动能力

使用Barthel量表（得分0~100）评估百岁老人的ADL水平，得分≥95分为能力正常，60~94分为轻度能力损失，得分<60分为失能。百岁老人中ADL总体损失率为72.5%（48.9%轻度能力损失，23.6%失能），ADL主要损失项目为爬楼梯、转移、步行以及如厕。

多因素logistic回归模型结果显示，在百岁老人中，饮茶习惯、户外活动、视力听力良好、小腿围升高以及血清白蛋白升高是ADL的保护因素，补体C3缺乏、补体C4升高、维生素D缺乏、低文化程度、WCR升高、骨折、血清同型半胱氨酸升高以及营养不良是ADL损失的危险因素，研究结果说明改善营养状况可提高日常生活活动能力。另有研究显示，在女性百岁老人中，炎症、低体重、独居、贫血和高性激素（血浆黄体生成素、类卵泡激素、睾酮、孕酮和雌二醇）水平也是ADL损失的危险因素，高HDL-C、高LDL-C和TG是ADL的保护因素。同时，在女性百岁老人中，总胆固醇（TC）的升高也是ADL的保护因素，并且这一效应通过BMI和SBP部分介导。

使用Lawton量表（得分0~8）评估百岁老人的IADL水平。6~7分为轻度IADL损失，3~5分为中度IADL损失，得分≤2分为重度IADL损失。百岁老人中仅有1.9%达到完全自理（6.1%轻度损失，27.3%中度损失，64.7%重度损失）。

多因素logistic回归模型结果显示，在百岁老人中，小腿围升高和血清白蛋白升高是重度 IADL 损失的保护因素，WCR 升高以及营养不良是重度 IADL 损失的危险因素，研究结果提示保持肌肉质量和避免中心性肥胖对预防活动能力损失有着积极意义。

四、老年综合征

（一）睡眠障碍

使用 PSQI（得分 1 ~ 21）评估百岁老人的睡眠质量，总分 > 7 分为发生睡眠障碍。百岁老人 PSQI 得分为（6.44 ± 3.05）分，其中 30.8% 的老人存在睡眠障碍，主要问题为睡眠效率低（48.5%），入睡时间 ≥ 30 分钟（35.5%）和日间功能障碍（20.6%），仅有 1.2% 的百岁老人服用催眠药物。

多因素 logistic 回归模型显示，在百岁老人中，大小便失禁、心脏病和身体持续疼痛是发生睡眠障碍的危险因素，午睡习惯和规律饮食是发生睡眠质量障碍的保护因素。

另有研究使用 MNA-SF 与 PSQI 进行了典型相关分析。结果显示，老年人群的营养状况与睡眠质量呈正相关，即 MNA-SF 评分越高（营养状况良好），PSQI 评分越低（睡眠质量良好）。影响营养状况的主要因素是食欲减退、痴呆/抑郁和体重下降，影响睡眠质量的主要因素是主观睡眠质量、日间功能障碍、睡眠潜伏期和睡眠质量，典型相关系数存在显著的性别差异。

（二）跌倒情况

使用 Morse 跌倒评估量表（得分 0 ~ 125）可以预测未来跌倒的风险，得分 > 45 为高风险，25 ~ 45 分为中风险，得分 < 25 分为低风险。在百岁老人中，25.0% 的男性调查前的 3 个月内至少跌倒过 1 次，女性为 26.3%，其中 15.4% 的男性和 13.4% 的女性多次跌倒，36.6% 的男性未来跌倒风险为高，女性为 44.3%。反复跌倒的男性 BMI 明显低于没有跌倒的男性。

多因素 logistic 回归模型显示，在百岁老人中，与体重正常及较重者相比，体重较轻者（BMI < 18.5kg/m²）具有更高的未来跌倒风险，且这种关联在男性中更为明显。研究表明体重较轻的百岁老人（特别是男性）应适当增重，以预防跌倒。

（三）抑郁情况

使用 GDS-15（得分 0 ~ 15）评估百岁老人的抑郁情况，得分 ≥ 6 分为轻度抑郁，得分 ≥ 10 分为重度抑郁。有 38.12% 的百岁老人轻度抑郁，有 9.98% 的百岁老人重度抑郁，其中女性抑郁患病率高于男性，文盲抑郁患病率高于非文盲，丧偶者抑郁患病率高于配偶健在者。

多因素 logistic 回归模型显示，在百岁老人中，CC 的增加、与家人同居和无睡眠障碍为百岁老年人抑郁状态的保护因素，而慢性疼痛、WCR 的增加、维生素 D 缺乏、健康自评差和失能为抑郁状态的危险因素。该研究表明，应该对有维生素 D 缺乏症的百岁老人进行抑郁症状筛查，同时 CC 可作为抑郁状态的独立预测因子。

（四）认知情况

使用 MMSE（得分 1～30）测量百岁老人的认知状况。在文化水平为文盲时得分
≤ 17 分、小学文化时得分 ≤ 20 分、高中学历以上时得分 ≤ 24 分定义为认知功能障碍，
得分 < 10 分被定义为严重认知障碍。百岁老人的 MMSE 平均得分为（9.75±5.42）分。
其中认知障碍的患病率为 91.6%，男性为 83.3%，女性为 93.4%。MMSE 严重认知障碍的
患病率为 64.7%，男性为 28.9%，女性为 72.5%。

多因素 logistic 回归模型显示，在百岁老人中，CC 的增加是认知障碍患病的保护因
素，而 WCR 的增加是认知障碍的危险因素，表示 CC 也可作为认知状态的独立预测指标。

五、其他

（一）高尿酸血症

百岁老人中患有高尿酸血症的占 28%，男性患病率高于女性。多因素 logistic 回归模
型显示，在百岁老人中，WC、高血清总蛋白（total protein，TP）水平、高血清尿素水
平、低 eGFR 水平、被动吸烟、打鼾、食用肉类和食用海产品是高尿酸血症的危险因素，
食用蔬菜是高尿酸血症的保护因素。研究提示高尿酸血症人群应及时调整生活方式和饮食
模式、避免被动吸烟、积极改善肝肾功能等。

（二）甲状腺结节

百岁老人中经超声检查发现甲状腺结节的占 74.3%。在患高血压或糖尿病的百岁老人
中，甲状腺结节患病率明显更高。多因素 logistic 回归模型显示，在百岁老人中，女性、
高血压、糖尿病、食用槟榔和食用红肉是甲状腺结节的危险因素，低体重和食用坚果是甲
状腺结节的保护因素，提示通过干预槟榔、红肉和坚果的食用可干预甲状腺结节的发生及
进展。

（三）理想心血管健康

按照 2010 年美国心脏协会（American Heart Association，AHA）提出，并根据中国人
群特征改良后的理想心血管健康（ideal cardiovascular health，ICH）评分评估百岁老人。
ICH 包括 7 个项目：吸烟、BMI、体力活动水平、饮食、血压水平、TC 水平和 FPG 水平，
每个项目分为差、中等和理想三个级别。

有 8.7% 的百岁老人有至少 6 项 ICH 指标处于理想水平，74.2% 的百岁老人有 4～5
项 ICH 指标处于理想水平；BMI（96.3%）、吸烟（93.1%），以及 FPG（90.5%）达到理
想水平的百岁老人比例较高，而仅有 7.4% 的百岁老人血压达到理想水平。百岁老人的
ICH 指标水平总体高于成年人和低龄老人。

研究显示，随着 ICH 评分中理想水平项目数的增加，ADL 与 IADL 的损失率均降低，同时 EQ-VAS 量表与 EQ-5D 量表的得分均增加，这一结果强调了预防心血管疾病的重要性。

当前的研究结果均为横断面研究，全面描述了海南百岁老人的疾病谱、功能状态、社会功能生活环境等流行病学特征，详细评估了海南百岁老人群体的身体和精神健康。未来，相关研究团队将通过进一步挖掘生物样本库，结合随访数据，开展一系列前瞻性研究，以进一步探讨海南百岁老人长寿及健康老龄化相关的生物标志物及遗传背景，探索海南省特殊生活方式及环境因素对健康长寿的影响及相关机制，从而建立健康老龄化指标，为早期预防重大疾病、早衰和早亡提供宝贵信息，为我国长寿及健康老龄化策略提供相关基础数据和决策依据。

（何　耀　刘　淼　王盛书）

参考文献

[1] 何耀，栾复新，姚尧，等 . 中国海南百岁老人队列研究：研究设计及初步结果 [J]. 中华流行病学杂志，2017，38(9): 1292-1298.

[2] 李靖，王盛书，杨姗姗，等 . 海南百岁老人血压水平及分布特征 [J]. 中华流行病学杂志，2021，42(1): 73-79.

[3] 王盛书，杨姗姗，贾王平，等 . 海南百岁老人血脂水平及分布特征 [J]. 中华流行病学杂志，2021，42(1): 80-87.

[4] 刘淼，杨姗姗，王盛书，等 . 海南百岁老人糖尿病的患病率及影响因素分析 [J]. 中华流行病学杂志，2021，42(1): 68-72.

[5] 姚尧，赵亚力，杨姗姗，等 . 海南省百岁老人日常生活活动能力现状及影响因素分析 [J]. 中华流行病学杂志，2017，38(10): 1342-1346.

[6] 韩珂，王盛书，贾王平，等 . 海南百岁老人血清白蛋白水平与健康相关生活质量的关联性研究 [J]. 中华流行病学杂志，2021，42(1): 88-93.

[7] HE Y, ZHAO Y, YAO Y, et al. Cohort Profile: The China Hainan Centenarian Cohort Study (CHCCS) [J]. Int J Epidemiol, 2018, 47(3):694-695.

[8] WANG S, JIA W, YANG S, et al. The role of BMI and blood pressure in the relationship between total cholesterol and disability in chinese centenarians：a cross-sectional study [J]. Front Med (Lausanne), 2021, 8: 608941.

[9] JIA W, WANG S, LIU M, et al. Anemia in centenarians：prevalence and association with kidney function[J]. Hematology, 2020, 25(1): 26-33.

[10] YAO Y, FU S, ZHANG H, et al. The prevalence of depressive symptoms in Chinese longevous persons and

its correlation with vitamin D status[J]. BMC Geriatr，2018，18(1)：198.

[11] SONG Y, LIU M, JIA W, et al. The association between nutritional status and functional limitations among centenarians: a cross-sectional study[J]. BMC Geriatr，2021，21(1)：376.

[12] YAO Y, FU S, LI N, et al. Sex, residence and fish intake predict vitamin D status in Chinese centenarians[J]. J Nutr Health Aging，2019，23(2)：165-171.

[13] FU S, YAO Y, LV F, et al. Serum homocysteine levels had important associations with activity and quality of daily living in chinese centenarians[J]. J Nutr Health Aging，2019，23(5)：479-482.

[14] HAN K, WANG S, JIA W, et al. Serum albumin and activities of daily living in Chinese centenarians: a cross-sectional study[J]. BMC Geriatr，2020，20(1)：228.

[15] YAO Y, FU S, SHI Q, et al. Prevalence of functional dependence in Chinese centenarians and its relationship with serum vitamin D status[J]. Clin Interv Aging，2018，13：2045-2053.

中国老年健康调查研究

基于新时期人口转变形势和我国积极应对人口老龄化挑战的需求，近年来，我国开展了多项以老年人为主要研究对象的大型队列研究。本章节将介绍 3 项老年健康调查研究的概况、研究设计和研究成果。中国老年健康影响因素跟踪调查（Chinese longitudinal healthy longevity survey，CLHLS）自 1998 年开始，随访时间长，样本代表性高，是一项涵盖环境、社会、遗传等多学科的、大范围的纵向队列研究，致力于提高老年人的生活质量，实现健康长寿。中国健康与养老追踪调查（China health and retirement longitudinal study，CHARLS）旨在收集一套代表中国 45 岁及以上中老年人家庭和个人的高质量微观数据，从经济、家庭、社会支持等方面分析我国人口老龄化问题，推动老龄化问题的跨学科研究。中国老年健康生物标志物研究（healthy ageing and biomarkers cohort study，HABCS）则基于中国老年人健康影响因素开展调查，收集、检测和分析我国长寿地区老年人的血液、尿液等生物样本，有利于深入、全面地探索影响老年人健康和长寿的相关影响因素，动态了解长寿地区老年人群的健康状况。

第一节　中国老年健康影响因素跟踪调查

一、研究概述

自 20 世纪 50 年代以来，中国的人口发生了巨大的变化。死亡率的大幅下降和生育率的快速降低必然导致人口的快速老龄化，中国人口的年龄结构将很快从年轻型转向老年型。因此，中国需要未雨绸缪，积极应对老龄化带来的挑战。《健康中国行动（2019—2030 年）》中指出，截至 2018 年底，我国 65 岁及以上人口约 1.7 亿，占总人口的 11.9%；预计到 2050 年，65 岁及以上老年人口将达到 4.0 亿，占总人口的 26.9%。

基于以上背景，北京大学于 1998 年启动了"中国老年健康影响因素跟踪调查"（CLHLS），开展具有全国代表性的老年人口跟踪调查，收集信息涵盖人口、社会、经济、家庭、健康等方面的内容，于 1998—2020 年在全国 23 个省（自治区、直辖市）随机抽取，大约一半县市进行了九次跟踪调查。该调查是一项覆盖环境、社会、遗传等多学科、跨单位的合作研究，由多个机构联合资助，包括国家自然科学基金委员会管理科学部主任基金应急研究项目、重大项目、重点项目及国际合作项目，国家社会科学基金特别委托项目，教育部 211 工程，科学技术部 973 项目和国家科技支撑计划，美国国立老龄研究院（National Institute on Aging，NIA）、美国国立卫生研究院（National Institute of Health，NIH）和联合国人口基金等。CLHLS 具有调查范围广，调查数据质量较高，人群代表性良好等特点。

CLHLS 是一项专门针对老年人口的大范围纵向队列研究，致力于提高老年人的生活质量和实现健康长寿。该项目在启动之初制定了 3 个方面的研究目标：第一，通过多学科交叉联合攻关，从个人、家庭、社会、经济、环境、生物学等方面寻找与健康长寿相关的因素，并了解其影响健康长寿内在机制；第二，利用有利于健康长寿的个人、家庭、社会、经济、环境、生物学等方面因素，减少或消除不利因素，最大限度缩短带病生存期限，提高老年人晚年生活质量，减轻老年人个人痛苦及家庭和社会负担，为人类逐步达到既长寿又健康的目标作出贡献；第三，总结国家老龄工作的重点和难点，为老年人相关决策和管理提供科学依据。围绕这些研究目标，CLHLS 在抽样和问卷设计时采用非等比例抽样，收集的信息涵盖了人口学、社会经济、生活方式和健康状况等多维度内容。

为了适应人口变化、社会经济发展以及老年研究需求，历经 20 余年，CLHLS 调查项目在研究对象、调查内容、生物样本收集等方面都做出了与时俱进的改变。例如，研究对象从 1998 年时的 80 岁及以上高龄老人扩大到 2002 年及以后的 65 岁及以上老年人，增强了这一调查项目的科学研究与实际应用价值。2002 年和 2005 年在 8 个省（自治区、直辖市），包括广西、广东、福建、江苏、浙江、山东、北京和上海，增加了被访老年人的成年子女样本，2008—2009 年的调查增加了与被访老年人无任何血缘关系的 40～59 岁对照组样本。调查问卷最初仅收集基本人口学、生活方式和社会关系等信息，在随后的调查中，逐步增加了日常活动受限时的主要帮助者和照料费用、社会保障和医疗费用、受访者所在社区的社会服务提供现状，以及老年认知功能减退知情者问卷等其他内容。在生物样本收集方面，CLHLS 在 1998 年只进行了受访者指尖血样采集，在 2008 年之后的调查中基于自愿原则陆续收集了受访者唾液、血液与尿液样本，为今后开展相关研究提供了必要的生物指标，有助于探讨社会经济因素和遗传因素的交互作用对老年健康的影响。

CLHLS 是国内最早、持续时间最长的社会科学调查，已成为国际和国内学界公认的交叉学科发展项目，拥有世界上同类调研中最大的 80 岁以上高龄老人样本和相应的较年轻老年人对照组，数据信息十分丰富，研究潜力巨大。在数据共享方面，迄今为止的 8 次 CLHLS 数据均已通过北京大学开放研究数据平台向社会免费开放，只要登录平台并申请访问就可以了。据不完全统计，截至 2020 年 4 月 10 日，已有 8 000 余位研究者（不包括其学生及研究组成员）正式注册并免费使用 CLHLS 数据。这些学者们使用该数据已经发表的成果包括：专著 17 本；国际匿名评审 SCI 和 SSCI 学术刊物论文 300 余篇；国内期刊论文四百余篇；通过答辩博士论文 35 篇，硕士论文 104 篇；递交政策咨询报告 58 篇。相关研究成果已在《柳叶刀》（*Lancet*）、《自然》（*Nature*）子刊、《美国医学协会学刊》（*The Journal of the American Medical Association*，*JAMA*）子刊、《科学通报》《经济研究》《经济学季刊》等国内外知名期刊发表。2017 年世界健康科学顶级期刊 *Lancet* 将关于中国高龄老人健康发展趋势及应对战略策略的论文作为重要科学发现专门举行面向全球的网上新闻发布，宣布"这是世界上规模最大的高龄老人研究，其发现对中国和其他所有面临人口老龄化挑战的国家都有重要意义"。该项目的"中国高龄老人存活与健康调查分析"被《医学科学报》《中国科学报》、科学网和《科学新闻》杂志评选为"2017 中国十大医学进展"45 个候选科研杰出成果之一。国家自然科学基金支持的 CLHLS 项目中已结题的 2 个重点项目和 1 个国际合作重点项目，以及在研究的重大项目课题的所有专家委员会中期评估与结题评估结果均为"优秀"。

二、研究设计

（一）项目现场与研究对象

CLHLS 基线调查和跟踪调查涵盖了中国 23 个省（自治区、直辖市），包括辽宁、吉林、黑龙江、河北、北京、天津、山西、陕西、上海、江苏、浙江、安徽、福建、江西、山东、河南、湖北、湖南、广东、广西、四川、重庆、海南。1998 年基线调查涵盖了 9.85 亿区域总人口，随后分别在 2000 年、2002 年、2005 年、2008 年、2011 年、2014 年、2018 年以及 2021 年进行跟踪调查。2021 年开展的是最新的第 9 次跟踪调查。

项目现场分别由中国疾病预防控制中心（以下简称中国疾控中心）、省级疾控中心、区 / 县疾控中心三个主体依次推动开展。中国疾病预防控制中心环境与健康相关产品安全所负责组织实施现场工作，包括制订实施方案、访问员手册、现场数据质量控制方案等材料，以及组织省级师资培训，拨付相关工作经费，开展现场督导，与北京大学共同开展数据质量抽查与评估等。省级疾控中心负责本省项目的整体协调与组织，区 / 县疾控中心负责本地调查工作的具体实施。在调查开展之前，中国疾控中心按技术培训要求对工作人员进行培训，在督导过程中就现场出现的问题和各部分调查内容进行全面的讲解。由现场工作人员对 65 岁及以上老年人进行入户调查，收集调查问卷信息，并对收集到的数据进行录入，同时对整个工作过程进行质量控制。

现场组织与分工明确后，调查由相应的工作人员正式开展实施，具体可分为以下步骤：

（1）调查助理员核实名单与信息。

（2）做好入户前准备。调查助理员根据名单和信息联系受访者或其家属，合理安排调查行程，并准备所需纸质材料、生物样本采集器、礼品以及其他调查器材（如经校准的汞柱式血压计、立式身高测量仪、体重仪和软尺等）。

（3）开展入户调查。访问员需向受访者介绍调查目的，获得参加者签署的书面知情同意书方可开展调查，随后依次进行问卷访谈、健康指标与功能检查、生物样本采集。

（4）完成入户调查，按时报送进度。访问员需每两周汇总一次已调查过的对象，填写"调查进度表"，向省级疾控中心上报调查进度；省级疾控中心在一周内将进度上报中国疾控中心。

（5）问卷审核与资料回收。回收问卷需经县级、省级和国家级三道审核过程。县级审核若发现问卷存在问题，应尽快解决，确认无误后将全部材料寄送至所属省级疾控中心；省级审核若发现问卷存在问题，应尽快核实并予以解决；各省需在项目结束后将全部问卷和相关记录材料整理并寄送至中国疾控中心。

（6）数据录入。经过县、省、国家三级审核确认问卷无误后，由中国疾控中心环境与健康相关产品安全所和北京大学审核并进行数据录入（双录入）和数据清理工作。

（7）质量控制。在上述所有过程中贯彻开展质量控制工作，对调查的每个环节进行严格的质量控制，包括制定合理的实施方案和工作计划、培训工作人员、各级现场督导、质量随机抽查、问卷审核等环节，一旦发现质量问题需及时反馈、纠正。国家项目组负责整个调查过程的总体质量控制。

本项目以老年人为主要目标人群，1998 年、2000 年两轮调查都是以 80 岁及以上高龄老人为研究对象。从 2002 年起，项目将研究对象年龄范围扩大到 65 岁及以上所有年龄，新增了部分 65 ~ 79 岁老年人的样本。2002 年和 2005 年在 8 个省（自治区、直辖市），包括广西、广东、福建、江苏、浙江、山东、北京和上海，增加了 4 478 位被访老年人的 35 ~ 65 岁成年子女样本。2008—2009 年调查增加了与被访老年人无任何血缘关系的 40 ~ 59 岁对照组样本。

（二）抽样及样本量

本项目的一大特点在于抽样方法。考虑到跟踪调查时存活人数的年龄性别分布，90 岁以上的男性样本数量较少，且这类人群的死亡率高于较为年轻的高龄老人和老年女性，若按照实际人口结构，使用等比例抽样的方法选取样本，样本将高度集中在相对较低的年龄段及老年女性，从而使高龄老人尤其是男性高龄老人因样本量过少而失去代表性及研究意义，无法满足研究需求。

因此，CLHLS 抽样设计，采用了比较灵活的多阶段非等比例抽样方法，综合考虑样本的代表性、信息收集的可靠性、调查实施的可行性，尽量使调查数据能够满足研究需求。该方法可以调查到足够多的高龄老人，尤其是百岁以上的老人。此外，基于老年人口特点和中国不同阶段的社会发展变化，受访者年龄与其社会经济状况和健康状况密切相关，准确可靠的年龄在研究中至为关键，因此抽样时避开了年龄申报准确性不高的地区。

调查以百岁老人为参照，采用目标随机抽样方法。1998 年基线调查的具体抽样方法设计包括以下几个步骤：①在 22 个省（自治区、直辖市）中随机选取了约一半的县/市/区（海南为 2009 年以后纳入的省），共 631 个县级行政单位；②在自愿的前提下，入户访问选取的县/市/区内所有存活的百岁老人；③就近访问 80 ~ 89 岁和 90 ~ 99 岁老年人各一位。其中，非百岁老人是依照百岁老人编号随机选择年龄与性别后确定，基本思路是入户访问调查的 80 ~ 89 岁及 90 ~ 99 岁老年人分别与百岁老人被访人数大致相同，并且男、女被访人数比例亦大致相同。此后，为保证跟踪调查的连续性与不同时点的可比性，对死亡老年人按同地域、同性别、同年龄的原则就近递补样本。

从 2002 年起，调查将研究对象年龄范围扩大到 65 岁及以上所有年龄，除 80 岁及以上的高龄老人外，新增了 65～79 岁老年人的样本，其抽样与上述 80～99 岁老年人抽样方法相同。2002 年和 2005 年在 8 个省（自治区、直辖市），包括广西、广东、福建、江苏、浙江、山东、北京和上海，共增加了 4 478 位被访老年人的 35～65 岁成年子女子样本。成年子女的抽样原则为：如果被访老年人有两个或更多符合条件的子女，则根据老人出生月份选择访问对象。例如，当被访老年人有两个子女符合条件时，若老人在上半年出生，则访问年长子女；若老年人在下半年出生，则访问年轻子女，以此类推。这种抽样原则操作简便，也具有随机抽样的效果。

在 2005 年调查范围的基础上，2008—2009 年调查增加了与被访老年人无任何血缘关系的 40～59 岁对照组样本（对照组样本根据老年人的出生月份和编号尾数选取，可以是老年人的儿媳、女婿等与老年人无血缘关系的家庭成员）。

表 5-2-1 为历次调查的老年人样本规模。图 5-2-1 展示了按照初次调查年分类的各调查年份样本分布。

表 5-2-1　中国老年健康影响因素跟踪调查历次样本规模

调查年代及年龄范围	存活被访者 / 人次	去世老年人 / 人
1998 年基础调查（80 岁及以上）	9 093	—
2000 年跟踪调查（80 岁及以上）	11 199	3 368
2002 年跟踪调查（65 岁及以上）	16 604	3 343
2005 年跟踪调查（65 岁及以上）	15 638	5 874
2008 年跟踪调查（65 岁及以上）	16 954	5 228
2011 年跟踪调查（65 岁及以上）	9 765	5 642
2014 年跟踪调查（65 岁及以上）	7 192	2 879
2018 年跟踪调查（65 岁及以上）	15 874	2 226
历次样本累计（65 岁及以上）	101 779	28 560

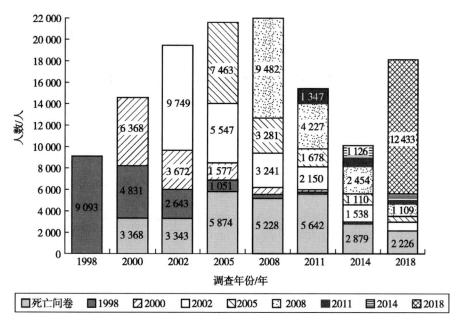

图 5-2-1　中国老年健康影响因素跟踪调查各调查年份的样本构成

注：存活样本以初次调查年份分类，各调查年份最上段为该调查新增样本，最下段为对死亡老年人亲属的调查，仅标出超过千例样本的数值。

（三）调查内容

CLHLS 指标覆盖综合性强，涵盖了生活方式、社会环境、遗传和医疗条件这四个主要的健康决定因素。调查问卷由问卷封面信息和被访者类别、知情同意书、问卷主体和调查员访问后观察记录 4 个部分组成。该调查还包括了与健康相关生物指标以及去世被访者临终状况等信息。

65 岁及以上老年人调查问卷包含 7 个核心组成部分：①被访者个人的基本情况，包括被访者年龄、性别、民族、出生地和当前居住安排；②性格心理特征，包括被访者的自我性格特征评判、对本人健康状况与生活质量状况的自我评价，此部分必须由受访老年人亲自回答，对于实在无法亲自回答的情况则设置了"无法回答"的选项；③认知能力，包括定向能力、反应能力、注意力及计算能力、记忆能力以及语言、理解和自我协调能力，此部分必须由受访老年人亲自回答或操作；④生活方式，包括饮食、吸烟、喝酒、锻炼、家务劳动及社会活动参与情况等；⑤生活自理能力，包括国际常用的日常生活自理能力量表（activity of daily living scale，ADL 量表）和工具性日常生活活动量表（Instrumental Activities of Daily Living Scale，IADL）；⑥个人背景及家庭结构，包括受教育程度、婚姻史、经济状况、医疗支出、父母亲信息、兄弟姐妹和子女信息；⑦生理健康信息，包括医务人员对老年人视力、牙齿的观察，血压、心率、身高、体重的测量，上肢和腿部活动能力的测量，以及被访者自报疾病情况等。

调查问卷最后一部分要求调查员在访谈结束后填写观察记录，说明被访者是否能听清问题、是否能接受体检、被访者自报的年龄信息是否准确，如果现场有人替老年人代答，要记录代答者与被访老年人的关系，最后设置一道开放题，调查员可做更详细的说明或记录调查时的观察与感受。

除了跟踪或访问存活的被访者之外，还访问了曾经接受过调查但已去世的老年人的亲属，通过回顾性调查收集去世老年人的临终信息，主要包括死因、死亡地点、健康状况、生活自理能力、住院和卧床不起情况、健康服务利用情况、主要生活照料者等，还包括老年人临终前的婚姻、居住安排、社会保障、经济来源、家庭经济状况、去世前生活方式和居住环境等。

随着跟踪调查的开展和对调查数据的深入分析，每次跟踪调查除了保留核心内容之外，也在持续完善和调整问卷中的问题设置，从而及时反映老年人口、社会经济和相关公共政策的变化，满足研究和决策的需求。例如，2002 年跟踪调查增加了被访者的生活保障和照料资源方面的内容；2005 年以后的跟踪调查增加了社会保障和医疗费用方面的信息收集；2002 年和 2005 年跟踪调查增加了家庭动态社会调查问卷（访问被访老年人的子女），根据对老年人和子女问卷的配对分析，研究老年人的代际关系、居住安排及影响因素等；2008 年跟踪调查在 65 岁及以上老年人调查问卷中的"语言、理解与自我协调能力"部分增加了两个问题，完善了简易精神状态评价量表（mini-mental state examination，MMSE）；2018 年跟踪调查增加了老年人临终前的 3～6 个月认知功能的知情者问题，即老年认知功能减退知情者问卷（the informant questionnaire on cognitive decline in the elderly，IQCODE）。在问卷调查的同时进行生物样本收集，有助于探讨社会经济因素和遗传因素的交互作用对老年健康的影响。

三、研究结果

（一）调查对象概况

该调查项目在 1998 年进行基线调查后分别于 2000 年、2002 年、2005 年、2008—2009 年、2011—2012 年、2014 年和 2017—2018 年进行了跟踪调查。CLHLS 在 1998—2014 年的 6 次调查中共访问了约 90 000 位存活受访者，其中百岁老人 15 705 位，90～99 岁老年人 21 555 位，80～89 岁老年人 23 506 位，65～79 岁低龄老人 17 766 位，35～64 岁中年人 11 122 位；六次跟踪调查期间共有 23 363 位 65～110 岁的老年人死亡。在 2008—2009 年的调查中，我们还从大约 14 000 位年龄在 40～110 岁的受访者中收集了唾液 DNA 样本。2017—2018 年的跟踪调查共访问了 15 874 名 65 岁及以上老年人，收集了 2014—2018 年期间死亡的 2 226 位老年人的信息。1998—2018 年，CLHLS 累计入户访问 11.3 万人次，其中最需照料的 80 岁及以上高龄老人占总样本 67.4%，其余为较低龄老人和中年对照组；同时访问了 2.89 万位 65 岁及以上已死亡被访老年人的直接家庭成员，收集了老年人死亡前的健康状况、生活质量以及医疗和照料需求成本等详细信息。

（二）主要研究结果

1. **生物医学指标与老年健康**　在生物医学指标与老年健康方面，研究者探讨了体质量指数、腰围、血压、肺功能、心率、口腔健康、视力等指标与老年人群不良健康结局，包括认知功能障碍、日常生活活动功能失能、工具性日常生活活动功能失能以及死亡风险等之间的关系。

与 BMI 相关的研究表明，老年人的 BMI 每升高 $1kg/m^2$，他们发生认知功能受损的风险将降低 7%，OR 值为 0.93（0.87～0.99）；而以 BMI 为分类变量时，研究者仅发现正常体重是认知功能受损发生的保护性因素。同时，在 BMI 与高龄老人 ADL 失能及死亡的关系研究中发现，BMI 升高或可降低高龄老人群体中二者的风险。这一发现进一步支持了认为世界卫生组织推荐的指南或《中国成人超重和肥胖症预防控制指南》不适用于 80 岁及以上高龄老人的观点，提示有必要重新审视 BMI 与高龄老年人健康状态的关系，强调了提供该人群 BMI 正常范围指南的重要性。

在腰围（waist circumference，WC）相关研究中，研究者发现高龄老人 WC 水平与 ADL 失能的关联存在性别差异，其中男性高 WC 水平与 ADL 失能相关，而女性低 WC 水平与 ADL 失能相关，提示在预防高龄老人 ADL 失能时应根据性别采取针对性的措施。WC 也是预测高龄老人死亡风险的良好指标，其水平与全因死亡风险存在负相关，且该关联在不同性别和年龄组（80～89、90～99 和 ≥ 100 岁）中均存在，提示应重新审视 WC 与老年人失能和死亡风险的界值点，且应重点关注 WC 较低人群的死亡风险。

多项研究利用 CLHLS 队列数据进行血压与老年人健康状况的探索。有研究者纳入 1998—2014 年全部调查数据，报告了过去 16 年中国高龄老人的血压水平和高血压患病率趋势。结果显示，平均收缩压（systolic blood pressure，SBP）和舒张压（diastolic blood pressure，DBP）水平均分别从 1998 年 [SBP=（148.4±24.4）mmHg；DBP=（84.3±13.4）mmHg] 开 始 下 降， 至 2005/2008 年 [SBP=（130.8±18.7）mmHg；DBP=（79.7±11.8）mmHg] 达 到 最 低， 继 而 至 2014 年 又 有 所 上 升 [SBP=（139.7±22.0）mmHg；DBP=（79.7±11.8）mmHg]。高血压患病率则从 43.1% 增加到 56.5%，强调了在高龄老人中预防、控制高血压的重要性。在探索血压与老年健康结局的研究中，研究者发现高龄老人 SBP 与全因死亡风险呈 U 型关系；高 SBP 意味着较高的 CVD 死亡风险，而低 SBP 意味着较高的非 CVD 死亡风险；且高血压与认知正常的老年人的认知功能受损独立相关，其中 SBP 与认知功能受损关系类似曲棍球形状（曲线先平坦然后上升），DBP 与认知功能受损的发病风险存在线性关系（图 5-2-2）。以上结果提示，正确的高血压管理可能对老年人认知保护有重要益处，而目前"越低越好"的血压管理理念并不适用于高龄老人，80 岁以上老年人的"正常"血压范围有待重新探讨。

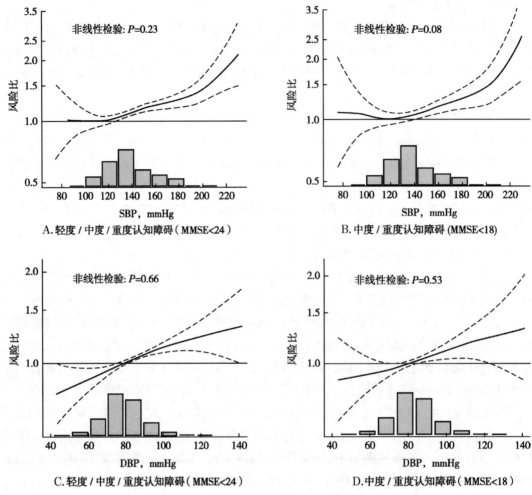

A. 轻度/中度/重度认知障碍（MMSE<24）与SBP；B. 中度/重度认知障碍（MMSE<18）与SBP；C. 轻度/中度/重度认知障碍（MMSE<24）与DBP；D. 中度/重度认知障碍（MMSE<18）与DBP。

图 5-2-2 收缩压（SBP）/舒张压（DBP）与认知障碍发生率的加性 Cox 回归模型

  2. 社会经济因素与老年健康 有研究表明，童年时期的社会经济条件与健康长寿之间存在相关关系。该研究对 CLHLS 在 1998—2002 年收集的 13 294 名 80 岁及以上高龄老人的数据进行了多变量 Logistic 回归分析，发现当他们在童年患病期间接受了良好医疗服务，在童年期间从不或极少患重病等情况下，老年人在高龄阶段丧失日常生活自理能力、出现认知障碍和自评健康较差的风险显著降低，下降的比例可以达到 18%～23%。多变量生存分析的结果显示，它通过对高龄老人现阶段健康状况的影响而间接影响死亡率。另一项研究基于 2011 年 7 498 例 65 岁及以上老年人数据进行分析，结果显示，现阶段经济状况和受教育程度对我国老年人的自评健康和心理健康均有显著的正向影响，经济状况越富裕和受教育程度越高的老年人自评健康和心理健康越好（图 5-2-3）。

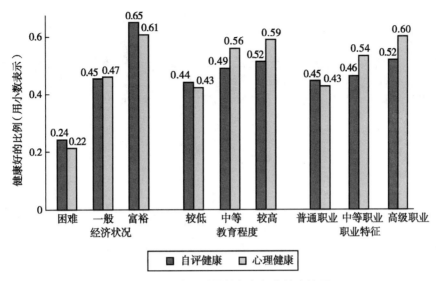

图 5-2-3　社会经济地位与老年人健康状况

利用 CLHLS 老年人及其子女调查数据探索老年人的居住安排与健康状况和生活质量之间的关系，结果发现老年父母与成年子女共同居住可以是一个双赢的局面。与子女共同生活的老年人在认知功能、自评健康以及自评生活满意度方面表现出更强的优势，且与成年子女共同居住对于离婚或丧偶老年人健康和生活质量的正向作用更显著。在控制收入水平和医疗服务可及性之后，老年父母与其子女/（外）孙子女共同居住仍然对老年人的认知能力和生活质量有显著的正向直接影响。另外，研究发现，与年老的父母共同居住对于子女的自评健康也有正向影响，同时也显著增加了子女的劳动参与率和工作时间。

3. **环境因素与老年健康**　研究人员还探索了社区社会经济环境、空气污染状况以及自然环境对中国老年人健康状况和死亡率的影响。研究使用来自 2002—2005 年 CLHLS 队列，样本包括来自全国 866 个县市的 15 973 名老年人及其所居住县市的社会经济和自然环境数据，采用多水平 Logistic 回归模型（个体嵌套于所居住的县或市里）。在控制个体水平因素后，分析发现社区的人均 GDP、成人劳动参与率以及文盲率与老年人躯体、精神以及总体健康状况和老年人死亡率显著相关（图 5-2-4）。该研究还发现，空气污染指数上升会增加老年人丧失日常生活自理能力、出现认知障碍和健康受损的可能性，提示降低空气污染和提高社区社会经济条件的措施将显著地提高老年人健康状况和存活率，有助于实现健康老龄化。

在绿地面积对我国老年人群的死亡风险的影响的研究中，报道了绿地面积增大和 $PM_{2.5}$ 水平降低可在一定程度上降低老年人群死亡风险。研究提示，绿地与空气污染具有协同效应，绿色空间规划与空气污染控制可以共同改善公众健康。因此，在制定国家和地方政策时应强调平衡的经济发展与生态建设。

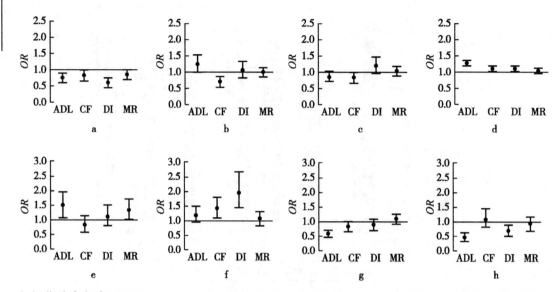

（a）劳动参与率 ≥ 70% vs < 70%；（b）人均 GDP ≥ 2 000 美元 vs <2 000 美元；（c）文盲率 <5% vs ≥ 5%；（d）空气污染指数连续平均值；（e）1 月平均温度 < -10℃ vs ≥ -10℃；（f）7 月平均温度 >29℃ vs ≤ 29℃；（g）年降雨量≥ 800mm vs < 800mm；（h）丘陵地形 ≥ 70% vs <70%。ADL= 日常生活活动；CF= 认知功能；DI= 赤字指数；MR= 死亡风险。

图 5-2-4　老年人主要健康结果与社区层面因素之间关联的优势比（OR）

第二节　中国健康与养老追踪调查

一、研究概述

中国健康与养老追踪调查（CHARLS）是由北京大学国家发展研究院主持、中国社会科学调查中心执行的一项大型跨学科调查项目。中国是当今世界老龄人口最庞大、老龄化速度最快的经济体。CHARLS 旨在收集一套代表中国 45 岁及以上中老年人家庭和个人的高质量微观数据，用以分析我国人口老龄化问题，推动老龄化问题的跨学科研究，为我国相关政策的制定和完善提供更科学的证据。

（一）研究背景

我国人口老龄化程度不断加深，第七次全国人口普查统计数据报告显示，我国 60 岁及以上人口为 26 402 万人，占总人口的 18.70%。随着老龄化程度的加深加快，老年慢性病和失能患者逐年增多，不仅会增加医疗卫生服务的开支，同时也给家庭和社会带来巨大的照料负担。在人口老龄化背景下，健康老龄化不仅能够缓解老龄化带来的巨大社会压力，也是保障老年人福利的基础。健康老龄化的含义是随着人们寿命的延长，健康寿命同时延长，而失能年限保持不变甚至缩短。健康测量的方式也多种多样，CHARLS 收集了多个健康维度信息，为我国老龄健康的研究提供了具有代表性、测量维度全面的调查数据。

（二）调查特点

CHARLS 项目的调查设计在以下 4 个方面体现出其鲜明的特色。

1. **满足重大政策需求并且数据具有唯一性** CHARLS 通过政策和社区问卷，采集区县和村居层面与老年人密切相关的各项制度环境信息，与丰富的家户和个人数据结合，不仅可以考察各项政策实施的进度，而且能够科学评估公共政策的实施效果。

2. **提供了跨学科研究的数据基础** CHARLS 数据涵盖公共管理学、经济学、社会学、金融学等各方面，同时收集了许多生物医学指标。调查数据的免费公开，可使多个研究领域的学者受益，从而提升我国老龄化问题跨学科研究的整体研究水平。

3. **提供了与国际可比的数据基础** 由于不少国家也正在开展健康养老调查，如美国、日本、英国、德国、印度、南非、墨西哥等。CHARLS 数据力求与国际上的同类调查保持可比性，以推动一大批国际合作研究。

（三）主要内容

1. **健康自评** 健康自评是受访者对自身健康状况做出的一个综合判断，能够全面反映一个人的健康状况。CHARLS 调查中的健康自评是受访者对自身健康状态做出的评价。

2. **自报医生诊断的慢性病** 随着社会经济发展和人们生活方式的改变，慢性病已成为危害人类健康的重要因素和阻碍健康老龄化的重要社会负担。CHARLS 调查中收集的自报患病率较高的疾病分别是高血压、关节炎或风湿病、消化系统疾病和心脏病，其次是血脂异常、慢性肺部疾患、糖尿病 / 血糖升高和肾脏疾病。

3. **检测高血压和糖尿病** 由于自报医生诊断的慢性病会低估真实的慢性病患病率，CHARLS 除了收集自报的患病率信息外，还通过体格检查和血样检测收集了一系列客观的健康指标，包括血压、血糖、糖化血红蛋白等，有助于我们获得高血压和糖尿病的真实患病率。

4. **慢性病管理** 慢性病患者的健康管理是国家基本公共卫生服务项目的重要内容。2015 年 CHARLS 区县政策问卷中对样本区县内高血压和糖尿病患者是否建档、建档年份、建档率等信息进行了收集，同时在受访者的个人问卷中增加了慢性病随访情况的相关问题。

5. **自报疼痛情况** 患者常因身体的疼痛而感到痛苦。疼痛给个体身心带来不良影响，也是多类疾病的并发症状，严重影响老年人的生活。CHARLS 调查通过询问获得受访者自报的主观疼痛感受。

6. **认知能力** 认知能力对于维系社会关系、接受新知识新技能以适应时代进步、促进健康教育、积极参与慢性病的预防控制有重要作用。CHARLS 通过日期认知、计算和画图能力的测试评估研究人群的心智状况（即认知完整性）。

7. **抑郁症状** 随年龄增长，老年人受到精神体力衰弱以及退休丧偶的影响，容易发生抑郁。CHARLS 调查使用 CESD-10 量表评估老年人的抑郁风险。

8. **其他健康状况** CHARLS 调查收集了受访者的视力状况（经常戴眼镜者为戴着眼镜纠正后的视力）、白内障手术情况、青光眼诊断情况、听力状况（经常戴助听器者为戴助听器辅助后的听力）、牙齿脱落情况，以及戴眼镜、助听器和看牙医的情况。

9. **日常生活自理能力** 日常生活自理能力是评价躯体功能的一个重要指标，维持和促进正常的日常生活自理能力对于提高老年人的生活质量有重要的意义。CHARLS 问卷询问受访者是否在日常活动和工具性日常活动方面有困难。

10. **躯体功能** 除自报的身体功能障碍指标外，CHARLS 通过体格检查收集受访者更为客观的躯体功能指标（包括重复站立测试、平衡能力测试、步行速度、呼吸功能和握力分布）。

11. **辅助工具使用情况** 辅助工具对于失能老年人维持正常的生活状态有着重要作用。CHARLS 问卷询问了受访者关于拐杖、代步器、轮椅、导尿管、导尿袋和坐便器这些辅助工具的使用情况。

（四）CHARLS 数据库概况

CHARLS 数据免费向社会公开，用户只需进行个人信息注册，在获得项目组的注册认证后即可下载所有数据库文件。用户在实际使用数据过程中如果遇到任何难题，可以在 CHARLS 官网的互动论坛中（https://forum.charlsdata.com/）发帖求助或与其他用户交流经验。此外，项目组还会每年不定期举办数据用户培训会，用户培训会及数据库专场的相关信息均会在 CHARLS 官网公布。

二、研究设计

CHARLS 项目的整体研究设计是基于国际经验并结合中国实际情况进行的严谨、规范的设计，确保了调查的科学性，在中国社会调查领域树立了全新标准。

（一）项目现场与研究对象

CHARLS 项目首先于 2008 年在浙江省和甘肃省进行了预调查，而后于 2011 年开展全国基线调查，覆盖了中国所有县级单位（不包括西藏在内），随后每两年追踪 1 次。目前 CHARLS 项目已分别于 2011 年、2013 年、2015 年和 2018 年开展了 4 轮跟踪调查。考虑到我国女性的正式退休年龄为 50 岁，其中不少人可能提前退休，因此受访者定为我国 45 岁及以上的居民，有助于研究提前退休和劳动力参与的动态过程。

CHARLS 现场调查开展主要包括以下几个环节。

第一，调查员的招聘和培训。招聘和培训优秀的调查员是现场调查开展的重点。调查员的培训要求包括：掌握 CHARLS 的家户和个人问卷所有模块的内容和访问要求，能使用方言与受访者交流，熟悉计算机辅助面访系统以及体格检查仪器和血样采集系统的操作，并对质控的重点、绘图识图的技巧和追踪的流程规范都有过硬的掌握。

第二，实施组织管理。在完成调查员的招聘和培训后，即可实施组织管理工作。为保证现场访问工作的高效进行，CHARLS 设置了以调查员队伍为核心的现场组织管理架构。项目组根据访问村居样本数量和地点分布，并考虑调查员的个人优势（如方言和熟悉的环境等）以及团队内的性别及年龄组成，在全国范围内将调查员分成若干支队伍，每支队伍由 6~11 名调查员组成，承担 1~2 个区县的访问任务。

第三，实地访问质量的控制。在开展现场访问工作的同时，还要对现场访问质量进行严格控制。CHARLS 的质量控制系统是 CHARLS 团队创新性的尝试。所有家户问卷数据的核查、结果的反馈和现场督导的反馈都借助网络平台来实现，形成一个完整的系统。

第四，重要信息的实时编码。有了可靠的质量控制系统，我们还对重要信息进行了实时编码，提高职业、行业和死亡原因等数据的标准化程度。CHARLS 在执行的各个阶段（调查员培训和实地入户等）都进行了严格的质量控制，确保访问的规范性和数据的准确性。

（二）抽样及样本量

在抽样方法上，CHARLS 采取严格的随机抽样。在全国所有的县级单位按区域、城乡和人均 GDP 分层后按照概率比例规模抽样（probability-proportional-to-size sampling，PPS）方法随机抽取 150 个区县；在每一个县级单位中，依照 PPS 方法随机抽取 3 个村级单位；在每一个村或社区中，绘制住宅地图，制作住户列表，再从列表中随机抽取若干住所（具体户数根据适龄率和预估拒访率确定）；如果某个住所中有多于一户的适龄家庭户，随机抽取一户；如果一户中有多于一个适龄受访者，随机抽取一人为主要受访者，样本自动包括主要受访者的配偶。

在每个阶段的抽样过程中，为了避免人为操纵，抽样都是由项目人员利用计算机程序进行的，不允许替换样本。为了得到准确的家户样本抽样框，CHARLS 项目首创专用的绘图软件中国健康与养老追踪调查地理信息系统（China health and retirement longitudinal study geographic information system，CHARLS-GIS），进行实地绘图并搜集住户信息。该软件以电子底图为基础，进一步规范绘图规则，方便绘图和抽样的质量控制。电子底图可以长期保存，方便日后进行追踪调查。

在样本量上，2008 年，CHARLS 首先在甘肃、浙江两省进行了包括 1 570 户家庭中 2 685 名 45 岁及以上中老年人的基线预调查。在预调查的基础上，CHALRS 于 2011—2012 年在全国进行了大规模基线调查。本次调查包括了 150 个县级单位，450 个村级单位，10 257 户适龄家庭中的至少一名年满 45 岁的人，包括其配偶，共 17 708 人。2013 年，项目组圆满完成全国基线样本常规调查的第一次追踪访问，追访成功率达 88%。2014 年夏天，CHARLS 对全体受访者进行一次生命历程的专题调查，对 12 250 样本户中的 2 547 位受访者自出生以来在家庭、婚姻、生育、就业、教育、迁移、健康等方面的历史全景进行描述，追访成功率为 86%。2015 年夏天，CHARLS 开展了全国基线样本常规调查的第二次追踪访问，共计完成 11 797 户、20 284 人的访问，追访成功率达 87%。2016 年夏天，CHARLS 在样本村居开展了 80 岁及以上老年人的口述史访问和共和国初期基层经济历史专题调查，共计完成 412 个村居的经济历史访问和 3 797 位老年人的口述史访问。至 2018 年全国追访完成时，CHARLS 样本已覆盖总计 1.24 万户家庭中的 1.9 万名受访者。今后计划每隔 1～2 年追踪 1 次，定期补充年轻样本，以保证对 45 岁及以上人口的持续代表性。

（三）调查内容

1. **问卷调查** CHARLS 主体调查问卷与包括美国健康与退休调查（health and retirement study，HRS）在内的世界各国老龄化系列调查的问卷一致。CHARLS 一共包含 3 套问卷，即家户问卷、社区问卷和体检问卷。其中，家户问卷和体检问卷由样本家庭中的主回答人及其配偶完成，社区问卷由所抽中的社区 / 行政村的居委会主任 / 村民委员会主任（会计）进行作答。家户问卷包括以下内容：①基本信息；②家庭结构及亲属间在金钱、时间方面的转移支付；③健康状况、身体功能限制和认知能力；④医疗保健与保险；⑤工作、退休、养老；⑥收入、支出以及资产情况。家户问卷还包括正式调查前的过滤问卷和调查后由调查员自行填写的住房情况和调查员观察部分。其中过滤问卷是调查开始的准备条件，用于判断备选户是否符合调查条件。家户问卷涉及内容的丰富性，有效克服了传统上社会经济调查忽略健康程度、健康或者卫生服务调查忽视社会经济指标的缺陷，大大提高了数据的价值。社区问卷针对 450 个初级抽样单元，即社区及行政村。问卷由 11 个模块组成，分别涉及调查社区的基本信息、基础设施和活动场所、人口及劳动力、企业及其工资、外出务工及迁移情况、医疗、保险和健康状况、社会保障政策、社区历史、流行病和自然灾害、居民的生产、收入及物价，以及访问员对社区的观察。体检问卷内容通过体格检查和血样检测，收集受访对象客观反映健康状况的指标，其中包括 11 项体检指标，比如身高（包括臂长、腿长）、体重、腰围、臀围、血压、肺活量、限时坐立运动、走路速度、平衡能力等；还包括血样检测指标，如受访者的静脉血采集后用于测量血红蛋白、总胆固醇、高密度脂蛋白、糖化血红蛋白、C 反应蛋白等。这些客观的健康指标不仅有助于深入研究疾病的相关影响因素，而且为后续开展基因分析，研究基因与环境的交互作用等提供了基础。

2. **生物样本的收集与检测** 对于生物样本的收集与检测，CHARLS 团队会在告知受访者具体情况后对签署知情同意书的受访者采集全血。由经过培训的护士抽取 8ml 空腹血液样本。在样本采集后 1～2 小时内进行全血细胞计数（complete blood count，CBC）测试。在运输过程中将全血样本储存在 4℃ 以供后续检测血红蛋白 A1c（glycated hemoglobin，HbA1c），其余血样在完成 CBC 的同时被分离成血浆和红细胞，并在 −20℃ 条件下储存以备运输。所有的血样都运回北京，储存在 -80℃ 低温冰箱中，以便后续进行检测。血样检测完成后，分析结果与 CHARLS 主问卷内容会共同对外发布。

三、研究结果

（一）调查对象概况

CHARLS 首先于 2008 年在浙江省和甘肃省进行了预调查，后分别于 2011 年、2013 年、2015 年、2018 年开展了 4 轮随访调查。在 2011—2012 年开始调查第一波，成功访问了 17 708 人，并在 2013—2014 年第二波调查中成功地随访到了 15 628 人。至 2015 年，共有 12 241 户、21 097 名居民被纳入调查。至 2018 年全国追访完成时，CHARLS 样本已覆盖总计 1.24 万户家庭中的 1.9 万名受访者。

（二）主要研究结果

1. **经济因素与中老年健康** 一项研究表明，当前我国农村地区健康与医疗服务利用存在不公平性以及医疗保险补偿后的受益公平存在问题。该研究利用 2011 年、2013 年和 2015 年的 CHARLS 数据进行分析，结果表明，不同收入的农村居民在健康状况、患病状况和医疗服务利用状况上都存在着与收入相关的不公平，低收入人群享有较少的医疗卫生资源却承担着较大的医疗支出负担，提示我国需努力解决农村地区医疗服务的不公平性，大力发展农村地区经济。同时，有研究表明中老年人个体收入对其身心健康有重要的影响，且个体相对收入较绝对收入对中老年人抑郁有显著影响，提示需要关注并改善中老年人的经济福利。养老保险是老年人稳定的收入来源，作为中老年经济状况中的重要组成部分，在改善居民心理健康上发挥了积极作用。周钦等学者基于 2011 年和 2013 年的 CHARLS 横断面数据，以抑郁症状得分（the center for epidemiologic studies depression scale，CES-D）10 分作为判断有无抑郁症状的标准，从图 5-2-5 中可以看出抑郁症状得分分布曲线较正态分布图的尾部要高，即心理健康状态严重人群比例较正态分布情况要多。

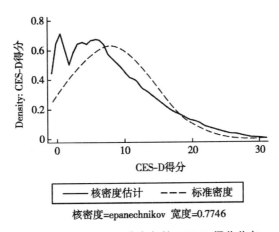

图 5-2-5　CHARLS 中老年的 CES-D 得分分布

2. **家庭因素与中老年健康** 随着我国人口老龄化程度不断加深、新型家庭结构不断涌现，居住模式的多样性以及承担照料孙辈责任等多种家庭因素愈发与中老年健康息息相关。在家庭因素方面，徐埴等人基于 CHARLS 2011 年数据，发现家庭照料会对照料提供者的自评健康状况和日常生活活动能力均产生负面影响，进而影响其自身就业状况和对下一代的抚养能力，因此必须制定和实施针对性的措施来促进家庭照料者的生理健康发展，平衡照护老年人与自身健康之间的冲突。叶欣等学者基于 CHARLS 2015 年全国追踪调查数据，采用普通最小二乘法（ordinary least squares，OLS）回归分析发现，丧偶老年人的抑郁程度与性别、户口、教育程度、社交频率、ADL、IADL、自评健康、子女数量等因素有显著的相关性。在居住安排中，只与子辈居住的"居住安排3"和只与孙辈居住的"居住安排4"与抑郁程度相关性显著。结果如表 5-2-2。

表 5-2-2　心理健康与不同变量的相关性

变量	抑郁程度	
	Pearson 相关性	显著性（双侧）
控制变量		
年龄	−0.058	0.145
性别	−0.153***	0.000
户口	−0.198***	0.000
教育程度	0.169***	0.000
社交频率	−0.079***	0.003
ADL	0.299***	0.000
IADL	0.306***	0.000
自评健康	0.331***	0.000
子女数量	0.071***	0.003
养老保险	0.113***	0.000
中介变量		
联系频率	0.063**	0.048
经济支持	0.080***	0.002
自变量		
居住安排 1	−0.014	0.678
居住安排 2	0.043	0.130
居住安排 3	−0.051**	0.044
居住安排 4	0.078***	0.003

续表

变量	抑郁程度	
	Pearson 相关性	显著性（双侧）
居住安排 5	−0.038	0.195
居住安排 6	0.003	0.578

注：显著性水平：***p<0.01，**p<0.05。居住安排 1：独自居住且与子辈不在同村/社区；居住安排 2：独自居住且与子辈在同村/社区；居住安排 3：只与子辈居住；居住安排 4：只与孙辈居住；居住安排 5：与子辈和孙辈共同居住；居住安排 6：与其他亲戚居住。

研究者通过 2013 年 CHARLS 数据，采用 Probit 模型回归分析发现，照料孙子女对老年人日常生活能力会产生显著负面影响。与男性相比，这种影响发生在女性老年人身上的可能性更高。在控制其他与老年人健康相关变量的前提下，隔代照料对老年人的生理和心理健康状况均产生了负面影响。因此，应鼓励让照料责任适当回归父辈，减少照料观念分歧导致的家庭冲突；同时增加社区医院的全科医生数量，以满足老年人的生理及心理健康需求。

3. **社会支持与中老年健康** 在社会支持研究方面，涉及众多因素，在本节中仅探讨延迟退休政策和社区基础建设及城乡差距 3 个方面。研究发现退休可能通过影响居民健康行为、认知能力和社交活动等渠道对健康产生影响。我国现行退休年龄规定为男性职工 60 周岁，女性职工 50 周岁，女性干部 55 周岁。但现有退休年龄对健康影响的研究尚未有一致结论。基于 CHARLS 数据中男女性退休年龄断点（图 5-2-6），有研究发现退休可以从抑郁和认知两个方面显著改善个体的心理健康状况。然而，另一项研究发现退休对中老年男性自评健康和心理健康具有显著的负面影响，并显著提高了男性就医概率，但对女性健康的影响并不显著。提示延迟退休与中老年健康还需要进一步研究以及需要考虑退休后的社交活动以及社区基础建设对老年人的支持。而谢瑞瑞等利用倾向评分匹配分析了

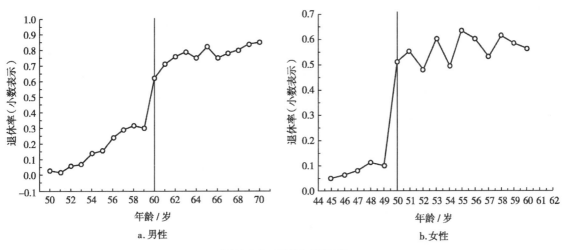

图 5-2-6 退休年龄断点

CHARLS 2018 年数据，发现退休后的工作参与度和老年自评健康具有正相关效应；退休后的工作参与可以缓解中老年人退休后带来的心理落差，在工作中可以增加躯体活动，提高躯体健康程度，从而影响老年人对自身健康的评价。上述研究都为延迟退休年龄的政策提供了科学参考。

在社区基础建设方面，研究发现，社区体育基础设施有利于提高中老年人的日常活动能力，并显著降低其抑郁程度。社区体育基础设施不仅能通过增强个人体育文化活动的参与度来改善中老年人健康状况，还可以通过促进相关社团组织的建立和优化参与者的活动体验来提高健康水平。同时有研究发现城乡差异也会影响中老年健康。基于 CHARLS 2011 年数据发现，中国农村老年人的抑郁水平具有显著的村间差异。在有中度和重度工业污染排放的村庄，老年人抑郁显著更高。此外，城乡中老年人健康状况差异明显，农村老年人健康的各项指标都明显差于城镇老年。研究结果为农村社区建设的政策发展以及农村老年人的抑郁干预提供了实证依据，指出我们还需要关注和改善农村的基础设施建设，缩小城乡差异，改善中老年人健康状况。

第三节　中国老年健康生物标志物研究

一、研究概述

由于生育率不断下降以及预期寿命的提高，人口老龄化问题已成为世界范围内大多数国家面临的重要挑战。我国作为世界上老年人口最多的国家，人口老龄化趋势尤为严峻，但直到 20 世纪 90 年代末，中国还没有全国范围的老年人口健康与家庭、社会、经济、环境等因素的综合性基础数据，尤其缺乏对 80 岁及以上高龄老人情况的了解。《"十四五"国民健康规划》提出，我国居民人均预期寿命从 2015 年的 76.34 岁提高到 2020 年的 77.93 岁。2018 年世界卫生组织公布的数据显示，我国人口健康平均预期寿命约为 68.7 岁，其中有 8 年左右时间老年人将会与各种健康问题相伴。因此，关注我国老年人的健康现状，探讨影响老年人健康长寿的影响因素，对减轻老年人的疾病负担和改善老年人的生活质量具有重要意义。同时，也是推进我国健康老龄化和积极老龄化，实现健康中国战略目标的重要环节。

为此，中国疾病预防控制中心和北京大学国家发展研究院合作，于 1998 年在我国正式启动了中国老年健康影响因素跟踪调查项目（详见本章第一节）。但中国老年健康调查主要局限于社会科学研究，缺少对其他客观医学指标（如生物标志物）的研究。基于此，项目组于 2009 年在中国老年健康调查的基础上启动了老年健康生物标志物队列研究（HABCS）。

HABCS 是在中国老年健康调查项目中的 8 个长寿地区（山东省菏泽市单县、山东省烟台市莱州市、河南省商丘市夏邑县、湖北省荆门市钟祥市、湖南省怀化市麻阳县、广东省佛山市三水区、广西桂林市永福县和海南省澄迈县）进行典型调查（问卷调查及一般体格检查）的同时，收集、检测和分析血、尿等生物样本开展的项目。2012 年，项目组将健康长寿典型地区江苏省南通市如东县纳入了 HABCS 调查中，并在扩展原有生物标志物指标的同时，增加了包括肺功能、血氧饱和度以及心电图在内的新的指标。2021 年，项目组将健康长寿典型地区江苏溧阳、重庆江津、山东单县、福建诏安、安徽谯城、江西丰城、浙江永嘉、广西容县、广东五华纳入了 HABCS 调查中。到目前为止，HABCS 已进行了 5 次调查（包括 2009 年的基线调查以及 2012 年、2014 年、2017 和 2021 年的 4 次随访调查）。HABCS 基于纵向的跟踪调查，有利于更深入和更全面地探索老年健康长寿的相关影响因素，动态了解长寿地区老年人群的健康状况，对老年人群健康教育的促进、健康政策的制定、健康环境的改善以及健康公平的实现均具有重要意义。

二、研究设计

（一）项目现场与研究对象

HABCS 项目是在中国老年健康影响因素跟踪调查（CLHLS）的基础上，于 2009 年选择了其中 8 个长寿地区开展的调查，2021 年调查现场已扩展至我国 18 个长寿地区。中国疾病预防控制中心负责 HABCS 项目的总体评审和验证，各省级疾病预防控制中心提供现场技术指导并参与现场质量控制，各乡镇卫生院和社区卫生服务中心工作人员作为调查员，主要负责现场调查工作。现场调查小组由 3 名调查员组成，包括 1 名组长（负责本组的协调组织和调查质量控制工作）、1 名访谈员（负责访谈和填写问卷）和 1 名内科医生（负责体格检查以及血样和尿样的采集），小组成员之间相互协作，密切配合。调查人员在参与调查前均已经通过严格的培训与考核；内科医生具有丰富的采血经验，能熟练使用抗凝血真空采血管。在调查过程中，调查人员需确保问卷上所有问题答案的准确性和真实性，并在调查结束后进行严格的逻辑检查和质量控制。所有同意参加调查的老年人（或其亲属／照料者）都已在调查前签署书面知情同意书。

每个调查现场（村民委员会／居民委员会）指定一名现场总协调员，现场总协调员将随机抽取当天该现场各调查小组所收集的问卷进行综合审核，同时，现场总协调员将定期对该现场所收集的调查问卷进行全面审查。如发现问题，将要求调查人员进行额外的电话访谈以核对问卷信息；如无法通过电话完成访谈，则必须进行额外的现场调查。最后，中国疾控中心和省级疾控中心在调查过程中也会定期进行现场监督和质量控制工作，以确保调查质量。

HABCS 项目已进行了 5 次调查（包括 2009 年的基线调查以及 2012 年、2014 年、2017 年和 2021 年的 4 次随访调查），调查了我国江苏如东、山东莱州、河南夏邑、湖北钟祥、湖南麻阳、四川都江堰、广西永福、海南澄迈、广东三水、江苏溧阳、重庆江津、山东单县、福建诏安、安徽谯城、江西丰城、浙江永嘉、广西容县、广东五华（后 9 个地区为 2021 年新增）共 18 个长寿地区的 65 岁及以上老年人共 12 207 名。

（二）抽样及样本量

HABCS 项目抽样设计采用不等比例目标随机抽样方法。因为如果采用传统的等比例抽样方法，样本会高度集中在相对较低的年龄段及老年女性，从而使 80 岁及以上的高龄老人，尤其是男性高龄老人样本量太小而失去代表性及研究意义。因此，HABCS 项目针对每一位自愿参加调查的百岁老人，尽可能地随机调查"就近"90～99 岁、80～89 岁和70～79 岁老年人各 1 名以及按照 2∶1 比例抽取 65～69 岁老年人。具体而言，如果百岁老人的本省编号尾数在 0～4 之间，则"就近"调查 90～94 岁、80～84 岁和 70～74 岁老年人各 1 位；如百岁老人本省编号尾数在 5～9 之间，则"就近"调查 95～99 岁、85～89 岁、75～79 岁和 65～69 岁老年人各 1 位。若百岁老人为上半年出生，则调查男性；若百岁老人为下半年出生，则调查女性。特别注意，"就近"指居住在一个村委会或一个居委会。如在本村委会或居委会无法找到与该百岁老人匹配所需要的年龄和性别的某个调查对象，农村百岁老人的匹配调查对象可在邻村选取，但不得到城镇选取；城镇百岁老人的匹配调查对象可在邻近居委会选取，但不得到农村选取。总之，这一抽样方法的最终目的是实现每个调查地区 65～99 岁所有年龄组与性别的均衡比例。

（三）调查内容

1. 问卷调查　HABCS 项目的调查问卷是在国际标准的基础上，结合中国文化背景，根据生活方式、社会环境、遗传和医疗条件这 4 个主要决定因素设计的，收集了受访者的个人特征、家庭关系、生活自理能力、躯体功能、认知功能、生活方式、饮食、心理特征以及社会和家庭支持照料等信息。对于去世老年人的随访调查，调查人员通过访问去世老年人的家庭成员或照料者，收集了去世老年人的信息，包括死亡日期、死因以及临终前的健康状况与生活质量，如卧床不起天数与生活不能自理的时间长短、主要经济来源、家庭人均收入、医疗费用开支与支付者等信息。调查问卷的主要内容如下。

（1）受访者的基本情况：性别、民族、年龄、出生地、目前居住安排以及同住成员基本情况、住房情况等。

（2）对现状的评价及性格特征（必须由受访者亲自回答）：生活状况自评、健康状况自评、性格情绪特征等。

（3）认知能力（必须由受访者亲自回答）：一般能力、反应能力、注意力及计算能力、回忆能力、语言、理解与自我协调能力、简明社区痴呆筛查量表（认知功能部分）。

（4）生活方式和饮食习惯：主食、蔬菜、水果、肉类等饮食情况，以及吸烟习惯及童年和成年时生活社会环境中接触吸烟情况、饮酒习惯、锻炼身体、体力劳动、家务、户外活动及其他休闲活动、社会活动等。

（5）日常生活自理能力：6 项日常活动能力及失能情况（包括洗澡、穿衣、室内活动、如厕、吃饭以及控制大小便），以及 8 项工具性日常生活自理能力及失能情况（包括独自到邻居家串门、外出买东西、做饭、洗衣服、连续走 1 公里路、提起约 10 斤的重物、连续蹲下站起 3 次和乘坐公共交通工具出行）。

（6）个人背景及家庭结构：个人受教育程度、退休前主要从事工作、离/退休或养老保险情况、主要生活来源、家庭经济情况、婚姻现状及经历、配偶基本状况、生病时照料者情况、社会保障和商业保险、就医情况及医疗费用、父母和兄弟姐妹的基本情况、生育及子女的基本情况、与家人沟通情况、子女对本人支持情况以及目前社区服务情况等。

（7）生理健康（体格检查）：睡眠状况、视力、听力、口腔健康、手功能和左/右利手、血压、心率、上肢活动和独自站立能力、身高、体重、小腿围、腰臀围、肺功能、血氧饱和度、心电图、患病及卧床情况以及慢性疾病情况等。

（8）调查员观察记录：受访者接受访问和体格检查的情况、受访者的健康状况判断、出生登记的准确性判断、代答情况以及其他需要记录和说明的问题。

2. **生物样本的收集与检测**　在进行问卷调查的同时，HABCS 项目组还收集了受访者的血、尿生物样本。生物样本的采集针对 HABCS 项目中所有受访者，调查员将提前通知受访者，以便在采集生物样本时，受访者处于空腹状态（禁食超过 12 小时）。调查员（内科医生）采集每位受访者空腹静脉血共 7ml 于 2 支肝素抗凝采血管内（分别为 5ml 和2ml），将装有 5ml 血样的采血管离心后得到血浆和血细胞，然后将血浆分装于 2 支冻存管储存，白细胞层分装于另一冻存管储存；将装有 2ml 血样的采血管分装于 2 支冻存管中（1ml/管），用来做进一步分析。调查员还将收集受访者的尿液样本 15ml，取 2ml 尿液储存于 1 支冻存管中，将剩余尿液分装至另外 3 支冻存管（4ml/管），最后，将剩余的尿液样本用于现场检测肌酐。在进行现场调查采样后，调查员应在 1 小时内将血液样本进行离心（在 18～25℃下，以 3 000 转/min 的转速离心 10 分钟），并于 2 小时内，完成血常规和尿常规检测。在采样后 4 小时内，由调查员将处理过的样本运送至县疾病预防控制中心或乡镇卫生院，于 -80℃冰箱中储存。现场结束后，由指定人员将所有样本运送至中国疾控中心，存放于 -20℃环境，并由首都医科大学临床检验中心统一完成检测。统一检测包括采用全自动血液分析仪检测血常规、胆固醇氧化酶法测定总胆固醇、磷酸甘油氧化酶法测定甘油三酯、直接法测定高密度脂蛋白和低密度脂蛋白、葡萄糖氧化酶法测定空腹血糖、尿酸氧化酶比色法测定血尿酸、苦味酸法测定血肌酐、脲酶紫外速率法测定血尿素氮、免疫比浊法测定超敏 C 反应蛋白、黄嘌呤氧化酶法测定血浆总超氧化物歧化酶、硫代巴比妥酸法测定丙二醛等。具体生物样本指标，如表 5-2-3 所示。

表 5-2-3　HABCS 项目所测生物样本指标

指标类型	生物标志物
血常规	红细胞计数、白细胞计数、血小板计数、血红蛋白
尿常规	尿比重、尿 pH、尿蛋白、尿糖、酮体、胆红素、尿胆原、亚硝酸盐、白细胞、红细胞、潜血
生化指标	总胆固醇、甘油三酯、高密度脂蛋白、低密度脂蛋白、空腹血糖、糖化血红蛋白、血肌酐、尿肌酐、尿微量白蛋白、尿酸、尿素氮
炎性指标	超敏 C 反应蛋白

续表

指标类型	生物标志物
氧化抗氧化指标	超氧化物歧化酶、丙二醛
微量与宏量元素	钙、镁、铁、铜、锌、硒、锰
营养状况指标	血白蛋白、维生素 B_{12}、25- 羟基维生素 D

三、研究结果

（一）调查对象概况

作为中国老年健康调查项目更深层次的研究，HABCS 项目已进行了 5 次调查（包括 2009 年基线调查以及 2012 年、2014 年、2017 年和 2021 年的 4 次随访调查），共调查了我国 18 个长寿地区 65 岁及以上老年人 12 207 名。

（二）主要研究结果

1. **生物医学指标与老年健康** 在生物医学指标和老年健康领域，HABCS 探讨了果糖胺、空腹血糖（fasting plasma glucose，FPG）、糖化血红蛋白、甘油三酯、低密度脂蛋白胆固醇和高密度脂蛋白胆固醇与老年人的认知功能、ADL 失能、心血管疾病风险及死亡风险等不良健康结局之间的关系。

在血糖指标相关的研究中，果糖胺、白蛋白校正的果糖胺（albumin corrected fructosamine，AlbF）和 FPG 浓度越高，高龄老人全因死亡风险或非心血管疾病死亡风险越高，提示 AlbF 或可替代血糖来预测死亡率。在另一项研究中，糖尿病患者的糖化血红蛋白与全因死亡率之间呈 U 型关系，而非糖尿病患者的糖化血红蛋白与全因死亡率之间呈不对称的反向 J 型关系，研究提示低糖化血红蛋白死亡率不适用于非糖尿病人群中的心血管死亡风险预测。

在对血脂的研究中，研究者发现，在我国老年人群中，血浆中总胆固醇和低密度脂蛋白胆固醇（low-density lipoprotein cholesterol，LDL-C）水平浓度较高，与认知功能受损的风险较高存在关联。然而，LDL-C 和甘油三酯则显示出对高龄老人全因死亡的保护作用，较高的 LDL-C 水平与较低的死亡风险之间存在关联（图 5-2-7），且正常范围内相对较高的甘油三酯水平会降低认知功能受损、ADL 失能以及死亡的风险。研究提示，血脂"越低越好"传统理念可能并不适用于高龄老人，有必要重新评估高龄老人中血脂谱的

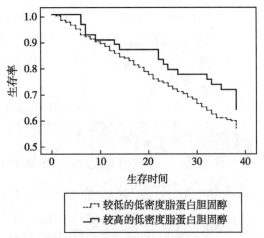

图 5-2-7 不同基线低密度脂蛋白胆固醇水平下中国高龄老年人的生存曲线

最佳范围。

2. **膳食、运动与老年健康** 生活习惯和老年健康涉及众多因素，本节只探讨膳食和运动对老年健康的影响。在膳食与老年健康的研究中，较高的饮食多样性评分（dietary diversity scores，DDS）与较低的死亡风险有关。食用富含蛋白质的食物与降低死亡风险之间存在正相关，包括肉类、海鲜、鸡蛋和豆类等等。提示 DDS 工具也可以作为一种简单和直接的方法来识别和筛查具有高死亡风险的老年人。研究提示多样化饮食，特别是食用富含蛋白质的食物，可以减少死亡风险，促进老年人长寿。

在评估中国老年人肌少症、握力和小腿围与认知障碍的关联的研究中，发现在中国社区居住的老年人肌肉减少、握力下降和小腿围与认知障碍呈正相关。其中，肌少症与MMSE 评分呈正相关；限制性立方样条（restricted cubic splines，RCS）曲线显示，握力与认知障碍呈 L 型关联；小腿围与认知障碍呈反向 J 型关联（图 5-2-8）。在女性和年龄最大的老年人中，肌少症与认知障碍的关联更为显著。这项研究提供了可改变风险因素的证据，可用于预防和治疗认知障碍。

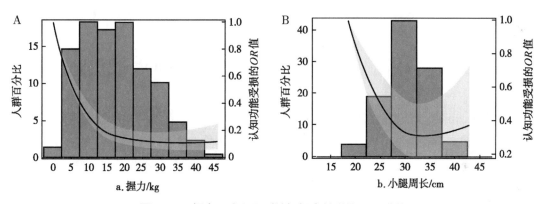

图 5-2-8　握力和小腿围对认知损害关联的 RCS 曲线

在定期有氧运动和神经肌肉连接变异与虚弱发生率的关系的研究中，神经肌肉连接（neuromuscular junction，NMJ）通路的候选基因增加了虚弱的风险，持续的有氧运动可以部分抵消由 NMJ 通路变异导致的基因风险。这是一个重要的发现，因为有规律的有氧运动是一种个人习惯且没有成本，没有明显的不良反应，而且容易发展，可以应对全球老年人日益加重的虚弱负担。该研究表明，高龄老人应该有规律地进行有氧运动，以减少虚弱的发生率。

3. **环境因素与老年健康** 在环境因素暴露与老年健康的研究中，研究者重点探讨了有毒和必需金属和 PM2.5 对我国老年人健康的影响。

在有毒和必需金属的研究中，男性体内的有毒金属浓度相较于女性更高，而必需金属元素水平却更低，提示这些因素会导致寿命方面的性别差异，即女性比男性更长寿。在对血液重金属指标的研究中，发现血浆锰、铁和锌水平，与中国长寿地区的高龄老人慢性肾脏病（chronic kidney disease，CKD）呈负相关，尿砷与贫血呈正相关，分别提示血浆锰、铁和锌水平升高可以降低高龄老人患 CKD 的风险，尿砷水平升高可能会增加高龄老人贫血的风险。因此，妥善控制和管理老年人，尤其是高龄老人的血液指标，对提高我国老年人的生活质量、降低死亡风险有着重要的意义。在血液重金属中，与慢性肾病的关联最显著是镉和砷；与糖尿病关联最显著的是锰、钴和硒。此外，有研究发现，百岁老人的必需金属元素水平相对充足，而有毒金属的暴露水平相较于其他年龄段老年人更高，这与患病风险的增加有关。无论男性还是女性，对老年长寿方面最重要的人体必需金属元素是硒和锰；有毒金属是砷和铅（图5-2-9）。提示在衰老过程中，有毒金属和必需金属在疾病发展、营养状况和寿命方面发挥着不同的作用。本研究为今后长寿人群的健康监测提供了生物监测的参考。

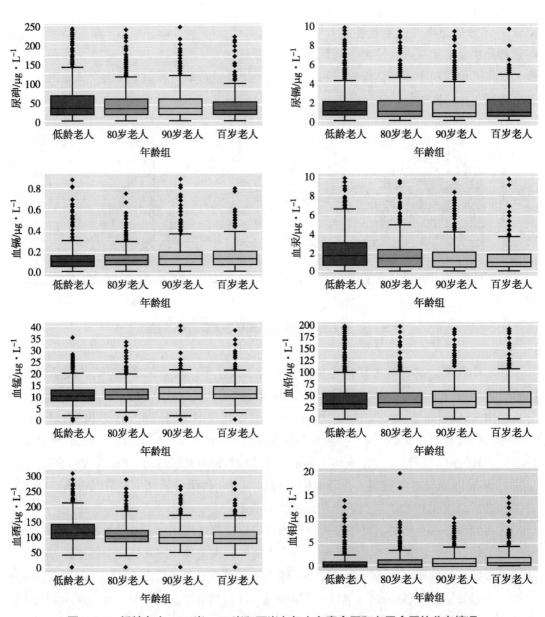

图5-2-9　低龄老人、80岁、90岁和百岁老年人有毒金属和必需金属的分布情况

在大气细颗粒物（fine particulate matter，PM$_{2.5}$）的相关研究中，发现长期暴露于 PM$_{2.5}$ 与 ADL 失能发生率之间存在明显的 J 型剂量 - 反应关系，且这一关联的 PM$_{2.5}$ 阈值是 33μg/m^3。研究结果支持，将空气质量水平降至世界卫生组织空气质量中期目标和中国国家环境空气质量标准（35μg/m^3）或更低与降低 ADL 失能风险存在正相关，提示可以通过减少空气污染来减轻残疾带来的公共卫生负担和提高老年人——特别是 80 岁及以上男性、吸烟者和认知障碍患者的生活质量。

（吕跃斌　陈　晨）

参考文献

[1] WHO. World health statistics 2018: monitoring health for the SDGs, sustainable development goals [M]. World Health Organization, 2018, 60.

[2] 国家统计局. 中华人民共和国民政部 2018 年社会服务发展统计公报 [EB/OL].（2019-02-28）[2022-07-22]. http://www.stats.gov.cn/tjsj/zxfb/201902/t20190228_1651265.html.

[3] 薛新东，葛凯啸. 社会经济地位对我国老年人健康状况的影响：基于中国老年健康影响因素调查的实证分析 [J]. 人口与发展，2017，23(2): 61-69.

[4] 周钦，蒋炜歌，郭昕，等. 社会保险对农村居民心理健康的影响：基于 CHARLS 数据的实证研究 [J]. 中国经济问题，2018，(5): 125-136.

[5] 叶欣. 中国丧偶老年人居住安排对心理健康的影响研究：基于 CHARLS 2015 全国追踪调查数据的分析 [J]. 人口与发展，2018，24(5): 113-121.

[6] 谢瑞瑞，刘晨，王琼，等. 退休后工作参与和老年人自评健康状况的关联效应分析 [J]. 现代预防医学，2021，48(22): 4145-4151.

[7] YIN Z, SHI X, KRAUS V B, et al. Gender‐dependent association of body mass index and waist circumference with disability in the Chinese oldest old [J]. Obesity, 2014, 22(8): 1918-1925.

[8] LV Y B, GAO X, YIN Z X, et al. Revisiting the association of blood pressure with mortality in oldest old people in China: community based, longitudinal prospective study [J]. BMJ, 2018, 361: k2158.

[9] YUAN J Q, LV Y B, CHEN H S, et al. Association between late-life blood pressure and the incidence of cognitive impairment: a community-based prospective cohort study [J]. J Am Med Dir Assoc, 2019, 20(2): 177-182. e172.

[10] JI J S, ZHU A, LV Y, et al. Ji JS, Zhu A, Lv Y, Shi X. Interaction between residential greenness and air pollution mortality: analysis of the Chinese Longitudinal Healthy Longevity Survey [J]. Lancet Planet Health, 2020 Mar;4(3):e107-e115.

[11] LI F R, ZHANG X R, ZHONG W F, et al. Glycated hemoglobin and all-cause and cause-specific mortality among adults with and without diabetes [J]. J Clin Endocrinol Metab, 2019, 104(8): 3345-3354.

[12] LV Y B, YIN Z X, CHEI C L, et al. Low-density lipoprotein cholesterol was inversely associated with 3-year all-cause mortality among Chinese oldest old: data from the Chinese Longitudinal Healthy Longevity Survey [J]. Atherosclerosis, 2015, 239(1): 137-142.

[13] WU B, LYU Y B, CAO Z J, et al. Associations of sarcopenia, handgrip strength and calf circumference with cognitive impairment among Chinese older adults [J]. Biomed Environ Sci, 2021, 34(11): 859-870.

[14] SHEN Y, YIN Z, LV Y, et al. Plasma element levels and risk of chronic kidney disease in elderly populations (≥ 90 Years old) [J]. Chemosphere, 2020, 254: 126809.

[15] LV Y, WEI Y, ZHOU J, et al. Human biomonitoring of toxic and essential metals in younger elderly, octogenarians, nonagenarians and centenarians: analysis of the Healthy Ageing and Biomarkers Cohort Study (HABCS) in China [J]. Environ Int, 2021, 156: 106717.

国外老年队列典型研究介绍

关于老龄化的科学研究致力于寻找遗传、环境和社会心理等因素与老年人的健康状况及疾病之间因果关系的证据。研究设计类型主要包括随机对照试验和队列研究等。随机对照试验对受试者进行人为干预并从因观察到果，控制了许多混杂因素，据此可确定因果关系的证据强度最高（除系统综述和荟萃分析），但其在实践中受到许多限制（如待研究因素是潜在有害因素时，则无法对受试者进行干预），并不易实行。队列研究在自然无干预的条件下对调查对象进行观察，且在确定研究因素与结局之间关系的时间顺序上与随机对照试验一致，因此在判断研究因素与结局间的因果关系中备受青睐。

本章重点关注国外典型的老年队列。本章将对美国健康与退休研究（health and retirement study，HRS）等多个典型队列的设计原则与主要研究成果做基本介绍，以期帮助读者们对国外典型老年队列有整体了解。

第一节　国外老年队列典型研究概述与设计原理

一、典型老年队列设计原理与实施方法

（一）美洲地区典型老年队列

1. 美国健康与退休研究的概述与设计原理

（1）研究对象：HRS 是由美国密歇根大学社会研究所领导，由美国国立卫生研究院、国家老龄化研究所和社会研究部资助的一项具有全国代表性的队列研究，主要针对51 岁及以上人群。HRS 项目组在调查前对每个待抽样家庭进行简短面谈，了解家庭中潜在调查对象的年龄和配偶状况，以确定调查的纳入排除标准。调查对象是从所有符合年龄要求的家庭成员中随机选择的，若已婚，其配偶或伴侣无论年龄大小都会被纳入调查。

HRS 最初（第一阶段）于 1992 年采用多阶段概率抽样的方式对美国本土的所有家庭进行招募，调查对象由出生于 1931—1941 年的人群（当时的年龄是 51～61 岁）组成。第二阶段研究为"最年长者的资产和健康动态"，在 1993 年从 HRS 的初始调查对象中采取概率抽样并招募调查对象，目标人群为当时年龄为 70～79 岁者。1998 年，第一阶段与第二阶段研究合并，并加入了两个新的队列：1924—1930 年出生的抑郁症儿童和 1942—

1947 年战争时期出生的婴儿。HRS 采用稳态设计，每 6 年加入新的调查对象扩充队列：2004 年，加入了早期婴儿潮出生者（出生于 1948—1953 年），2010 年加入中期婴儿潮出生者（出生于 1954—1959 年），2016 年加入晚期婴儿潮出生者（出生于 1960—1964 年）。截至 2014 年，共纳入调查对象 100 026 人次。

（2）调查内容：HRS 基线调查始于 1992 年，此后每两年进行 1 次随访，截至 2020 年（最新）总共进行了 13 次随访。项目的调查内容主要包括面对面或电话问卷访谈，以及生物样本的收集与检测。在 2004 年之前，随访的主要方式是电话访谈，但仍对 80 岁以上的调查对象进行面对面的后续调查。自 2006 年以来，HRS 采用了面访与电话采访相结合的方式进行随访，每次随访只对总队列中的一半调查对象进行面对面随访，内容包括体检、生物指标测量以及心理社会问卷调查，即增强式面对面访谈（enhanced face-to-face，EFTF）；另一半调查对象则通过电话完成核心问卷内容随访。调查对象的随访方式会交替进行，因此每隔 4 年，均能对每一位调查对象完成一次 EFTF 和一次核心问卷内容的电话随访。为了进一步降低队列调查的成本，该研究结合了互联网调查和自填问卷调查，以便在非工作年进行补充研究。

HRS 的问卷调查内容如表 5-3-1 所示。自 2006 年开始，在对调查对象进行问卷调查的同时，还收集了调查对象的血液和唾液生物样本。血液样本用于测量选定的生物标志物，唾液样本用于 DNA 提取。研究人员对血液样本进行了五种生物标志物的分析：总胆固醇（total cholesterol，TC）、高密度脂蛋白胆固醇（high density lipoprotein cholesterol，HDL-Ch）、糖化血红蛋白（glycated haemoglobin，HbA1c）、C 反应蛋白（C-reactive protein，CRP）和半胱氨酸蛋白酶抑制剂 C（cystatin C）。

根据《美国复苏与再投资法案》的规定，HRS 唾液样本由美国遗传病研究中心进行基因分型，并在美国国立卫生研究院的基因型和表型数据库中存档。目前，通过基因型和表型数据库（the database of genotypes and phenotypes，DbGaP），研究人员可获得 15 620 例样本的单核苷酸多态性（single nucleotide polymorphism, SNP），到 2014 年底还增加了 3 300 例样本的 SNP 信息。此外，2014 年，HRS 项目组还提供第一代外显子组阵列中约 18 000 例样本的基因数据，并使用定量聚合酶链反应（quality polymerase chain reaction，qPCR）测量了端粒的平均长度。研究人员可从 HRS 项目官网获取问卷具体内容与生物样本信息数据，网页链接为：https://hrs.isr.umich.edu/about。

表 5-3-1　HRS 问卷调查内容

类别	具体变量
基本情况	个人基本信息、教育水平、种族、婚姻状况、子女数量、兵役、出生和移民、公民身份、出生童年居住状况、童年健康和财务状况、宗教信仰、英语是否作为主要口语、在目前居住地居住的时间等
生活行为方式	吸烟史、饮酒史、睡眠状况、锻炼情况等

类别	具体变量
社会经济	就业状况和历史、工作特点、收入、退休计划、养老金、社会保障、资产等
医疗服务和保险	医疗服务提供者(牙医、医生)、政府医疗保险、健康保险、家庭护理/特殊设施、长期护理保险、医疗补助、医疗保险养老院信息、门诊手术、自费医疗支出等
功能状况	身体状况和治疗(血压、糖尿病、残疾、癌症、肺病、心脏病、脑卒中、关节炎、情绪/精神问题)、预防服务(乳房 X 线检查、乳房自检、前列腺检查、胆固醇检查、巴氏涂片检查、流感免疫接种)、日常生活活动情况和工具性日常生活活动情况等
认知功能	记忆、计算能力、词汇使用、表达流利性等
体检信息	血压、肺功能、握力、定时步行、身高、体重、腰围等
心理社会因素	主观幸福度、抑郁症状、自我性格认知、自我相关信念、压力自评等
主观期望	工作情况、预期寿命、医疗费用、社会保障福利等

2. 墨西哥健康和老龄化研究概述与设计原理

（1）研究对象：墨西哥健康和老龄化研究（Mexican health and aging study，MHAS）是墨西哥第一个具有广泛社会经济视角、针对 50 岁以上人群的纵向研究，由美国国立卫生研究院、国家老龄化研究所和墨西哥国家地理研究所资助。MHAS 的调查对象来源于墨西哥国家统计局开展的全国就业调查中所有农村和城市地区的居民。调查对象是从所有符合年龄要求的家庭成员中随机选择的，若已婚，其配偶或伴侣无论年龄大小都会被纳入调查。MHAS 研究还可进行跨国比较，以分析在美国的墨西哥裔老年墨西哥移民和第二代墨西哥裔美国人的健康动态。截至 2018 年，共纳入 16 540 名调查对象。

（2）调查内容：MHAS 项目组在 2001 年完成了基线调查，于 2003 年、2012 年、2015 年和 2018 年进行了共 4 次随访调查。有 16 540 名调查对象及其配偶或伴侣接受了问卷调查，所有的随访都由受过培训的全职调查员进行。2003 年，对基线调查以来的所有研究对象进行了第一次随访，随访过程中若调查对象有新配偶，则纳入研究；若已故，则对其近亲进行随访。此后，在 2012 年、2015 年、2018 年分别进行了第二、第三、第四次随访调查，并更新了调查对象：增加了 1952—1962 年出生的代表性研究对象及其配偶或伴侣。MHAS 项目的调查内容主要包括问卷访谈以及生物样本的收集与检测。

MHAS 的问卷调查内容，如表 5-3-2 所示。此外，自 2012 年开始收集调查对象的血液样本，包括总脂蛋白、CRP、HDL-C、促甲状腺激素（thyroid stimulating hormone，TSH）、HbA1c 以及维生素 D（vitamin D）。研究人员可从 MHAS 项目官网获取问卷具体内容与生物样本信息数据，网页链接为：http://www.mhasweb.org/。

表 5-3-2　MHAS 问卷调查内容

类别	具体变量
基本情况	个人基本信息、教育水平、婚姻状况、生育能力、居住情况、移民经历等
社会经济背景	个人收入、资产、就业和养老金史；住房质量指标、物业条件和耐用消费品供应情况、健康保险、医疗保健服务的使用和保健支出等
功能状况	自评健康、视力、听力、口腔健康、疾病史等
认知功能	记忆、精神状态、计算能力、表达流利性等
体检信息	体重、身高、腰围、臀围、小腿围、膝盖长度、定时单腿站立等
心理社会因素	经济困难感、主观幸福感、生活满意度评价等

（二）欧洲地区典型老年队列

1. 英国老龄化纵向研究概述与设计原理

（1）研究对象：英国老龄化纵向研究（English longitudinal study of ageing，ELSA）是由伦敦大学学院流行病学与公共卫生学院领导，美国国家老龄化研究所和英国政府部门资助的一项针对居住在英国的 50 岁及以上人群开展的研究。ELSA 于 2002 年进行基线调查，从 1998 年、1999 年和 2001 年参加英国健康调查（health survey for England，HSE）签署了知情同意书的人群中招募调查对象。调查对象纳入标准：在 1952 年 3 月 1 日前出生，基线调查时在英国居住，参与 HSE，其家庭中至少有一人同意随访。若已婚，其配偶或伴侣无论年龄大小都会被纳入。在基线调查中，ELSA 共纳入了 18 813 位调查对象及其配偶，平均年龄为 65 岁。ELSA 的调查对象在英国人口中具有代表性（研究人员将调查对象的社会人口特征与全国人口普查结果进行比较未发现显著差异）。截至 2018 年（第八次随访调查），共纳入超 18 000 名调查对象。

（2）调查内容：自 2002 年基线调查起，ELSA 项目组每两年进行 1 次随访调查，分别于 2004 年、2006 年、2008 年、2010 年、2012 年、2014 年、2016 年、2018 年完成了 8 次随访调查。第 2 次随访新增了 50～53 岁的调查对象（出生于 1953—1956 年），第 3 次随访调查中新增了 50～75 岁的调查对象（出生于 1933—1958 年），并且在第 5 次随访调查中，新增了 50～55 岁的调查对象（出生于 1959—1964 年）。除出生年份外，新增的调查对象纳入标准与基线调查时相同。

ELSA 项目组通过计算机辅助的个人访谈和自填式问卷收集数据，每隔 4 年收集 1 次调查对象的生物标志物信息。若调查对象去世，则对其家庭成员或照料者进行随访调查，收集其死亡前 2 年内的身体健康状况、认知功能、死亡地点、死亡情况以及遗产分配等信息。

ELSA 的问卷调查内容，如表 5-3-3 所示。此外，收集调查对象的血液样本，包括 DNA、TC、HDL-Ch、CRP、HbA1c、HGB、Vitamin D、甘油三酯（triglycerides，TG）、纤维蛋白原（fibrinogen，Fb）、血糖（blood glucose，BG）、血清铁蛋白（serum ferritin，

SF）、白细胞计数（white blood cell count，WBC）、类胰岛素生长因子-1（insulin-like growth factor-1，IGF-1）、脱氢表雄酮硫酸盐（dehydroepiandrosterone sulfate，DHEAS）。研究人员可从 ELSA 项目官网获取问卷具体内容与生物样本信息数据，网页链接为：https://www.elsa-project.ac.uk。

表 5-3-3　ELSA 问卷调查内容

类别	具体变量
基本情况	个人基本信息、家庭成员、亲属、婚姻状况、种族、出生地、14 岁时监护人的职业等
生活行为方式	吸烟史、饮酒史、体力活动、工作强度、饮食、睡眠等
社会经济背景	工资、收入来源、养老金、金融和实物资产、房产和抵押贷款债务、保险、工作内容、退休金安排、退休及退休原因、住房、车辆和耐用品所有权、家庭支出、个人支出、捐款（包括慈善捐款及儿童信托基金）等
健康状况	自评健康、感知功能、口腔健康、确诊疾病、跌倒、疼痛、心绞痛诊断症状评估、呼吸功能、日常生活活动能力、失禁情况、绝经、性功能和性态度、癌症筛查、用药史、健康史等
认知功能	记忆力、执行能力、计算能力、阅读能力、智力等
体检信息	身高、体重、腰围、臀围、血压、肺功能、握力、步速等
心理社会因素	付出与获得平衡、主观社会地位、相对剥夺感、经济困难感知、自我感知和期望年龄、对衰老的体验和看法、利他主义、婚姻评价、生活质量评价、生活满意度评价、幸福感评价、正向情感、个性评价等
社会参与	非正式护理、志愿服务、获得当地的便利设施和服务情况、社会活动与文化参与、看电视、社交网络、社会支持、交通方式、社会资本、歧视感知、宗教信仰等
主观期望	就业情况、家庭情况、经济收入等

2. 欧洲健康、老龄化和退休研究概述与设计原理

（1）研究对象：欧洲健康、老龄化和退休研究（survey of health, ageing and retirement in Europe，SHARE）是由慕尼黑老龄化经济学中心、马克斯-普朗克社会法律和社会政策研究所统筹协调，美国国家老龄化研究所、德国联邦教育研究所等资助的一项跨国研究。该研究对 50 岁以上人群及其配偶（不限年龄）进行调查，调查对象遍及奥地利、比利时、保加利亚、克罗地亚、塞浦路斯、捷克共和国、丹麦、爱沙尼亚、芬兰、法国、德国、希腊、匈牙利、爱尔兰、以色列、意大利、拉脱维亚、立陶宛、卢森堡、马耳他、荷兰、波兰、葡萄牙、罗马尼亚、斯洛文尼亚、西班牙、瑞典和瑞士共 28 个欧洲国家。截至 2019 年（第 6 次随访调查），共纳入约 140 000 名调查对象。

SHARE 调查对象来源包括：2004—2005 年基线调查中于 1954 年及更早出生的人群；第 1 次随访调查（2005—2006 年）中于 1956 年及更早出生的人群；第 3 次随访调查（2010—2011 年）中于 1960 年及更早出生的人群；第 3 次随访调查（2012—2013 年）中

于 1962 年及更早出生的人群；第 4 次随访调查（2014—2015 年）中于 1964 年及更早出生的人群；第 5 次随访调查（2016—2017 年）中于 1966 年及更早出生的人群；第 6 次随访调查（2019 年）中于 1969 年及更早出生的人群。在整个调查期间排除入狱、住院、不会说该国母语或搬至未知住址者。若已婚，其配偶或伴侣无论年龄大小都会被纳入调查。若移居至国内其他地方，则重新随访。

（2）调查内容：SHARE 项目组已完成了基线调查和 6 次随访调查，调查内容包括调查对象的健康相关变量、体格测量和生物标志物等信息，如表 5-3-4 所示。其中，第 2 次随访调查作为回顾性调查，收集调查对象的生活史信息。研究人员使用计算机辅助面访来收集调查所需的大部分数据，在完成计算机辅助面访后，项目组在基线调查、第 1 次及第 3 次至第 6 次随访调查中发放自填问卷。若去世，则对其家庭成员或照料者进行随访调查，收集其死亡前 1 年内的身体健康状况、认知功能、死亡地点和情况、遗产及分配等信息。从第 3 次随访调查开始采集调查对象的血液样本，包括 HbA1c、CRP、TC。研究人员可从 SHARE 项目官网获取问卷具体内容与生物样本信息数据，网页链接为：https://share-eric.eu/data/data-documentation。

表 5-3-4　SHARE 问卷调查内容

类别	具体变量
基本情况	个人基本信息、婚姻状况、教育程度、家庭成员等
生活行为方式	吸烟史、饮酒史、营养状况、体育活动、社会活动等
社会经济背景	就业状况、个人收入来源、职业、工作质量、收入、消费、资产；医院门诊、住院治疗、长期护理、手术、自费医疗支出、疫苗接种等
功能状况	自评健康状况、疾病史、用药史、日常生活自理能力等
认知功能	阅读、写作、定向、单词表学习、表达流利性、计算能力等
体检信息	握力、肺功能、步速等
心理社会因素	抑郁量表、生活质量等

3. 爱尔兰老龄化纵向研究概述与设计原理

（1）研究对象：爱尔兰老龄化纵向研究（the Irish longitudinal study on ageing, TILDA）是由爱尔兰国立都柏林大学社会科学研究所领导，爱尔兰政府、大西洋慈善基金会和爱尔兰生命科学公司资助的一项具有地方代表性的队列研究。该研究以居住在爱尔兰本地 50 岁及以上的人群及其配偶或伴侣（不限年龄）为调查对象，所有调查对象精神正常且签署知情同意书。TILDA 通过爱尔兰共和国的经济和社会研究所开发的 RANSAM 抽样程序采取多阶段概率抽样，以确保该国每个家庭都有同等的抽样概率，并且每个家庭中所有 50 岁及以上的成员都有资格，每个 50 岁及以上的人也有相等的被抽样概率。所有 50 岁及以上的居民都可纳入研究（主要调查对象），调查对象的配偶 / 伴侣（不限年龄）也可纳入研究（次要调查对象）。截至 2018 年（第 4 次随访调查），共纳入 34 910 名调查对象。

（2）调查内容：TILDA 于 2009—2011 年开始基线调查，每两年进行一次随访。基线调查时共纳入 8 504 名调查对象，并于 2012—2013 年、2014—2015 年、2016 年以及 2018 年完成 4 次随访调查。TILDA 调查内容主要包括问卷访谈（调查内容如表 5-3-5 所示）、临床评估以及生物样本的收集与检测。

TILDA 每轮调查都采集调查对象的血液样本，每人次采集 25ml 的非空腹静脉血，之后将血液样本放置在 2～8℃的保温箱中，48 小时内集中运送至实验室，并立即进行分析，在中心实验室会将样本离心，然后分装到 10 个贴有条形码的冷冻瓶（8 个血浆样本和 2 个棕黄色涂层）中，储存在 –80℃冰箱。在基线数据收集结束后，将样品转移到氮气罐中进行长期储存。生物样本信息包括 TC、HDL、LDL、TG、HbA1c 和 CRP。研究人员可从 TILDA 项目官网获取问卷具体内容与生物样本信息数据，网页链接为：https://www.ucd.ie/issda/data/tilda/。

表 5-3-5　TILDA 问卷调查内容

类别	具体变量
基本情况	个人基本信息、教育程度、疾病史、移民史、婚姻状况等
生活行为方式	体力活动、睡眠、吸烟史、饮酒史等
社会经济	参与社会 / 娱乐活动度、工作经历、就业、终身学习、退休、工资等
健康状况	自评健康、感知功能、口腔健康、确诊疾病、跌倒、疼痛、心绞痛诊断评估、呼吸功能、日常生活活动能力、失禁情况、绝经、性功能和性态度、癌症筛查、用药史、健康和残疾情况等
认知功能	自评记忆力、词汇表学习、语言流利性、前瞻性记忆等
体检信息	身高、体重、腰围、心率变异性、血压、脉搏波传导速度、步态评估、视力和对比敏感度、握力、脚跟超声波、持续注意力、执行功能、视觉记忆、处理速度、黄斑色素光密度和视网膜、大脑磁共振成像等
心理社会因素	自我报告心理健康、抑郁、生活满意度评价、焦虑、担忧、孤独、感知压力、应激性生活事件、生活质量、临终关怀访谈等

（三）亚洲地区典型老年队列

1. 韩国老龄化纵向研究概述与设计原理

（1）研究对象：韩国老龄化纵向研究（Korean longitudinal study of aging，KLoSA）是由韩国就业信息服务（the Korea employment information service，KEIS）资助的一项针对其国内 45 岁及以上人口在社会、经济、身体和心理等方面信息的纵向研究。项目采用多阶段分层概率抽样，调查对象主要居住在韩国（除济州岛以外的地方）。尤其需要注意的是，KLoSA 将研究对象扩充至 45 岁及以上的人群，因为自 20 世纪 90 年代末的金融危机以来，职业转变已经成为一个重要的社会问题，这些扩大的人群可用于调查经济活动与老年人晚年生活之间的相关性。

（2）调查内容：KLoSA 基线调查于 2006 年开始涵盖了 10 000 人。自基线调查起，KLoSA 每两年进行 1 次随访调查，截至 2018 年已经共开展了 6 次随访。此外，在 2007年、2009 年、2011 年、2013 年、2015 年、2017 年，根据基线调查中未包括的内容进行了专题调查。KLoSA 的调查模式通常采用计算机辅助个人访谈进行面对面调查，但经常使用电话调查模式进行专题调查。目前，KLoSA 尚未收集生物标志物。研究人员可从KLoSA 项目官网获取问卷具体内容（概括内容如表 5-3-6 所示），网页链接为：https://survey.keis.or.kr/eng/klosa/klosa01.jsp。

表 5-3-6　KLoSA 问卷调查内容

类别	具体变量
基本情况	个人基本信息、家庭成员、亲属、婚姻状况、种族、出生地、出生日期、死亡日期、受教育程度等
生活行为方式	吸烟史、饮酒史、体力活动、工作强度、饮食、睡眠等
社会经济	工资、收入来源、养老金、房产和抵押贷款债务、保险、金融资产、流动资产、资产收益、家庭收入、工作特点、工作年限、退休情况、支出等
健康状况	自评健康、自评视力、自评听力、口腔健康、跌倒、疼痛诊断症状评估、日常生活活动能力、癌症筛查、用药史、疾病史等
认知功能	记忆、精神状态、语言能力、注意力、计算能力、阅读、智力等
体检信息	身高、体重、腰围、臀围、血压、肺功能、握力、步速等
心理社会因素	孤独感、工作压力情况、邻里关系、心理健康情况、家庭关系和沟通情况等
社会参与	非正式护理、志愿服务、获得当地的便利设施和服务情况、社会活动、社会支持、交通方式、宗教信仰等

2. 马来西亚老龄化和退休调查概述与设计原理

（1）研究对象：马来西亚老龄化和退休调查（Malaysia ageing and retirement study，MARS）是一项针对居住在马来西亚的 40 岁及以上人群的纵向调查。马来西亚国家人口普查机构与统计局合作，根据 2010 年收集的最新人口普查数据，采用了多阶段分层抽样方法进行调查对象抽样。截至 2021 年，MARS 涵盖了 3 324 个调查家庭中共 6 672 名调查对象。

（2）调查内容：MARS 基线调查主要以问卷的形式开展（表 5-3-7），问卷包含 260 个问题，目前尚未开展随访调查。除了调查问卷，MARS 还记录了访谈时间、受访者行为、家庭所在社区相关结果，以及研究人员在调查过程中的经验，以便于数据分析和规划未来的调查。MARS 目前尚未收集生物标志物，但所有参与的调查对象都进行了身体测量，内容包括身高、体重、腰围、臀围、血压和握力。研究人员可从 MARS 项目官网获取问卷具体内容与生物样本信息数据，网页链接为：https://swrc.um.edu.my/mars-data。

上述所有队列设计原理与实施方法总结，如表 5-3-8 所示。

表 5-3-7　MARS 问卷调查内容

类别	具体变量
基本情况	个人基本信息、宗教、婚姻状况、受教育程度等
生活行为方式	吸烟史、饮酒史、体育锻炼等
社会经济背景	就业和养老金、资产状况、收入与支出、健康保险、住院治疗、自费医疗支出等
健康状况	整体健康状况、疾病史、用药史等
认知功能	记忆力、计算能力、常识等
体检信息	身高、体重、腰围、臀围、血压、握力、视力、听力、口腔健康筛查等
心理社会因素	生活态度、夫妻关系、社会文化与宗教活动等

表 5-3-8　国外典型老年队列设计原理与实施方法总结

地区	队列名称	基线时间/年	随访时间/年	调查对象数量	调查问卷共有变量	生物样本采集
美国	HRS	1992	1994、1996、1998、2000、2002、2004、2006、2008、2010、2012、2014、2016、2018、2020	100 026 人次	调查对象基本情况、生活行为方式、社会经济背景、医疗服务和保险、功能状况、认知功能、体检信息、心理健康社会因素、主观期望	TC、HDL-Ch、HbA1c、CPR、半胱氨酸蛋白酶抑制剂 C
墨西哥	MHAS	2001	2003、2012、2015、2018	16 540 名	调查对象基本情况、社会经济背景、功能状况、认知功能、体检信息、心理健康社会因素	总脂蛋白、CRP、HDL-Ch、TSH、HbA1c、维生素 D

续表

地区	队列名称	基线时间/年	随访时间/年	调查对象数量	调查问卷共有变量	生物样本采集
英国	ELSA	2002	2004、2006、2008、2010、2012、2014、2016、2018	18 813 名	人口学特征、生活行为方式、社会经济背景、健康状况、认知功能、体检信息、心理社会因素、社会参与、主观期望	DNA、TC、HDL-Ch、CRP、HbA1c、HGB、维生素 D、TG、Fb、BG、SF、WBC、IGF-1、DHEAS
欧洲	SHARE	2004—2005 年	2006—2007、2008—2009、2010—2011、2012—2013、2014—2015、2016—2017、2019	140 000 名	调查对象基本情况、生活行为方式、社会经济背景、功能状况、认知功能、体检信息、心理健康	HbA1c、CRP、TC
爱尔兰	TILDA	2009—2011 年	2012—2013、2014—2015、2016、2018	34 910 名	调查对象基本情况、生活行为方式、社会经济学背景、功能状况、认知功能、生理健康、心理健康	TC、HDL、LDL、TG、HbA1c 及 CRP
韩国	KLoSA	2006	2007、2009、2011、2013、2015、2017	10 000 名	人口学特征、人口学特征、生活行为方式、社会经济背景、功能状况、认知功能、体检信息、心理社会因素、社会参与	无
马来西亚	MARS	2010	无	6 672 名	调查对象基本情况、生活行为方式、社会经济背景、功能状况、认知功能、体检信息、心理健康	无

第二节　国外老年队列典型研究主要研究结果

一、美洲地区典型老年队列研究成果概述

（一）人体测量指标与中老年健康

在一项基于 HRS 的人体测量指标与中老年健康的研究中，研究人员发现，在对平均年龄为 71.1 岁的受访者随访了 8 年后，老年人的长期体重增加与痴呆发生风险相关，表明较大的体重变化率是老年性痴呆的危险因素，在痴呆的预防上需注意长期体重变化带来的影响。

（二）生活行为方式与中老年健康

许多探究生活方式与中老年健康关系的研究表明睡眠、吸烟、体力活动与健康相关。基于 HRS 研究，研究人员发现，在 2006—2010 年失眠症状增加的老年人患痴呆的风险更高。另外，研究人员在 MHAS 中尚未观察到墨西哥老年人群的戒烟、与体育活动相关的健康生活方式的转变，也未发现该群体中肥胖水平下降的趋势。墨西哥人通常会为了健康原因自主选择移民到美国并待到老年，这一状况在男性群体中较常见。这些研究表明墨西哥政府及其健康相关部门应及时采取措施，提高国民健康水平。

（三）生物标志物与中老年健康

生物标志物与中老年健康关系的研究发现 HDL-Ch、HbA1c 和 CRP 能够提示健康水平。研究者基于 HRS 探讨了中老年人血液 HDL-Ch 和 HbA1c 浓度与死亡率之间的关系。研究结果显示 HDL-Ch 浓度与死亡率之间呈 U 型关系，在其浓度为 71mg/dL 时老年人的全因死亡率最低，浓度范围在 61～87mg/dL 时，老年人的全因死亡率处于较低水平；HbA1c 浓度与糖尿病患者的死亡率之间呈 U 型关系，而与非糖尿病患者死亡率之间呈反向 J 型关联，这表明 HDL-Ch 和 HbA1c 浓度与中老年人死亡率之间并非线性关系，在控制中老年人血液 HDL-Ch 及 HbA1c 水平时不能建议单方向降低或提升，需考虑它们之间的特殊关系。此外，研究发现无抑郁症的阿尔茨海默病患者血液中 CRP 含量高，表明 CRP 可能与认知障碍类疾病相关。

（四）社会环境与中老年健康

社会环境与中老年健康的研究表明，中老年人的童年生活水平、营养状况、儿女的社会经济状况和受教育程度与其慢性病和认知功能受损发生风险相关。基于 MHAS，研究人员发现大多数 1900—1950 年出生的调查对象早期较差的生活水平（如童年时期住房和卫生条件不好）和老年时期患慢性疾病之间有关联，表明可从改善生活条件这一方面降低慢性病的发病率。在探讨墨西哥中老年营养不良的危险因素时，研究人员发现，70 岁以上的女性、健康状况一般或较差的人更有可能营养不良，这表明政策实施部门应关注女性以

及老年人的营养健康状况。在探究成年子女的社会经济状况与中老年人健康关系的研究中，研究人员通过 MHAS 发现，子女的教育水平在中等程度以下、经济状况不佳与中老年人的认知功能下降的发生风险相关，这表明子女的社会经济地位对老年父母的认知功能有潜在的重要性。

（五）经济状况与中老年健康

在经济状况与中老年健康的研究中，基于 HRS，研究发现美国中年人较高的收入与其 65 岁以后较低的心血管事件、死亡及其他不良健康结局风险有关，这表明经济对健康有重要影响，出台致力于改善低收入人群健康的公共政策和公共卫生干预措施具有现实意义。

（六）其他因素与中老年健康

在其他因素与老年健康的研究中，基于 HRS，研究人员指出年龄、患其他慢性病、视力不良与痴呆和认知功能受损发生率有正向关联，中老年人认知障碍与死亡率升高风险相关，这表明中老年人应定期评估认知功能，以快速识别是否有认知衰退，以促进健康及降低死亡率。一项比较美国、英国和其余 11 个欧洲国家在健康方面的性别差异的调查发现，女性比男性更容易患致残性疾病和功能问题，表明全球应侧重对女性在残疾和功能失能方面的公共卫生防控。

此外，在探究新型冠状病毒感染疫情与中老年健康的研究中，研究者通过 HRS 发现新型冠状病毒大流行的发生与美国老年人体重指数增加、心脏代谢或慢性疾病危险因素数量增多的风险相关，这表明新型冠状病毒感染疫情对老年人的心脏代谢与身体机能有重要影响，决策部门仍应采取积极措施加强疫情防控。另外，MHAS 结果显示，与在美国人口中观察到的关联相比，墨西哥自我报告的健康状况和死亡率受到传染病的强烈影响，这表明有必要持续在墨西哥等发展中国家强调传染病预防的重要性。

二、欧洲地区典型老年队列研究成果概述

（一）人体测量指标与中老年健康

在人体测量指标与中老年健康研究中，基于 ELSA，研究人员发现，听力损失、高血压、糖尿病、高 BMI、体重增加或腹部肥胖等将增加老年人抑郁、痴呆甚至死亡的发生风险。通过 SHARE，研究人员发现与正常体重相比，低体重或超重将增加老年人的跌倒风险，这表明了保持健康的体重可有效降低跌倒的风险。有研究结果表明，糖尿病患者中肥胖者占比呈现上升趋势，表明糖尿病与肥胖存在一定相关关系。值得关注的是，研究者发现握力低于标准与糖尿病发病风险之间呈正相关，揭示了握力在一定程度上可以反映中老年健康。

此外，研究人员基于 TILDA 发现爱尔兰共和国 50 岁及以上的人中超过一半的人不知

道自己患有高血压；超过 40% 的 80 岁及以上老年人存在直立性低血压或站立后血压持续下降；发现直立性低血压与较差的认知和执行能力以及较高的跌倒风险有关。并有研究发现，接受 β 受体拮抗剂治疗、虚弱与直立性低血压有关。这些研究将为未来研究血压在预防老年人跌倒、认知功能受损乃至死亡中的作用提供线索。

以上研究结果表明高血压、糖尿病、低体重或超重等因素与中老年人身心健康密切相关，应当提倡中老年人积极落实三级预防，加强人体测量指标监测，搭建健康守护屏障。

（二）生活行为方式与中老年健康

在基于 ELSA 的生活行为方式与中老年健康研究中，研究人员发现，吸烟和缺乏体育锻炼不利于老年人的心理健康，且二者与男性和女性死亡风险增加相关，但睡眠不足仅与男性死亡风险增加相关；另外，较高的体力活动水平可降低老年人广泛性焦虑症的发病风险，表明吸烟、缺乏锻炼、熬夜等不良生活方式不利于中老年人健康。

（三）生物标志物与中老年健康

在基于 ELSA、SHARE 和 TILDA 的生物标志物与中老年健康研究中，研究人员探讨了维生素水平、血常规指标、炎症指标、肾功能指标等与中老年健康之间的关系，重点探讨了生物标志物与中老年群体心理健康的关联。

基于 ELSA，研究发现在中老年群体中维生素 D 水平升高与抑郁症发生风险增加有关，这一现象在女性群体中更显著。而通过 TILDA，研究者发现老年人血清 HbA1c 水平升高与抑郁症风险增加之间存在显著关联，且中老年糖尿病患者的血清 CRP 水平与抑郁症患病率之间存在显著正相关，表明缺乏维生素 D、血清 HbA1c 水平升高、糖尿病患者的血清 CRP 水平升高可能是中老年人心理健康的危险因素，及时检测并补充维生素 D 和定期进行血常规检查有利于早期干预和治疗抑郁症，降低老年抑郁症患者的死亡风险。此外，研究人员发现抑郁症状合并 C 反应蛋白升高与脑卒中、糖尿病以及肺部疾病的发病有关，提示心理生物学过程可影响中老年人的躯体健康水平。

另外，基于 SHARE，研究人员发现高血压、高血脂与心脏病、脑卒中发病风险增加相关，这表明我们应鼓励中老年人主动参加体格检查，早发现、早诊断、早治疗，以降低心脏病与中风的发病风险。在肾功能指标的研究中，研究人员报告了肾小球滤过率降低与直立性低血压有关，这表明在肾脏疾病队列中体位血压值得进一步研究，因为它可以识别出有低血压相关事件风险的人群。

此外，研究结果表明，较高水平的黄斑色素密度、血浆叶黄素和玉米黄质与较低的心血管风险和更好的认知功能有关，这表明储备相关知识和改变生活方式可能会改善年龄相关性黄斑变性患者的预后。

（四）外暴露与中老年健康

在外暴露与中老年健康研究中，基于 ELSA，研究者对 4 471 名年龄在 55 岁及以上的调查对象进行了研究，发现自述童年经历较差的老年人患癌症的风险增加，表明童年经历与老年健康存在关联。通过 SHARE，研究者发现，早期的生活环境（如童年健康、社会经济状况或失业后的影响）会延续许久甚至到老年；令人惊讶的是，第二次世界大战及其相关的迫害对今天幸存者的健康、福祉和收入都产生了巨大的负面影响。以上研究结果表明早期暴露与中老年健康息息相关。

基于 TILDA，研究者则重点探讨了大气细颗粒物长期暴露对中老年健康的影响。在大气细颗粒物对老年人群健康影响的研究中，研究人员发现，空气质量、季节和气象条件、氟化水平和城市 / 农村位置与老年健康和认知功能相关。研究结果指出较高的氡暴露水平与较高的肺癌患病率有关，较大的降雨量与较高的抑郁症患病率有关，较高的氟暴露水平与更健康的口腔环境有关。生活在城市地区与更好的认知能力有关，明火（NO_2 暴露）和认知功能之间呈负相关。

（五）医疗服务与中老年健康

在医疗服务与中老年健康研究中，通过 ELSA、SHARE 和 TILDA，研究人员探讨了基本护理、医务人员配备、医疗服务利用情况等与中老年健康之间的关系。

基于 ELSA，研究人员发现，英国 50 岁及以上人群患病时所接受的护理普遍存在不足，提示严重影响中老年人生活质量的慢性病的护理仍有很大的改善空间。

通过 SHARE，研究者发现在欧洲国家，适当的医生数量似乎可以改善整个欧洲地区的健康状况，这表明配备充足的医疗资源能促进中老年人健康。

基于 TILDA，研究者重点探讨了医疗服务利用情况对中老年健康的影响。在爱尔兰共和国与医疗服务利用情况相关研究表明，尽管老年人确实更多地利用了许多医疗保健服务，但健康和安全问题仍然存在，不恰当的处方和处方遗漏现象在老年人中很常见，并且与不良后果相关。这提示应通过多学科交叉汇聚和前沿多组学技术，提高未诊断疾病的诊断和治疗水平，同时收集和共享标准化、高质量的临床和研究数据，促进对疾病病因的研究。

（六）经济状况与中老年健康

在经济状况与中老年健康的研究中，基于 SHARE，研究人员发现，提前退休的人比同龄人认知能力下降更快，这似乎与工作场所的刺激及其对社会交流的锚定功能有关，这表明保持脑力劳动、与社会连接能够降低认知障碍发生风险。此外，在经济危机与健康老龄化的研究中，研究结果显示经济社会状况和老年健康之间存在明显联系，并对老年生活的不同方面产生了负面影响。

（七）社会支持与中老年健康

在社会支持与中老年健康的研究中，基于 ELSA，研究人员关注福祉与中老年健康之间的关系，通过 SHARE 和 TILDA，研究人员则关注配偶、子女和朋友等人际关系、孤独与社会孤立感与中老年健康之间的关系。

基于 ELSA，研究者发现经历积极影响（如提升老年人幸福感）与较低的死亡风险相关，尽管尚未确定因果关系，但表明改善老年人的福祉不仅是一个有价值的目标，而且可能与有利的健康结果有关。

基于 SHARE，研究者发现，家庭护理和支持是健康老龄化的重要影响因素，社会服务领域的员工越多，社会支出（占国内生产总值的百分比）越高，父母和子女就更可能互相扶持，国家就更可能实现健康老龄化。另外，通过 TILDA，研究者发现，较高水平的配偶支持、较少的来自配偶的压力和较好的社会网络对男性抑郁症状有保护作用；朋友和子女的支持对男女抑郁症状都有保护作用。在社会隔离的研究中，研究人员发现，社会隔离、孤独感与中老年人衰弱发生风险升高、全因死亡风险增加相关。这表明社会支持是中老年健康的重要影响因素，提高人际关系质量和加强现有社交网络结构有助于预防老年人罹患身心疾病。

（八）其他因素与中老年健康

在其他因素与中老年健康研究中，基于 TILDA 的研究发现，糖尿病与步态缺陷、跌倒和残疾有关。也有研究表明，随着时间的推移，身体功能状态与多发病的发展和恶化有关，这一结论与美国国家卫生保健卓越研究所关于多发病率的指导意见一致，这表明我们可以通过识别多发病率和步速降低的老年人并对其进行干预来改善健康结果。

在胎次研究中，研究者发现，多胎次与低死亡率有关。但这一结论无法通过观察到的任何健康相关特征进行解释，有待进一步验证，提示有必要进一步探索这一关联的社会原因。

三、亚洲地区典型老年队列研究成果概述

亚洲地区典型老年队列研究主要涉及 KLoSA 及 MARS 等，主要研究结果包括人体测量指标、生活行为方式、社会支持、生物标志物以及医疗服务等，具体如下。

（一）人体测量指标与中老年健康

在人体测量指标与中老年健康的研究中，基于 KLoSA 和 MARS，研究人员分别重点探讨了肌力、握力以及肥胖与中老年健康之间的关系。

通过 KLoSA，研究人员发现，肌力与认知功能有关，较强的肌力与认知功能受损的发生风险降低有关，而认知功能受损也是肌力下降的一个预测因素，表明肌肉力量和认知功能的发展可能有共同的途径，需进一步研究。也有研究表明握力和相对握力都与高血压有关。在 MARS 中，研究人员发现，腹型肥胖与糖尿病、冠心病、脑卒中、高血压等发病风险增加相关，这表明正常范围的 BMI 和腰围对于健康老龄化至关重要。

（二）生活行为方式与中老年健康

在生活方式与中老年健康研究中，基于 KLoSA 的研究涵盖了睡眠、饮酒、家庭生活方式、心理健康等领域，而 MARS 的研究结果则讨论了运动与中老年健康。

在 KLoSA 中，睡眠与中老年健康关系的相关研究表明，入睡时间 > 30 分钟、睡眠时间 > 7.95 小时、超过下午 3 点午睡与中老年人认知功能下降相关，表明睡眠习惯是中老年人认知功能的重要影响因素。饮酒与老年人死亡率的研究中，研究者发现，饮酒过量与65 岁及以上老年人的全因死亡率风险升高相关，适量饮酒与全因死亡率风险降低相关，表明适度饮酒对老年人健康有重要意义，应针对重点人群持续做好健康教育与宣传。在家庭生活方式与老年人心理健康的研究中，研究者发现，生活在多代同堂的家庭中与抑郁之间呈正相关，与生活满意度之间呈负相关，表明与后代居住可能会影响老年人的生活满意度及心理健康。在心理健康与中老年健康关系的研究中，研究人员发现抑郁症状与较高的认知障碍风险相关，表明医疗保健提供者应密切关注中老年人的心理健康状态。还有研究发现，抑郁症受居住区域、定期运动、生活满意度和认知水平的影响，表明需要采取多方面的干预措施来预防中老年人的抑郁症。

基于 KLoSA 研究结果表明，在 45 岁及以上的社区居住的成年人中，规律运动与抑郁症状之间存在负相关，同时，在 MARS 中，研究人员发现体育锻炼不足与腹型肥胖的发病风险增加相关，这些证据表明体育锻炼不仅有助于身体健康，而且对心理健康也有积极作用。

（三）经济状况与中老年健康

在经济状况与中老年健康研究中，KLoSA 与 MARS 共同探讨了就业与中老年健康之间的关系。此外，KLoSA 特别关注了配偶的就业情况。

基于 KLoSA，就业情况是影响中老年人生活质量的重要因素。MARS 研究结果也表明，老龄化意味着更多老年人将会失业，这将影响其经济福祉，特别是当他们没有足够的退休储蓄，变得更加依赖家庭。80% 的调查对象想在退休后继续工作，并认为自己仍然可为社会做出贡献。82% 的调查对象仍处于工作状态，值得强调的是，50.3% 的 80 岁及以上老年人仍处于工作状态，这表明工作与老年健康存在一定联系，需要有针对性的方案来了解老年人的特点，为他们创造合适的工作岗位，以此来提高老年人的生活质量。

基于 KLoSA 调查了配偶就业情况与中老年健康之间的关系，发现配偶仍处于失业状态的调查对象患抑郁症的风险较高，有工作且有失业配偶的调查对象抑郁评分较高，这表明政府应当更加关注中老年人的就业情况，优化退休政策。

（四）社会支持与中老年心理健康

在社会支持与中老年健康中，研究者基于 KLoSA 重点就配偶以及社会支持与健康之间的关系进行讨论，基于 MARS 主要研究了代际支持与中老年健康之间的关系。

基于 KLoSA，研究人员发现，老年人通过各种志愿团体进行的社会参与活动会降低抑郁症的发生风险。在婚姻状态与中老年健康的研究中，研究人员发现，丧偶对晚年的认知功能有害，这表明社区应当更加关注丧偶老年人的健康状态。

基于 MARS 的研究结果显示，代际支持对老年人的健康、经济和心理健康以及生活满意度有积极影响。60% 的调查对象从子女处得到经济支持，50% 的调查对象向子女提供经济支持，这表明向子女提供或接受子女支持的老年人比同龄人拥有更高的生活满意度。

（毛 琛 钟文芳）

参考文献

[1] SONNEGA A, FAUL J D, OFSTEDAL M B, et al. Cohort profile: the Health and Retirement Study (HRS)[J]. Int J Epidemiol，2014, 43(2)：576-585.

[2] WONG R, MICHAELS-OBREGON A, PALLONI A. Cohort profile:the Mexican Health and Aging Study (MHAS) [J]. Int J Epidemiol，2017, 46(2)：e2.

[3] STEPTOE A, BREEZE E, BANKS J, et al. Cohort profile: the English longitudinal study of ageing[J]. Int J Epidemiol，2013, 42(6)：1640-1648.

[4] BÖRSCH-SUPAN A, BRANDT M, HUNKLER C, et al. Data resource profile: the Survey of Health, Ageing and Retirement in Europe (SHARE) [J]. Int J Epidemiol，2013, 42(4)：992-1001.

[5] DONOGHUE O A, MCGARRIGLE C A, FOLEY M, et al. Cohort profile update: the Irish Longitudinal Study on Ageing (TILDA)[J]. Int J Epidemiol，2018, 47(5)：1398.

[6] IWASHYNA T J, ELY E W, SMITH D M, et al. Long-term cognitive impairment and functional disability among survivors of severe sepsis[J]. JAMA，2010, 304(16)：1787-1794.

[7] BEYDOUN H A, BEYDOUN M A, GAUTAM R S, et al. COVID-19 pandemic impact on trajectories in cardiometabolic health, physical activity and functioning among adults from the 2006—2020 Health and Retirement Study[J]. J Gerontol A Biol Sci Med Sci，2022, 77(7)：1371-1379.

[8] MA Y, AJNAKINA O, STEPTOE A, et al. Higher risk of dementia in English older individuals who are overweight or obese[J]. Int J Epidemiol，2020, 49(4)：1353-1365.

[9] DE OLIVEIRA C, HIRANI V, BIDDULPH J P. Associations between vitamin D levels and depressive symptoms in later life: evidence from the English Longitudinal Study of Ageing (ELSA)[J]. J Gerontol A Biol Sci Med Sci，2018, 73(10)：1377-1382.

[10] FINUCANE C, O'CONNELL M D, FAN C W, et al. Age-related normative changes in phasic orthostatic blood pressure in a large population study: findings from The Irish Longitudinal Study on Ageing (TILDA) [J]. Circulation，2014, 130(20)：1780-1789.

[11] DONOGHUE O A, LEAHY S, KENNY R A. Longitudinal associations between gait, falls, and disability in community-dwelling older adults with type II diabetes mellitus: findings from the Irish Longitudinal Study

on Ageing (TILDA)[J]. J Gerontol A Biol Sci Med Sci，2021, 76(5)：906-913.

[12] CANNEY M, O'CONNELL M D L, SEXTON D J, et al. Association between kidney function and impaired orthostatic blood pressure stabilization in older adults [J]. J Am Heart Assoc，2017, 6(5)：e005661.

[13] BONSANG E, ADAM S, PERELMAN S. Does retirement affect cognitive functioning? [J]. J Health Econ，2012, 31(3)：490-501.

[14] KIM G R, SUN J, HAN M, et al. Evaluation of the directional relationship between handgrip strength and cognitive function: the Korean Longitudinal Study of Ageing[J]. Age Ageing，2019, 48(3)：426-432.

[15] APALASAMY Y D, AWANG H, MANSOR N, et al. Factors associated with obesity and abdominal obesity among Malaysian older adults [J]. Asia Pac J Public Health，2021, 33(5)：547-554.

第四章

老年健康管理

实施健康管理是老年人健康工作的重中之重，并且是刻不容缓的任务。本章将从老年人健康管理的概念、内容、基本服务步骤、现状和发展方向，中国老年健康服务体系，国内外老年健康管理的发展模式及实施效果等方面进行介绍。

第一节　老年健康管理的由来与发展

一、老年健康管理的概念、内容和基本服务步骤

（一）老年健康管理的概念

1. **健康管理的概念**　健康管理是对个人或群体进行健康全面监测、分析、评估，提供健康咨询和指导，并对健康危险因素进行干预的全过程。其目的是预防和控制疾病的发生与发展，降低医疗费用，提高生命质量。现代健康管理源自美国、加拿大等西方国家开展的临床预防性服务，并伴随着一系列健康风险评估技术和方法的开发和运用逐步演变而来。借鉴西方发达国家的经验，实施健康管理有利于促进卫生资源的高效配置和合理利用，也是积极应对社会老龄化的有效途径。

2. **老年健康管理的概念**　老年健康管理以现代健康管理概念为指导，应用多学科知识和技能，对老年个体或群体的健康状况及健康行为进行监测、分析和评估，并提供相关的健康管理服务，如健康咨询、健康指导、健康干预等，以促进老年人的健康。其主要目的是预防和控制老年人相关疾病的发生发展，提高老年人的生命质量，促进我国健康老龄化的实现。

针对老年健康管理这一概念，需要注意以下几点：①老年人健康是指身体健康、心理健康和良好的社会适应能力（老年人所处的社会环境）等全面健康；②老年健康管理需要老年人家庭、社区组织和社会服务机构的共同参与；③老年健康管理中既有管理也有服务，因此老年健康管理也被称为老年健康管理服务；④老年健康管理的目标是促进全体老年人的全面健康。

（二）老年健康管理的内容

一般来说，健康管理的内容包括健康体检、健康评估、健康干预和健康促进4个方面。不过，老年人的健康管理在具体实施的内容上略有不同。

1. **健康体检**　随着社会的不断发展，人们健康意识不断提高，健康需求不断增加，每年定期体检成为常态。定期体检有助于改善人们的健康行为，监控慢性病的发生及发展，从而提高生活质量。健康体检是指通过医学手段和方法对受检者进行身体检查。一般来说，检查内容包含一般检查、生化检查和影像检查等。通过健康体检，医生可进一步了解受检者健康状况、发现早期疾病线索和健康隐患，为受检者建立体检档案，并进行个性化的健康指导及院外动态观察，以及做出医疗安排建议。根据年龄和受检者的健康情况，医生安排的体检项目也有所差异。通常随着年龄的增加，需要体检的项目就越多。因为随着年龄的增长，老年人全身各系统和器官的功能和结构都会发生退行性改变，而许多特定疾病的危害性和死亡率也随着年龄的增长而上升，因此中老年人的体检项目相对较多，并且有部分特定的检测项目，见表5-4-1。

表5-4-1　各年龄段的"常规体检"项目表

年龄	影像检查	生化检查	一般检查
40岁以下	心电图、胸部X线检查 彩超：肝胆脾胰、肾脏、膀胱、甲状腺。女性：乳腺、妇科（外阴、阴道、宫颈、宫体、附件）。男性：前列腺	血液、尿液、大便常规 空腹血糖、血脂四项 甲功五项、乙肝五项、肝肾功能、同型半胱氨酸、糖化白蛋白、HP检测 同肿瘤标志物：AFP、CEA、CA199、PSA 女性：TCT+HPV	身高、体重、血压、口腔、听力、视力、耳鼻喉
40~50岁	相比40岁以下，增加以下项目：低剂量螺旋胸部CT、胃肠镜、颈动脉彩超、心脏彩超、经颅多普勒		
50岁以上	相比50岁以下，增加以下项目：肺功能检测、眼底检查、头颅CT平扫或核磁、冠状动脉CT	相比50岁以下，增加以下项目：肿瘤标志物，如SCC、NSE、CYFRA21-1	

2. **健康评估**　健康评估是指收集个人或群体的健康生理指标、生活方式以及心理状态等相关信息，根据临床指标标准，发现潜在的健康问题，为评价和干预管理提供基础数据。健康评估有利于识别服务对象的健康促进潜能，确定其健康状况。完整、全面、正确地评估是高质量的身心健康发展的先决条件之一，准确收集资料和评估患者情况，也可以使医疗工作更加科学化。

3. **健康干预**　健康干预是指针对个体健康危险因素，在健康管理人员的指导下，制订一系列专业计划并实施，从而降低或避免危险因素对健康的影响。不过，健康干预需要持续地追踪干预计划的执行情况以及干预后的健康状况和风险因素变化并及时反馈，根据实际情况适当调整干预计划，从而达到预防疾病、提高健康水平和生活质量的目的（图

5-4-1）。目前普遍认为，越早开展健康干预，对个体健康的维护越有意义。

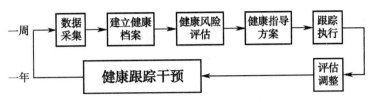

图 5-4-1　健康干预组成部分及流程

国内目前存在多种健康干预方式。

（1）治疗性生活方式改变：治疗性生活方式改变是指在生活方式方面进行相应的改变从而达到降低患病风险的目的。早期生活方式干预可以减少糖耐量受损人群糖尿病并发症和糖尿病相关死亡率。在实践中可以进行有效的运动锻炼，提高身体活动水平，以促进各种慢性病康复，提高老年人生活质量。适宜的睡眠时间对老年人恢复身体、增加免疫力、保护大脑、改善认知功能等有重要的意义。

（2）膳食干预：膳食干预是针对人们膳食营养上存在的问题进行相应改进的对策。不合理膳食是慢性病发生和发展过程中可改善的行为危险因素。为改善我国民众营养状况、促进身体的健康，《中国居民膳食指南（2022）》在循证研究的基础上，提出了平衡膳食的 8 条准则：①食物多样，合理搭配；②吃动平衡，健康体重；③多吃蔬果、奶类、全谷、大豆；④适量吃鱼、禽、蛋、瘦肉；⑤少盐少油，控糖限酒；⑥规律进餐，足量饮水；⑦会烹会选，会看标签；⑧公筷分餐，杜绝浪费。

作为中国居民膳食指南中设定的特殊人群之一，老年人发生营养不良的风险较一般人群更高。同时，老年人是发生心血管疾病、癌症、骨质疏松等慢性病的高危人群，因此合理的营养对于健康老龄化具有重要意义。《中国居民膳食指南（2022）》首次按年龄段来制定老年膳食指南，在一般人群膳食指南的基础上，考虑到老年人的营养需要和特点，增加膳食指导建议，分为一般老年人膳食指南和高龄老年人膳食指南，详见表 5-4-2。

表 5-4-2　一般老年人和高龄老年人膳食指南

项目	一般老年人（65 ~ 79 岁）	高龄老年人（80 岁及以上）
膳食指南	食物品种丰富,动物性食物充足,常吃大豆制品;鼓励共同进餐,保持良好食欲,享受食物美味;积极户外活动,延缓肌肉衰减,保持适宜体重;定期健康体检,测评营养状况,预防营养缺乏	食物多样,鼓励多种方式进食;选择质地细软,能量和营养素密度高的食物;多吃鱼禽蛋奶,适量蔬菜配水果;关注体重丢失,定期营养筛查评估,预防营养不良;适时合理补充营养,提高生活质量;坚持健身与益智活动,促进身心健康
关注重点	衰老引起的功能衰退:如消化功能下降,食欲和味觉功能减退,骨骼和肌肉流失,免疫力下降等	加强营养筛查和营养指导,膳食摄入不足或伴有慢性疾病,应在医生和临床营养师指导下,适时合理补充营养,如营养素补充剂、强化食品等

（3）运动干预：近年来，各国越来越重视对中老年体质的研究，很多研究都将重点放在影响中老年人健康的危险因素上，尤其是运动对其健康的影响。随着年龄增长，心血管疾病、糖尿病以及高血压等是老年人的高发疾病，而众多研究认为老年人高发疾病多与缺乏有规律的身体活动相关联。有证据表明经常参加体育锻炼的中老年人，其生理特征趋近于参加体育锻炼的青年人。因此，对于老年人而言，适量进行体力活动不会损害身体，反而可以促进身体健康。利用身体活动干预来促进老年人健康，是目前发达国家解决老年人身体活动缺乏的有效手段。2020世界卫生组织提出的《关于身体活动和久坐行为指南》中提到，建议成年人每周应进行150～300分钟中强度有氧活动，同时强烈建议老年人（65周岁及以上）应该每周进行中等或更高强度的功能性平衡和力量训练（至少3天），以达到增强功能性能力和防止跌倒的目的。

（4）心理干预：随着医学技术的发展，人们对健康的维护不再局限于关注身体上的疾病，心理疾病的治疗也得到了一定的发展。心理健康是指个体内部心理过程和谐一致，与外部环境适应良好的心理状态。对于老年群体而言，丧亲的痛苦、疾病的缠绕、无法适应大数据时代而产生的负面情绪等使得其心理方面更为脆弱，更容易出现各种各样的心理问题，如孤独感、抑郁、焦虑等。这些心理问题在很大程度上会折磨老年人，导致老年人对未来生活失望，甚至会产生轻生的念头。老年人心理健康现已成为亟须政府和社会各界关注的公共卫生问题。为了更好促进老年心理健康，有必要了解老年人心理诉求。因此，要重视老年人的社会参与，关注他们的生活自理能力，减少他们在生活中的无力感，建立社区心理诊疗室或者心理咨询室，对发现老年人心理疾病及提供后续的心理疏导有着重要意义。心理干预可以在一定程度上优化老年人心理情绪，引导其长时间保持平和且积极的状态。

（5）药物干预：大多数老年人都患有慢性病，比如心脑血管类疾病、糖尿病等，该病的特点为病程长和无特效治疗手段，是造成老年人活动不便甚至死亡的重要原因。随着身体功能的下降，众多老年人不可避免地患有多种疾病，需要接受多种药物治疗，面临多重用药和用药不当等用药安全问题。多重用药与不适当用药常会引起不良药物相互作用并导致药物不良反应的发生，甚至会使老年人住院率、医疗费用及死亡率增加。因此，在对老年人开具药物进行健康干预时，应该考虑到老年人的特殊情况，比如多重用药、药物代谢缓慢、视力模糊和记忆力下降等，对其进行科学有效的用药指导，提升用药疗效、保障用药安全，并定期进行药物治疗方案评估，做到高质量照护。

（6）健康教育：健康教育指的是通过有计划、有组织的系统性社会教育活动，鼓励人们自觉地采取健康的行为和生活方式，消除或减少影响健康的危险因素。健康教育是一项低投入、高回报的工作，它采用易被理解和接受的知识传播方式，帮助受众人群来正确认识疾病，主动遵从医嘱，从而提高疾病控制的效果，有效地提高公民健康水平，促进公共健康。

4. 健康促进 健康促进是以健康教育为基础，运用社会、经济、政治、教育等力量改善人们健康状况的活动，其目的为减少对个体和群体健康的危害。这些改善人们健康状况的活动既包括直接提高人民群众健康素养的健康教育活动，也包括改善社会、经济和环境的活动。一般来讲，健康促进包括 5 个方面：①制定促进健康的公共政策；②通过政策保护环境和自然资源等；③加强社区及社区居民的行动；④增强居民健康管理意识；⑤调整卫生服务的方向。

（三）老年健康管理基本服务步骤

健康管理是一种前瞻性的卫生服务模式，其目的是以较少的投入获得较大的健康效果，从而增加医疗服务的效益，提高医疗保险的覆盖面和承受力。一般来说，健康管理有以下 5 个基本步骤。

第一步：收集服务对象的个人健康信息，即健康信息。

采集老年人的健康信息，掌握并分析老年人的健康状况，是实施老年人健康管理的基础。健康信息包括老年人一般情况（性别、年龄等）、目前健康状况、疾病家族史、生活方式（膳食、体力活动、吸烟、饮酒等），采集方式主要是体检前问卷调查，健康状况则是通过老年人定期健康体检（体格检查和血液、尿液实验室检查）数据来了解。

第二步：进行健康及疾病风险评估，即健康评估。

以第一阶段所采集的老年人健康信息为依据，对健康状况和患病率/死亡率预测用数学模型进行量化分析和评估。健康风险评估（health risk assessment，HRA）是一种描述和估计某一个体未来发生某种特定疾病或因为某种特定疾病导致死亡的可能性的方法或工具。其主要目的是帮助个体综合认识健康风险，同时找到影响个体健康的危险因素，并鼓励和帮助人们改正不健康的行为和习惯，也可以为健康干预措施的制订提供一定的数据支撑。近年来，循证医学、流行病学和生物统计学的发展使得更精确的 HRA 成为可能，评估方法也逐渐多样化。HRA 方法最重要的转变是从死亡率的计算逐渐转向为发病或患病可能性的计算。目前，健康风险评估的方法主要有以下两类，详见表 5-4-3。

1. **单因素加权法** 单因素加权法是健康管理发展早期主要的 HRA 方法。这种方法简单实用，并且不需要大量的数据分析，目前也仍为很多健康管理机构和项目所使用。

2. **多因素模型法** 多因素模型法是建立在多因素数理分析基础上，即采用统计学概率理论的方法来得出患病危险性与危险因素之间的关系模型，能同时包括多种健康危险因素。

表 5-4-3　国内目前健康评估的主要方法

评价方法	定义	方法	结果表示
单因素加权法	判断个人死于某些特定健康状况的可能性	多为借贷式计分法，不采用统计概率论方法计算	多以健康评分和危险因素评分的方式
多因素模型法	判断一定特征的人患某一特定疾病或死亡的可能性	采用疾病预测模型法，以数据为基础，定量评价	患病危险性，寿命损失，经济指标

第三步：制订健康干预计划和实施方案，进行健康干预。

以前两个步骤为依据，针对个人身体状况制订出一套科学且完整的健康管理干预计划和实施方案，进行健康管理服务与督导，以多种形式帮助并鼓励老年人付诸行动，纠正不良生活方式和习惯，并进行效果评估，提供相应的健康促进指导意见，从而达到促进老年人身心健康的目的。

第四步：执行健康干预计划制定的管理措施，达到健康改善的目的。

在明确个人患慢性病的危险性及疾病危险因素分布的基础上，利用多种形式来帮助个体执行健康干预计划，该步骤目的为通过个人健康改善的行动计划及指南对不同危险因素实施个人化的健康指导，纠正不良生活方式和习惯，控制或减少健康危险，实现个体健康管理计划目标。与健康教育和健康促进不同，健康管理过程中的健康干预，由健康管理师根据个体存在的健康危险因素，进行个体指导，设定目标并动态追踪实施效果，是一个健康管理个性化的过程。例如，一位高血压患者除血压偏高外，还可能存在超重和吸烟等其他危险因素。因此，除了将血压控制在合理范围内外，健康管理师对个体的指导还应包括减轻体重（膳食或体力活动控制）和戒烟等内容。

第五步：对健康改善的状态进行跟踪随访，即健康跟踪。

基于上述干预措施的实施方法和手段，健康管理师对个体健康情况进行动态的跟踪随访，观察其健康动向，并根据服务对象的健康反馈情况对健康管理计划做出相应调整。

目前，这5个步骤可以通过基于互联网的服务平台及相应的用户端计算机系统的帮助下实施。健康管理是一个长期、持续的过程，在实施健康干预措施一定时间后，仍需要实时监测健康状况，及时调整计划和干预措施。只有周而复始、长期坚持，才能达到健康管理的预期效果。

二、老年健康管理的现状和发展方向

（一）现状

1. **对老年人健康管理概念的认识日益完善**　以往，老年人健康管理作为一种提高生命和生活质量的管理过程，常与我们日常所讲的"体检"概念相混淆，主要是强调老年人身体健康状况的检查。通过一系列医疗手段对老年人身体状况进行检测，发现可能存在的健康问题，这是一种狭隘意义上的概念理解。随着人们对健康管理的日益重视，老年人健康管理已经被视作一个完整的流程，健康管理也逐渐成熟。在这个过程中，老年人健康管理概念包括了对影响健康因素的监测、评估、咨询、干预以及治疗方向等，着重强调健康管理的全面性。

2. **管理主体从单一到多元**　老年人健康管理作为新兴的管理形式，其主体经历了由单一到多元的过程。所谓单一主体是指老年人健康管理在最初阶段，老年人自身就是健康管理的主体，大多是老年人自我管理。但老年人是一个特殊的群体，随着身体功能不断下降，常常伴随着疾病，存在着"长寿却不健康"的现象，而老年人口的增长速度超过了健康转型。政府作为老年人健康管理服务的主要提供者，通过相关管理政策对老年人健康进行干预，通过基层医疗卫生机构主动提供相关健康服务项目。但是，政府在为老年人提供健康管理服务的同时，也增加了政府支出，老年人健康管理的效率并不高，于是各级政府部门开始出台一些优惠政策，吸引社会组织参与到老年人的健康管理中来，老年人健康管理主体有多元化的趋势，要动员团体、个人乃至社会积极性对于老年人健康管理的发展十分重要。

3. 老年人健康管理的内容逐渐丰富　老年人健康管理的内容由单纯的健康体检发展到现今对健康的全面管理。现在健康管理主要内容包括对服务对象健康信息的了解、健康危险因素的监测评估、干预和效果评价。具体来讲，建立老年人健康管理工作制度，设专职人员负责老年人管理工作，对管理区域 65 岁及以上老年人进行登记管理并建立健康档案，发现已确诊高血压患者和 2 型糖尿病患者纳入相应管理，对存在危险因素且未纳入其他疾病管理居民定期复查，并对老年人健康管理工作实行定期上报。健康干预是后期过程，是整个健康管理过程的核心。它是解决健康管理问题的关键步骤，以前期健康信息采集和中期健康危险因素评估为基础，制订干预计划并予以实施。

4. 政府部门愈加重视　长久以来，健康管理通常与个体挂钩。随着我国老龄化问题的日益严重，许多地方出现了不同程度的未富先老的问题，相较于其他国家，中国人口庞大，养老形势严峻，面临的问题也更加复杂。因此，老年人的健康管理引起了政府部门的重视，如采取措施加大医疗投入，增加社会保障费用，建立基本卫生服务和社区卫生服务，加强对老年人健康的管理和支持，提升老年人幸福感。老年人的健康管理在我国经历了由个体重视到政府重视的复杂过程。

（二）发展方向

根据国家基本公共卫生服务项目和"老年健康促进行动"，老年人健康管理与服务的内容方向，主要包括以下内容：①对老年人的精神健康进行监测、评估与管理；②开展老年人营养与膳食的教育和指导：膳食与养生、高血压、糖尿病、骨质疏松和便秘等常见疾病的膳食康复；③开展老年性痴呆初筛检查和评估，为老年性痴呆早期患者提供健康促进服务；④开展老年健康生活方式指导：安全用药、健康生活方式和个人卫生保健；⑤开展老年人运动与康复指导：健康运动方式、运动安全、半失能和失能老人的康复运动等；⑥开展老年人常见病管理及照护服务：患有风湿病、冠心病、糖尿病、肠胃病、支气管哮喘、高血压、睡眠障碍、排泄异常、皮肤瘙痒、阿尔茨海默病和失能等并发症老人的健康管理和家庭照护；⑦开展老年人常见意外事件预防与应急处理指导：一般性应急处理的方式方法，如跌倒、噎食、低血糖、心绞痛和脑血管意外等家庭应急处理；⑧注重老年人心理健康及沟通：老年常见心理问题与护理、与老年人的沟通技巧等。

老年人健康管理的顺利实施，除了需要政府的推进外，社会、家庭和个人的共同努力也很重要。对于个人和家庭，发展方向包括以下几点：①合理膳食，合理搭配，改善营养状况，保持合适体重；②加强体育锻炼，并定期参加体检，经常监测呼吸、脉搏、血压和大小便情况，接受家庭医生团队的健康指导；③做好慢性病管理，注意安全用药，提倡老年人知晓健康核心信息；④注重家庭支持，促进精神健康。

对于社会，老年人健康管理的发展方向是：①鼓励和支持老年大学、老年活动中心、基层老年协会和有资质的社会组织等为老年人组织开展健康活动；②鼓励和支持社会力量参与，兴办居家养老服务机构等。

三、我国的老年健康服务体系

（一）老年健康服务体系的概念

老年健康服务体系是从全人群、全生命周期的角度，为了满足老年人的健康服务需求、提高老年人的生活质量和健康期望寿命而建立的一系列涉及经济、社会、文化发展等多个领域的健康服务。中国老年健康服务体系建设的基本原则是以基层为重点，优化资源配置，逐步缩小城乡和区域差距，促进老年健康服务的公平性和可及性发展。

（二）发展历史

1. **1999 年以前，老年医疗卫生工作逐步发展**　中国老年健康服务业是对传统医疗、康复、保健休闲等健康服务市场的细分、资源整合和衍生。1985 年 1 月，基于老年人口不断增多以及疾病谱发生变化的形势，卫生部出台了《关于加强我国老年医疗卫生工作的意见》，提出积极开展老年相关疾病防治工作、大力开展家庭病床、建立医疗机构普遍老年挂号服务，优化老年人就医等几方面意见。其中，特别提到了在县级以上的综合性医院开设老年病科或组，极大地推动了老年医疗服务的发展。1999 年 7 月，卫生部等多部门出台了《关于发展城市社区卫生服务的若干意见》，明确要求将社区卫生服务的重点服务对象转向老年人群，为他们提供有效、经济、方便、综合、连续的初级卫生服务。同时在政策支持下，逐步建立社区卫生服务机构，满足城市居民的日常医疗服务需求，奠定老年医疗卫生服务工作的基础。

2. **2000—2016 年，老年医疗服务网络和政策支持加快发展**　中国自 2000 年开始步入人口老龄化社会，健康政策更加注重老年人的健康需求。从 2000 年以来，国家相继出台多个政策，提倡加强老年护理，同时更加强调以预防为主的健康管理。此后，中国开始逐步推进医药卫生体制改革，明确提出建设四位一体的基本医疗卫生制度。与此同时，老年健康服务逐步从各部门向更高层次的综合统筹推进转变，更加注重政策的协同和配套。2013 年国务院出台了《关于加快发展养老服务业的若干意见》，为老年健康服务业发展提供政策保障，文件提出要积极推进医疗卫生与养老服务相结合，鼓励医疗机构增加老年病床数量，向老年人提供持续性照顾服务，构建医疗、护理、康复、保健、生活照料、临终关怀等一体化服务政策体系。紧随其后出台的《国务院关于促进健康服务业发展的若干意见》要求，到 2020 年，基本建立覆盖全生命周期、内涵丰富、结构合理的健康服务业体系，并使之成为推动经济社会持续发展的重要力量。

2016 年 6 月，《关于开展长期护理保险制度试点的指导意见》提出，要积极探索长期护理保险管理服务规范运行机制，并对长期护理保险的保障范围、参保缴费、待遇支付、护理需求认定和等级评定等做出明确规定。

3. 2016 年后，老年健康服务得到全方位发展　2016 年 8 月，全国卫生与健康大会召开，开启了老年人健康服务全方位发展的时代。中共中央和国务院于 2016 年 10 月发布并实施《"健康中国 2030"规划纲要》，指出要推进老年医疗卫生服务体系建设，推动医疗卫生服务延伸至社区和家庭，力争把家庭医生签约服务扩大到全人群，形成长期稳定的契约服务关系，切实维护群众生命健康。2017 年 3 月，《"十三五"健康老龄化规划》明确要求全面实施健康老龄化，优化老年医疗卫生资源配置，完善医疗卫生机构与养老机构合作机制，支持养老机构开展医疗服务。

为适应人口老龄化和老龄工作发展的新形势，要进一步加强医养结合和老年健康服务工作。2019 年 7 月，《健康中国行动（2019—2030 年）》围绕疾病预防和健康促进两大核心领域，提出开展 15 项重大专项行动，其中与老年人联系最为密切的是"老年健康促进行动"。同年 10 月，国家卫生健康委联合民政部等部委出台了《关于深入推进医养结合发展的若干意见》鼓励社会力量积极参与，进一步完善居家为基础、社区为依托、机构为补充、医养相结合的养老服务体系。11 月出台的《国家积极应对人口老龄化中长期规划》对建立健全健康服务体系提出了新的任务要求，主要从普及健康生活、加大设施供给、优化健康服务这三个方面积极推进健康中国建设。

综上所述，中国老年健康服务的发展，始于大城市对老年医疗保障服务的关注，后来由于人口老龄化不断加速以及经济发展水平不断提高，逐步拓展到实现基本医疗保障制度城乡全覆盖、老年健康服务设施建设、医养结合、长期护理保险和照护保障制度、老年健康服务人才培养等各个领域。自 2016 年全国卫生与健康大会以来，中国老年健康服务的发展进入了体系化的快速发展和全面系统建设阶段。

（三）我国老年健康服务体系发展趋势

1. 统筹构建老年健康服务体系

（1）建立完善老年健康管理服务体系。建立健全老年健康危险因素干预、疾病早发现早诊断早治疗、失能预防三级预防体系。以乡镇卫生院、村卫生室和社区卫生服务中心为主体，针对 60 岁及以上老年人建立健康档案，定期进行健康体检。对检查结果进行分析判断，并根据不同的健康状况提供相应的卫生服务。对生活不能自理的老年人，提供长期照护服务，定期随访，动态监测健康状况。对生活能自理但多病的老年人应定期上门提供医疗保健服务，送医送药上门，由"等患者"变为"找患者"，使其足不出户就能得到医治。对"基本健康"的老年人，以健康教育为主，定期利用讲座、板报、广播及提供咨询等多种健康教育形式，向老年人宣传如高血压、糖尿病等常见慢性病的预防和保健知识，指导社区老年人进行疾病预防、自我保健和防止伤害，戒除不良生活习惯，开展丰富多彩的老年人文化体育活动，引导老年人树立健康的生活方式。以其他基层医疗卫生机构为补充，结合家庭医生签约服务，落实国家基本公共卫生服务项目，为老年人提供健康教育和健康管理服务。

（2）建立完善老年医疗服务体系。随着人口老龄化程度的加深以及慢性病患病率不断地升高，老年人对医疗卫生服务的需求不断增大，医疗费用占老年人群总消费的比例不断增高，部分老年人因医疗费用昂贵而选择不去就医。因此，要合理设置老年医疗服务价格，避免给社会家庭带来负担。另外，老年人健康体检知晓度不高，体检时间和地点获取渠道不顺畅，可能导致老年人错过体检。此外老年人自身的健康状况会影响他们的健康管理意识和行为，所以提供家庭医生服务的同时需要向老年人开展健康管理宣教。并且大多老年人文化水平较低，健康教育信息的程度不同，医院就医程序对老年人来说相对复杂。因此，加强老年医院的康复、护理、安宁疗护等医疗机构和综合医院的老年医学学科建设；鼓励将部分公立医疗机构转型为老年医院、康复和护理医疗机构；合理利用时代背景，利用人工智能现代技术研究老年医疗服务体系，建设基于互联网的在线服务平台，让信息多跑路，群众少跑腿，让老人不用出门，服务找上门。

（3）建立完善老年医疗保障体系。由于我国老年人口数量众多、收入水平比较低，老年人成为全国人口中最大的一个弱势群体。虽然我国已建立了覆盖全民的医疗保障政策，但由于老年人子女少，从而导致赡养、空巢化等问题严重，对于提高老年人的健康水平发挥的作用有限，而老年人的生活质量和家庭幸福对整个社会经济运行有着重要作用。因此，需要不断完善覆盖老年人基本医疗保险制度、大病医疗保险制度和医疗救助制度，积极引导和推动发展适宜老年人的商业健康保险。

（4）建立完善医养结合服务体系。医养结合养老服务是一种新型养老服务模式，类似于国外"整合照料"、长期照护、综合照护等政策理念，在健康中国战略背景下，我国将医养结合作为应对人口老龄化的重要举措。2016年以来，我国在上海、青岛、重庆3个城市分别实践了社区卫生服务平台辐射、长期护理保险助力以及多元路径发展这3种典型模式。目前，我国存在以下几点困难：①医养结合的养老服务，多元主体合作供给面临障碍；②医养结合养老服务资金保障体系尚未建立；③医养结合养老服务队伍建设存在明显短板。因此，应该构建"一主多元"供给主体结构，使政府在服务供给中起着关键性和主导性作用，鼓励养老机构与医疗卫生机构开展多种形式合作，形成医养联合体；建立医养结合养老服务与长期护理保险的衔接机制，扩大参保对象覆盖范围；以医养结合养老服务的服务对象确定长期护理保险的受益范围，建立多元化的筹资机制。

2. 建立完善老年健康服务机制

（1）建立完善老年健康管理服务机制。依托社区卫生服务中心、乡镇卫生院、基层老年协会、老年体育协会、老年大学等机构，利用多种形式和媒体媒介，开展面向老年人及其照护者的健康教育活动，并定期、持续地开展老年健康宣传周等活动。一是依托家庭医生签约团队，家庭医生签约服务团队是当前基层医疗服务的主要提供者，是提高社区卫生服务质量的重要手段，可以为老年人提供生活方式和健康状况评估、体格检查和健康指导等服务；开展老年人营养改善行动，监测、评价和改善老年人的营养状况；二是加强适合养老的环境建设和改造，加快建设适合老年人体育健身锻炼场，并配备适合老年人活动的健身器材，为老年人提供安全的健身和休闲活动场所；三是关注老年人的心理健康，定期开展心理健康状况评估和随访管理，为老年人特别是行动不便或者其他特殊困难的老年人提供心理辅导、情绪疏解、悲伤抚慰等心理关怀服务，避免出现抑郁症、焦虑症等常见精神障碍。

（2）建立完善老年疾病诊治服务机制。重视老年人综合评估和老年综合征诊治，推动老年医疗服务从以疾病为中心的单病种模式向以患者为中心的多病共治模式转变；全面落实老年人医疗服务优待政策，医疗机构建立老年人挂号、就医绿色通道服务，优化老年人就医流程，为老年人看病就医提供便利服务；强化老年人用药保障，开展老年人用药使用监测，加强老年人合理用药指导，建立老年慢性疾病长期处方制度；鼓励医疗卫生机构为居家失能老年人提供送药上门、上门就医等医疗服务。

（3）构建健康信息共享机制。健康信息共享是指个人健康档案服务系统的用户在自愿、平等和互惠的基础上，采用信息技术实现健康信息资源的共享和协作，以最大限度支撑用户的健康信息需求。而我国的卫生健康系统，由于缺乏顶层的健康信息共享机制，没有统一标准的信息共享机制，再加上各医疗部门考虑自身利益，只建立自己独立的信息系统，导致信息共享受阻，数据利用率低。因此应该构建健康信息共享机制，使得个人健康档案可实现在社区、医疗机构和其他健康管理相关机构之间共享，并且不受时间和空间的约束与限制，实现有效共享。

3. 加强老年健康服务队伍建设

（1）加强专业教育。鼓励普通高校和职业院校增设老年医学、药学、护理、康复、心理、安宁疗护等相关专业和课程，开展学历教育。推动相关老年医疗机构与医学院校、科研机构的合作，发挥各自的优势资源作用，探索养老护理院校与企业合作的订单式人才培养方式，鼓励和引导养老护理相关专业毕业生进入健康养老服务行业，并建立相关毕业生就业保障机制，着力解决老年健康相关专业学生就业难、各类老年医疗机构人才数量不足以及整体素质不能满足老年医疗健康需求的问题。

（2）强化规范培训。建设若干与老年健康服务相关的培训中心或培训基地，创新养老服务人才机制，并扩大人才培养规模，建立分层分类培训体系；完善老年医学专科医师规范化培训制度，通过有计划和规范化的培训，提升老年医护人员的临床实践技能、服务能力以及其他相关技能。

（3）壮大人才队伍。借助志愿力量，挖掘和开发农村照护服务人力资源，打造一支本土化的照护服务团队，并对其开展职业技能培训和就业指导服务，面向居家失能老年人照护者开展应急救护和照护技能培训，提高其照护能力和水平；鼓励医师多点执业，支持医务人员到医养结合机构执业，建立养老护理从业人员奖补激励制度，使其享有与其他医疗卫生机构同等的职称评定、继续教育等待遇，并提高薪酬待遇水平，在住房、落户以及子女就学问题上给予政策支持，发挥标杆引领作用，培养养老护理员的职业荣誉感。

健康管理实质也是一种健康服务，是控制我国慢性病发展和缓解医疗资源紧张的有效途径。在大健康理念的指导下，建设老年健康服务体系是社会发展的必然需求。老年人的健康是千家万户之福，是社会文明的标志。实现健康老龄化是健康中国行动的重要任务。面对人口老龄化的严峻挑战，我们需要在科学界定服务对象和服务需求的前提下，整合现有医疗和养老资源，建立清晰、缜密、可持续的老年健康服务体系；不断推动老年医学发展，健全和完善老年健康服务体系，满足老年人多样化、多层次的健康需求，让老年人更有获得感、幸福感和安全感。

第二节　老年健康管理的模式与实施

一、国内外老年健康管理模式应用现状和发展方向

（一）国外老年人健康管理模式

健康管理的概念起源于西方，西方国家的健康管理体系已经相对成熟。但是，由于国情各异，每个国家都有不同的代表性健康管理服务模式。纵观世界各国的健康管理，主要有以下 3 种典型的发展模式。

1. **与保险公司合作的模式**　这种模式以美国模式和德国模式为代表。但是美国的健康管理服务模式以市场主导为主，德国则是将健康医疗保险与预防医学结合。

（1）美国模式：美国模式包括由政府制订全国健康计划，由联邦卫生和社会服务部牵头，与地方政府、社区和民间以及专业组织合作执行计划，每十年制订一次计划，不断循环以逐步提高国民健康水平，目前已完成 3 个"十年计划"。全方位健康管理策略是美国健康管理成功的关键。在美国，健康管理人人参与，包括美国政府、社区、医疗保险公司与医疗机构、医务人员与患者，覆盖面广。医疗保险公司与医疗机构的合作，确保了健康管理的财政来源。国民的参与使得国民健康管理意识得到提高，健康管理效果更显著。美国健康管理策略有以下 6 个主要内容：生活方式管理、需求管理、疾病管理、灾难性病伤管理、残疾管理和综合人口健康管理。

（2）德国模式：健康医疗保险与预防医学的结合是德国健康管理的主要实施手段。高速发展的繁荣经济是德国健康管理的重要资金保障，较为完备的健康管理法律体系为其健康管理的实施保驾护航。联邦主导，保险机构参与，大力开展健康教育，提高国民健康意识；以优惠政策促进德国体育事业的发展，全民运动为生命健康打下了良好基础。《2022年世界卫生统计》显示，德国人均期望寿命为 81.7 岁。但是德国健康管理模式存在着体制缺陷和高投入低回报等问题。

2. **以社区医疗机构为主的模式**　该模式的健康管理主要由社区进行，由政府提供财政支持，是一种极有效的且运用最多的模式。这种模式以日本模式、芬兰模式和英国模式为代表，但不同国情的国家在运用这一模式时又加入了自身国情特色。健康管理服务模式中，英国以政府为主导，芬兰以社区为主导，日本则以法制化为基础。目前这种模式正日

益向混合发展模式转型，引入商业健康管理公司向健康管理行业注入活力，但政府在筹资中的主导地位仍然没有发生改变，主要在于监督和管理。

（1）日本模式：基于第二次世界大战战败国的背景，1959年日本的八千穗村开展了健康管理。日本的健康管理重视健康教育，发放健康手册学习是日本延续至今的有效健康教育手段之一，它极大地提高了日本国民的健康管理意识。此外，日本将健康管理列入相关法律制度，健康管理既是国民的权利也是义务，这是日本健康管理得以有效实施的保障。健全的健康管理法律体系和全民较强的健康意识，推动了日本健康管理的实施，并且成果显著。《2022年世界卫生统计》显示，目前日本的人均期望寿命为84.3岁，仍稳居世界第一。

（2）芬兰模式：芬兰健康管理源于慢性病防治，后由芬兰政府展开社区为基础的试点干预，并推广至全国。与社区的有效合作是芬兰模式成功的关键。芬兰在实施健康管理中，同时实行了很多战略，如加强媒体和政府对全民健康意识的引导，增加基本医疗服务人员系统性参与等。芬兰健康管理的模式充分发挥了社区的作用，不仅有效地改善了人民的身心健康，还大大提高了医疗资源的利用效率。

（3）英国模式：英国健康管理模式主要由以国家为核心运营机构的健康保障系统（national health service，NHS）主导，由政府公立机构组成的社区健康管理服务机构负责筹资和支付，由全科医生负责执行，社区医院、健康中心、日间医院、社区之家等同样加入执行者行列。据不完全统计，2012—2013年，国家医疗服务体系实现了75%的公共支出用于社区初级保健。

3. **商业混合模式**　印度健康管理服务的混合模式是在政府的规划和引导下，形成以养生保健服务、旅游服务和医疗服务融合的新兴产业业态，其特点为以满足个性化私人需求为导向。虽然这种模式为印度的经济发展带来了许多的机遇，如为本国带来外汇收入，增加就业岗位。但由于印度贫富悬殊的特殊国情，这也加剧了医疗健康资源分配不均等一系列问题。

4. **国外老年人健康管理模式的借鉴意义和启发**　通过对国外老年人健康管理经验的学习，一方面可以结合我国老年人健康管理现存的众多问题总结出可供借鉴的经验：①建立和完善老年人健康管理的相关法律法规，以便我们有法可依，有法必依，执法必严，违法必究，规范我国老年人健康管理市场的发展秩序；②推行老年人健康医疗保险，促进以保险机构为主的老年人健康管理，缓解政府的财政压力；③重视老年人的健康管理意识，推动健康教育的发展，改变国民"已病"观念，促进预防意识的发展，同时推动全民参与健康管理；④建立健全的健康管理专业人才培养系统，保证人才的数量和质量。另一方面，要结合中国特色，建立自己的老年人健康管理模式，开展多层次多形式的老年人健康管理：①多层次的老年人健康管理，如高端人群、中层人群和普通大众等；②多形式的老年人健康管理，如依附于医疗机构、医疗保险机构和社区医疗机构等的老年人健康管理形式。

（二）中国老年健康管理模式、实施现状和效果评价

2016 年 8 月召开的全国卫生与健康大会，会议提出"以基层为重点，以改革创新为动力，预防为主，中西医并重，将健康融入所有政策，人民共建共享"的新时期卫生与健康 38 字工作方针，以及"以普及健康生活、优化健康服务、完善健康保障、建设健康环境、发展健康产业为重点，加快推进健康中国建设"的大健康理念，为开展老年疾病预防和健康管理工作提供了指导原则和思路。2016 年 10 月 25 日，中共中央、国务院出台了《"健康中国 2030"规划纲要》，对未来 15 年的卫生与健康工作作出了部署。

健康管理在 20 世纪末被引入中国，但是目前国内的健康管理研究仍处于初级阶段，系统的、统一的中国老年人健康服务体系模式尚在探索中。健康管理近几年才成为国内学术界的研究热点，老年人的健康管理是研究重点。针对老年人的健康管理研究多聚焦于慢性病的健康管理，尤其是糖尿病、高血压等。国内学者对这一课题进行了积极的探索，实践案例丰富且富有特色，如综合健康管理模式、"三级联动"健康管理模式、"体医融合"健康服务体系、中医药健康管理模式等。此外，我国专家们也积极将"智慧医疗"和"互联网+"融入老年健康管理模式，创新健康管理模式。健康管理模式的研究分类因所依托主体和侧重点的不同而不同。现有的健康管理模式，其具体内容和不同模式特点，见表 5-4-4。

表 5-4-4　现有的健康管理模式

模式	具体实施内容	特点
老年人现代健康管理模式	主要内容包括健康教育、健康体检、健康风险评估和健康干预等	以西医为核心，目前国内依旧以健康体检为主
老年中医药健康管理模式		
中医药健康管理模式	主要包括情志调摄、饮食调养和日常调摄三方面内容	以中医药健康养生文化为基础，并与传统中医药理论和现代科学技术相结合
中医药健康管理创新模式	中医药健康管理模式内容或现代健康管理模式与中医药健康管理模式的内容	①中西医结合健康管理服务模式：西医与中医的融合；②"互联网+"中医药健康管理模式：依托于互联网平台开展中医药健康管理
"体医融合"健康服务体系	重点关注运动干预与现代健康管理的融合	
"医养结合"服务模式		
医中有养	医疗服务和养老服务，其中养老服务和医疗服务内容在实施过程中具有多样性	医院为主体，内设养老机构

模式	具体实施内容	特点
养中有医		以养老机构为主体,内设医务科
医养结合		医疗机构和养老机构签约合作,老年人可以在医疗机构,也可以在养老机构
社区辐射型	医疗服务和养老服务,其中养老服务和医疗服务内容在实施过程中具有多样性	以社区为主体,社区与医疗机构、养老机构合作,整合三方资源
家庭医生嵌入式		以居家养老为基础,由基层医疗卫生机构组建的家庭医生团队和二级以上医院提供基本医疗服务及健康管理等服务
互联网＋		通过互联网等先进科学技术对医养资源进行整合,对老年人健康数据进行分析,配合相应的智能设备,更精准高效地为老年人提供医养服务
医联体健康管理模式		
城市医疗集团	医疗服务内容	在设区的市级以上城市,由三级公立医院或者业务能力较强的医院牵头
县域内建设医疗共同体		重点探索以县级医院为龙头、与乡镇卫生院、村卫生室一体化
跨区域组建专科联盟		组建区域间若干特色专科联盟,形成补位发展模式,充分发挥不同区域医疗机构优势专科资源的作用
面向边远贫困地区的远程医疗协作网		大力发展面向基层,边远和欠发达地区的远程医疗协作网
老年综合健康管理模式		充分结合管理学、预防医学、社区医学及护理学,并将医院、社会和家庭紧密连接起来,从多个方面促进患者康复

1. **老年人现代健康管理模式** 现代健康管理服务模式,以西医为核心,主要内容包括健康教育、健康体检、健康风险评估和健康干预等几个方面。目前,国内健康体检仍是重点。根据依托主体的不同,我国该模式可以分为依托医院、依托社区卫生服务机构、依托疾病控制中心和依托第三方健康管理公司等的老年人健康管理模式。

依托医院和社区卫生服务机构的健康管理模式是国内目前实施最多的健康管理模式。四川省人民医院首创的"医检分离"全新体检模式是依托医疗机构开展健康管理的典范,上海市家庭医生制度则是依托社区卫生服务中心健康管理模式可行和有效的真实案例。有学者认为,依托疾病控制中心开展的老年人健康管理起着十分重要的作用,如湖北省宜昌市疾控中心开展的健康管理试点工作,主要是为老年人的健康管理实施群体性与个性化的服务。2013 年,咸宁市疾病预防控制中心整合资源,在省内成立健康管理中心,并开展辖区内健康管理工作，但其实施效果并未进行评价。有研究肯定了在我国起步较晚的第三方健康管理公司在健康管理中的作用。

现代健康管理模式目前在国内实施较广泛，并取得了一定的成效。但是老年人现代健康管理模式发展不可避免地面临"瓶颈"，因此优化或创新管理模式成为健康管理的又一研究热点。作为依托社区卫生服务中心健康管理模式的创新模式，"在线医生"模式于2018年4月正式进入北京市丰台区的社区家庭医生服务团队工作。初步实施效果证实，这种模式能够加强医患沟通，增强患者的自我管理意识，改善社区老年患者的血压和血脂水平。

2. 老年中医药健康管理模式

（1）中医药健康管理模式：中医药健康管理理念是基于健康管理的理念，以中医药健康养生文化为基础，并与传统中医药理论和现代科学技术相结合，形成的极具中华特色的健康管理模式。目前老年人中医药健康管理模式的内容主要包括情志调摄、饮食调养和日常调摄3个方面内容。中医药健康管理项目自2013年启动实施以来取得了积极进展，其覆盖广度不断扩大。2019年，全国有9 540万65岁以上老年人获得了中医药健康管理服务。近年来，中国健康委员会联合出台了《关于加强基层医疗卫生机构绩效考核的指导意见》及绩效考核指标体系，将老年人中医药健康管理纳入基层医疗卫生机构绩效考核指标体系。

目前，国内中医药健康管理模式多应用于老年慢性非传染病患者，尤其是老年高血压患者。实施效果评价结果均显示，中医药健康管理干预对老年慢性非传染病存在积极作用。如采用中医药个性化健康管理，有助于改善老年人对中医药健康管理的模糊认知、配合度低和行动不足等问题，有助于改善社区老年人的中医体质、健康水平和生活质量。

（2）中医药健康管理创新模式：医学模式的转变使得中医健康管理受到越来越多的重视与认可，中医健康管理迎来了广阔的应用前景与无限的发展生机，健康管理呈现多样化发展。但在中医健康管理发展过程中，依旧存在西医"已病"观念根深蒂固和长期动态监测管理困难等问题。因此，在中医药健康管理模式上，延伸了多种创新模式，如心身整合健康模式、"多环节切入＋状态调整＋线性干预"的"治未病"新模式及中西医结合管理干预新模式等。

（3）纵观全国健康管理主要有以下2种主要的中医药健康管理创新模式。

1）中西医结合健康管理服务模式：以往，老年人的健康管理内容以现代医学健康管理（西医）为主，2013年国家在基本公共卫生服务项目中增加了老年人中医药健康管理服务，至此中西医并重的老年人健康管理方式开始实施。老年人中医药健康管理创新模式是基于中医药健康管理模式的基础，结合对老年患者中医药服务情况的调查结果，建立新的中医药健康管理的健康管理模式。有学者将家庭医生签约服务模式和中西医结合健康管理模式结合应用于北京市平谷区金海湖镇社区卫生服务中心老年2型糖尿病患者。

2）"互联网＋"中医药健康管理模式：2017年，国家出台《国家中医药管理局关于推进中医药健康服务与互联网融合发展的指导意见》，正式规划了"互联网＋中医药"的中医健康管理模式。随着互联网在人民生活中日益渐增的重要性，互联网与医疗的融合势不可当。中医健康管理"越人模式"是一种基于互联网线上平台的新型健康管理模式，以个人为中心，以家庭为单位，以社区为活动半径，借助现代化技术，结合以"状态辨识"为核心的健康辨识系统诊疗设备，形成落实到个人家居式服务的"全科医学"全流程管理。目前，"互联网+"中医药健康管理的服务模式主要应用于健康预警和辅助诊断、多元化健康管理服务链的整合、中医药守正创新及传承发展等。一些健康管理公司依托国内中医资源推出中医在线约诊平台等服务，实现了"互联网+"中医药健康管理模式的产业化。此后，健康管理行业推陈出新，不断实践和创新丰富中医健康管理内容。目前我国已形成以中医药高等院校为研发力量，以中小企业为主体，以区域集聚为支撑的中医药健康产业体系。具有中国特色的中医药健康管理正在迅速崛起和发展，并迈入现代化健康管理的行列。

基于传统中医药健康管理出现的问题和科学技术的革新，优化或创新中医药健康管理是大势所趋。目前，已在国内实行的老年人中医药健康管理创新模式较多，且实施效果均较好。例如，在浙江省湖州市实施的老年人中医药健康管理创新模式，证实了该创新模式可有效地提高老年人中医药使用率、使用满意率以及健康知识知晓率等。家庭医生签约服务和中西医结合健康管理的结合模式也在北京市平谷区金海湖镇社区卫生服务中心老年2型糖尿病患者的健康管理中展现出良好的效果，可有效地改善老年糖尿病患者的健康。在湖北省某社区，"互联网+"中医健康管理模式在老年高血压患者中也显示出较好的效果，有效改善了老年高血压患者的血压水平和生活质量。同样，应用于上海市徐汇区田林街道的老年人高血压患者中的"1+1+1签约服务式"中医药健康管理模式，能有效对老年高血压患者进行健康管理。

3. **"体医融合"健康服务体系** 2016年国务院出台《"健康中国2030"规划纲要》提出要进一步加强"体医融合"和非医疗健康干预在促进全面健康和预防慢性病的积极作用。"体医融合"老年人健康服务体系是指将体育与医学相结合，运用多学科融合进行老年健康管理。有学者认为这种健康管理由医疗机构、体育机构以及社区机构3个方面的组织框架共同实施，但目前尚未有研究报道其应用或实施情况。经过梳理，目前国内尚未有关于"体医融合"老年健康服务体系应用效果的研究报道。多数研究是基于文献法、逻辑归纳分析法等基本研究方法，运用成熟的理论模型来构建"体医融合"的全民健身机制体系。

4. **"医养结合"服务模式** "医养结合"服务模式是一种将医疗和养老结合的老年人健康管理模式（养老模式）。但由于国内各个地区经济和社会发展的差异，"医养结合"健康管理模式的服务定位和侧重点各有不同。国内多地结合自身发展情况对"医养结合"模式进行积极探索和实践，如河北省、北京市、江苏省、广东省、山东省、安徽省、广西壮族自治区、上海市和浙江省等多地实施案例丰富。目前国内典型"医养结合"模式共有6种。

（1）医中有养：医中有养的"医养结合"服务模式以医院为主体，内设养老机构或老年病科，为老年患者提供治疗或护理等服务。在家庭养老功能不断弱化，社区养老和机构养老尚存在局限的条件下，医中有养的"医养结合"服务模式无疑是老年人养老的最佳选择。重庆医科大学附属第一医院投资兴建的青杠老年养护中心是该模式的典型代表。河北省石家庄市近一半的二级公立医院以及邯郸市曲周县中医院都开设了老年病科或托老中心。位于北京市朝阳区东风社区卫生服务中心一楼的医养结合养老驿站于 2020 年 3 月正式运营。江苏省老年病医院基于"一体两翼"（本部加分院和护理院）发展格局构建并实施了"医养结合"的服务模式。据统计，截至 2021 年 11 月，广东省共有 328 家医养结合机构，其中开展养老服务的医疗卫生机构 94 家，医保定点的医养结合机构 207 家。

（2）养中有医：养中有医的"医养结合"服务模式以养老机构为主体，内设医科，养老机构提供日常照料，而医务科提供医疗相关服务。目前湖北省武汉市城区"医护卫"三位一体护养模式已发展较为成熟。截至 2015 年底，青岛市近 70% 的养老机构为"医养结合"养老机构，其中设置医疗机构的超过 50%。河北省约 22% 的养老机构内设有医疗相关科室或部门，其中约 74% 与医院有所合作。安徽省天长市有老年公寓，积极响应政府养老政策的号召，经批准在内部设有医疗卫生管理等多位一体的非营利性二级综合医院。据统计，截至 2021 年 11 月，广东省 328 家医养结合机构中，有 206 家养老机构设有医疗卫生机构。

（3）医养合作：医养合作的服务模式是医疗机构与养老机构签约合作，医疗机构提供基本的医疗服务，医疗机构收治的需要照护的老人也可以送往养老机构。这种签约式医养合作的"医养结合"服务模式在广西有乡镇卫生院与乡镇养老院签约合作、城市公立医院与养老机构签约合作和公立医院与政府签约 3 种形式。在北京有两个报道案例，北京市隆福医院与北京市东城区汇晨老年公寓和北京市东篱老人乐园签订了合作协议。上海实施这种模式的方式略有不同，医养合作是养老机构与社区卫生服务中心通过签约或者购买服务的方式合作。据悉，2015 年底，上海市社区卫生服务中心与社区范围内的养老机构已全面联合。

（4）社区辐射型：社区辐射型医养结合服务模式是社区与医疗机构、养老机构合作，并整合三方资源，向整个社区提供服务。2015 年，广东省广州市增城区荔城街社区居家养老服务示范中心竣工并投入运营。2018 年，大连市正式启动 50 个居家和社区养老服务示范中心的建设，探索嵌入式小型养老机构。杭州市创新性推行"1+1+X"医养结合机制，打造辖区内医养结合联合体。

（5）家庭医生嵌入式：家庭医生嵌入式"医养结合"服务模式是以居家养老为基础，由基层医疗卫生机构组建的家庭医生团队和二级以上医院提供基本医疗和健康管理等服务。2014 年杭州市积极响应国家政策号召，率先推动全市医养护一体化签约服务。2016 年，广东省中医院"医院–社区–居家"三位一体的中医特色医养结合居家康护服务模式初步形成。此外，截至 2018 年，广东省中医院与广州市慈善医院医养结合研究院已研发了 10 多种中医药健康居家养老服务包。"虚拟养老院"居家养老服务模式以居家养老为基础，利用信息平台，整合养老机构、社区卫生服务中心、家政服务等资源，为老年人提供服务。福建省厦门市首创的"三师共管"模式，实质上是一种创新的家庭医生签约服务模式，家庭医生团队由三级医院专科医生、社区基层的全科医生和健康管理师组成，可以提高基层服务利用率，合理配置资源，改善慢性病的管理效果。

（6）互联网＋："互联网＋"的"医养结合"服务模式通过互联网等先进科学技术对医养资源进行整合，对老年人健康数据进行分析，配合相应的智能设备，更精准高效地为老年人提供医养服务。苏州市积极探索"互联网＋养老"，打造智慧医养融合新模式，并取得较好成效。2007年，全国第一家虚拟养老院居家乐养老服务中心在苏州市姑苏区诞生，至今江苏省现已建成95家虚拟养老院，服务范围覆盖全省90%以上老年人。2015年10月，全国老龄办倡导全国老龄办信息中心组织实施了全国首家智能化养老实验基地，作为开展智能化养老机构和智能化老年宜居社区两类实验基地的试点，探索"医养结合"的服务模式。2017年8月苏州市"相伴医路"平台率先在姑苏区金阊街道试点上线。

湖北省武汉市的"互联网＋"的"医养结合"服务模式的发展虽较晚，但是发展迅速，目前取得较好成效。2015年硚口展开"互联网＋"式健康管理模式的探索，2017年全面推进"互联网＋养老"，2018年建成并开放武汉市首个"互联网＋居家养老"中心辐射式医养结合服务网点：硚口区古田街道古二社区居家养老服务中心。2018年，湖北省武汉市江岸区加快推进"互联网＋居家养老"模式在全区落地实施，建成金桥汇社区等2家中心辐射式、东方社区等6家社区嵌入式服务网点。

虽然目前尚未有官方文件或新闻报道"医养结合"服务模式的实施效果，但是政府继续在全国范围内推进"医养结合"的实施。2019年3月，作为中医特色医养结合服务试点的广州市海珠区沙园街道，其服务已覆盖全街10个社区，累计服务沙园街道居民3 206人次，建档超过400人，并展开相关活动39场。2021年，厦门市家庭医生签约服务85.4万人，65岁以上老年人签约服务17.03万人，签约率73.32%。不过，基于众多"医养结合"服务模式的小规模试验结果，我们不难发现"医养结合"服务模式能够有效改善社区老年人健康状况和提高其生活质量水平。

医养结合服务模式在国内出现较早，国内现存模式较多，实施案例丰富，从已有结果来看实施效果较佳，但是该模式依旧存在亟待解决的问题，比如医疗与养老脱节、政策不全、资源不足和健康意识淡薄等。解决这些问题是推进"医养结合"服务模式在我国更进一步实施的关键点。此外，随着新一代信息技术的迅猛发展，"医养结合"服务模式能否跟上数字化发展的进程也成为关注的焦点。

5. 医联体健康管理模式　2020年，国家卫生健康委员会和国家中医药局联合出台了《医疗联合体管理办法（试行）》，要求由三级公立医院或者代表辖区医疗水平的医院牵头，组建医联体团队，为居民提供健康服务。从目前各地的实践来看，医联体建设主要有四种模式。

（1）城市医疗集团：城市医疗集团以深圳罗湖医疗集团和江苏镇江康复医疗集团为代表。罗湖医院集团包括5家区属医院、35家院办院管社康中心以及1个研究院（深圳市众循精准医学研究院）。截至 2019 年底，全国组建了 1 408 个城市医疗集团。

（2）县域内建设医疗共同体：县域内建设医疗共同体以安徽天长市县域医共体为代表。作为安徽省县域医共体第一批试点单位，天长市于 2015 年 6 月开展县域医共体试点工作。目前，天长市组建了两个县域医共体，实现县域所有公立医疗机构和村卫生室全覆盖。截至 2018 年，天长市基层医疗卫生机构急诊量（万人次）较医改前增长近 20%，住院量（万人次）较医改前增长超过 40%。截至 2019 年，天长市全市家庭医生签约服务总签约率 50% 以上，高血压、糖尿病等重点人群签约率超过 90%；县域内就诊率达 90% 以上。截至 2019 年底，全国组建县域医疗共同体 3 346 个。

（3）跨区域组建专科联盟：跨区域组建专科联盟以湖南省儿童医院儿科联盟为代表，首批 70 多家省、市、县级综合医院参与，以论坛的形式为综合医院儿科管理和发展搭建沟通交流平台。重庆医科大学附属第一医院于 2015 年 10 月在国内较早成立了专科联盟。截至 2018 年 6 月，医院已成立 21 个专科联盟，覆盖重庆、四川、贵州、云南、西藏自治区、新疆维吾尔自治区、陕西、湖北、广东和海南 10 个省（自治区、直辖市）。2017 年 3 月，南方医科大学珠江医院建立"珠江专科医疗联盟"，联合省级三甲医院优势专科，成功组建专科联盟 23 个，吸收近 200 家医院共 500 余个专科加盟。以三甲医院为盟主建立江门地区老年专科护理联盟，共纳入该地区 34 家医疗机构，初步实施后取得了良好成效。浙江医院创建的以老年病为特色的"专科联盟 + 医联体"新模式，在国内独树一帜，堪称浙江医联体建设的创新典范。2018 年 9 月，新疆维吾尔自治区人民医院老年医学中心专科联盟正式成立。2018 年，由内蒙古自治区人民医院牵头，成立老年疾病诊治专科联盟。截至 2019 年底，全国共组建跨区域专科联盟 3 924 个。

（4）面向边远贫困地区的远程医疗协作网：面向边远贫困地区的远程医疗协作网以中日友好医院远程医疗网络为代表。截至 2018 年，中日友好医院年平均远程会诊量超过 5 000 例次，该院远程医疗网络已覆盖全国各省（自治区、直辖市）及中国澳门地区近 3 000 家医疗机构，引导线上转专科疑难疾病 2 697 例。2016 年中日友好医院牵头成立专科医联体，截至 2018 年已完成专科医联体内疑难危重症转诊 2 500 余例、远程会诊 985 例、远程培训 17 期次、累计 96 万人次、接收进修 600 人次。2018 年，该院皮肤病与性病科牵头，与全国 500 多家医院共同开发并上线了我国首款"黄色人种皮肤肿瘤决策辅助 AI 系统"，率先将人工智能应用于该领域的"互联网 +"医疗。2021 年 5 月，中日友好医院互联网医院正式运行。截至 2019 年底，全国共组建面向边远贫困地区的远程医疗协作网 3 542 个。

第六次卫生服务调查数据显示，双向转诊的患者中，46.9% 为医联体内转诊，高于其他转诊方式。牵头医院指导基层开展新技术和新项目共计 15 656 项，较 2018 年末增长 34.5%。牵头医院向基层派出专业技术和管理人才 78 万人次，较 2018 年末增长 28.0%。我国医联体模式经过多年的优化和发展，已经趋于完善，且为推动我国医疗卫生事业的发展作出了巨大的贡献。

我国的"医联体"政策基本达到了预期效果，但仍有一些问题亟待解决。例如，对大医院的研究较少，70%的研究集中于医联体内县级医院以下医联体取得的成效；缺乏统一的评价指标及定量/定性标准来评价医联体的实施效果。目前虽有学者开始研究医联体的绩效评估，但更多地局限在理论层面，不利于对医联体的实施效果进行评价，甚至阻碍卫生政策监督者更好地监管。为了突破这个瓶颈，国家和各级政府需积极出台医联体绩效考核政策文件，以提高医联体的建设质量，促进我国医联体的持续发展。

6. **老年综合健康管理模式** 有学者认为，综合健康管理以健康理念为核心，充分结合管理学、预防医学、社区医学及护理学，将医院、社会和家庭紧密联系起来，从多个方面促进患者的康复。目前，国内研究该模式的学者较多，但是不同学者所构建的综合健康管理模式各不相同。在大多数研究中，综合模式的内容主要是建立健康档案、随访和健康指导、心理辅导和健康监测这4个方面的内容，且多聚焦于老年糖尿病患者和老年高血压患者。

国内老年人综合健康管理模式的实施案例丰富，且现存实施案例多进行了干预效果分析，并多聚焦于老年人慢性病患者，比如，将老年人综合健康管理模式应用于老年糖尿病患者中，应用效果分析显示该模式的实施能有效改善2型糖尿病老年患者的病情，提高治疗效果，促进健康；或在老年高血压患者中实施老年综合健康管理模式，应用效果表明，该模式的实施对老年高血压患者的健康有益，可以提升其治疗效果，促进健康行为的发生等。

二、智慧医疗背景下老年人健康管理发展新对策

（一）智慧医疗的概念和发展前景

智慧医疗顺应时代变化和科学技术不断进步而生，是信息技术、人工智能与医疗健康等相互融合的新型医疗服务模式。从狭义上讲，智慧医疗指的是智慧医院建设中的服务、医疗和管理"三位一体"的智慧临床。从广义上讲，智慧医疗包括卫生健康整个行业服务范畴，如智慧临床、智慧公共卫生、智慧健康管理、互联网医疗和远程医疗等。"智慧医疗"作为人工智能与医疗卫生服务相融合的新产业形态，对传统医疗服务升级发挥着重要作用，可以有效提升医疗服务质量，降低医疗成本，缓解医疗资源分配不均等问题。在抗击新型冠状病毒感染疫情过程中，智慧医疗呈现出研发效率较高、时间成本节省、产业技术精准化、接触减少等特点和优势。

近年来，国家及各级政府对于智慧医疗发展均投入了较大的关注，同时出台了较多政策，极力地推动智慧医疗在中国的实行。如，2015—2020年连续实施的两个三年计划中，为进一步改善医疗服务，均提及创新医疗服务举措，促进互联网与医疗的联合，以期改善人民群众"看病难"的困境。

（二）智慧医疗背景下我国老年人健康管理存在的问题

参照国外健康管理实践的相关经验，实施健康管理可以有效地减少卫生服务的费用，尤其是老年人的健康管理。但是，目前我国城市社区老年人的健康管理存在着供需不匹配、卫生服务项目结构单一、资源短缺等众多问题。随着科技的不断进步，老年人的健康管理信息化和科技化是未来的发展趋势。但是目前国内智慧医疗还存在很多问题。

1. 数据缺乏统一标准，信息安全难以保障 首先，医疗信息系统中的数据完整性、统一性和跨区域共享较差。这使得数据储存和管理难以处理，难以进行深层次的信息挖掘，限制了居民享受持续跨地区、跨机构的健康医疗服务。其次，数据信息安全难以保障。主要原因是缺少成熟科学技术的支持和对健康医疗数据开放共享规范性制度的保障。这一定程度上制约了数据共享，使得相关研究得出健康相关结论难以推及到全人群。

2. 研发技术相对薄弱，人才资源缺乏 技术的发展既可以解决数据管理问题，也可以推动智慧医疗的顺利实施。然而，目前我国的智慧医疗研发还比较薄弱，亟须加强。我国大多数企业专注于智慧医疗产业链的中后端，主要是面向医疗机构和患者的诊疗智能化和医疗服务智能化，而处于产业链上游的智慧医疗研发相对薄弱，以 AI 辅助新药发现、过程开发等为主要题材的企业和项目严重欠缺。此外，当前还缺乏相关的专业复合型人才，且在作为卫生人才主力来源的医学院校中，目前尚无院校培养专业智慧医疗建设人才，这使得智慧医疗建设在我国无法得到充分发展。

3. 老年人存在使用壁垒 一方面，由于生活环境及年龄增加等原因，老年人对于智能电子产品和线上平台等的接受速度较为缓慢或熟练度较低；另一方面，老年人"已病"观念依旧较深，使得推进智慧医疗背景下老年人的健康管理受到了一定的阻碍。

（三）智慧医疗背景下我国老年人健康管理发展新对策

1. 加强健康数据管理建设 加强医疗数据基础平台建设，统一数据采集标准，建立数据审核机制，攻克数据信息完整、统一和开放共享的难题。同时，建设一批符合国际规范的示范性医疗大数据智能平台。

数据开放共享的前提是加强健康医疗数据的隐私保护和安全保障，确保居民信息安全。首先，建立健康医疗数据安全保护的相关法律体系或出台相关数据隐私保护政策。针对以市场化和商业化为目标的健康数据应用，明确医疗数据应用的红线，建立医疗数据商业化应用的行业规范，营造智慧医疗良性发展的环境。让保护数据隐私有法可依，违法必究。其次，在国家健康医疗大数据中心试点省市、研究试点实行相关政策，健全"智慧医疗"网络安全制度保障，推进区域统一的健康数据交换与共享。

2. 智慧医疗建设人、财、物的保障 为保障智慧医疗建设的人力、财力和物力资源，可以设立智慧医疗科研专项。整合现有财政支持渠道，加大对智慧医疗领域科技创新的经费支持力度。如在"十四五"期间设立"智慧医疗科技"专项，通过足够的经费支持来集中优势力量突破智慧医疗研发的技术和装备难关。此外还可以尝试与医疗保险企业合作，以缓解资金上的压力。

为了确保智慧医疗建设中的人才供应，可以建立智慧医疗建设跨领域人才激励制度。如：①明确智慧医疗跨领域人才的职称晋升标准，完善人才保障体系；②智慧医疗专业知识课程纳入基层医疗机构的培训内容；③强化多学科合作，促进学科交流和学习，培养兼通智能技术和医药产业的跨领域人才。

3. **建立完善的实施路径、评价体系和反馈机制** 政府应加强健康教育引导，加大基础设施方面投入。

（1）智能化产品的发展需要政府引导，确保老年人产品的质量标准。此外，对于智慧医疗平台的设计和操作流程应当简洁明了，便于老年人完成。最后，需要增加老年人智慧产品或"互联网"平台使用的培训，确保老年人能够利用"互联网"平台或智能产品。

（2）由政府牵头，社区执行，对老年人进行健康教育，改变老年人根深蒂固的"已病"思想，推动健康管理的实施。

（3）开展老年人卫生服务调查，根据实际情况设置合理的卫生服务项目，促进卫生资源的有效合理分配，减少不必要的开支。通过建立完善的评价体系和反馈机制，可以进一步提高项目实施的数量和质量。

（林艳伟　倪进东）

参考文献

[1] 郭清，王培玉，闻德亮. 健康管理学 [M]. 北京：人民卫生出版社，2015.

[2] 孙长颢，凌文华，黄国伟. 营养与食品卫生学 [M]. 北京：人民卫生出版社，2017.

[3] 齐海梅. 中国老年医疗服务体系建设：回眸与展望 [M]. 北京：人民卫生出版社，2017.

[4] 王丽敏，陈志华，张梅，等. 中国老年人群慢性病患病状况和疾病负担研究 [J]. 中华流行病学杂志，2019，40(3)：277-283.

[5] 杜本峰，郝昕. 我国卫生健康服务体系的发展改革与建设路径 [J]. 郑州大学学报（哲学社会科学版），2021，54(2)：39-43.

[6] 符美玲，冯泽永，陈少春. 发达国家健康管理经验对我们的启示 [J]. 中国卫生事业管理，2011，28(3)：233-236.

[7] 汪紫彤，范阳东. 日本社区健康管理发展现状及对我国的启示 [J]. 中国全科医学，2022，25(4)：393-400.

[8] 李灿东，魏佳，陈淑娇. 中医健康管理的业态与服务模式 [J]. 中华中医药杂志，2019(12)：3.

[9] 项高悦，曾智，沈永健. 我国智慧医疗建设的现状及发展趋势探究 [J]. 中国全科医学，2016，19(24)：2998-3000.

[10] GONG Q, ZHANG P, WANG J, et al. Morbidity and mortality after lifestyle intervention for people with impaired glucose tolerance：30-year results of the Da Qing diabetes prevention outcome study [J]. Lancet

Diabetes Endocrinol, 2019, 7(6)：452-461.

[11] WANG H, ZHANG Y, LIANG X, et al. Smart fibers and textiles for personal health management [J]. ACS Nano, 2021, 15(8)：12497-12508.

[12] KALANGI S, THAKUR H. Status of health management education in India：past, present, and future [J]. Front Public Health, 2019, 6：375.

第五章

老年友好社区

自 2000 年中国进入老龄化社会以来，国家和地方政府采取了一系列积极应对人口老龄化的对策，其中一个重要的转变是将养老服务受益人群从"三无"老人和失能失智老人扩展到全体老年人，城乡适老化环境建设对象从专业养老机构扩展到普通居住环境。社区是城市人居环境与个人生活环境的中间层次，是社会福祉与个体需求相结合的重要空间单元。国家正在大力推进老年友好社区的建设，期望通过积极的规划和设计干预，提供援助性服务和支持性环境来适应和弥补老年人身心健康的衰退，最大限度地延长老年人独立生活时间，帮助他们在日常生活中达到最佳的活动和参与水平。为探索建立老年友好型社区的工作模式和长效机制，2020 年，国家卫生健康委（全国老龄办）决定在全国开展示范性老年友好型社区创建工作。到 2025 年，全国将建成 5 000 个示范性城乡老年友好型社区；到 2035 年，全国城乡将实现老年友好型社区全覆盖。本章将对老年友好社区的概念、提出背景、评价标准、建设现状等进行详细阐述。

第一节　老年友好社区的背景与标准

一、老年友好社区的概念

2005 年，第十八届国际老年医学会议在巴西里约热内卢召开，会上首次提出了"age-friendly city"（老年友好城市）的概念。2006 年，世界卫生组织为促进积极老龄化目标的实现，在中国上海、英国伦敦、加拿大波蒂奇拉普雷里、瑞士日内瓦、意大利乌迪内、美国俄勒冈州波特兰等全球 33 个城市启动了老年友好城市项目，这些城市广泛代表了发达国家和发展中国家、大城市与中小城市的多样性，通过对目标人群调查，以及政府、服务、场所和设施等方面的支持，试图实现"积极老龄化"。2007 年，WHO 出版了《全球老年友好城市建设指南》，其中就关爱老人城市和社区网络的专题论述中，率先采用了"age-friendly community（老年友好社区）"的提法。加拿大学者则基于老年友好城市的主题和对全国具有代表性社区的实地调查，于 2008 年提出了《老年友好乡村和偏远社区指南》，其中介绍了老年友好社区的概念及基本特征。

自此，"老年友好社区"这一名词逐渐被地方政府、机构或学术界广泛采用，WHO

对老年友好城市及社区的大力推广，使得过去 10 多年间，学术界和政策制定者在老年友好社区领域的研究兴趣一直在快速增长。不过，不同学者和机构对"老年友好社区"的内涵并没有完全统一的界定。

Alley 等从"人与环境的契合（person-environment fit）"角度将老年友好社区定义为：通过提供完善的基础设施和服务，有效地满足老年人的多样化需求，让老年人可以积极参与社会活动，并实现自我价值的社区。该概念强调当老年人个体身心机能的变化难以适应周边环境的时候，必须从社会、物质、心理等层面改善社区环境，即通过设施、服务、政策等多方面支持，最大限度地满足社区老年人的不同需求，从而提高老年人独立生活能力。Greenfield 等认为，老年友好社区是指在利益相关主体的共同合作下，通过物质和社会环境建设，满足老年人的健康、福祉需求，提升老年人在当地社区中独立养老能力的特定地理区域。Lehning 等将老年友好社区的内涵总结为：老年人可以找到适宜住房，多样化且让人满意的交通选择，能获得医疗护理及相关服务支持，有机会参与社会活动的社区。可见不同学者对内涵的解读都强调需要一个支持性的环境，包括为老年人提供基础设施和为老服务，以及强调老年人参与社区和实现自我价值的重要性。

美国退休者协会（American Association of Retired Persons，AARP）将老年友好社区界定为：包含了可支付得起的适宜住房、完善的社区功能及服务，以及多样化交通方式选择等内容的社区。这是相关机构中对老年友好社区较早内涵的界定。而后，其他机构多采用 WHO 对老年友好社区的定义："通过提供医疗保健、社会参与和安全服务来提高老年人的生活质量，并鼓励实现积极老龄化的社区"。

综上所述，老年友好社区是为社区内老年人提供生活、医护、康复、文娱、健身、教育等支持性设施和服务的社区，使社区内的每一位老年人在安全、舒适、优美、和谐的社区环境中安度晚年，旨在提高社区老年群体的身心健康水平，改善其社区居住环境，提高其社会活动参与度。老年友好社区的核心内涵是使社区内老年人与社区的生活环境能够友好共存、和谐相处。老年友好社区的建设和发展一定要以老年人为本位，从老年人实际需求和活动习惯出发，完善社区内基础设施，使社区内老年人的健康生活能够得到维持和保障，让社区内的每一位老年人都有机会参与社区活动并受到尊重，从而实现社区内老年人的积极老龄化，提升老年人的生命质量。

二、老年友好社区的构建背景

（一）构建老年友好社区是对"居家养老"意愿的回应

社区是人们日常生活的重要场域，为其成员提供日常生活中的资源和活动，提供物理意义和社会心理意义上的互动空间，以及社会参与和相互支持的机会。社区的作用在老年时期显得尤为重要。老年人由于退休和身体功能退化，生活和日常活动空间更容易受到限制。比起年轻人，他们在日常生活中留在自己家中和社区中的时间更长，也更依赖以社区为基础的社会联系。因此，老年人对其社区的情感投入远超过社区中的年轻成员。在养老意愿方面，越来越多老年人不愿进入养老院等机构中，而愿意留在自己家里和社区。居家养老（ageing in place）即继续留在自己家和社区中养老，已经成为老年人的主要养老方式。现有研究表明，居家养老能给老年人提供熟悉的环境，带来安全感、自主感和认同感，而这些都与老年人的幸福感和生活质量密切相关。生活在一个有熟悉的朋友和广泛社交网络的社区中，有助于为老年人提供更多的社会参与和志愿服务机会，而更多的社会参与则会带来改善认知功能和减少抑郁情绪等益处。除了情感效益和健康效益之外，居家养老还具有社会成本效益。居家养老可以防止过早的机构安置，推迟对昂贵的机构养老的需求。以美国为例，在养老院等机构中养老成本可以高至在自己家中和社区中养老成本的 5倍。因此，居家养老也被认为是比昂贵的机构养老更能有效降低养老成本的一种选择。

然而，并非所有的社区都适合让老年人"居家养老"。"老年友好社区"概念的提出便是对老年人这一意愿的一种回应。一个老年友好社区应提供必要的支持、服务和机会以帮助老年人成功地"居家养老"。

（二）老年友好社区构建的理论基础

老年友好社区的概念建立于两大理论基础：老龄生态学（ecological theory of aging）和积极老龄化（active aging）。老龄生态学为理解社区（环境）对于老年人的重要性提供了理论阐述，而积极老龄化的理念则指导着老年友好社区的内涵应当超越提供单向医疗照顾服务的单一模式。

1. **越来越多的研究重视社区效应对老年人健康福祉的影响**　一直以来，学术界对于有关老年人健康和福祉影响因素的实证研究，最大批评是现有研究将老年问题过度个体化，表现为研究仍然以个人层面因素为主，却极大地忽视了超越个人的外部环境的影响。这样的研究现状给出一个错误的信息：老年阶段的健康和福祉只是由个人的特征和行为所致，仅是一件个人事务。近年来，学术界号召关注个人的外部环境对于健康和福祉的影响。环境层面的影响因素，例如社区效应（community effect）等已逐渐成为公共卫生领域中的研究重点。

在社会工作领域，学者们更倾向于超越只关注个人层面的研究模型，着重强调人在情境中，关注个人和他们所处家庭和社区等环境之间的互动。在对老年群体的研究中，老龄生态学指出，社区可以通过其物理环境直接影响个人的健康福祉，也可以通过个人在社区中的交往和参与而获得更多的社会支持。

2. **老龄生态学强调人与环境契合，物质和社会环境的改善可以促进健康老龄化的实现**　在老龄生态学中，研究影响老年人环境的核心议题是探讨"人与环境契合（person-environment fit）"。这一理论认为，老年人的健康和福祉是个人能力与环境压力之间持续互动和适应的结果。环境本身无所谓正面或负面，这种影响的发生，关键在于互动之中，个人能力应对环境引出正面或是负面的结果。在阐述个人与环境互动时，Lawton 和 Nahemow 提出个体能力 - 环境压力模型（competence-press model），指出个人结果与其应对压力的能力密切相关：当环境的要求与个人能力水平不相符时，面对高水平的环境压力，表现出低水平能力的个人更有可能产生负面影响和适应不良的行为。当环境的要求相对于个人能力过低时，同样有可能对老年人产生负面影响。如果这样的负面影响持续下去，个人与环境之间就无法达成契合，那么个人就有可能被迫选择离开这个环境，考虑其他场所安置。可见，个体能力-环境压力模型暗含着环境障碍将会削弱老年人居家养老的能力。但是，如果通过优化环境来提高个人与环境之间的契合度，那么即使当人们年龄增长，身体功能出现衰弱时，仍然可以从优化后的环境中保持个人与环境的契合。比如，老年人因身体原因不能再驾驶汽车时，如果其居住地周边的公共交通设施不完善，没有安全的步行道，那么老年人就会受到来自外界环境的压力，让老年人不能轻松独立地进行日常活动；如果老年人即使不能开车，但仍可以通过公共交通或者步行方式去购物或者休闲活动，那么环境压力就会减少，老年人的日常生活所受影响也较少。

生态模型理论从心理学、社会学和公共卫生等多学科发展而来，是一种整体、跨学科的研究方法。在此基础上，Menec等人建构了一个更加综合的生态模型，该模型通过引入"社会连通性"的概念，明确了老年友好社区的内容框架，强调社区物质环境、社会环境和政策环境之间相互关联，并影响人的社会连通性，比如住房类型、居住用地混合布局、公共交通站点设置等都有可能影响老年人社会交往的机会，所以人与环境的契合度是决定社会连通性的关键。在物质环境的基础上，Menec等人建构的模型强调了社会环境的重要性；在生态模型的基础上，Scharlach等人结合心理学和环境老年学理论，提出了建设性老龄化过程模型。该模型认为"老龄化是一个终身过程"，这在很大程度上拓展了健康老龄化的现有概念，为老年友好社区的研究提供了一个更为广泛的理论基础，例如社区环境与老年居民幸福感呈正相关关系，物质和社会环境的改善可以促进健康老龄化实现，老年友好社区的创建必须适应社区居民终身应对环境变化的能力。

3. 积极老龄化理念提示，老年友好社区应提供个人发展性的社会交往和社会参与机会 老年友好社区的概念也受到积极老龄化理念的影响。积极老龄化，如同成功老龄化（successful aging）、生产性老龄化（productive aging）理念一样，旨在改变老年人体弱、无助、服务接受者和社会负担等负面和刻板的印象，将其转变为积极正向的对老年人的认知。这些老龄理论传达一个积极的信息，即老年人并非社会负担或被动的服务接受者，除了"正常老龄化（normal aging）"之外，也可以做到既能最大限度维持身体机能和认知功能等方面的健康，又能积极融入并参与社会而发挥余热。基于这种认识，养老的内涵远超越于提供医疗服务和长期照料。以提供单向照料为主导的社区服务模式会降低老年人的潜在价值。由此，在积极老龄化理念启示下，老年友好社区除了提供必需的基础设施和照料服务以支持老年人尽可能维持身体机能、认知功能和现有生活状态之外，还必然包括促进个人发展的社会交往和社会参与机会。

WHO认为，老年友好社区是一个鼓励老年人进行社会参与，提供充足基础设施和服务来满足老年人基本需求，提高他们的生活品质，并帮助他们实现积极老龄化的社区。Alley等学者提出的定义与此理念相似，认为老年友好社区具有3个关键特征：参与机会、提供满足老年人各种身体状况（无论是体弱还是活跃）需求的基础设施、服务和体现尊重与支持的社会环境。Lehning 等学者同样提到基础设施、服务和参与机会这 3 个特征，认为老年人随着年龄增长，其身体功能和参与社会的机会出现损失和减少，而在一个老年友好社区，不应当允许"老龄"成为老年人继续参与活动和融入社会的障碍。因此，社区应当提供各种正式或非正式服务、必要的基础设施和新的参与机会来弥补因年老而带来的功能损失和机会减少，促进老年人健康长寿。

4. WHO 提出老年友好社区涵盖物理环境和社会环境　WHO 在 2007 年发布了具有里程碑意义的《全球老年友好城市指南》。在这份指南中，进一步提出，老年友好社区建设涉及 8 个核心领域：户外空间和建筑、交通、住房、社会参与、尊重和社会包容、公民参与和就业、沟通和信息、社区支持和健康服务。这 8 个领域涵盖了涉及老年人生活的两大环境：物理环境（硬件环境）和社会环境（软件环境）。物理环境包括住房、户外空间环境、建筑以及交通。老年人的家庭住房环境需要进行必要的适老化改造，如空间布局需考虑到老年人身体状况的变化，增加方便失能老人的辅助设施和应急呼叫系统等，以减少安全隐患，防止跌倒，确保老年人能独立和安全地居住在自己的家中。户外环境应当为老年人提供一个便利、安全、舒适和休闲的空间。在社区中，将一些与日常生活相关的必要场所，如健身场所，超市商店以及提供生活、社会和健康等服务的场所规划在一个适当、可步行达到的范围之内。社区户外环境空间中，尤其需要注重步行道路的安全性以及无障碍通道建设。如果社区内道路能使老年人"易行"，则既满足了老年人安全出行的日常所需，又为他们提供了锻炼机会。

公共交通是老年人最重要的出行方式之一。便利的公共交通系统不仅能满足老年人出行的日常需要，也有助于其扩大社会交往。因此，社区需要增加公共交通工具的无障碍设施，改善与优化公共交通线路覆盖范围、车次频率和车站距离等，以方便老年人乘坐，确保他们的出行便利性。户外环境空间也应为老年人创造一个享受自然、休闲放松、与他人社交互动的空间。社区的绿地景观、花园、广场等设施的建造，应能为老年人提供这样的空间。

社会环境包括社区支持与健康服务、沟通和信息、社会参与、尊重和社会包容、公民参与和就业等领域。社区支持与健康服务要求提供多样化、完整的卫生保健服务和社区照护服务，以满足不同身体健康状况老年人在社区中养老的需求。沟通和信息通过传媒和通信的方式，确保老年人与社会保持联系并及时获得有效信息来满足个人需求，避免社会孤立和边缘化。社会参与、公民参与和就业是生产性老龄化和积极老龄化的重要组成部分。通过提供文化、教育、社交娱乐、有偿或无偿的社会性活动，促进老年人的社会融合和自我价值实现。尊重和包容则需要创建尊老、敬老和爱老的社会氛围，消除对老年人的刻板印象和歧视，提升老年人的社会地位。

在各国的实践中，老年友好社区建设侧重点略有不同。例如，美国退休人士协会提出的老年友好社区项目更注重"宜居社区（livable communities）"部分，并倾向于更多地关注社区物理环境，如住房、交通服务、适老化环境改造等基础设施建设。纽约老年友好社区项目较重视社会环境中的医疗保健、公民参与和就业机会。英国老年友好社区实践则突出"终身社区（lifetime neighborhoods）"的概念，其更加重视社会环境创建，例如营造尊重和社会包容氛围，增加老年人社会交往、社会参与、就业和个人发展的机会。

总之，不管是积极老龄化还是生态模型及其外延，两个领域对老年友好社区内涵的界定及理论指导都强调了个人和群体与他们所处社区环境的相互关系，其中包括物质环境（如住房、基础设施）、社会环境（如价值观和信仰、人际交往）和政策环境（如城市规划政策、住房政策）。

三、老年友好社区的内容框架与评价体系

（一）老年友好社区的内容框架

尽管不同国家或地区一直在推进老年友好社区创建活动，但由于"老年友好社区"内涵界定的差异性，不同学者或机构对于老年友好社区的内容框架没有形成统一的看法。

1. **国外学者和机构提出的老年友好社区内容框架** Alley 等从老年人的需求角度分析，认为老年友好社区框架主要包括住房、医疗保健、安全、可支付交通、社区参与等内容。Lehning 和 Scharlach 从老年人晚年生活所面临的挑战出发，构建了包含土地利用、社区设计、经济型住房政策、多样化交通方式、医疗健康服务、社会互动和社会参与等内容的综合性框架。Keyes 等人从公共政策角度出发，认为老年友好社区包含建筑环境、机动性、住房政策、信息获取、社会参与、公共安全、自我价值和领导能力这 8 个方面的内容。Elsawahli 等人基于积极老龄化目标，指出老年友好社区主要包括社交活动和体育活动两方面的内容，且都表现出渗透性、安全性、可达性、便利性和促进步行等特征。可见，不同领域学者基于不同角度，对老年友好社区的理解差异较大，内容涵盖范围也较广。

WHO 将"老年友好"的内容分为 8 个方面：交通、住房、户外空间与建筑、社区支持与健康服务、沟通与信息、社会参与、尊重与社会包容、公众参与和就业。交通、住房、户外空间与建筑是物质空间环境的重要特征，直接影响老年人居住、出行和休闲娱乐等方面的行为；社区支持和保健服务是指为老年人提供生活照料、医疗护理、教育、娱乐等服务；沟通和信息体现了社区和地方政府之间信息传播的便利程度；社会参与、尊重和社会包容、公众参与和就业属于社会环境的不同方面，反映了老年人和其他社区居民之间的社会关系，以及参与社会性活动和就业途径。总体来看，WHO 提出的老年友好社区内容框架主要体现在物质空间环境、社会环境和服务供应 3 个方面。

其他国家机构大多以此为基础，建构了侧重点不一样的内容框架体系。如美国地区老年机构协会（National Association of Area Agency on Aging）提出的宜居社区偏重物质环境内容。一些组织提出了一个以社会环境为重点的老年友好社区内容框架，强调老年人社会参与、医疗保健、个人发展、社会融合等的重要性，以此来体现"社会质量"。而有些机构由于本身的专业性，在构建老年友好社区内容框架时往往会偏向各自领域，如美国纽约探访护理服务机构的"家庭照顾政策研究中心"对老年友好社区的解读偏向于医疗保健、生活辅助、安宁照护等医疗护理领域内容。现将 WHO、美国、加拿大、澳大利亚、英国等国际组织和国家的老年友好社区框架结构及技术要点整理成表 5-5-1。

表 5-5-1 不同国家机构提出的老年友好社区内容框架及技术要点

框架名称/颁布者/颁布及修订年份	框架结构及技术要点
全球老年友好城市指南 (global age-friendly cities: a guide)/ WHO/2007 年，2014 年	1. 室外空间和建筑　环境整洁性, 公共绿地, 可步行性, 环境无障碍化程度, 公共设施可及性, 环境安全性, 充足的卫生间 2. 交通　实用性, 可承受性, 公交可靠性, 适老化改造, 服务可及性, 家庭和邻里关系, 专用车位 3. 住房　可负担性, 适老化改造, 安全性和舒适性, 住房选择 4. 社会参与　参与机会, 可负担的活动, 机会范围, 活动与年龄知晓度 5. 尊重和社会包容　尊老行为, 代际沟通, 社区互助, 经济制约, 公众教育 6. 公民参与和就业　老年人志愿活动选择, 就业机会, 文化参与 7. 沟通和信息　信息技术, 信息适用性和及时性, 交往状况 8. 社区支持和健康服务　照料可及性, 推展健康服务, 家庭照料, 社区服务网络
宜居社区 (livable community)/ 美国退休人员协会 (America Association of Retired Persons, AARP)/2006 年,2014 年,2016 年	1. 步行性　人行道及其维护, 交通信号, 为步行者提供的设施 2. 交通　公共交通可及性, 公交站质量, 交通选择多样性, 公交车辆质量 3. 住房　可用的住房, 房屋税减免, 住宅适老化改造和维修 4. 购物　便利的零售商业, 商业设施内通行性 5. 安全与防卫　光环境, 安保服务, 视线, 预防犯罪 6. 娱乐和文化活动　娱乐休闲活动, 图书馆, 老年活动中心, 文化活动 7. 健康服务　保健设施邻近性, 居家照料, 精神健康辅助 8. 社区照料　助餐计划, 家务服务, 房屋维修
宜居社区 (livable community)/ 美国区域老龄化机构协会 (National Association of Area Agencies on Aging)/2007 年	1. 公共安全　促进社区安保计划, 发展邮递员警报项目, 培训执法人员及时发现和报告虐待老人的事件 2. 交通　使用可步行性审计工具以便更加灵活应使用者需求, 改善道路设计和标志, 为高龄驾驶人提供安全计划和进修课程, 改善公交服务以便更加灵活地使用有需求, 支持志愿者司机计划 3. 住房　老年房产持有者税费减免计划, 适老化改造和维修, 提高新建住宅通用性与可访问性, 住房与服务 4. 公民参与　支持代际互助学习计划, 建立老年学校, 创建资源清单 5. 文化和终身学习　组织系列社区文化活动, 提供代际互动的文化和艺术创作机会, 增加老年人技能培训机会 6. 健康和支持服务　创建一门式本地服务网点, 整合家庭服务资源, 改善就医出行 7. 规划和分区　鼓励老年人参与规划, 在分区规划中补充配套住宅和补充老年人住房

框架名称/颁布者/颁布及修订年份	框架结构及技术要点
长者友好社区（elder-friendly community）/美国长者促进会（The Advantage Initiative）/2003年	1. 基本需求 可负担的住房,住房适老化,餐食保障,服务可及性和知晓渠道 2. 身心健康 减少医疗服务使用障碍,体力活动机会,提供站息治疗并告知 3. 支持脆弱病失能群体独立生活 交通,社区服务系统,提供上门服务的专业护工,与朋友、邻里联系 4. 促进社会和公众参与 老年人参与社会 宗教和娱乐等活动的机会,邻里互助和社区感,就业机会,参与志愿活动机会
老年友好社区（age-friendly community）/美国纽约市老龄部门（NYC Department for the Aging）/2009年	1. 社会环境 交通可达性与可支付性,安全与友好的公共空间,长远规划 2. 建成环境 可负担的住房,产权和租借补助,原地养老 3. 社区和公众参与 就业和经济保障,志愿活动,文化和娱乐活动,信息和规划 4. 服务和设施 福利与健康计划,困难老人的协助,食物获取,长期照护,姑息治疗和事务支持
老年友好社区（age-friendly community）美国波特兰市市政府（City of Portland）/2012年	1. 社会环境 安全出行路线,发展低速电动车辆,开发辅助客运系统,完善非机动车道 2. 建成环境 住房包容性设计,多样化住房选择,老年人保障住房,社区照料设施和护理院 3. 社区和公众参与 促进公园,广场和社区花园计划,促进邻里生活,发展老年学校,培育老年友好样本街区,参与娱乐活动
老年友好社区（age-friendly community）/加拿大卡尔加里市政府（City of Calgary）/2015年	1. 交通与机动性 促进出行方式多样性,可负担和可及的交通,可步行性 2. 住房 可负担的住宅,在原社区中可选择的住房,适老化住房 3. 参与和包容 促进志愿服务并蔚然成风,提供老年人就业机会,老年人参与社区事务 4. 信息和服务 确保健康和服务信息的可得性,提供适应老年人特点的信息渠道 5. 社区支持和卫生 确保入户服务的可及性和可负担性,提供精神健康服务,预防住房内的安全风险,急救资源和紧急响应能力 6. 预防和应对老年人虐待
老年友好社区（age-friendly community）/加拿大埃德蒙顿老年人协调政务会（Edmonton Seniors Coordinating Council）/2011年	1. 室外空间和建筑 公园,户外空间,社区环境和建筑的适老性,环境可及性和无障碍化 2. 交通 出行方式多样性,交通可负担性,可及性 3. 住房 多样化住房选择,适老化住房与获得性与知晓渠道 4. 尊重和社会包容 参与社区活动的机会,受到尊重 5. 社会参与 参与公共活动且有多样化选择

框架名称/颁布者/颁布及修订年份	框架结构及技术要点
老年友好社区 (age-friendly community)/加拿大埃德蒙顿老年人协调政务会 (Edmonton Seniors Coordinating Council)/2011年	6. **公众参与和就业** 参与社区事务,参与志愿活动和就业 7. **沟通和信息** 轻松地获取需要的信息 8. **社区支持性服务和健康服务** 针对老年人的包容性医疗保健服务,为存在文化和语言障碍群体提供及时和适合的综合医疗服务,帮助他们迅速地解决医疗需求,为老年人提供健康养生知识和信息
老年友好社区 (age-friendly community)/加拿大渥太华老龄委员会 (The Council on Aging of Ottawa)/2017年	1. **室外空间和建筑** 可步行性,采取减缓汽车速度的措施,改善道路系统无障碍水平,增加公共卫生间,遮蔽空间和座椅,完善道路标识指示系统 2. **交通** 提供包括自驾、公交和步行在内的多样化出行保障,公共交通的可及性和可达性 3. **住房** 适应老年人需要和可负担的住房,充足的保障性住房 4. **尊重和社会包容** 社区归属感,预防老年虐待 5. **社会参与** 参与社会组织的数量,社会活动参与度、满意度 6. **公众参与和志愿服务** 促进老年人健康的志愿服务,家庭支持,参与社区事务 7. **沟通和信息** 与友人和其他老年人之间的联系,保证充足的信息及其可获得性,多种渠道和形式的健康信息 8. **社区支持和健康服务** 健康服务可及性,低价助餐、家政服务与照料,参与促进健康活动机会
老年友好社区 (age-friendly community)/加拿大公共卫生署 (Public Health Agency of Canada)/2006年,2011年	1. **室外空间和建筑** 可步行性,实际和感知的可达性,避免伤害,预防犯罪 2. **交通** 多样化出行方式和公共交通,适老化街道和停车场 3. **住房** 住房可获得性,住房计划和资源,社区居家养老可能性,住房支持计划知晓度 4. **尊重和社会包容** 代际互动活动,社区归属感 5. **社会参与** 参与社会活动,参与机会,参与机会可及性 6. **公众参与和就业** 就业,培训和支持,可获得的就业信息 7. **沟通和信息** 辅助服务可获得性,采用有效信息 8. **社区支持和卫生服务** 基本医疗服务,健康促进服务
老年友好建成环境 (age-friendly built environments)/澳大利亚地方政府联合会 (Australian Local Government Association)/2006年	1. **促进老年友好建成环境** 提高社区意识,环境适老化改造,促进协作与信息共享 2. **创建安全可靠的步行环境** 改善步行系统,提高环境视觉吸引力,强化安全举措 3. **提高老年人出行选择** 多样化出行选择,改善道路环境,支持高龄司机 4. **促进住房选择** 增加住房选择,确保基本市政设施和服务输送,加强规划和开发过程

续表

框架名称／颁布者／颁布及修订年份	框架结构及技术要点
老年友好建成环境（age-friendly built environments）／澳大利亚地方政府联合会（Australian local government association）／2006年	5. 发展娱乐设施、公园和散步路线　公园和步行系统联动开发，确保体育健身设施的可达性和可负担性 6. 开展老年友好社区规划与设计　适老化专项规划和开发设计计划调整，强化城市和社区适老化设计策略
老年友好城市（age-friendly city）／英国曼彻斯特市议会（Manchester city council）／2009年	1. 住房　提高住房供给和选择的多样性，住房适老化改造，利用金融工具提升私有住房品质 2. 交通　为60岁以上老年人提供免费公共交通，改善道路安全 3. 环境　鼓励老年人采用绿色生活方式，改善当地环境，发展可持续社区，提高社区韧性，提高公共空间的可达性 4. 社区安全　减少盗窃犯罪和反社会行为的威胁 5. 就业和收入　支持50岁以上老年人再就业，再就业鼓励津贴 6. 文化与学习　提供适合老年人的文化学习机会 7. 健康老龄化　促进适合老年人体育锻炼，发展防跌倒措施，鼓励健康的生活方式 8. 照料和支持服务　提供多样化服务
终身社区（lifetime neighbourhoods）／英国国际长寿中心（International longevity centre UK）／2007年	1. 建成环境　提高环境无障碍化水平 2. 住房　营造高品质住房市场，适应老年人需求 3. 社会包容　增加室内外共享空间，采取措施减少风雨的干扰，志愿服务 4. 社会凝聚力和场所感　清晰的邻里空间层次，建造醒目地标，美观和愉悦的邻里环境，社区安全 5. 服务与设施　提高服务和设施的可及性，公共空间可达性，公共交通可达性 6. 创新和跨部门规划　多方参与制定规划 7. 信息技术　鼓励老年人使用信息技术提高住房安全，强化社会网络

资料来源：于一凡，朱喆琳，贾淑颖，等．老年友好社区的评价体系研究[J]．上海城市规划，2020(6)：1-6.

换言之，WHO 的《全球老年友好城市指南》已被不同国家和地区广泛采用为核心纲领，不同机构依据各自实际情况和专业性有所取舍和侧重。它不仅较完整地涵盖了老年友好社区的实质性内容，也为本领域的国际交流与比较奠定了坚实基础。

2. 国内学者和机构提出的老年友好社区内容框架 我国学者于一凡等以 WHO《全球老年友好城市指南》为基础，在结合国际经验和中国国情的基础上，从物质环境和社会环境两个方面着手构建老年友好社区内容框架。物质空间环境包括：建成环境、环境性能、住房、服务与设施、道路与交通 5 个方面；在社会环境方面，结合我国老年友好社区建设的社会基础和社区治理特色，归纳提出 3 方面内容：社会参与、社会包容、沟通与信息。

根据国家卫生健康委员会老龄健康司发布的全国示范性老年友好型社区创建工作要求，我国的老年友好社区建设围绕改善老年人居住环境、方便老年人日常出行、提升为老年人服务质量、扩大老年人社会参与、丰富老年人精神文化生活、提高为老年人服务科技化水平以及管理保障等 7 个方面内容展开。其中社区服务包括社区支持服务和健康服务，老年人精神文化生活包括终身学习、娱乐和文化活动、尊重和社会包容（如发扬中华民族优良传统，组织多种形式的敬老、爱老、助老主题社区教育活动，加大"敬老文明号"和"敬老爱老助老模范人物"宣传力度）。科技助老对应沟通和信息，主要是提高社区为老人服务的信息化水平，利用社区综合服务平台，有效对接服务供给与需求信息，加强健康养老终端设备的适老化设计与开发，为老年人提供方便的智慧健康养老服务，同时依托智慧网络平台和相关智能设备，为老年人居家照护、医疗诊断、健康管理等提供远程服务及辅助技术服务。管理保障则为建立老年友好社区建设长效机制，统筹安排老年友好社区建设工作，提供了强有力的组织保证。总之，从不同学者或机构提出的老年友好社区的内容框架相比较来看，现有的老年友好社区框架多来自发达国家（如美国、英国和加拿大）的研究，虽然各自解读侧重点不同，但这些内容框架基本可以划分为物质环境和社会环境两个维度。物质环境维度侧重于社区基础设施，以及如何构建满足社区内老年人不同生活需求以及相关设计规范的建筑环境，而社会维度则关注老年人的社会关系质量，促进社会包容、社会参与和个人发展。

（二）老年友好社区评价

老年友好社区是"结构和服务适应并容纳具有不同需求和能力老年人的社区"。管理者与建设者的使命是通过提供支持性环境和援助性服务来适应和弥补老年人各项机能的衰退，采取积极的干预措施尽量延长老年人独立生活时间，帮助老年人在日常生活中达到可能的最佳活动和参与水平。与老年友好社区相关的因素众多，不仅关乎社区物理空间环境，也涉及社会参与、社会包容等方面内容。系统地实施评估不仅有利于人们建立对社区环境适老化程度的全面认识，也有利于相关决策者判断干预的重点与时序，科学地把握行动方向，弥补居住社区的短板，加强薄弱环节。

目前，评估老年友好社区所采用的方法包括定性和定量分析方法，如国外有些社区使用了一种较为简单的质性研究方法：焦点小组访谈法，虽然这种方法可以了解老年人作为居民本身对社区建设的看法，但这种主观的定性观点，并不能有效代表社区全体老年人的想法，所以，可体现多数老年人想法的抽样调查问卷方法被越来越多地用于老年友好度评估。2011年，WHO基于老年友好城市8个领域内容，初步制定了一套全球老年友好社区的核心指标，世界各地社区都以此为指导，制定符合社区实际的调查内容和评估方法。但Dellamora等认为，尽管老年友好社区框架已被广泛接受，但仍然缺乏有效和可靠的方法来全面评估社区的老年友好程度。为此，Dellamora等在WHO、AARP、凯霍加县规划委员会等不同机构或部门制定的标准中，选取了25种评估方法，对不同评估方法的内容体系、适用对象、优缺点进行综合对比后发现，由美国国家研究中心（National Research Center）创建的老年人社区评估调查（CASOA）不仅涵盖了WHO老年友好城市的8个方面，也包含了老年人生活质量评估的内容，是对社区老年友好度最全面评估。不过，CASOA仍然倾向于社会参与、社区支持和健康服务、公众参与和就业、尊重和社会包容等偏向社会学的内容，交通、住房、户外空间等内容所占比例较低，说明对物质环境重视程度不够。

2020年，国家卫生健康委和全国老龄办在印发《关于开展示范性全国老年友好型社区创建工作的通知》的同时，发布了全国示范性城乡老年友好型社区标准（试行）。针对城镇社区和农村社区所处环境及现实条件不同，该标准分为城镇社区和农村社区两个部分。城镇老年友好型社区的评价标准包括：居住环境安全整洁、出行设施完善便捷、社区服务便利可及、社会参与广泛充分、孝亲敬老氛围浓厚、科技助老智慧创新、管理保障到位有力等7个方面，52个条目。农村老年友好型社区的评价标准也是相同的7个方面，但调整为38个条目。中国对老年友好型社区的评价和界定，既吸收了其他国家和WHO公认的内容，如居住环境、出行设施、社区服务和社会参与，也体现了中国的国情和特色，继承孝亲敬老传统，融入新的信息技术手段，强调管理保障。

总之，不管哪种评价方法，都涉及谁是被调查对象？研究表明，单一从社区居民、服务供应商或地方政府官员角度对社区评估，其结果可能会出现不一致的情况。因此，从社区发展关联多主体角度出发，将客观和主观两种方法结合，综合分析所得到的评价标准会更加适合用来评估社区的老年友好度。

第二节　老年友好社区的建设与实践

一、老年友好社区建设现状

"居家养老"是我国老年人养老的基本形式。在《中华人民共和国老年人权益保障法》中明文规定："国家采取措施，推进宜居环境建设，为老年人提供安全、便利和舒适的环境"。2009年起，全国老龄办在全国范围内开展建设"老年宜居社区"和"老年友好型城市"试点工作。近年来，我国陆续出台了一系列与建设老年友好社区相关的政策和文件。

2016 年，全国老龄办出台了《关于推进老年宜居环境建设的指导意见》（全国老龄办发〔2016〕73 号），特别指出在居住、出行、就医、养老等物质环境以及包容、尊老敬老的社会文化环境方面的改善和优化。2017 年，在《国务院关于印发"十三五"国家老龄事业发展和养老体系建设规划的通知》（国发〔2017〕13 号）中明确提出完善老年宜居环境建设评价标准体系，开展"老年友好型城市"和"老年宜居社区"建设示范行动的要求。2019 年，中共中央、国务院印发了《国家积极应对人口老龄化中长期规划》，明确要求创造宜居友好环境，建设老年友好型社会。

2020 年，国家卫生健康委和全国老龄办印发《关于开展示范性全国老年友好型社区创建工作的通知》（国卫老龄发〔2020〕23 号），提出了社区应在居住环境、日常出行、健康服务、养老服务、社会参与、精神文化生活等方面提升服务能力和水平，要求达到在城乡建成老年友好型社区和推进老年友好社会建设的工作目的。2021 年 1 月和 2022 年 2 月，国家卫生健康委和全国老龄办又印发《关于开展 2021 年全国示范性老年友好型社区创建工作的通知》（国卫老龄函〔2021〕25 号）和《关于开展 2022 年全国示范性老年友好型社区创建工作的通知》（国卫老龄函〔2022〕35 号），按照全国示范性老年友好型社区创建工作要求，围绕改善老年人居住环境、方便老年人日常出行、提升为老年人服务质量、扩大老年人社会参与、丰富老年人精神文化生活、提高为老服务科技化水平以及管理保障等方面内容，积极开展宣传动员和组织培训等活动，扎实推进各项创建工作，按照逐级推荐和优中选优原则，每年评选出 1 000 个全国示范性老年友好型社区。这些政策和文件的出台，为我国老年友好社区建设提供了良好的政策基础和社会关注度。

老年友好社区建设的实践也在各地陆续开展。早在 2006 年，在 WHO 全球老年友好城市与社区项目的调研中，上海便是参与城市之一。自 2009 年以来，全国老龄办在上海、山东青岛、浙江湖州、黑龙江齐齐哈尔、辽宁营口等城市陆续开展了创建老年友好城市和社区的试点工作。各地依据其城市特征在社区的居住环境、城市公共交通系统、公共设施、社会保障、养老事业与产业、助老政策、精神文化生活等方面进行积极探索，制定出台了具体的实施指标。2022 年 10 月，在各地推荐的基础上，经过逐级审核和公示，国家卫生健康委和全国老龄办命名 999 个社区为 2022 年全国示范性老年友好型社区，各省、自治区、直辖市及新疆生产建设兵团的全国示范性老年友好型社区数量如下：北京市 32 个，天津市 29 个，河北省 40 个，山西省 30 个，内蒙古自治区 27 个，辽宁省 40 个，吉林省 26 个，黑龙江省 25 个，上海市 37 个，江苏省 54 个，浙江省 46 个，安徽省 41 个，福建省 35 个，江西省 33 个，山东省 53 个，河南省 45 个，湖北省 45 个，湖南省 45 个，广东省 44 个，广西壮族自治区 25 个，海南省 14 个，重庆市 38 个，四川省 50 个，贵州省 25 个，云南省 25 个，西藏自治区 4 个，陕西省 36 个，甘肃省 19 个，青海省 8 个，宁夏回族自治区 11 个，新疆维吾尔自治区 15 个，新疆生产建设兵团 2 个。但是，综合目前的发展状况，我国建设老年友好社区的实践仍处于起步阶段，尚未得到深度落实。建设中存在碎片化、分割化、参与主体单一化等问题。

根据《关于开展示范性全国老年友好型社区创建工作的通知》（国卫老龄发〔2020〕

23 号），2021—2022 年在全国创建 2000 个示范性城乡老年友好型社区，为全国发挥示范引领作用的目标已基本实现。2023—2025 年将进一步推进示范性城乡老年友好型社区创建，在全国再创建 3 000 个示范性城乡老年友好型社区。2026 年开始，认真总结示范性城乡老年友好型社区创建的工作经验和工作模式，加强工作宣传，扩大创建范围，开展中期评估，到 2030 年底，老年友好型社区在全国城乡社区的覆盖率达到 50% 以上。2031 年后，在全国大力推广老年友好型社区创建经验和工作机制，评估创建效果，加强分类指导，进一步扩大城乡老年友好型社区创建覆盖面，到 2035 年底，全国城乡社区普遍达到老年友好型社区标准。

西方关于老年友好社区的研究，从学术界的理论架构到 WHO 的实践论证，再到《全球老年友好城市建设指南》普及，已经形成一个较为成熟的体系。然而，未来仍有许多未解答的问题和挑战。例如，如何在每个可能领域设计出老年友好解决方案？为了创造适老的生活环境，关键是要让老年人参与生活环境设计，老年人对生活环境不同方面的重视程度可能会有很大差异。WHO 在 2018 年发表了一份报告，副标题为"回顾过去十年，展望下一个十年"，其中提到技术对老年友好环境的重要性。2019 年，一些学者对 WHO 老年友好型城市和社区模式提出了批评，因为该模式未明确如何将技术融入老年友好社区的建设过程中。几十年来，技术已成为当代和未来社会必不可少的部分，随着几十年发展，技术变得更加必要。学者们呼吁，智慧城市建设应确保老年人的需求得到满足，并推广适合老年人的数字素养、数字技能和感知能力解决方案。

二、老年友好社区建设案例

中国是老年人口规模最大的国家，也将是老龄化速度最快的国家。在人口老龄化和城镇化快速发展背景下，以社区为依托的居家养老将是大部分老年人的首要选择。社区作为老年人的主要居住和活动区域，向老年友好型发展也是大势所趋，这对关注老年群体、提高老年人生活质量而言是一个全新的发展方向，同时，提高老年社区的友好程度也将有助于城市社区和谐发展。

老年友好型社区建设不存在所谓"金标准"，国家卫生健康委和全国老龄办主张各地区因地制宜，参照老年友好指标或基本标准积极开展老年友好型社区建设工作。例如，北京某社区分析了现有社区室外环境的适老化设计问题，结合国内外老年人社交情感的相关理论与实验研究，总结了社区内老年人的情感与精神需求，从场地规划和设施装置两方面营造了具有良好社交氛围的空间环境。扬州某社区采用社会工作小组工作法，积极引导和激发老年人的参与积极性，重建社会关系，培养老年人的生活热情，促进老年友好型社区建设。杭州某社区探讨数字化背景下老年友好型社区建设，倡导使用一种跨学科和跨代际的方法来应对数字化背景下全龄社区建设，打造具有健全、有效的沟通体系，能涉及社区所有年龄层次的居民，通过构建数字化的社区物理与社会环境，形成适应儿童、青年、中年、老年等各个年龄层代际良性互动的全龄社区。下面分别以两个社区为例说明城镇老年友好社区和农村老年友好社区建设。

（一）城镇老年友好社区建设

1. **基本情况**　某社区成立于 2001 年，辖区面积 0.4 平方千米，辖区人口 12 450 人，居民户数 4 980 户。为了提升居家和社区养老服务水平，全面满足老年人物质和精神文化需求，于 2019 年建设了"社区老年人照护中心"，该中心建筑面积 765 平方米。依托该照护中心，设立了"助老服务中心""社区老年大讲堂""助老托幼空间""助餐服务室""日间照料室""文体活动中心""社区康养中心"等多个服务区，同时，以"照护中心"为核心辐射老人居家开展多种服务，已累计为老年人提供服务 9.2 万余人次。

2. **老年友好社区建设的组织实施**

（1）组织推进：由街道办事处牵头组织开展创建工作，明确目标，分解工作任务，细化工作流程，各相关部门配合社区开展具体工作。

（2）广泛宣传：通过线上、线下等多种方式，开展创建工作宣传，号召社区居民、周边商户、社会机构和社区志愿者广泛参与到创建工作中来。继续发挥"民主议事法"效能，凝聚社区的居民力量，共同开展创建工作。

（3）开展实施：社区广泛孵化和引入社区组织、志愿者和社区居民等社会力量；社区配备 1~2 名专业社会工作者，共同参与创建工作，定期向街道办事处汇报工作进展。

（4）检查督导：街道办事处组织相关部门参照《全国示范性城乡老年友好型社区标准》对创建工作开展检查督导。

（5）经验总结：总结创建工作中的典型经验，向上级相关部门汇报，争取打造典型标杆，为促进全市乃至全国老年友好型社区典型经验推广提供相关经验支撑。

3. **建设内容**

（1）居住环境建设

1）引入社会组织和志愿者队伍，定期开展入户安全检查和排查。

2）依托社区网格员和志愿者队伍，建立社区防火和紧急救援网络。

3）鼓励和引导社会组织和社会单位广泛参与老年人家庭适老化改造。

4）引入社会单位开展"老年宜居社区"建设，重点绿化和美化社区，营造卫生、清洁和空气清新的社区环境。

5）引入社会工作机构，广泛宣传和引导垃圾分类回收，规范物业人员的垃圾清运工作。

（2）出行设施建设

1）加强老年人住宅公共设施的无障碍改造。

2）普及社区公共基础设施的无障碍建设。

3）社区道路和公共设施建筑物设置明确标识。

4）老年人集中活动场所附近设置公共厕所。

5）提升社区步行道路的安全水平。

6）提升社区道路的适老化水平。

7）确保救护车在社区道路上出入通畅。

（3）社区服务能力建设

1）保障基层医疗卫生机构通过家庭医生签约服务老年人，提供家庭病床、巡诊等服务。

2）鼓励基层医疗卫生机构增加康复和护理床位，开设安宁疗护病区或床位。

3）依托"社区老年人照护中心"为老年人提供生活照料、助餐、助行、紧急救援、精神慰藉、服务设施配备及指导等服务。

4）发动社区志愿者和专业社工，建立居家社区探访制度。

5）开展老年人防诈骗知识宣传教育和法律援助工作。

6）引导发展社区居民志愿服务机制。

（4）提高社会参与

1）发挥"民主议事法"效能，引导和组织老年人参与社区治理和服务，促进融入社区。

2）建立老年协会，实行老年人自我管理和自我服务，广泛参与社区公益活动。

3）开展线上和线下老年教育和学习，丰富老年人的精神文化生活。

（5）积极提倡孝亲敬老氛围

1）对全体社区居民（包括老年人）开展积极老龄观教育。

2）组织多种形式的社区敬老、爱老和助老主题宣传教育活动。

3）开展照护培训及服务，引领社会力量广泛参与。

4）开展有利于促进代际互动和邻里互助的社区活动。

5）开展普法宣传教育工作，保护老年人合法权益。

（6）科技助老智慧创新

1）利用智慧平台，为老年人提供方便的智慧健康养老服务。

2）开展远程智慧服务及技术辅助服务。

3）通过社区老年教育学习点弥合"数字鸿沟"。

4）高频活动场所保留必要的传统服务方式。

（二）农村老年友好社区建设

1. **基本情况**　某村位于长江北岸，属于山地地形，总人口仅 600 多人，与周边村子相比，是一个规模很小的自然村。在 600 多人的总人口当中，60 岁以上的老年人口大致占 1/3。该村共有 6 个小组，其中 1 组和 2 组在地理位置上很接近，但这两个组与 3～6 组之间由于有山坡阻隔，相互之间沟通相对较少。2003 年，村民自己动手修路，大约一年后建成通车，但道路仍然是泥巴路，并没有实现硬化。该村附近有两个相对"繁华"的村子，这两个村子的零售业相对较发达，周边村民的日常用品和年货一般都在这两个村子置办。

2. 老年人照顾面临的问题

（1）社会化养老发展滞后：从该村所在镇现有的福利院数量及其服务内容，以及其社会化养老的发展情况来看，公办机构养老和社会化养老发展滞后，难以有效地应对和满足老年人的照顾需求。一方面，公办养老机构（福利院）在数量上与老年人口数之间呈现很大的差距。另一方面，既有的公办养老机构（福利院）或提供有偿服务的养老服务中心专业性不强，缺少护理人员以及社会工作者为老年人提供全方位和专业性服务。

（2）基础设施亟待改善：不友好的社区基础设施和老年人公共活动空间缺乏，极大地限制了老年人的活动半径和活动能力。该村泥泞、坑洼而狭窄的道路，使得老年人在下雨天根本无法独立行走和活动，从而极大地限制了他们的活动半径；医疗机构单一以及医疗资源的低层次配备，无法为老年人提供良好的医疗条件，该村仅在村委会大院设置了一个小型诊所，由一位上过中专的当地人负责日常运营；生活服务设施缺乏，该村原来有村民自主运营的小卖铺，因为留村人口太少、市场需求不足而最终倒闭，现有的购物场所位于其他村庄，距离居住地较远，这给老年人（尤其是留守老年人）造成了极大的不便；村里没有公共活动场所，一所 90 年代小学也在学校合并时被拆除，公共活动空间缺乏，使得老人们更多时候只能待在自己家中。

（3）村庄组织并未真正关照到老年人的照顾需求：该村的村庄组织主要分为三大类：第一类为基层自治组织（村民委员会和村民小组），第二类为经济类组织（留乡村民自发组织的"石场"和"炊事班"），第三类为基于血缘关系形成的家族组织。不过，这 3 类组织在老年人照顾问题上并未发挥其应有的作用，相反在老年人照顾需求方面出现"盲区"。首先，该村基层自治组织的工作主要是配合县、乡政府部门的工作，没有为村民和老年人服务的意识和行动。其次，由于农村残存的人情关系的羁绊，经济类组织难以存续，且"副业增收"的做法进一步剥夺了其成员陪伴老人的时间。再次，家族组织之间虽有紧密联系，但这种联系更多的只是保留着人情方面的往来；而且，在当地人的观念中，家族并不具有养老和照顾老人的功能，照顾老人被看作其子女的义务和责任。此外，在村里没有老年人协会之类的组织，老年人群体生活十分匮乏。

（4）农村家庭的老年人照顾功能弱化：农村家庭对老年人照顾功能的弱化主要体现在两个方面。首先，农村劳动力转移带来了老年人"直接留守"；同时，随着农村劳动力的减少，在乡农民由于转包离乡农民转移出去的土地，农活加重，其照顾老人的时间受到挤压，从而造成一部分老年人"变相留守"。老年人的"直接留守"和"变相留守"，说明家庭对老年人的照顾功能不断弱化。其次，在农村地区，由于各种原因造成的家庭矛盾，使得部分家庭成员之间的关系呈现内在的紧张，从而给老人带来了或多或少的精神压力。在精神压力得不到排解的极端情况下，有些老人甚至会诉诸"身体抗争"（如自杀）的方式。

（5）老年人否定性的自我认知及其身体的病态化：农村社区的不友好环境以及劳动力转移降低了老年人的自我效能感，他们倾向于接受"老而无用""路都走不稳了""成为他们（子女）的拖累"或"有用的人都出去挣钱了"等负面评价。村里的道路条件不利于老年人出行，让老年人产生了日常活动受限的无力感；同时，"有能力的人都进城了"等日常话语，也营造出了一种"留守即失败"的消极社区文化氛围。与此同时，繁重的体力劳动也恶化了老年人的身体状况，而大众也一直忽视农村老年人（农民）的职业病。就主流来看，没有特定的退休年龄是农民的职业特性，农村老年人往往是"活到老干到老"，"退休"标准一般是身体机能实在无法支撑其继续从事农业生产。因此，当农村老人到最后不得不"退休"的时候，他们的健康状况已经严重透支，老化过程常常伴随着身体的痛楚和各种疾病。该村有很多老年人每到阴雨天就会出现腰酸背痛等症状，而他们最常见的归因是"年轻时吃了太多的苦"。

3. **老年友好社区的构建** 城镇化背景下，社会工作要介入农村老年人照顾领域，需要引入"生态系统"的理论视角，全面地了解农村老年人照顾现状，开展社区为本的社会工作。在农村开展社区为本的老年社会工作实践，关键在于营造对老年人友好的社区环境。

（1）社会工作促进农村社区物质环境的改善：就该村而言，其社区物质环境对老年人而言并不友好，社区内的道路条件、生活服务设施、医疗卫生服务设施以及公共活动空间等都存在严重不足。物质环境建设是社区营造的一项重要内容。虽然社会工作者的主要职能在于为困难人群和有需要的人群提供社会服务，但在物质环境的营造过程中，社会工作者还可以发挥资源链接者和政策倡导者等角色的作用。根据该村的实际情况，当地有支持村里公路硬化的政策，但是相关部门没有及时给予资金支持。在这样的情况下，社会工作者可以通过适当的渠道与政府部门协商，争取到政府的资金支持。企业组织出于社会责任的需要和投资目的，也会愿意参与到农村社区建设。这些的关键在于社会工作者要找到农村社区建设与企业需求的对接点。社区资源是最重要的资源，充分利用和活化社区资源是促进社区参与和建设社区资本的一个重要手段。社会工作者在促进社区物质环境建设的过程中，应聚焦于相邻社区之间的互助合作资源、本社区内的人力资源、老年人在友好社区创建中的积极参与、社区内的闲置资源，以及社区传统的组织资源等。通过对这些资源的发掘和利用，能够让社区资源流动起来，通过资源的集中利用，促进农村地区的社区资本建设。

社会工作者作为政策倡导者，主要通过在基层的农村社区提供实际服务，并在实际服务过程中发现社区环境中存在的不友好因素，进而将其形成口头或书面报告递交给相关政府部门。社区营造是一个循序渐进的过程，需要在建设过程中发现新的问题新的需求点，从而不断提升农村社区对老年人的友好程度。社会工作通过参与社区营造的整个过程，能够对其进行持续的评估跟进，将社区营造的实际情况反馈到相关责任部门，形成政府与社会之间的良性互动。

（2）社会工作促进农村社区人文环境优化：村庄舆论的存在保障了社区养老工作的有效实践，同时亦促使农村养老秩序呈现良好状态。村庄舆论对农村地区老年人照顾的关注，实质上属于农村社区人文环境的一部分，有助于老年人获得来自家庭成员和社区的照顾，保障其晚年生活。为改善农村社区人文环境，提升老年人照顾资源的可获得性，社会工作至少可以从如下 3 个方面进行介入。

1）社区宣传和社区倡导：社区倡导是社会工作较为常见的一种工作方法，针对农村地区老年人照顾的社区倡导可以集中在对孝文化以及尊老敬老传统的宣扬上。社区中的传统文化是一种重要资源，也是社区营造过程中一个重要的参与主体。社会工作者可以联合村委会，在农闲时组织村民参加传统文化课堂活动，为村民讲述孝道故事，并尽可能地协助村民挖掘本村的孝文化范例；或者也可通过播放相关影像材料等途径，向村民传递孝文化信息。另外，努力宣传"积极老化"理念也十分重要。农村地区的老年人大多是终身务农，对他们来说没有一个明确的退休年龄，很多60岁以上的老年人仍然承担着繁重的体力劳动。诚然，这可以带来"看着庄稼成长的成就感"；但也正是这样的工作强度，不断地透支着老年人的身体，等到他们真正需要照顾的时候，其身体机能通常已经被拉到了极限。同样，对于现在的许多农民工来说，在工厂的高强度工作，不仅使他们在工作过程中面临更多的健康风险，而且当他们年老的时候，也将面临"职业病"的威胁。因此，在社区教育中，需要将"预防"概念引入农村地区老年人照顾领域，宣传"积极老化"理念，从而在社区范围内形成以"预防"和"健康"为主题的文化氛围。

2）发展农村家庭社会工作：社会工作者可以适当介入存在矛盾或冲突的家庭，开展家庭社会工作。在家庭社会工作中，根据实际需要，可以采用个案、小组和社区工作等专业方法。个案方法是针对家庭中的单个成员开展工作，小组方法是针对所有家庭成员的"家庭治疗"，社区方法则可援用社区倡导的方式或在社区范围内开展亲子关系方面的社区活动等。虽然中国一直有着"家丑不可外扬""清官难断家务事"等说法，但是当出现家庭矛盾乃至老人以身体作为抗争手段时，社会工作介入就显得十分必要。农村家庭发生矛盾的时候，虽然通常也会请亲属和村干部进行调解，但是，他们往往缺少处理家庭关系的专业技术，其介入多以劝诫和对另一方的指责而告终。社会工作介入家庭矛盾则更多地从动态的家庭关系以及家庭面临的社会生态入手，总体上更加有利于家庭矛盾的解决，从而有利于协助老年人及其家庭成员营造和谐的家庭氛围。显然，如果没有家庭关系的和谐，没有家庭作为基本照顾单位对老人的关怀，就无法实现良好的社区人文环境。

3）老年组织建设与社区参与：社区工作很重要的一个方面就是通过促进服务群体的自组织化，从而推动服务人群的社区参与。通过社区参与，服务人群得以实现自我的能力建设，并推动共同体意识的形成和强化。促进老年人参与社区环境营造，不仅是社会工作服务技术上的改进，也可以看成是服务理念上的变革，这种方法反映了"老年人有能力建设自己想要的社区"的信念，也是对社会工作优势视角的自觉运用。虽然农村和城市处于不同的情境和脉络之中，但是在开展农村地区老年人照顾的社区工作中，社会工作者仍然可以借鉴城市老年人社区工作的一些基本做法，只是需要在具体的实践中对其进行一些境遇化或在地化处理。从农村地区老年人的兴趣爱好或娱乐需求入手，组建老年人兴趣小组；通过定期开展小组活动，强化老年人参与意愿，提升参与能力；进而将兴趣小组发展为相应的社区内老年人自组织（如老年义工队和老年艺术团），并协助老年人对组织的性质和活动内容进行澄清。

随着社会发展和对年龄认知的进步，世界老龄化理论经历了从"成功老龄化"到"健康老龄化"再到"积极老龄化"3个阶段的转变。社会大众对老龄化的态度由消极转向积极，老年人的社会角色也逐渐从"受抚养者"，转变为"注重身心健康发展和社会价值实现相协调的可持续发展者"。伴随老龄化理论的演变，老年友好社区的内涵也在不断丰富。从模式变迁的角度看，老年友好社区经历了从"聚集式养老社区"向以居家养老、社区养老为主导的"在地化养老社区"转变过程。从构建内容看，早期的老年环境学主要关注社区物质性空间环境建设对老年生活质量的影响，包括住房、交通、户外空间设施等硬件配套环境。随着观念的改变，不同机构和学者逐步认识到，老年友好社区建设的物质环境和社会环境是相辅相成的，因此，创建一个整合和提升物质空间环境和社会环境的友好社区环境，将有效提升老年人的获得感、幸福感和安全感。

（修良昌　倪进东）

参考文献

[1] WHO. Global age-friendly cities: a guide[M]. Geneva: World Health Organization Press，2007: 9.

[2] 李小云. 国外老年友好社区研究进展述评 [J]. 城市发展研究，2019, 26(7): 14-19.

[3] 于一凡，朱霏飚，贾淑颖，等. 老年友好社区的评价体系研究 [J]. 上海城市规划，2020, 155(6): 1-6.

[4] 高琳，张岩松. 论老年友好社区的建设与发展 [J]. 江苏经贸职业技术学院学报，2020, 152(6): 62-65.

[5] ALLEY D, LIEBIG P, PYNOOS J, et al. Creating elder-friendly communities: preparations for an aging society[J]. J Gerontol Soc Work, 2007, 49(1-2): 1-18.

[6] GREENFIELD E A, OBERLINK M, SCHARLACH A E, et al. Age-friendly community initiatives: conceptual issues and key questions [J]. Gerontologist, 2015, 55(2): 191-198.

[7] LEHNING A J, GREENFIELD E A. Research on age-friendly community initiatives: taking stock and moving forward [J]. Journal of Housing for the Elderly, 2017, 31(2): 178-192.

[8] MENEC V H, MEANS R, KEATING N, et al. Conceptualizing age-friendly communities[J]. Can J Aging, 2011, 30(3): 479-493.

[9] SCHARLACH A E. Aging in context: individual and environmental pathways to aging-friendly communities-the 2015 Matthew A. Pollack Award lecture [J]. Gerontologist, 2017, 57(4): 606-618.

[10] VAN HOOF J, MARSTON H R. Age-friendly cities and communities: state of the art and future perspectives [J]. Int J Environ Res Public Health, 2021, 18(4):1644.

第六章

缓和医疗

缓和医疗也称姑息治疗，是为患有不治之症的患者及其亲属提供的医学照护，目的是缓解躯体、心理和精神上的痛苦，改善生活质量。疾病末期的缓和医疗称为安宁疗护。我国缓和医疗服务始于 20 世纪 90 年代初，以癌症镇痛为主，在较短时间内普及了镇痛理念和技术，缓解了众多患者的痛苦。近十年来，缓和医疗的学科发展备受瞩目，安宁疗护已成为一项重要的民生工程。我国国家卫生健康委员会先后颁布了两批安宁疗护试点市（区），推动了全国安宁疗护在各地的快速发展。随着人口老龄化加剧，社会对疾病末期患者安宁疗护的需求逐渐增大，这已经成为涉及每个人和每个家庭的重要公共卫生问题。针对目前国内医疗现状，建立具有我国特色的公共卫生服务体系是解决需求的根本途径。

第一节　缓和医疗的起源与核心理念

现代缓和医疗起源于英国。20 世纪 60 年代，西西里·桑德斯博士在伦敦创建了圣克里斯托弗宁养院，这是全球第一家安宁疗护机构，其服务对象是身患不可治愈性疾病和即将离世的患者，包括晚期癌症和其他慢性疾病末期患者。帮助患者没有痛苦和有尊严地离世是安宁疗护服务的主要任务，这项服务还延伸至患者离世后对亲属的哀伤辅导和关怀。

20 世纪 80 年代，安宁疗护的理念和技术拓展至慢性疾病的全程管理，并形成一门医学亚专科，即缓和医学，其临床实践称为缓和医疗。缓和医疗与传统的疾病诊疗模式的显著区别在于关注"患病的人"，而不只是"人患的病"。缓和医疗的任务是减轻疾病给患者及其亲属带来的躯体、心理和精神痛苦，提高生活质量。缓和医疗并不排斥疾病的对因治疗，而是从整个人的角度和高度来看待患者，改进医学实践，提高医疗服务品质，让患者体验到更多价值感和尊严。

缓和医疗是安宁疗护理念和技术的延伸，是慢性疾病全程和全人管理的重要方法。缓和医疗"以人为本"的理念与患者日益增长的高品质医疗需求相契合，是社会进步和人类文明发展的必然需求。缓和医疗为现代医学实践注入人性化内涵，与其说强调全程管理，不如说缓和医疗所体现的人文关怀理念是所有临床医生必备的核心胜任力。临床医生应在疾病诊疗的全程关注患者的身心痛苦，把减轻患者痛苦和提高患者的生活质量作为日常诊疗工作的重要内容（图 5-6-1）。

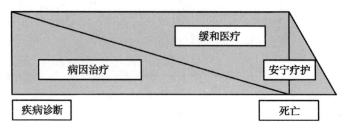

图 5-6-1　缓和医疗全程全人管理模式

第二节　缓和医学的发展模式

一、WHO 倡导的发展模式

　　WHO 早在 20 世纪 90 年代就提出了全球缓和医疗发展的"政府主导型"模式，这一模式历经 20 余年实践检验，是目前公认的最具前瞻性和科学可行性的模式。WHO 模式强调缓和医疗服务应以政府为主导，制定相关政策和法规并有序开展；设立学科，建立完善的人才培养体系；完善医疗服务体系及费用报销程序等。在此基础上，解决基本药物供给，培训医生使其具备核心胜任力，并对公众进行科普宣传等。

二、缓和医疗与分级诊疗

　　欧美发达国家在 20 世纪 80 年代开始发展缓和医疗，较短时间内建立了缓和医疗分级诊疗服务体系，形成鲜明的分级服务特色和网络。缓和医疗是"以患者为中心"的临床实践，处于疾病不同阶段的患者需求不同，服务内容也随之变化。分级诊疗是以患者诊疗需求为依据划分的服务，以癌症患者为例：患者可能因为各类不适症状或常规体检发现可疑问题就诊于所在社区的全科医生，全科医生根据病情将患者转介到肿瘤专科医院或者大型综合性医院的肿瘤内科，进而接受规范的多学科诊断和治疗，既包括抗肿瘤治疗，也包括改善躯体和心理痛苦的缓和医疗。这些机构的缓和医疗部门一般以门诊和住院患者的会诊为主，并为有缓和医疗需求的患者设置固定或临时性床位。一旦患者病情持续进展至疾病末期，预期生存期为 3～6 个月时，就需停止不获益的抗肿瘤治疗，尊重患者意愿，将患者转介适宜的场所。在这一服务体系下，由患者自主选择离世地点，可以转介到社区附近的安宁疗护机构（hospice，我国也称宁养院），在这里患者能接受短期的住院治疗，也可以居家接受日间照护和居家服务，社区的安宁疗护专科医生和护士、全科医生、患者亲属等共同帮助患者走过人生最后阶段，直至患者死亡。在发达国家，约 2/3 的患者会选择居家离世。

　　近年，随着恶性肿瘤诊疗技术、分子靶向药物以及免疫治疗的快速进展，安宁疗护的准入标准和报销范围也将随之改变：以往认为，如果患者身患恶性肿瘤等不可治愈疾病，经至少两位专科医生判断为预期生存期已短至 3 ~ 6 个月，就可转入安宁疗护服务机构，医保报销也主要限于此类服务，患者不获益的抗肿瘤治疗在这一阶段不再进行。但是，一些有效且毒性较低的小分子靶向药物以及免疫治疗药物为末期患者带来潜在的生存期获益，因此基于预期生存期划分的安宁疗护服务准入标准正在日益淡化，况且预估预期生存期本身就存在较大难度。

欧美发达国家的缓和医疗，尤其是末期疾病安宁疗护的快速普及和发展，是由于在成熟的分级诊疗服务体系下，由政府主导，专家广泛参与学科发展规划和行动。

三、国际缓和医疗联盟

国际缓和医疗联盟（World Palliative and Hospice Care Alliance，WPHCA）是全球性的缓和医疗非政府组织，其成员单位遍布全球，超过 100 个国家和地区，在英国设有办公地点和秘书处。WPHCA 的使命是：与全球各个国家和地区的安宁疗护机构、缓和医疗组织和其他合作伙伴合作，汇集全球缓和医疗资源，改善患者福祉，减少其不必要痛苦。

WHPCA 于 2014 年首次发布了全球缓和医疗地图，2020 年发布了第二版。主要内容包括但不仅限于：全球缓和医疗需求现状（成人和儿童），实施缓和医疗的主要障碍，缓和医疗的服务现状及分级，现存发展模式多样性举例，全球范围内缓和医疗的可利用资源等。

迄今为止，全球约有 2.5 万个缓和医疗服务机构，远远不能满足患者的需求。根据 2020 版 WPHCA 全球缓和医疗地图，全球每年至少有 4 000 万人需要缓和医疗，其中 2 000 万是疾病末期的患者，其中 1 800 万人带着疼痛和其他令人痛苦的症状离世，这意味着 90% 的终末期患者的缓和医疗需求没有得到满足。疼痛管理在安宁疗护中至关重要，但全球超过 75% 的人口缺乏足够的药物镇痛治疗，因此，WHPCA 致力于改善基本镇痛药物的可获得性。WHPCA 在世界范围内倡导缓和医疗，并支持各国将其纳入基本卫生保健系统。

WPHCA 将政策、教育和药物可及性作为缓和医疗发展的三大关键因素，这与前述 WHO 推荐的缓和医疗发展模式高度契合。WPHCA 引用 2019 年 WHO 收到的 194 个成员国报送的数据，发现经济发展水平与缓和医疗服务高度相关，高收入国家在缓和医疗的国家财政拨款、基本医疗保险支付、口服吗啡及基本药物的可及性方面要明显优于中低收入国家。实践证明，这 3 个关键因素解决得越好，缓和医疗的发展就越快，否则它就会成为发展的最大障碍。

全球缓和医疗服务的调研和分级始于 2006 年，并分别于 2011 年及 2017 年进行了更新，2011 年调研形成的第 2 版报告促成了第 67 届世界卫生大会缓和医疗决议的形成。2020 版 WPHCA 缓和医疗全球地图中的分级数据基于 2017 年的最新调查结果，将全球 198 个国家和地区的安宁缓和医疗服务分为 4 级，其中三级和四级再细分为 3a/3b 级和 4a/4b 级，详见表 5-6-1。按照这一分级系统，全球超过 50% 人口位于 3a 级及以下的国家或地区，主要为低收入及中低收入国家；我国的服务被评估为 4a 级，即安宁缓和医疗服务已经纳入基本医疗，这与我国政府主导和经济快速发展有关，但服务内容、医保支付、人员培训、吗啡等口服阿片类镇痛药物的基层可及性等问题还需尽快细化、规范和解决。

表 5-6-1　全球安宁缓和医疗服务分级（ n=198 ）

分级	标准	国家或地区数 / 例（%）	总人口数 / 亿人（%）
一级	没有被认可的服务	47（24%）	2.35（3.1%）
二级	服务处于起始阶段	13（7%）	1.26（1.7%）
三级			
3a	服务呈点状分布	65（33%）	35.97（47.7%）
3b	能普遍提供服务	22（11%）	4.26（5.7%）
四级			
4a	服务纳入基本医疗	21（11%）	20.83（27.6%）
4b	更高级更好的服务	30（15%）	10.74（14.2%）

第三节　我国缓和医疗的现状与发展方向

一、现状

在我国，经济发展和社会进步使得人们对高品质医疗照护的需求迅速增加，加之人口老龄化加剧及平均寿命延长，慢性病治疗过程中对缓和医疗的需求快速增加，但是缓和医疗尚未成为一门医学亚专科。目前从事缓和医疗服务的医务工作者大多有各自的专科领域，从整体上看，缓和医疗服务仍处于自发阶段。缓和医学教学也处于点状分布状态。近十年，有学者尝试在医学高校开设缓和医学选修课，培养了一批具有缓和医学基本素养的医学生，但目前远远不能满足临床需求。

疾病末期的安宁疗护是缓和医疗服务中亟待满足的"刚性需求"，"生命最后一公里"的医学照护已经成为重要的公共卫生问题。临终患者的死亡质量成为公认的评价缓和医疗（尤其是安宁疗护服务现状）的客观指标。

2015 年，一项包括全球 80 个国家和地区的死亡质量调查通过 5 个维度评估了死亡质量：缓和医疗和健康保健环境、人力资源、可负担性、照护质量和公众参与水平，结果显示我国居民的死亡质量位居第 71 位。

2015 年，全国政协就"推进缓和医疗（安宁疗护）发展"开展了全国性调研。2016年，召开主题为"推进安宁疗护工作"的双周座谈会，提出要根据国家发展水平和现有医疗支付体系，将安宁疗护作为中国发展缓和医疗的切入口。2017 年，国家卫生和计划生育委员会宣布第一批安宁疗护试点工作在北京海淀区、上海普陀区、吉林长春市、河南洛阳市、四川德阳市 5 个市区启动；2019 年在全国 71 个城市和地区启动第二批试点工作，迅速提升了我国安宁疗护事业发展的规模和水平。

2021 年，全球死亡质量调查再次启动，此次调查涵盖全球 81 个国家和地区，采用 13 项指标评价死亡质量，相比 2015 年的调查更加全面。这 13 项指标涵盖了安宁疗护服务的主要内容，包括症状管理、患者需求是否被满足、服务环境及离世地点等，详见表 5-6-2。该项调研的对象为各国从事缓和医疗的专家，每个国家或地区至少 2 人，调研共收到 181 份有效问卷。调研结果显示，我国从 2015 年的第 71 位跃升至 2021 年的第 53 位，这是近些年我国政府、各级医务人员和社会各界共同努力的成果。

表 5-6-2 末期患者死亡质量调查的主要指标和权重

序号	指标内容	权重 /%	累计权重 /%
1	对疼痛和不适症状的治疗	11.5	11.5
2	干净和安全的空间	10.0	21.5
3	被善待	9.8	31.3
4	获得延长生命的治疗以提高生活质量	9.8	41.1
5	信息沟通清楚且及时	9.3	50.4
6	能充分提问	8.2	58.6
7	应对情感需求	7.2	65.8
8	照护内容与需求相一致	7.0	72.8
9	在自己愿意的地点离世	6.2	79.0
10	医药费不成负担	6.2	85.2
11	和患者家庭建立连接	5.5	90.7
12	满足精神需求	4.9	95.6
13	满足非医疗需求	4.4	100.0

二、发展方向

（一）安宁疗护

我国的安宁疗护工作已经初步形成政府主导的前瞻性发展战略和规划，两批安宁疗护试点已取得丰硕成果。

北京市安宁疗护试点工作一直走在全国前列。2022 年 2 月，北京市卫生健康委、发展改革委等 7 个部门联合发布了《北京市加快推进安宁疗护服务发展实施方案》（以下简称《实施方案》）。

《实施方案》坚持"政府主导、社会参与、资源整合、多方共赢、以人为本、科学发展"的基本原则，制定了清晰的发展目标：预计到 2025 年，安宁疗护服务相关制度、标准、规范基本完善；安宁疗护服务机构数量显著增加、服务内容更加丰富、服务质量明显提升、服务队伍更加壮大、服务资源配置更趋合理，安宁疗护服务体系基本建立；计划每区至少设立 1 所安宁疗护中心，床位不少于 50 张，为有住院治疗需求的安宁疗护患者提供整合安宁疗护服务；全市提供安宁疗护服务床位不少于 1 800 张；社区卫生服务机构能够普遍提供社区和居家安宁疗护服务，老年人安宁疗护服务需求得到基本满足。安宁疗护工作任务包括八个重要方面：优化资源布局，增加服务供给，有序提供服务，创新服务模式，规范服务内容，加强人才队伍建设，完善价格经济政策，加快信息化建设等。加强组织保障工作，将推动安宁疗护服务发展列入议事日程和民心工程，健全工作机制，制订实施方案并推动落实，有效扩大安宁疗护服务供给、提升安宁疗护服务能力，维护老年人生命质量，尊重生命和尊严，切实增强群众的获得感、幸福感、安全感。

《实施方案》以政府为主导，各级医疗机构全程参与，聚焦安宁疗护服务的各个关键点，全面部署，精准施策，符合我国国情，是体现首都特点的高质量安宁疗护服务体系的探索和实践，期待北京市的《实施方案》对我国安宁疗护的推广工作产生积极的示范效应。

（二）缓和医学的学科发展

安宁疗护是末期患者的最基本医疗需求，解决的是"温饱"问题。从长远看，我国缓和医疗的学科发展要向小康迈进，就必须重视学科建设和人才储备。

20 世纪 80 年代，在以英国和美国为代表的发达国家，缓和医学作为一门独立的医学亚专科被引入。在医学生教育、住院医师规范化培训和专科医师培训体系中均加入了缓和医学教学和培训内容，国家级继续教育项目和科研都有专门经费支持，以确保学科发展有持续稳定的人才储备。在我国，缓和医学尚未成为一门独立的医学亚专科，学科发展面临人才匮乏的问题。

缓和医学的学科发展可以借鉴我国疼痛医学的发展道路。2007 年，我国卫生部发布"关于在《医疗机构诊疗科目名录》中增加'疼痛科'诊疗科目的通知"，这标志着疼痛医学专科的设立。十余年来，成立疼痛科的医院从不足 50 家增加到 2 000 多家，疼痛专业医师从不足千人上升至 2 万余人，本科教育、住院医师培训和专科医师培训都由此而逐步发展并完善。

此外，在各级医疗机构全面开展缓和医疗服务将成为学科发展的主流。需要建立专门的缓和医疗科室和团队以提供门诊、住院患者会诊、急诊住院服务、社区缓和医疗服务以及安宁疗护。这 5 项服务在团队组成、服务对象、服务地点等方面各不相同，但在内容上是互补的，可以为患者提供从诊断开始到离世的全程支持性治疗。

（李小梅）

参考文献

[1] SAUNDERS C. The evolution of palliative care[J]. Patient Educ Couns，2000，41(1):7-13.

[2] Worldwide Hospice Palliative Care Alliance. Global atlas of palliative care, 2nd ed, 2020 [EB/OL]. [2023-02-21].http://www.thewhpca.org/resources/global-atlas-on-end-of-life-care.

[3] The Economists Intelligence Unit.The 2015 quality of death index: ranking palliative care across the world. Economist Intell Unit. 2021 [EB/OL].（2022-09-09）［2022-12-12］.https://impact.economist.com/perspectives/healthcare/2015-quality-death-index.

[4] FINKELSTEIN E A, BHADELIA A, GOH C, et al. Cross country comparison of expert assessments of the quality of death and dying 2021[J]. J Pain Symptom Manage, 2022,63(4):419-429.

[5] 杨英，李君，冯艺，等 . 疼痛医学专科医师规范化培训探索 [J]. 中国疼痛医学杂志，2021，27(3):170-173.

[6] HUI D, BRUERA E. Integrating palliative care into the trajectory of cancer care[J]. Nat Rev Clin Oncol，2016，13(3):159-171.

[7] 陈晓鲁，罗峪平 . 中国缓和医疗发展蓝皮书（2019-2020）[M]. 北京：中国人口出版社，2021:2-105.

[8] HUI D, BRUERA E. Models of palliative care delivery for patients with cancer[J].J Clin Oncol，2020，38(9):852-865.

[9] BAKITAS M, TOSTESON T, LI Z,et al. Early Versus Delayed Initiation of Concurrent Palliative Oncology Care: Patient Outcomes in the ENABLE Ⅲ Randomized Controlled Trial[J]. J Clin Oncol，2015，33(13):1438-1445.